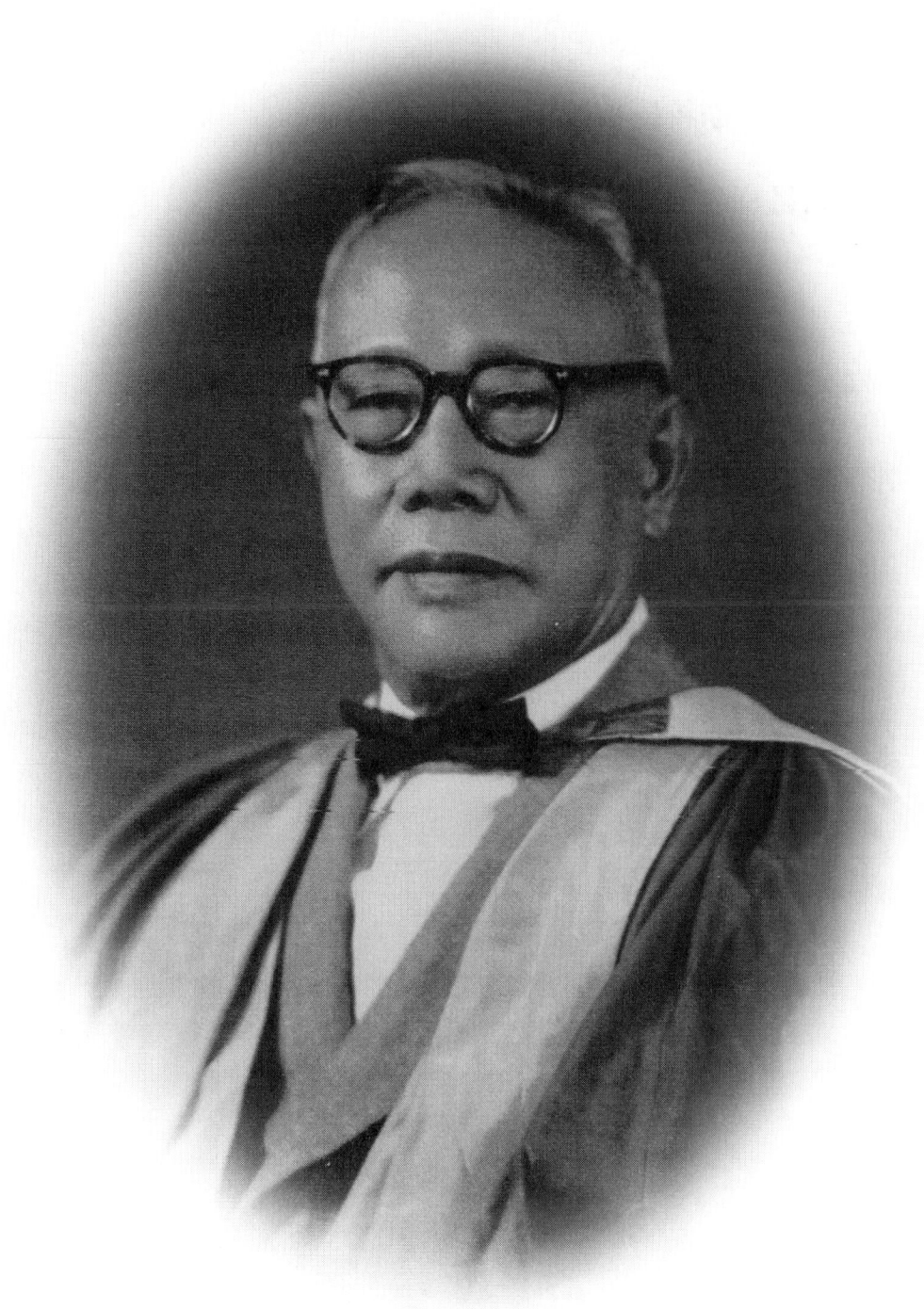

伍连德　博士

谨以本书纪念

哈尔滨医科大学创校校长伍连德博士

哈尔滨抗击鼠疫胜利 110 周年

伍连德博士哈尔滨防疫纪实

哈尔滨开埠之初,遭遇了一场近代史上规模空前的瘟疫——东三省第一次肺鼠疫大流行(1910—1911年),新兴的城市几乎毁于这场劫难。俄、日两国借防疫之际发难,妄图进一步攫取东三省主权。清政府外务部连忙电召时任天津陆军医学堂帮办(副校长)伍连德博士(1879—1960年)赴东北抗击疫情。伍连德临危受命,率领防疫人员仅用3个月时间,组织扑灭了这场造成6万人丧生的大规模肺鼠疫,创造了医学史上的奇迹,被中外人士誉为"鼠疫斗士"。

接到清政府电召后,伍连德立即出发,于1910年12月24日乘火车抵达哈尔滨,他与助手林家瑞携带了一台显微镜和两手提箱实验室器械。第二天早晨,伍连德就拜会当地行政长官——滨江关道于道台,得知本次疫情自11月8日发现,继而在傅家甸(今道外区)流行。罹患者多为关内移民,他们在满洲里猎捕旱獭,获取毛皮,乘火车到哈尔滨,投奔在傅家甸的乡亲。其症状是咳嗽、发热,不久即吐血而亡。瘟疫初起,每日死亡一两人,流行高峰时每日死亡达数十人。11月9日,关道衙门即在傅家甸商务总会召集了防疫会议,很快成立了"滨江防疫会",将位于傅家甸中心的公共浴池(共有25间)改作瘟疫病院,除了安排本地中医,又从奉天调请两名西医从事救治工作。

了解了基本情况后,伍连德立刻去疫区实地考察。改建的瘟疫病院没有严格的隔离制度,也未施行日常消毒及防护等必要措施,患者和疑似者不加区分同处一室,发生严重的交叉感染,"入院者有死无生",先后死亡600多人。伍连德领导的防疫组织建立后,将这所瘟疫病院焚毁。

傅家甸有人染疫后在家中死去,有人则死于途中,街道上时常可见尸体,警察每天上街收尸,恐怖气氛伴随瘟疫四处蔓延。身临疫区,伍连德深感责任重大。

12月27日,在征得相关人员同意后,在简陋的斗室里,伍连德对一名刚去世的日本女子施行了东三省第一例死者尸体病理解剖(当时法律禁止尸体解剖,民间更视之为大逆不道)。伍连德仔细地解剖查验,在显微镜下观察到了鼠疫杆菌,细菌培养结果也表现为鼠疫杆菌特征。结合临床特征及细菌学检验结果等,伍连德确定本次疫情为肺鼠疫,可通过呼吸在人与人之间传播,也就是"飞沫传染"。这一结论为制定有效防疫措施提供了有力的理论支撑,但颠覆了当时医学界的认知:染疫鼠蚤携带鼠疫杆菌经皮肤传播，引起人的腺鼠疫。

确定病因后，伍连德立即向清政府外务部报告此地发生的瘟疫为肺鼠疫，并且提出初步的防疫措施：控制铁路、公路交通，以防瘟疫蔓延；隔离疫区傅家甸；对疫区进行消毒；向关内征聘医生等。随后吉林巡抚（哈尔滨时属吉林省辖境）任命伍连德为哈尔滨防疫局总医官，全权领导哈埠防疫事宜，并呈报东三省总督及外务部。

12 月 31 日，新年的前一天，伍连德向东清铁路公司总办霍尔瓦特和俄国医务官员通报了疫情，并借用 60 节火车车厢暂作临时隔离营，功能类似今天的"方舱医院"，收容鼠疫患者家属和接触者，以及出现咳嗽等症状的疑似者。医生每日诊察，连续 7 天体温正常者，即解除隔离。

新年过后，有一些医生从关内赶来哈尔滨参加防疫，大大缓解了医护人员不足的局面。

伍连德领导下的防疫组织将疫区中心傅家甸划为四个隔离区，开展消毒及类似现在的分级防疫和诊疗。每区成立救急队，由一名医疗人员主持，配有两名助理、四个医学生和若干防疫夫役与警察。救急队内分诊断、消毒、抬埋、站岗等诸多岗位。每天，各区派出 40 多支搜查队，挨家挨户检查疫情。一旦发现有人感染鼠疫，立即将其送到防疫医院，并将病人住所用生硫黄和石炭酸消毒。按照收治病人的病情，防疫病院分为疫症院、轻病院、疑似病院和防疫施医处。各病院中均设有医官、庶务、司药生、看护、巡长等职务，既为不同病情的病人提供治疗，又避免病人之间交叉感染。"疑似病院"的提法是伍连德在国内首创的。傅家甸的防疫措施为东三省防疫做出了表率。随后，哈尔滨俄国人居住区、奉天、长春及黑龙江全省仿照傅家甸的模式建立起防疫体系。

当时伍连德发明了一款两层纱布中间夹着脱脂棉的简易口罩。脱脂棉致密，过滤效果好。这款口罩能有效地阻止鼠疫杆菌通过呼吸道在人与人之间传播，发挥了保护医护人员和民众的作用，后被称为"伍氏口罩"。

当时鼠疫流行期间，正值寒冬季节，挖掘墓穴十分困难，坟场露天散布着 2000 多具鼠疫死者的尸体和棺木，绵延数百米，触目惊心，而这些尸体为最大的传染源。当时的理念为逝者入土为安，焚烧尸体有违人伦。伍连德从科学角度出发，征得当地官员和乡绅的同意，奏请朝廷批准，成功地实施了焚尸消毒行动，对防疫成功发挥了关键性作用。这是中国历史上第一次大规模焚化尸体的防疫举措。

隔离、焚尸、消毒、戴口罩后疫情大为消减。至 1911 年 3 月 1 日最后一个鼠疫病例治愈，此次防治鼠疫大获成功。

为防止瘟疫卷土重来，民国元年（1912 年），北洋政府在哈尔滨设立永久性卫生防疫机构——东三省防疫事务总处（旧址位于道外区保障街 140 号，现为"黑龙江伍连德纪念馆"），委任伍连德为总办兼总医官。此后他在哈尔滨服务 20 年，并于 1926 年创建哈尔滨医学专门学校，1938 年更名为哈尔滨医科大学。

马学博

哈尔滨医科大学医学史教研室

新型冠状病毒肺炎 流行性感冒 防控

策　划　张　学

主　审　魏新刚　孙长颢

主　编　赵亚双　曲章义

黑龙江科学技术出版社

HEILONGJIANG SCIENCE AND TECHNOLOGY PRESS

图书在版编目（ＣＩＰ）数据

新型冠状病毒肺炎·流行性感冒防控 / 赵亚双，曲章义
主编 . －－ 哈尔滨：黑龙江科学技术出版社，2020.11
　　ISBN 978－7－5719－0781－5

　Ⅰ.①新⋯ Ⅱ.①赵⋯ ②曲⋯ Ⅲ.①日冕形病毒－病毒
病－肺炎－军人－预防（卫生）②流行性感冒－预防（卫生）
Ⅳ.① R563.101 ② R511.701

中国版本图书馆 CIP 数据核字 (2020) 第 231823 号

新型冠状病毒肺炎·流行性感冒防控
XINXING GUANZHUANG BINGDU FEIYAN·
LIUXINGXING GANMAO
FANGKONG

主　　编　赵亚双　曲章义
责任编辑　侯　擘　张东君　王　姝
责任校对　梁祥崇　刘　杨
封面设计　佟　玉
出　　版　黑龙江科学技术出版社
地　　址　哈尔滨市南岗区公安街 70－2 号
邮　　编　150007
电　　话　（0451）53642106
传　　真　（0451）53642143
网　　址　www.lkcbs.cn
发　　行　全国新华书店
印　　刷　黑龙江龙江传媒有限责任公司
开　　本　889 mm×1194 mm　1/16
印　　张　23
字　　数　520 千字
版　　次　2020 年 11 月第 1 版
印　　次　2020 年 11 月第 1 次印刷
书　　号　ISBN 978－7－5719－0781－5
定　　价　138.00 元

《新型冠状病毒肺炎·流行性感冒防控》
编委会

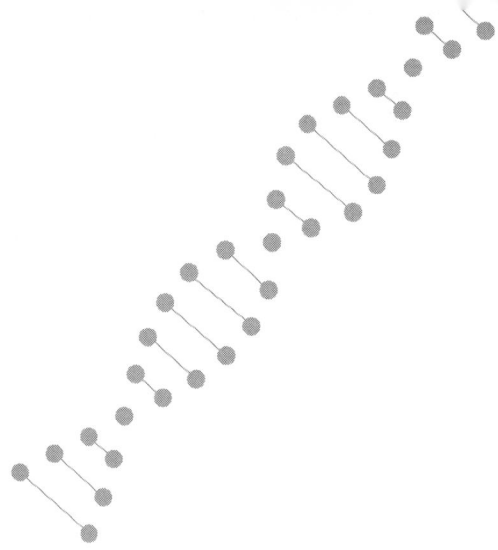

序

  瘟疫自古以来就严重威胁人类的生命安全，成为人类社会健康发展的公敌。历史上的重大瘟疫有几近灭绝印第安人种的天花、致2亿人死亡的黑死病（鼠疫）和致2000余万人死亡的西班牙大流感等。我国在先秦时期对瘟疫就有所认识，人们世世代代一直与瘟疫斗争，积累了丰富的防疫经验：东汉时期就有了张仲景的《伤寒杂病论》，到了明朝更有了吴又可的《温疫论》。因此，尽管天花、鼠疫、霍乱等瘟疫不时在中华大地肆虐，但都没有造成毁灭性的灾害，体现了中华民族的睿智和才华。

  20世纪以前，人类死亡的主因都是传染性疾病。20世纪初，在有效控制了天花和鼠疫后，全球人类死亡的前三位死因仍然还是传染病。经过百年的努力，随着医疗卫生事业的进步、疫苗预防接种和抗生素的应用，传染性疾病得到了有效控制。到21世纪初，在人类死亡的前十位死因中，以流行性感冒、肺炎为代表的传染病已退居到第六位，天花在人间绝迹。这表明，只要措施得当，传染病是可防可控的。然而，传染病的防控是全人类无期限的任务，丝毫不能放松警惕。一旦松懈，已经控制的传染病还可能死灰复燃、卷土重来；新发传染病如入无人之境，横扫多国乃至全球。21世纪复发的流行性感冒和结核病，新发的SARS、MERS、EBOLA和今天正在流行的新型冠状病毒肺炎都给人类上了一堂深刻的教育课。

  我国的近代防疫体系是由哈尔滨医科大学创始人伍连德博士创建的。早在110年前，鼠疫肆虐东三省，伍连德博士临危受命，奔赴鼠疫重灾区哈尔滨。抵达哈尔滨后伍博士即刻投入防疫工作中，调查病因，鉴定病原，确定传播方式和传播途径，阐明致病机制。在此基础上，发明了伍氏口罩，实施戴口罩、隔离、消毒、焚尸等一系列防疫措施，构筑了防疫体系。历时3个月，有效控制了东三省鼠疫大流行。伍连德博士首倡的这套简易高效的传染病防控措施及防控体系现今仍然高效实用。

  新中国成立后，我国的卫生防疫体系得到了完善和发展，传染病控制工作取得令人瞩目的成绩。1961年我国消灭了天花；自1994年起我国再无本土野生型脊髓灰质炎病例出现；鼠疫、霍乱、麻疹、白喉和乙型肝炎等急慢性传染病也在我国得到了有效控制。凡此种种，使我国人均预期寿命从新中国成立之初的39岁提高到2019年的77岁。这些伟大的业绩离不开传染病监测、预防接种、爱国卫生运动等一系列措施的实施。

新型冠状病毒肺炎正在全球 200 多个国家和地区肆虐,对世界各国的政治、经济、文化和人们的日常生活都产生了巨大的负面影响。尽管我国已经有效地控制了新型冠状病毒肺炎的流行,取得了"武汉保卫战"的决定性胜利,但内防反弹、外防输入的压力仍很大,防控新型冠状病毒肺炎已成为常态。

流行性感冒在 20 世纪发生 4 次全球大流行,21 世纪初又发生了新甲型 H1N1 亚型流感大流行,对人类的生产生活产生巨大的影响。除了大流行之外,流行性感冒还会在每年冬春季发生季节性流行,带来较为严重的疾病负担。2020 年冬季流行性感冒的季节性感染将会与新型冠状病毒肺炎同期发生,这将严重增加预防难度、诊疗成本和感染者的心理恐慌等。

按黑龙江省疫情防控指挥部要求,哈尔滨医科大学联合中国疾病预防控制中心地方病控制中心和黑龙江省疾病预防控制中心的疾病控制相关专业人员共同编撰了本套《新型冠状病毒肺炎·流行性感冒防控》专业版和科普版图书。该套书选题准确、形式新颖、内容翔实、针对性强,具有科学性、系统性、实用性和可读性等特点,对新型冠状病毒肺炎的内防反弹、外防输入的常态防疫工作和流行性感冒的防控工作都大有裨益。

本书的出版,对有效防控新型冠状病毒肺炎和流行性感冒的流行具有很强的时效性和现实意义。专业版图书系统介绍了新型冠状病毒肺炎和流行性感冒的病原学、流行病学及两类疾病的鉴别诊断、临床治疗和心理干预等理论与实践,是疾控工作者和医护人员的重要参考书。科普版图书则以问答的形式回应了广大群众关注的热点问题,对于提高全民疾病防控意识、普及防控知识意义重大。

中国工程院院士　哈尔滨医科大学校长

2020 年 11 月 9 日于冰城哈尔滨

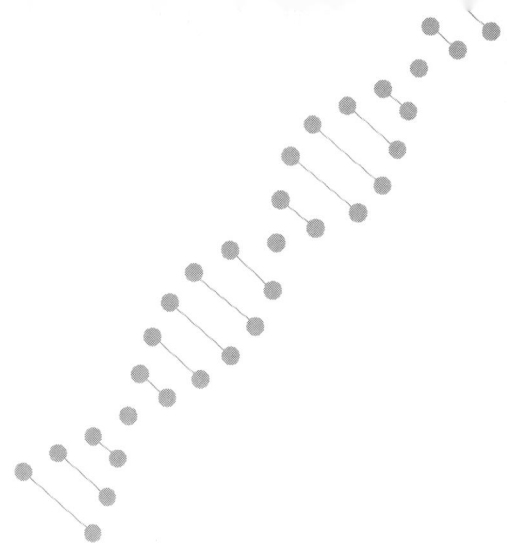

前　言

　　新型冠状病毒肺炎疫情是新中国成立以来传播速度最快、感染范围最广、防控难度最大的一次重大突发公共卫生事件。面对突如其来的疫情，在习总书记英明果断、坚强有力的领导下，我国政府统揽全局，建立了联防联控防疫机制，及时制定了各项政策和措施。广大医务工作者不畏艰险，各级疾病控制人员冲锋在前，全国人民坚韧奉献、团结协作、同心"战疫"。经过艰苦卓绝的努力，仅用 3 个月时间即控制了武汉、湖北乃至全国的疫情。黑龙江省在省委省政府的领导下，经过全省医务工作者、疾控人员、社区工作者和全省人民的共同努力，在出现大量输入病例及局部反弹的情况下，坚定必胜信念，咬紧牙关，与全国一道消除了本土病例，疫情进入内防反弹、外防输入的常态化防控阶段。

　　然而疫情却在全球持续恶化蔓延。截至 2020 年 11 月 12 日，全球新型冠状病毒肺炎确诊病例累计接近 5200 万，死亡达 128 万；美国确诊病例已达 1000 万，死亡 24 万。我国面临输入病例的巨大压力。现已进入冬季流感流行季节，尽管流感的症状相对轻，病死率低于新型冠状病毒肺炎，但其传染性比新型冠状病毒肺炎强，传播途径、临床表现与新型冠状病毒肺炎相似。如果两种传染病同时在人群中流行，既会给患者和家人带来困扰和心理负担，也会增加患者在就医过程中交叉感染的风险，同时给医生的诊疗、疫源地的处置等工作带来困难，给医疗卫生防疫系统增加负担。因此，今年冬季对两种疾病的防控尤为重要。黑龙江省委各级领导高度重视两种疾病的防控工作，由中国工程院院士、哈尔滨医科大学张学校长策划，孙长颢副校长领导、组织哈尔滨医科大学公共卫生学院、哈尔滨医科大学附属第二医院、哈尔滨医科大学附属第四医院、中国疾病预防控制中心地方病控制中心以及黑龙江省疾病预防控制中心的流行病学、卫生微生物学、临床医学、社区卫生管理、心理学及卫生统计学等领域的专家撰写了《新型冠状病毒肺炎·流行性感冒防控》专业版和科普版。

　　专业版共分三部分，第一部分为新型冠状病毒肺炎，其中包括病原学、流行特征、流行过程、实验室检测、防控策略和措施、两种重要的冠状病毒肺炎，以及临床诊断和治疗。第二部分为流行性感冒，其章节设置与新冠肺炎部分相同。第三部分为综合防控，对两种呼吸道疾病的医院感染防控、社区防控、心理问题与干预及突发公共卫生事件进行阐述。作者团队撰写过程中，在遵循我国最新发布的有关新冠肺炎和流感防控方案的同时，查阅国内外相关文献，结合工作实际，对各防控方案进行解读，并增加了相关研究进展的内容，确保本书的科学性及实用性。希望该书专业版能为广大疾控人员和医务工作者在疾病防控中提供指导和参考。

科普版以问答的方式进行编写，分为基本知识、个人防护、重点场所预防性消毒、常用消毒剂的使用等。希望能对广大人民群众提高防控意识、减少心理负担、普及防控知识及保持良好的卫生习惯等方面有所裨益。

在本书编写和出版过程中，各位专家夜以继日编写；青年教师和研究生废寝忘食校阅；我国著名传染病预防控制专家、中国疾病预防控制中心冯子健副主任，中国疾病预防控制中心地方病控制中心孙殿军主任对本套书认真审阅并大力推荐；黑龙江出版集团董事长精心筹划；黑龙江科学技术出版社社长、责任编辑等鼎力支持；医学史教研室马学博老师撰写伍连德博士在哈尔滨的防疫纪实；学校专业摄影师房伟男老师提供伍连德博士肖像照片，等等，使得本书顺利面世。在此，一并致以衷心的感谢！

由于时间和编者水平有限，本书难免有错漏之处，恳请各位同道提出宝贵意见。

赵亚双　曲章义

2020 年 11 月 12 日于哈尔滨

CONTENTS 目录

第二部分　流行性感冒

第三部分　综合防控

附　录

第一部分

新型冠状病毒肺炎

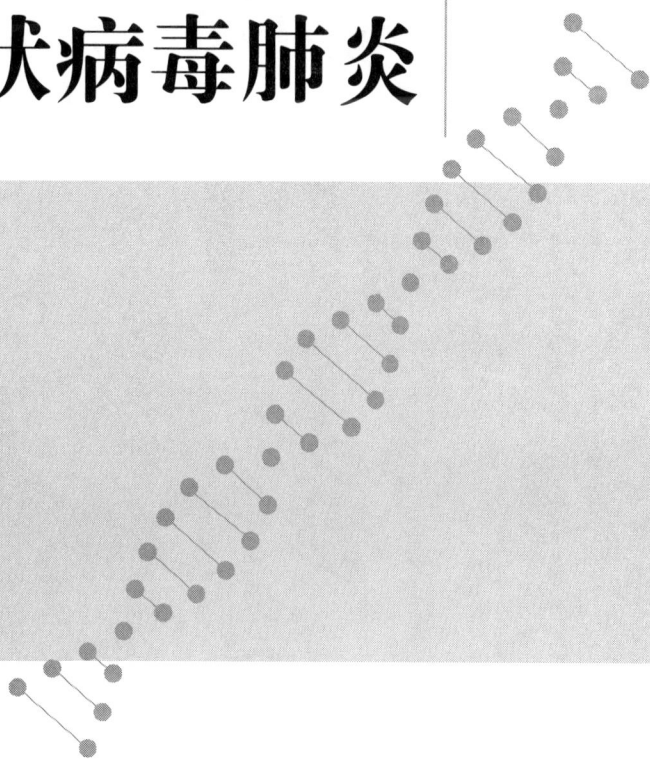

新型冠状病毒肺炎·流行性感冒防控

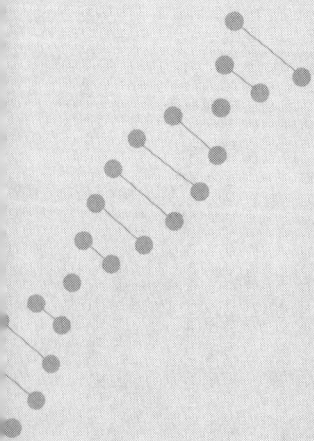

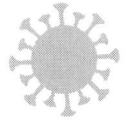

第一章 病原学

人类对冠状病毒的研究经过了一个漫长的开端和一段惊心动魄的近况。冠状病毒最早是作为动物传染病的病原体被人类注意到的，早在 1937 年，兽医们发现了鸡传染性支气管炎的病原体是一种滤过性病毒，根据该病毒的超微形态将其命名为冠状病毒（coronavirus，CoV）。由于常见的四种人类冠状病毒引发的临床病症是普通感冒，病死率极低，因此直到 1965 年才首次确认冠状病毒能够引发人类的呼吸道感染。

进入 21 世纪以来，全球连续发生了多次冠状病毒跨物种传播到人的事件。从 2003 年的重症急性呼吸综合征（也称非典型性肺炎或非典，severe acute respiratory syndrome，SARS）到 2012 年的中东呼吸综合征（middle east respiratory syndrome，MERS），再到 2019 年起延续至今的新型冠状病毒肺炎（简称新冠肺炎）疫情，这些冠状病毒跨物种传播事件带来了巨大的生命和财产损失，令冠状病毒成为预防医学乃至整个科学界关注的热点。

第一节 病毒结构和分类

冠状病毒是一种有包膜的单正链 RNA 病毒，在电镜下的形态特征是近圆形的病毒体外侧被多根短棒状刺突环绕，形似王冠，故而得名冠状病毒。冠状病毒除了感染人之外，还可以感染包括鸟类和哺乳类在内的多种动物。冠状病毒感染不同种类宿主时表现为不同的病症，在人类以上呼吸道感染为主，在鸟类（如家鸡）以支气管炎为主，在猪和猫则以腹泻为主。

一、核衣壳构成

冠状病毒的核衣壳呈旋转对称结构，病毒体接近球形，直径 118 ~ 136 nm，冠状病毒的刺突结构向核衣壳外侧延伸 16 ~ 21 nm。冠状病毒是有包膜的病毒，包膜外层是脂质双分子层，来源于宿主细胞的膜结构；包膜内层由冠状病毒膜蛋白（membrane protein，M）构成，包膜上镶嵌着两种蛋白，较大的一种蛋白是刺突蛋白（spike protein，S），较小的一种蛋白是包膜蛋白（envelope protein，E）。冠状病毒核衣壳中心是基因组 RNA，为了保证病毒核酸链装配后的稳定性，RNA 链被病毒核蛋白（nucleo protein，N）包绕，以便中和核糖核酸的电负性。

二、基因组及其产物

冠状病毒的基因组是单正链 RNA，核糖核酸链完整延续，不分节段。冠状病毒基因组长度随具体的病毒种属而异，从 26 ~ 32 kbp 不等。冠状病毒的基因组长度在各类 RNA 病毒里面是最长的，已经接近 RNA 病毒基因组长度的理论上限。非典冠状病毒和新冠病毒的基因组长度均为 30 kbp。冠状病毒的基因组 5' 端有帽子结构，3' 端有多聚 A 尾，可以直接作为 mRNA 指导宿主细胞的核糖体合成病毒蛋白。

冠状病毒基因组编码区可以分为基础基因（basic genes）和辅助基因（accessory genes）两类，基础基因是指各类冠状病毒都包括的基因结构，对应的具体产物有 5 种，分别是复制酶（Rep）、刺突蛋白、包膜蛋白、膜蛋白和核蛋白；冠状病毒基因组中编码其他产物的基因属于辅助基因。不同种属的冠状病毒都能编码上述几种基础基因，而辅助基因的数量与序列内容则随冠状病毒种属不同而异。冠状病毒基因组中基础基因的排列顺序是固定的，从 5' 端向 3' 端依次为复制酶、刺突蛋白、包膜蛋白、膜蛋白和核蛋白。这些基础基因的上下游相对位置关系与冠状病毒种属无关。辅助基因一般排列在复制酶基因下游，具体位置和数量随毒株种属而异。新冠病毒与非典冠状病毒的基因组结构基本相同，除了复制酶等 5 个基础基因之外，还有 6 个辅助基因，这些辅助基因根据其开放阅读框在基因组排序以及与基础基因的相对位置关系，分别编号为 3、6、7a、7b、8 和 9。辅助基因的表达产物可能被装配进入成熟的冠状病毒颗粒中去。在体外细胞实验中敲除一个或多个辅助基因并不影响冠状病毒的复制能力。

冠状病毒基因组里最长的基因是复制酶基因，复制酶基因序列编码区占据了冠状病毒基因组总量的约 2/3，复制酶基因一般分为两个开放阅读框（open reading frame，ORF），即 $ORF1^a$ 和 $ORF1^b$。冠状病毒基因组在 5' 端有帽子结构，能借助宿主细胞核糖体翻译表达产物，首先合成的便是复制酶。复制酶自发水解为 16 个片段，由于这些蛋白片段最终都不会被组装到成熟的病毒颗粒中去，所以被称为非结构蛋白（non structural protein，NSP），16 个片段分别命名为 NSP1 至 NSP16。NSP1 至 NSP16 的每一个片段都有特定的生物学功能，概括来说包括抑制宿主免疫反应、调节宿主细胞周期和复制病毒自身基因三个方面。需要指出的是，冠状病毒的复制酶具备合成后的校对能力，也就是具备 3' → 5' 外切酶活性，这一方面保证了冠状病毒基因组容量达到 30 kbp 及以上时仍然能够稳定地复制，另一方面也限制了冠状病毒的变异速度。

冠状病毒的刺突蛋白、包膜蛋白、膜蛋白和核蛋白会被组装到冠状病毒核衣壳里面，因此被称为结构蛋白，这些蛋白对应的编码基因属于结构基因。复制酶和结构蛋白基因是各种冠状病毒都具备的基因组成分，也被称为基础基因（basic genes）。除去基础基因之外，冠状病毒基因组还编码若干辅助基因（accessory genes），辅助基因的种类和数量随冠状病毒不同种属而异。冠状病毒众多辅助基因中值得指出的是 HE 基因。HE 基因全称为血凝素酯酶基因（hemagglutinin esterase，

HE），存在于人冠状病毒 HKU1 种和鼠肝炎病毒等几种 β 冠状病毒属的毒株里。冠状病毒的 *HE* 基因与丙型流感病毒的 *HEF* 基因高度同源，可能是病毒间基因水平转移的一个例证。

三、冠状病毒分类

根据国际病毒分类委员会（International Committee on Taxonomy of Viruses，ICTV）2019 年度报告，冠状病毒属于套式病毒目（Nidovirale），冠状病毒科（Coronaviridae）。冠状病毒科之下分为 α 至 δ 共 4 个属，即冠状病毒 α 属、β 属、γ 属和 δ 属。冠状病毒划分种和属的主要依据是冠状病毒蛋白质的氨基酸序列同源性，尤其是冠状病毒非结构蛋白，即从 NSP1 至 NSP16 这 16 种蛋白质的同源性。具体做法是根据待分类毒株的全基因组测序结果翻译出这 16 种非结构蛋白的氨基酸序列，再与分类地位已经明确的冠状病毒各种属的代表性毒株比较，计算氨基酸序列的平均同源性。划分冠状病毒不同种属的界值：同一个种内的不同毒株之间，非结构蛋白氨基酸序列平均同源性不低于 90%，同一个属内的不同毒株之间，氨基酸序列保守区平均同源性不低于 46%。

随着新的冠状病毒毒株不断被发现，冠状病毒的种属分类是一个随时间动态变化的过程。到本书截稿时（2020 年 10 月底）为止，冠状病毒被分为 4 属，45 种；其中冠状病毒 α 属 19 种，冠状病毒 β 属 14 种，冠状病毒 γ 属 5 种，冠状病毒 δ 属 7 种。冠状病毒不同种属的宿主嗜性有所区别，冠状病毒 α 属和 β 属的宿主以哺乳动物为主，冠状病毒 γ 属和 δ 属的宿主以鸟类为主。冠状病毒最主要的宿主是蝙蝠，蝙蝠冠状病毒不仅种类多，地理分布范围也很广，从欧亚大陆到南北美洲乃至大洋洲都有分布。目前已知感染人的冠状病毒有 6 种，分别是冠状病毒 α 属内的 229E 和 NL63，冠状病毒 β 属内的 HKU1、OC43、MERS 和 SARS。根据国际病毒分类委员会的建议，2003 年的非典型肺炎和 2019 年起至今的新冠肺炎对应的两类冠状病毒毒株，在病毒学分类上都被纳入冠状病毒 β 属 SARS 种，分别命名为 SARS–CoV 和 SARS–CoV–2。

应该指出的是，冠状病毒在病毒学历史上曾经长期处于边缘化乃至被忽视的地位，比如说 NL63 和 HKU1 这两种常见的人冠状病毒种类甚至是在 2003 年 "非典" 流行之后才被发现的。近期对冠状病毒进化历史做的较为详尽的研究证明，常见的四种人冠状病毒，即 229E、NL63、HKU1 和 OC43 都早已在人群中呈现季节性流行，这些毒株最早进入人类生境的年份甚至可能追溯到现代医学问世之前。新冠肺炎疫情的全球大流行有可能促进学术界对冠状病毒的研究工作走向深入，取得一批更有价值的成果。

四、冠状病毒的抵抗力

人冠状病毒对热较为敏感，病毒在 4 ℃以及维持液中为中等稳定，–70 ℃可保存数年，但随着温度的升高，病毒的抵抗力下降。如 HCoV–229E 于 56 ℃ 10 min 或者 37 ℃数小时即可丧失感染性，SARS–CoV 于 37 ℃可存活 4 d，56 ℃加热 90 min、75 ℃加热 30 min 能够灭活病毒。人冠状病毒不耐酸、不耐碱，病毒复制的最适宜 pH 值为 7.2。人冠状病毒对有机溶剂和消毒剂敏感，体积分数为

75% 的乙醇、乙醚、氯仿、甲醛、含氯消毒剂、过氧乙酸和紫外线均可灭活病毒。人冠状病毒于室温 24 ℃条件下在尿液里至少可存活 10 d，在腹泻病人的痰液和粪便里能存活 5 d 以上，在血液中可存活约 15 d，在塑料、玻璃、陶瓷锦砖、金属、布料、复印纸等多种物体表面均可存活 2 ~ 3 d。

第二节　抗原及变异

一、抗原构成

冠状病毒是一种有包膜的病毒，因此其表面抗原包括脂类和蛋白两大类成分。冠状病毒的脂类成分来自宿主细胞，蛋白成分是病毒基因编码而成的。冠状病毒的表面蛋白大多是糖蛋白，且糖基化程度较高。冠状病毒表面的抗原蛋白主要有 3 种，即刺突蛋白、包膜蛋白和膜蛋白。冠状病毒的表面抗原中以刺突蛋白最为重要，是冠状病毒主要的中和抗原。

刺突蛋白是冠状病毒核衣壳外侧形成标志性王冠样结构的关键成分，也是冠状病毒与宿主细胞表面受体相结合的区域。抗刺突蛋白的抗体能够在体外中和冠状病毒的感染性，保护宿主细胞免于被冠状病毒感染。因此刺突蛋白被称为冠状病毒的中和抗原。冠状病毒刺突蛋白是同源三聚体结构，即由三个相同的 S 蛋白单体相互缠绕而成。S 蛋白单体的分子质量为 128 ~ 160 ku，S 蛋白在宿主细胞内经过 N 连接糖基化之后分子质量还可以进一步增长，刺突因糖基化而增加的分子质量大约为 40 ku。冠状病毒 β 属和 γ 属的 S 蛋白通常在加工过程中会被宿主细胞的蛋白酶裂解为 2 个亚基，分别称为 S1 和 S2。3 个 S1 亚基向心围绕成球状，形成冠状病毒刺突的球部，包含受体结合区域（receptor binding domain，RBD）以及大部分中和抗原表位；3 个 S2 亚基相互缠绕为棒状，形成冠状病毒刺突的杆部。S1 亚基的氨基酸序列变异幅度比较大，甚至在同一个病毒种内的不同毒株之间也有明显差异，S2 亚基氨基酸序列比较保守，在同一个病毒属内都具有较高的同源性。

膜蛋白是冠状病毒核衣壳里个数最多的表面抗原蛋白，主要功能是维持冠状病毒核衣壳的外形。M 蛋白单体的分子质量介于 25 ~ 30 ku 之间，M 蛋白是 O 连接糖基化的糖蛋白。M 蛋白的氨基酸序列保守性比较强，在同一个病毒属内都有较高的同源性，在冠状病毒不同属之间的差异比较大。抗 M 蛋白抗体在体外实验中对冠状病毒没有中和作用。

包膜蛋白是冠状病毒结构蛋白里面分子质量最小的一种蛋白，也是冠状病毒复制过程中所必需的成分之一。E 蛋白的主要功能是辅助冠状病毒颗粒在宿主细胞内的组装和释放过程。E 蛋白的分子质量为 8 ~ 12 ku，E 蛋白不是糖基化的蛋白质。E 蛋白氨基酸序列的变异幅度很大，即便在同一种冠状病毒之内的不同毒株之间也有一定差异。抗 E 蛋白抗体没有中和冠状病毒感染性的作用。

二、分子进化历史

冠状病毒分为 α ~ δ 共 4 个属，其中 α 属和 β 属主要感染哺乳动物，γ 属和 δ 属主要感染鸟类。在各类哺乳动物中，蝙蝠是冠状病毒最大的种质资源库，α 和 β 属内大多数具有代表性特征的冠状病毒种类都能在蝙蝠中发现类似毒株。冠状病毒感染的宿主种类繁多,对其广泛的宿主适应性有两种解释:一种是冠状病毒起源比较早,最初的宿主是鸟类和哺乳动物的共同祖先,此后随宿主的演化而分化为感染不同物种的冠状病毒;另一种解释是冠状病毒具备强大的跨物种传播能力,能够短时间内跨越不同宿主之间的物种屏障。近年来针对冠状病毒的系统发育研究比较深入,目前病毒研究群体的主流观点倾向于第一种假说,即冠状病毒起源于鸟类和哺乳动物的共同祖先,对应的起源时间至少在距今 3 亿年前;但另一方面,冠状病毒的跨物种传播事件也是常见的,至少在哺乳动物之间存在比较频繁的病毒跨物种传播事件。

人冠状病毒几乎都能够确认对应的动物来源,包括自然宿主和中间宿主种类。人冠状病毒 229E 最初来自蝙蝠,经过马匹作为中间宿主而成为人类传染病,229E 毒株最初发生人际间传播的时间大约在距今 200 年前。人冠状病毒 OC43 最初起源于鼠冠状病毒,经过牛作为中间宿主而成为人际间传染病,OC43 毒株最初发生人际间传播的时间距今 120 年左右。人冠状病毒 HKU1 最初起源于鼠冠状病毒,成为人际间传染病之前的中间宿主还不清楚,HKU1 毒株发生人际间传播的最早时间可能在 20 世纪 50 年代。人冠状病毒 NL63 起源于蝙蝠冠状病毒,中间宿主不详,NL63 毒株成为人类传染病的时间很可能已经超过 1000 年。非典病毒起源于蝙蝠,中间宿主很可能是果子狸,非典病毒开始在人际间传播的时间大约在 2002 年。MERS 冠状病毒起源于蝙蝠,中间宿主为骆驼,MERS 冠状病毒开始在人际间传播的时间大约在 2012 年。2019 年出现的新冠病毒与 2003 年暴发的非典病毒都属于冠状病毒 SARS 种,前后两种毒株之间氨基酸序列的平均同源性超过 90%。新冠病毒与非典病毒之间的进化关系是一个值得深入研究的问题,目前尚没有确定性的结论。

三、新冠病毒的抗原特征

新冠病毒与非典病毒(SARS 病毒)相比,两者都属于冠状病毒科 β 属 SARS 种。病毒基因编码的大部分蛋白质的氨基酸序列在这两个毒株之间的同源性超过 90%。冠状病毒的表面抗原有三种蛋白质,即刺突蛋白、包膜蛋白和膜蛋白。新冠病毒与非典病毒相比,S 蛋白同源性约 76%,M 蛋白同源性约 91%,E 蛋白同源性约 95%。S 蛋白不仅是冠状病毒与宿主细胞表面受体相互识别的位置,也是冠状病毒的中和抗原。因此新冠病毒的抗原特点主要体现在 S 蛋白。

冠状病毒刺突的成熟形态是异源六聚体,由 3 个 S1 加 3 个 S2 蛋白亚基组成。新冠病毒 S 蛋白单体长度为 1273 个氨基酸残基,分为 S1 和 S2 两个亚基。S1 亚基长度为 685 个氨基酸残基,它组成刺突球部,氨基酸序列变异性相对较高;S2 亚基长度为 588 个氨基酸残基,它组成刺突的杆部,氨基酸序列保守性较强。新冠病毒与非典病毒相比,S1 亚基同源性不足 70%,而 S2 亚基同源性高达 90%。新冠病毒 S 蛋白的两个亚基之间是一段被宿主蛋白酶特异性识别的裂解位点,新冠病毒与非典病毒相比,在这段裂解位点处增加了 4 个碱性氨基酸残基(脯氨酸–精氨酸–精氨酸–丙氨酸,PRRA)。一般来说,病毒刺突蛋白裂解位点处增加的碱性氨基酸序列有助于增强病毒与宿主细胞表面受体的亲和力,通常意味着该毒株的毒力较强。除了冠状病毒之外,流感病毒血凝素蛋白裂解位点处发生的碱性氨基酸插入突变也可以显著增强毒株的致病力。S 蛋白裂解位点内插入的这段碱性氨基酸 PRRA 序列是新冠病毒的特征性位点之一，在冠状病毒 SARS 种内是唯一的，乃至在 β 冠状病毒属内也罕见。

虽然新冠病毒在全球大流行的时间至今尚不满一年，但也出现了若干具有特征性的多态性位点。这其中有必要指出的是刺突蛋白第 614 位氨基酸残基的多态性，也称为 D614G 突变。新冠病毒 S 蛋白第 614 位氨基酸残基属于 S1 亚基，是冠状病毒刺突球部的一个外露的残基。于 2019 年底在武汉等地发现的最初一批新冠肺炎毒株，刺突蛋白 614 位点是天冬氨酸（D），而从 2020 年春季起在欧美地区广泛流行的新冠肺炎毒株在同一个位点的氨基酸残基则是甘氨酸（G）。到本书截稿时（2020 年 10 月底）为止，614G 毒株已经成为国内外新冠病毒的优势毒株。实验证实，D614G 突变有助于进一步增强新冠病毒的传染性，也可能会降低毒株的致病性。病原体传染性上升的同时致病性下降，这是新发传染病在人际间持续流行时经常发生的现象之一。

第三节 致病性

一、病毒与宿主的相互作用

冠状病毒的整个复制周期都离不开与宿主的相互作用，冠状病毒的感染过程是病毒与宿主互动的过程。病毒的复制周期可以划分为吸附、传入、脱壳、生物合成、装配和释放这六个阶段。冠状病毒的复制周期里研究资料比较丰富的是吸附阶段，特别是冠状病毒与宿主细胞受体的相互作用规律。

冠状病毒与宿主细胞结合的配体是冠状病毒表面的刺突蛋白（S），对应的细胞受体包含两类，一类是蛋白质，另一类是多糖。使用宿主细胞蛋白质受体的人冠状病毒包括 SARS（含 SARS–CoV 及 SARS–CoV–2）、MERS–CoV、229E 和 NL63，使用宿主细胞多糖受体的冠状病毒包括 HKU1 和 OC43。具体来说，SARS、新冠病毒（SARS–CoV–2）和 NL63 毒株使用宿主细胞的血管紧张素转换酶 2（angiotensin converting enzyme 2，ACE2）作为受体；NL63 毒株也可以使用宿主细胞的硫酸类肝素蛋白多糖（heparan sulfate proteoglycans，HSPGs）蛋白受体；MERS 冠状病毒使用宿主细胞表面的 CD26 和四型二肽基肽酶（dipeptidyl peptidase 4，DPP4）蛋白受体，人体细胞的 CD26 和 DPP4 两种蛋白处于同一个信号通路里面，表达水平高度相关；229E 毒株使用宿主细胞的人氨基肽酶 N（human aminopeptidase N，hAPN，也称 CD13）蛋白作为受体；HKU1 和 OC43 毒株则使用人体细胞表面的唾液酸作为受体。

二、病毒感染侵害的组织器官

冠状病毒一般在上皮组织细胞内复制，具体包括呼吸道上皮细胞或消化道上皮细胞，对应的传播方式分别为呼吸道和消化道传播。人冠状病毒均为呼吸道传染病，基本上都在呼吸道上皮细胞内复制，但临床上也可能从患者的肠道样品如粪便等检出冠状病毒核酸。动物冠状病毒中如猫传染性腹泻病毒和牛冠状病毒则是在消化道上皮细胞内复制，引发动物腹泻。严重腹泻对于幼畜而言可能危及生命，病毒性腹泻对成年动物而言通常没有生命危险，这也是肠道病毒能够在动物群体内持续传播的原因之一。

除了呼吸道和消化道之外，某些种类的冠状病毒可能侵犯宿主其他组织或器官。鼠冠状病毒通常引发肠道感染，但也可能引发肝炎，甚至累及雌鼠的泌尿生殖系统。猪血凝性脑脊髓炎病毒（porcine hemagglutinating encephalomyelitis virus，PHEV）通过猪的消化道传播，引发猪的神经系统感染。兔冠状病毒通过肠道传播，在引发兔子腹泻和肠炎的同时，还可以导致兔子患上病毒性心肌炎。

冠状病毒感染通常是局限性的，而且具有自愈倾向，但某些种类冠状病毒有可能引发重症感染。SARS 或 MERS 种冠状病毒能够引发人类肺炎，猫传染性腹泻病毒能够引发猫的全身性消瘦症，这些冠状病毒引发的重症感染都有可能危及宿主生命安全。

三、新冠病毒感染的病理学特征

常见类型的人冠状病毒如 OC43 和 229E 等通常只在人呼吸道上皮细胞内复制，引发以普通感冒为主的上呼吸道感染。对应的病理学表现包括上呼吸道炎性反应、呼吸道黏膜卡他症状，严重者可能有黏膜水肿。与鼻病毒或呼吸道合胞病毒等其他常见呼吸道病毒引发的感染相比，OC43 等常见的 4 种人冠状病毒在病理学上缺少特异性的表现。

新冠病毒肺炎重症患者的病理学表现较为典型，病毒感染不仅累及肺脏，还对呼吸系统之外的肝、胆、心、脾和骨髓等组织或器官造成了不同程度的破坏，甚至可能侵害脑、肾上腺和睾丸等通常与呼吸道感染无关的组织和器官。具体来说，肺脏呈不同程度的实变。实变区主要呈现弥漫性肺泡损伤和渗出性肺泡炎。不同区域肺病变复杂多样，新旧交错。肺泡腔内见浆液、纤维蛋白性渗出物及透明膜形成；渗出细胞主要为单核和巨噬细胞，可见多核巨细胞。II 型肺泡上皮细胞增生，部分细胞脱落。II 型肺泡上皮细胞和巨噬细胞内偶见包涵体。肺泡隔可见充血、水肿，单核和淋巴细胞浸润。少数肺泡过度充气，肺泡隔断裂或囊腔形成。肺内各级支气管黏膜部分上皮脱落，腔内可见渗出物和黏液。小支气管和细支气管易见黏液栓形成。可见肺血管炎、血栓形成（混合血栓、透明血栓）和血栓栓塞。肺组织易见灶性出血，可见出血性梗死、细菌和（或）真菌感染。病程较长的病例，可见肺泡腔渗出物机化（肉质变）和肺间质纤维化。电镜下支气管黏膜上皮和 II 型肺泡上皮细胞胞质内可见冠状病毒颗粒。免疫组化染色显示部分支气管黏膜上皮细胞、肺泡上皮细胞和巨噬细胞呈新型冠状病毒抗原免疫染色和核酸检测阳性。

脾脏缩小。白髓萎缩，淋巴细胞数量减少，部分细胞坏死；红髓充血、灶性出血，脾脏内巨噬细胞增生并可见吞噬现象；可见脾脏贫血性梗死。淋巴结淋巴细胞数量较少，可见坏死。免疫组化染色显示脾脏和淋巴结内 CD4$^+$ T 和 CD8$^+$ T 细胞均减少。淋巴结组织可呈新型冠状病毒核酸检测阳性，巨噬细胞新型冠状病毒抗原免疫染色阳性。骨髓造血细胞或增生或数量减少，粒红比例增高；偶见噬血现象。

部分心肌细胞可见变性、坏死，间质充血、水肿，可见少数单核细胞、淋巴细胞和（或）中性粒细胞浸润。偶见新型冠状病毒核酸检测阳性。

全身主要部位小血管可见内皮细胞脱落、内膜或全层炎症，可见血管内混合血栓形成、血栓栓塞及相应部位的梗死。主要脏器微血管可见透明血栓形成。

肝细胞变性、灶性坏死伴中性粒细胞浸润；肝血窦充血，汇管区见淋巴细胞和单核细胞浸润，微血栓形成。胆囊高度充盈。肝脏和胆囊可见新型冠状病毒核酸检测阳性。

肾小球毛细血管充血，偶见节段性纤维素样坏死；球囊腔内见蛋白性渗出物。近端小管上皮变性，部分坏死、脱落，远端小管易见管型。肾间质充血，可见微血栓形成。肾组织偶见新型冠状病毒核酸检测阳性。

脑组织充血、水肿，部分神经元变性、缺血性改变和脱失，偶见噬节现象；可见血管周围间隙单核细胞和淋巴细胞浸润。

肾上腺见灶性坏死。食管、胃和肠黏膜上皮不同程度变性、坏死、脱落，固有层和黏膜下单核细胞、淋巴细胞浸润。肾上腺可见皮质细胞变性，灶性出血和坏死。

睾丸见不同程度的生精细胞数量减少，Sertoli 细胞和 Leydig 细胞变性。

第四节　免疫反应

一、自然病程

冠状病毒是成人普通感冒的主要病原之一，在儿童可以引起上呼吸道感染，一般很少波及下呼吸道。OC43 毒株等常见的呼吸道冠状病毒感染发生时，潜伏期一般为 2 ~ 5 d，平均为 3 d。人体感染冠状病毒后的典型表现包括流涕、呼吸道不适等感冒症状。冠状病毒不同型别的致病力各有高低，引起的临床表现也不尽相同。OC43 毒株引起的症状一般比 229E 毒株严重。冠状病毒感染可以出现发热、寒战、呕吐等症状。病程一般在 1 周左右，临床过程轻微，没有后遗症。冠状病毒还可以引起婴儿、新生儿急性肠胃炎，主要症状是水样大便、发热、呕吐，每天 10 余次，严重者可以出现血水样便。

常见的人冠状病毒（包括 229E、NL63、OC43 和 HKU1 毒株）感染，通常会引起轻度或中度的上呼吸道疾病，如感冒。症状主要包括流鼻涕、头痛、咳嗽、咽喉痛、发热等，有时会引起肺炎或支气管炎等下呼吸道疾病，心肺疾病患者、免疫力低下人群、婴儿和老年人中较为常见。

MERS–CoV 和 SARS–CoV 常引起较为严重的症状。MERS 症状通常包括发热、咳嗽和呼吸急促，甚至发展为肺炎，病死率约为 34.4%。SARS 症状通常包括发热、畏寒和身体疼痛，甚至发展为肺炎，病死率约为 9.6%。

同属于 SARS 种冠状病毒的 SARS-CoV-2 病毒引发的新冠肺炎，潜伏期 1 ~ 14 d，多为 3 ~ 7 d，以发热、干咳、乏力为主要表现。少数轻症患者伴有鼻塞、流涕、咽痛、肌痛和腹泻等症状，还有一部分轻症患者仅表现为低热、轻微乏力等，无肺炎表现。轻症患者具有自愈倾向，如果治疗及时且没有出现并发症，一般能够在 7 ~ 14 d 内康复。重症患者多在发病 1 周后出现呼吸困难和（或）低氧血症，严重者可快速进展为急性呼吸窘迫综合征、脓毒症休克、难以纠正的代谢性酸中毒和凝血功能障碍及多器官功能衰竭等。值得注意的是，重型、危重型患者病程中可为中低热，甚至无明显发热。从目前已经报道的病例统计数据分析，多数新冠肺炎患者预后良好，少数患者病情危重。轻症患者所占比例约 85%，需要住院治疗的患者约 15%；全部患者中病情发展至重症甚至危重症的比例仅有 5% 左右。老年人和有慢性基础疾病者预后较差，青壮年患者预后相对较好，儿童病例症状相对较轻。新冠肺炎初步估算的病死率为 2% ~ 3%。

二、固有免疫

冠状病毒感染宿主之后，引发的免疫反应分为固有免疫和适应性免疫两类。冠状病毒感染早期和中期以固有免疫反应为主，病程末期以适应性免疫为主。宿主抗冠状病毒的适应性免疫包括体液免疫和细胞免疫两个方面。固有免疫属于非特异性免疫，也就是固有免疫过程中涉及的许多通路和效应分子不仅仅是针对冠状病毒这一种病原体的，而且是在病毒和细菌等各类病原体感染宿主的过程中都有出现。固有免疫是适应性免疫产生的前提，固有免疫反应中的一部分过程直接引发了特异性的抗体和细胞反应，特异性抗体发挥抗病毒作用也离不开某些固有免疫机制的协助。总之，机体抗冠状病毒固有免疫和适应性免疫之间是继承与发展的关系，而非相互替代。

呼吸道黏膜的屏障作用是机体对抗各类呼吸道病原体的第一道防线，而呼吸道黏膜的屏障作用在寒冷和潮湿空气的条件下可能受到削弱，这是各类呼吸道传染病经常在冬春交替时发生季节性流行的内在原因之一。冠状病毒感染呼吸道黏膜上皮细胞之后，冠状病毒在脱壳和生物合成阶段产生的各类病毒蛋白及核酸物质，可作为病原体相关模式分子（PAMPs）刺激宿主细胞内的各类病原识别受体（PPRs），启动一系列细胞信号转导过程，刺激干扰素（interferon，IFN）等免疫反应信号的表达，最终启动多种抗病毒效应分子，通过调节细胞内的核酸、蛋白质合成或转录等生物学过程，起到抑制病毒复制的效果。目前对于常见的 4 种人冠状病毒如 NL63 等毒株的固有免疫反应机制研究不多，已经报道的主要成果来自对 SARS 和 MERS 病毒感染者的研究。冠状病毒刺激机体固有免疫系统的主要模式分子包括病毒单链 RNA、病毒来源的脂多糖和冠状病毒的部分蛋白产物。宿主细胞参与冠状病毒固有免疫识别的细胞受体包括 Toll 样受体（TLR3、TLR4 和 TLR7）、RIG-I 受体和 NOD 样受体等，这些受体被激活之后启动的信号转导通路包括 NF-κB 通路和 JAK/STAT 通路等，最终被启动的抗病毒效应分子包括 L 型核糖核酸酶（ribonuclease L，RNase L）和蛋白激酶 R（protein kinase R，PKR）等。黏膜组织内的吞噬细胞也参与了抗冠状病毒的固有免疫，一方面是通过吞噬作用清理被病毒感染的宿主细胞，并释放炎症因子，招募更多的免疫细胞到病灶附近聚集；另一方面它们还会将外来的病毒抗原物质拆分后以抗原肽的形式提呈给淋巴细胞，特别是其中的树突状细胞属于专职 APC 细胞，能够作为抗原提呈细胞建设一条沟通固有免疫和适应性免疫的桥梁。

三、体液免疫

体液免疫反应以机体 B 细胞针对外来抗原表位合成的各类抗体分子为核心。冠状病毒的主要结构蛋白包括刺突蛋白（S）、包膜蛋白（E）、膜蛋白（M）和核蛋白（N）等，这些抗原蛋白都可以刺激机体产生相应的特异性抗体。在这些抗体中，目前只能确认针对 S 蛋白的抗体具备在体外中和冠状病毒感染性的能力，也就是可以保护宿主细胞免于被冠状病毒感染。冠状病毒预后的血清抗体水平与病情轻重程度呈正相关，即轻症患者康复后血清内中和抗体的滴度不高，且衰减速度较快；存活下来的重症患者血清中的抗体水平较高，且衰减速度较慢。呼吸道黏膜分泌的抗冠状病毒刺突蛋白 IgA 抗体具备较强的保护作用，能够显著缩短感染者的病程。冠状病毒感染者在康复之后，血清抗体水平存在自然衰减现象；患者血清抗体滴度大多在愈后 1 年左右下降到不足以在体外保护敏感细胞的水平。流行病学和病原学调查表明，OC43 株等常见的 4 种人冠状病毒呈现以 1 年为周期的季节性流行，这与患者血清内抗体的自然衰减规律是一致的。动物实验也证明了同一株冠状病毒可以在较长的间隔时间后重复感染同一宿主个体且致病。

必须指出，冠状病毒的体液免疫反应并非总是对机体具有保护作用。冠状病毒感染过程中存在抗体介导感染增强（antibody-dependent enhancement，ADE）效应，即某些个体在自然感染冠状病毒或接种冠状病毒疫苗之后，再被不同毒株的冠状病毒感染时，第二次感染的病情进展更快，临床表现远比第一次感染时严重的现象。冠状病毒感染后出现 ADE 效应的机制还不能说已经被完全研究清楚，只能说在部分毒株上取得了某些成果。目前对于冠状病毒二次感染时发生 ADE 效应的解读是：首次感染（或接种疫苗）时机体产生的中和抗体占比不足，体内存留着大量能够与冠状病毒颗粒结合却没有中和作用的抗体。宿主血清中这些非中和性抗体的 Fc 段能够与巨噬细胞等免疫细胞表面的 Fc 受体结合，从而介导冠状病毒感染巨噬细胞等免疫细胞，进而导致病毒在这些免疫细胞内复制。这种现象的后果是，一方面加快了冠状病毒随免疫细胞在机体内扩散的速度，导致病情进展速度加快；另一方面也改变了冠状病毒原本针对呼吸道或消化道黏膜上皮的组织嗜性，更容易出现心、脑、肝和肾等重要组织器官的并发症。ADE 效应的存在，一方面意味着开发冠状病毒疫苗和治疗性抗体时都必须合理地设计实验方案，疫苗接种时尽可能让机体的免疫反应局限于冠状病毒刺突的 S1 亚基或仅包括少数中和抗原表位即可；另一方面需要设法调整或剔除抗体类药物中的 Fc 段，避免发生抗体介导的免疫细胞感染。

四、细胞免疫

在机体抗冠状病毒的免疫反应中，细胞免疫扮演了不可或缺的角色。免疫细胞除了已经在固有免疫段落中讨论的吞噬细胞及抗原提呈细胞之外，还包括 B 淋巴细胞以及 T 淋巴细胞等。B 淋巴细胞被外来抗原激活后转化为浆细胞并合成抗体，是体液免疫过程的关键因素。此处着重讨论 T 淋巴细胞在抗冠状病毒免疫中的作用。T 淋巴细胞包括 CD4$^+$ T 细胞和 CD8$^+$ T 细胞两大类群，CD4$^+$ T 细胞中的辅助性 T 细胞参与了 B 细胞的激活过程，是细胞免疫和体液免疫相互沟通的桥梁。CD8$^+$ T 细胞被病毒抗原激活之后可以进一步分化为细胞毒性 T 细胞（cytotoxic T lymphocyte，CTL），CTL 细胞能够特异性地杀伤被冠状病毒感染的宿主细胞。CTL 细胞选择性杀伤病变细胞的原理是用自身表面的 T 细胞受体（TCR）识别宿主表面经由主要组织相容性复合体（major histocompatibility complex，MHC）Ⅱ类分子提呈的自身抗原。抗冠状病毒的 T 细胞所识别的表位不仅包括 S 蛋白，还包括了 M 蛋白、E 蛋白甚至 N 蛋白。抗冠状病毒的特异性 CTL 细胞不能预防宿主免于被冠状病毒感染，但可以加快宿主的康复速度，缩短病程并缓解临床症状。抗冠状病毒 T 细胞根据识别的抗原表位不同而具备不同程度的交叉免疫反应：识别 S 蛋白的 T 细胞在冠状病毒不同毒株之间缺少交叉免疫反应，而识别 M 蛋白或 N 蛋白的 T 细胞则具有跨越冠状病毒种的交叉免疫能力。记忆性 T 细胞在患者康复后还可以存在较长时间，有报道认为，这些记忆性 T 细胞可以在人体内保持数年之久。

五、抗新冠病毒免疫研究进展

虽然新冠病毒进入人际间传播的时间还不满一年，关于抗新冠病毒免疫过程的报道也已经比较多，但是新冠病毒 SARS-CoV-2 刺激机体产生的免疫反应与其他几种人冠状病毒基本相似。SARS-CoV-2 的中和抗原仍为刺突蛋白 S，抗 S 蛋白抗体识别的中和表位主要位于刺突蛋白的 S1 亚基，特别是 S1 亚基表面的宿主细胞受体结合区域（RBD）。感染新冠病毒后，人体产生的抗体是多克隆抗体，不仅包括具备中和性的抗 S1 亚基 RBD 区抗体，也包括特异性识别 S 蛋白其他区域以及 M 蛋白甚至 N 蛋白的非中和性抗体。新冠肺炎疫情早期（发病后 5 ~ 7 d），患者血清抗体类型以 IgM 型为主，病情中后期（发病 14 d 以后）以 IgG 抗体为主。患者呼吸道黏膜分泌的抗体为 IgA 型，在发病后 5 d 即可检出。新冠肺炎患者血清内的特异性抗体水平与病情严重程度呈现正相关，即血清抗体滴度随患者体内的病毒载量而增长。在病情早期，较高的抗体滴度有利于患者康复，但如果病情迁延不愈，过高的抗体水平反而会给机体造成不必要的免疫损伤。新冠肺炎患者康复后，血清抗体水平呈现进行性下降趋势。有研究者发现，新冠肺炎患者自康复后 45 d 起，血清中和抗体滴度开始显著下降，根据抗体滴度的平均下降速率估算，新冠肺炎患者康复后满 9 个月时，血清中和抗体滴度将不足以避免发生二次感染。

新冠病毒也可以刺激机体产生特异性的 T 细胞，包括 CD4$^+$ T 细胞和 CD8$^+$ T 细胞等。抗新冠病毒的特异性 T 细胞也是多克隆的，识别的抗原表位不仅包括 S 蛋白，还有 M 蛋白和 N 蛋白等非中和抗原，甚至包括 ORF3^a 等辅助基因产物。一般认为，新冠病毒感染早期，较高的 T 细胞免疫反应水平有助于机体清除被病毒感染的细胞，加快康复速度；如果病情迁延不愈进入中后期，过高的细胞免疫水平非但无助于缓解病情，反而会导致严重的肺损伤，甚至有可能让 T 细胞与中性粒细胞过度增殖而引发细胞因子风暴，直接危及患者生命。有趣的是，在新冠肺炎重症感染者体内，血清 IL–6、IL–10 和 TNF–α 等炎症因子的浓度与 T 细胞数量呈现负相关。

　　总之，对机体感染新冠病毒之后的病理学和免疫学特征进行深入研究是非常有价值的，不仅有助于筛选更加有效的抗病毒药物，也有助于设计和研发可靠的新冠病毒疫苗。

参考文献

[1] KNIPE D M, HOWLEY P M. Fields virology[M]. 6th ed. Philadelphia, PA: Wolters Kluwer/ Lippincott Williams & Wilkins, 2013.

[2] LOEFFELHOLZ M J, HODINKA R L, YOUNG S A, et al. Clinical virology manual[M]. 5th ed. Washington, D.C.: Amer Society for Microbiology Press, 2016.

[3] JEYANATHAN M, AFKHAMI S, SMAILL F, et al. Immunological considerations for COVID-19 vaccine strategies[J]. Nature Reviews Immunology, 2020, 20（10）: 615-632.

[4] LV Z, DENG Y Q, YE Q, et al. Structural basis for neutralization of SARS-CoV-2 and SARS-CoV by a potent therapeutic antibody[J]. Science, 2020, 369（6510）: 1505-1509.

[5] PETERSEN E, KOOPMANS M, GO U, et al. Comparing SARS-CoV-2 with SARS-CoV and influenza pandemics[J]. The Lancet Infectious Diseases, 2020, 20（09）: e238-e244.

[6] WALLS A C, PARK Y J, TORTORICI M A, et al. Structure, function, and antigenicity of the SARS-CoV-2 spike glycoprotein[J]. Cell, 2020, 181（02）: 281-292.

[7] DAGOTTO G, YU J, BAROUCH D H. Approaches and challenges in SARS-CoV-2 vaccine development[J]. Cell Host & Microbe, 2020, 28（03）: 364-370.

[8] DEVAUX C A, ROLAIN J M, RAOULT D. ACE2 receptor polymorphism: susceptibility to SARS-CoV-2, hypertension, multi-organ failure, and COVID-19 disease outcome[J]. Journal of Microbiology, Immunology, and Infection, 2020, 53（03）: 425-435.

[9] KELLAM P, BARCLAY W. The dynamics of humoral immune responses following SARS-CoV-2 infection and the potential for reinfection[J]. Journal of General Virology, 2020, 101（08）: 791-797.

[10] LI Q, WU J, NIE J, et al. The impact of mutations in SARS-CoV-2 spike on viral infectivity and antigenicity[J]. Cell, 2020, 182（05）: 1284-1294.e9.

[11] WALSH K A, JORDAN K, CLYNE B, et al. SARS-CoV-2 detection, viral load and infectivity over the course of an infection[J]. Journal of Infection, 2020, 81（03）: 357-371.

第二章　流行特征

第一节　全球及主要国家流行特征

一、全球确诊病例及死亡情况

2020 年 1 月 30 日，新冠肺炎疫情已经传播到 19 个国家，确诊病例超过 7000 例，据此世界卫生组织（World Health Organization，WHO）宣布新冠肺炎疫情为国际突发公共卫生事件（public health emergency of international concern，PHEIC）。2020 年 2 月 11 日，WHO 正式宣布将此疾病定名为"2019 冠状病毒病"（coronavirus disease 2019，COVID–19）。中国将新型冠状病毒感染的肺炎统一称为"新型冠状病毒肺炎"，简称"新冠肺炎"。2020 年 3 月 11 日 WHO 宣布，此次疫情已构成"全球大流行"。

目前全球疫情形势仍处在快速发展阶段，截至 2020 年 11 月 3 日，全球受到新冠肺炎感染的国家领土和地区共计 215 个，另有两个国际邮轮（Diamond Princess 和 MS Zaandam）。当日新增确诊人数超过 48 万例，新增死亡人数 8201 例；累计确诊人数超过 4775 万例，累计死亡人数超过 121 万例，累计治愈患者超过 3380 万例，现有危重病人 8 万余例。全球范围内的数据趋势见图 2–1。

确诊病例数超 500 万的国家和地区有 3 个，包括美国、印度和巴西。确诊病例数为 100 万～500 万的国家和地区有 6 个，包括英国、哥伦比亚、阿根廷、西班牙、法国、俄罗斯。

从单日新增数据分析，3 月中旬到 7 月末一直呈逐渐上升的状态，8—9 月平均每日新增病例 26 万，从 10 月开始疫情数据呈现激增状态，目前的全球单日新增确诊病例已经超过 50 万，且不断刷新纪录（图 2–2）。

全球每日新增死亡病例数亦呈持续上升趋势。3 月中旬之前单日新增死亡病例数均较低，3 月 20 日单日数据首次突破 1000 例，随后死亡病例数逐渐上升，4 月中旬出现第一个高峰值，单日新增死亡病例突破 8500 例，之后该数据开始呈下降趋势，5—6 月死亡数据平均值为 4500 例，7—10 月上升至 5500 例，进入 11 月后死亡数据再次超过 8000 例。

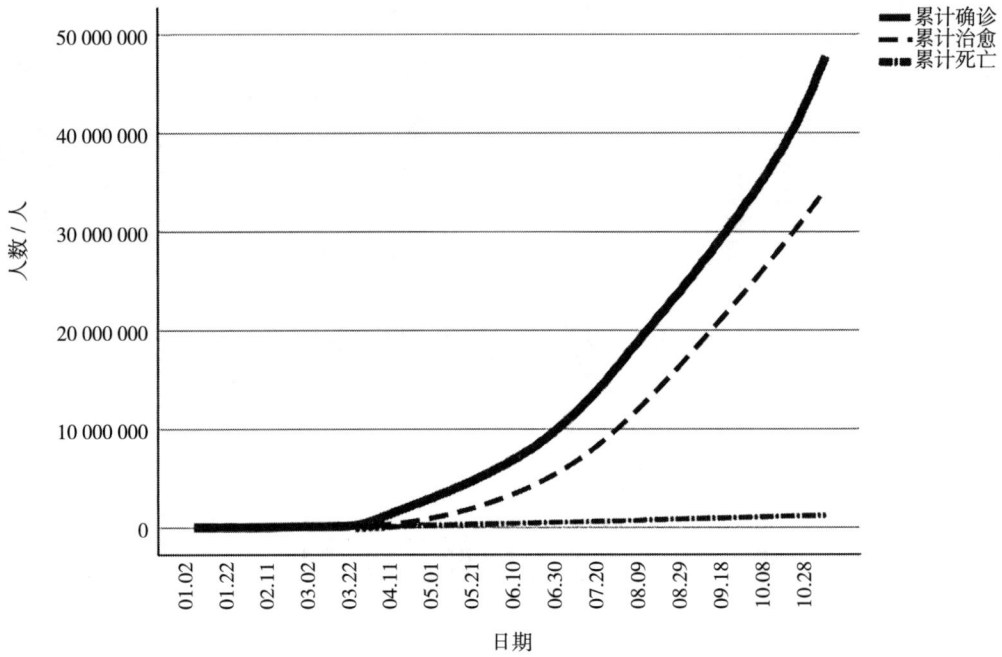

图 2-1　全球新冠肺炎累计确诊、累计治愈、累计死亡病例增长趋势

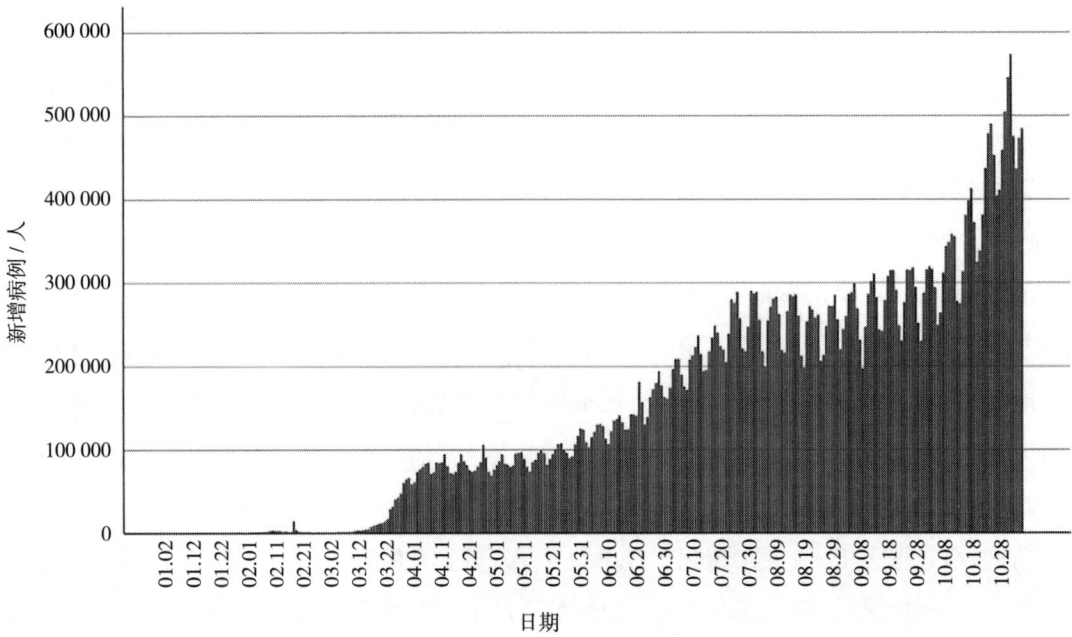

图 2-2　全球新冠肺炎每日新增病例变化

二、时间分布

（一）全球累计确诊病例

在中国以外的国家中，泰国、日本、韩国、美国、越南是最早发现确诊病例的 5 个国家，分别

于 2020 年 1 月 13 日、2020 年 1 月 16 日、2020 年 1 月 20 日、2020 年 1 月 20 日、2020 年 1 月 23 日确诊首例病例。从中国报告首例病例到 3 个月后的 2020 年 4 月 2 日，全球范围内累计确诊病例超过 100 万；5 月 21 日，全球累计确诊病例超过 500 万；6 月 28 日，全球累计确诊病例超过 1000 万；8 月 10 日，全球累计病例突破 2000 万。目前已经接近 5000 万。每增加 1000 万病例的间隔时间逐渐缩短，疫情发展速度加快（表 2-1）。

表 2-1　全球疫情数据增长情况（2020 年）

	＞100 万	＞300 万	＞500 万	＞700 万	＞1000 万	＞2000 万	＞3000 万	＞4000 万
日期	4 月 2 日 （＞90 d）	4 月 28 日 （26 d）	5 月 21 日 （23 d）	6 月 8 日 （18 d）	6 月 28 日 （20 d）	8 月 10 日 （43 d）	9 月 17 日 （38 d）	10 月 8 日 （21 d）

由于新冠病毒已经在全球各个国家和地区广泛传播，不管该国家和地区是寒冷还是炎热，鉴于新冠病毒的传播方式，尽管外界环境的温度或湿度可能影响病毒在环境中存活的时间，但与直接接触或呼吸道飞沫传播的程度相比，这种影响很小，因此尚无明显证据表明季节因素或气候变化与新冠肺炎的发生或传播之间存在直接联系。

（二）全球及主要国家累计死亡病例

4 月 10 日，全球累计死亡病例超过 10 万。9 月 28 日，死亡人数超过 100 万人。主要国家死亡数据如下：

5 月 27 日，美国因新冠肺炎死亡人数超过 10 万，成为全球第一个死亡病例超过 10 万的国家。9 月 22 日，死亡人数超过 20 万。

8 月 8 日，巴西因新冠肺炎死亡人数亦超过 10 万，成为全球继美国后第二个死亡病例超过 10 万的国家。

10 月 2 日，印度因新冠肺炎死亡人数超过 10 万人。

（三）主要国家的疫情发展情况

1. 美国

美国是全世界受疫情影响最严重的国家。1 月 20 日，美国确诊的首例新冠肺炎病例为一名 35 岁男子。1 月 31 日，美国正式宣布新冠肺炎疫情暴发为公共卫生紧急事件。4 月 28 日，美国新冠肺炎确诊人数超过 100 万，成为全球第一个确诊病例超过 100 万的国家（图 2-3）。截至 2020 年 11 月 3 日，美国有超过 960 万确诊病例和超过 23 万例与新冠肺炎相关的死亡，占全球已知新冠肺炎死亡人数的 20%，是世界上新冠肺炎死亡人数最多的国家。截至 11 月 3 日，美国的新冠肺炎病死率已达到 2.4%。（图 2-4）

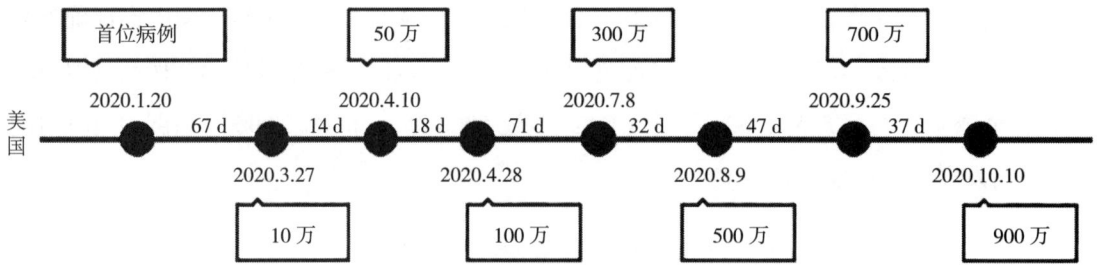

图 2–3　美国疫情发展时间线

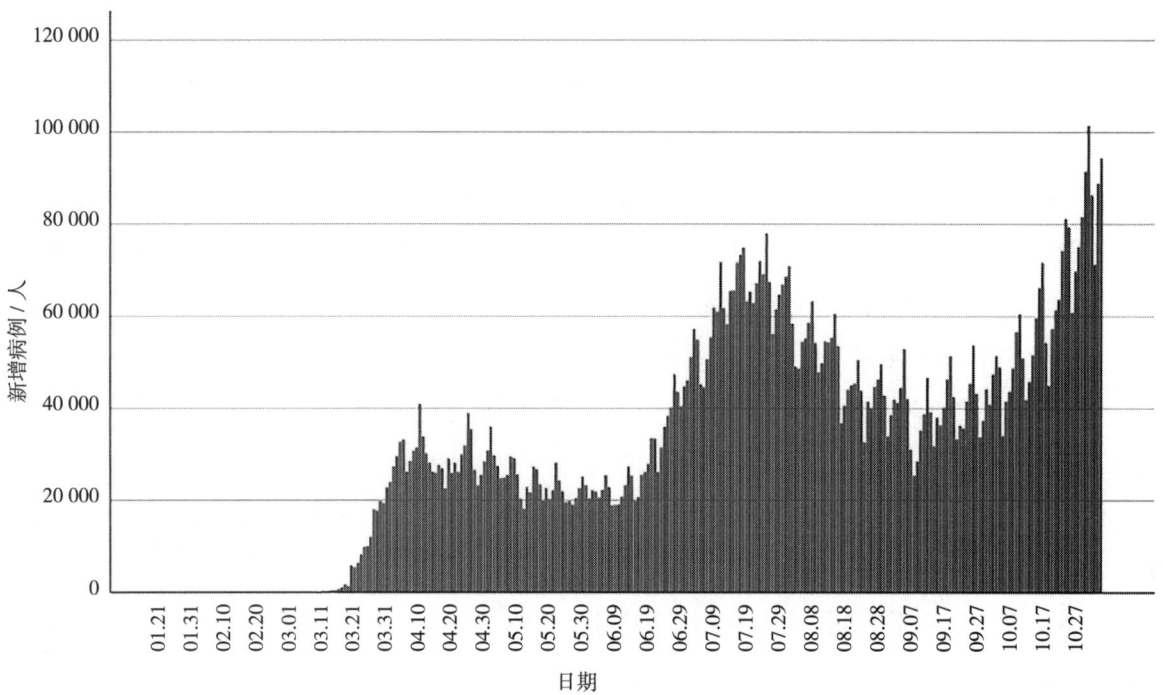

图 2–4　美国单日新增数据趋势

2. 巴西

2020 年 2 月 25 日，巴西在圣保罗确认第一个病例，首位确诊病例为一名 61 岁的老年男性。2020 年 4 月中旬巴西累计确诊人数排名进入世界前 10 位并持续至今。6 月 19 日，巴西新冠肺炎确诊病例超过 100 万，巴西成为继美国后全球第二个确诊病例超过 100 万的国家。截止到 2020 年 11 月 3 日，巴西新冠肺炎累计确诊病例超过 550 万，仅低于北美洲的美国和亚洲的印度，排名全球第三；累计死亡人数超过 160 万，仅低于美国排名全球第二（图 2–5，图 2–6）。

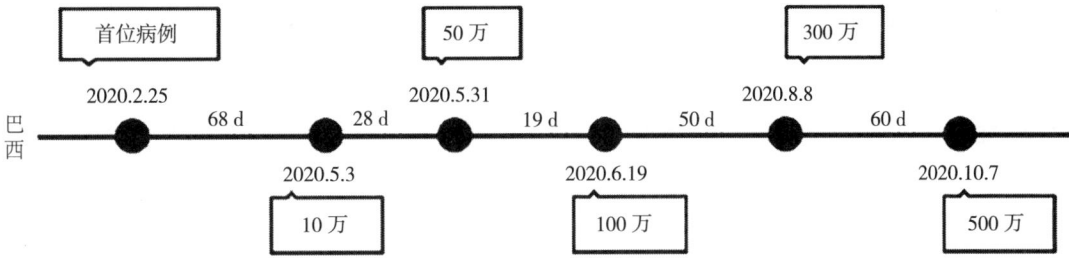

图 2-5 巴西疫情发展时间线

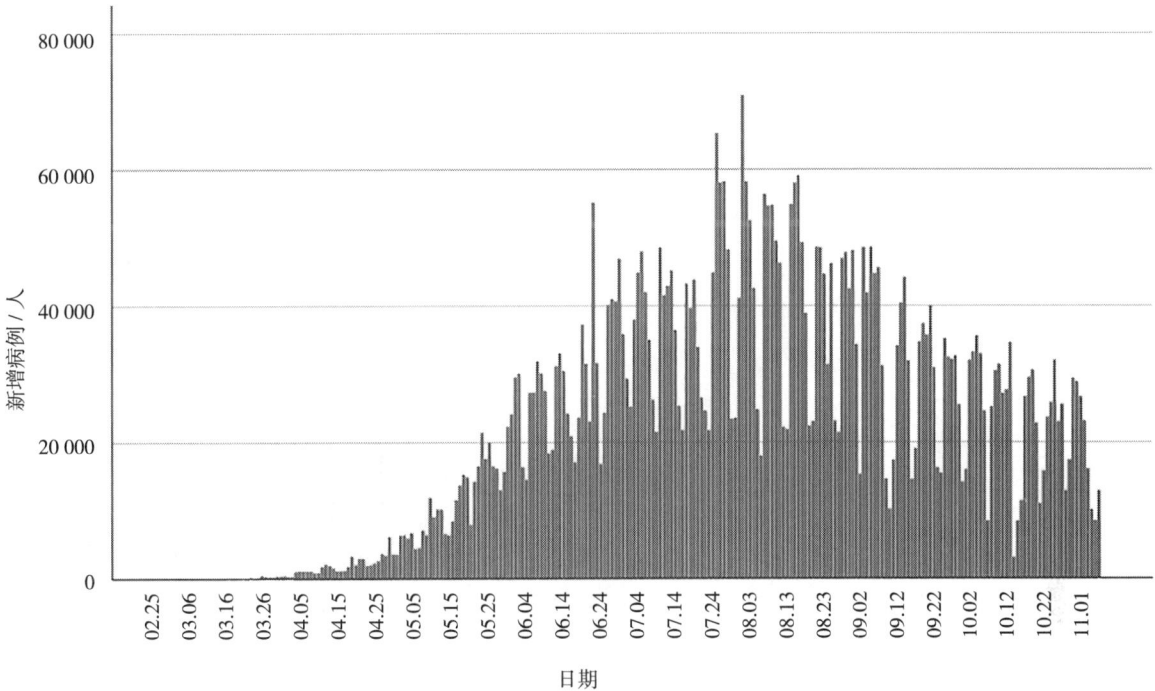

图 2-6 巴西单日新增数据趋势

3. 印度

印度的首位确诊病例出现在 2020 年 1 月 30 日。7 月 16 日，印度新冠肺炎确诊人数超过 100 万。其中印度的病例从 100 万～300 万、300 万～500 万间隔的天数均低于美国和巴西，这个阶段增长速度最快。截止到 2020 年 11 月 3 日，印度累计确诊病例超过 830 万，有超过 12 万的死亡病例，治愈病例达 760 万以上，是亚洲确诊病例最多的国家。印度的新冠肺炎疫情数据在 9 月创下全球新高纪录，同时超越巴西成为全球确诊人数第二多的国家，仅次于美国，并持续至今。但目前印度疫情已经呈现逐渐缓解的状态（图 2-7，图 2-8）。

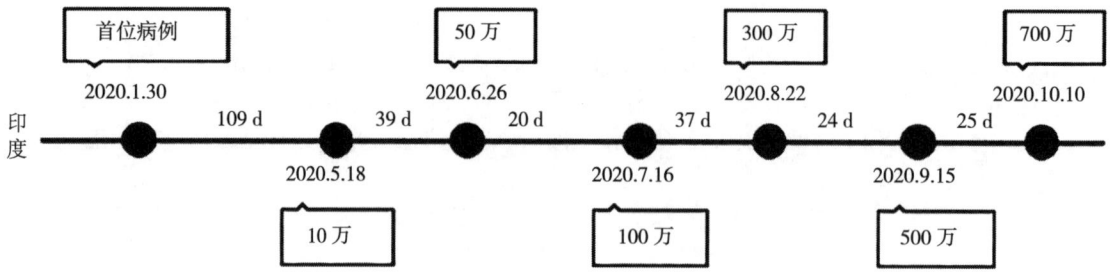

图 2-7　印度疫情发展时间线

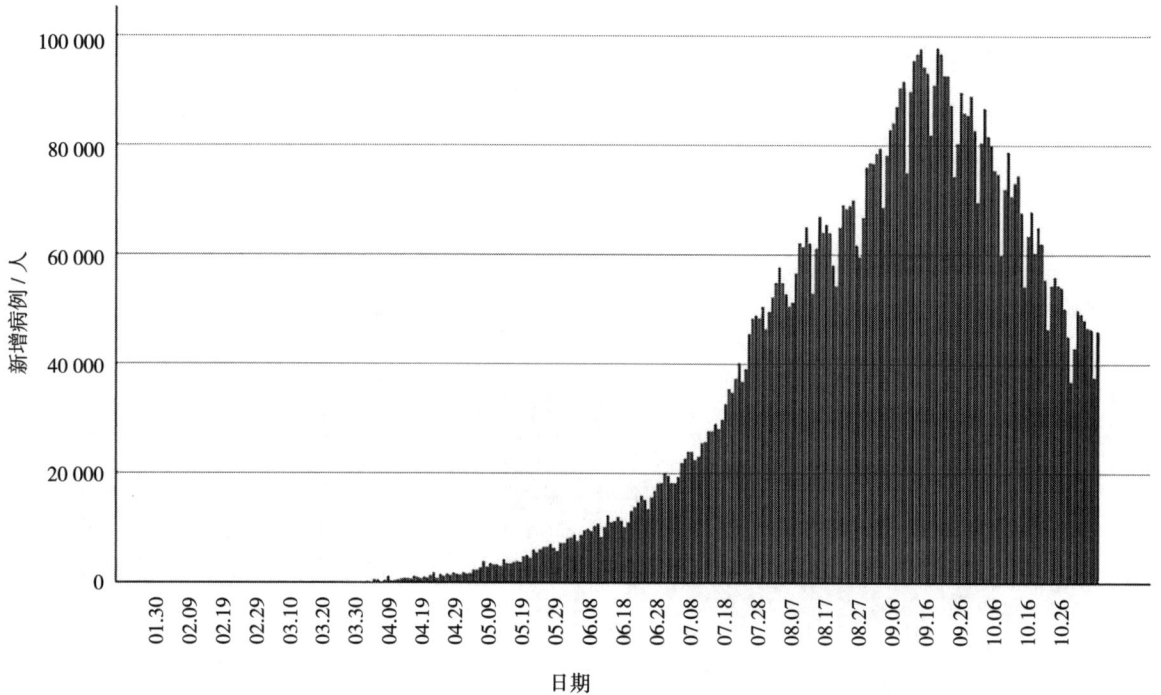

图 2-8　印度单日新增数据趋势

4. 日本

据日本官方数据显示,日本从 2020 年 1 月 16 日出现首例病例,之后缓慢增加。直到 4 月 11 日,新增达到最高值,之后新增病例连日减少,在之后的一段时间保持在较低水平。6 月 26 日,疫情出现了反弹。截至当地时间 11 月 3 日,日本累计确诊新冠肺炎病例超过 10 万(102 548),累计死亡病例 1788 例,累计治愈病例 93 383 例(图 2-9)。

5. 韩国

2020 年 1 月 20 日,韩国宣布出现第一例新冠肺炎确诊病例,但其后一个月仅有少量患者确诊。2 月 18 日确诊的第 31 例患者成为"超级传播者",2 月 20 日后出现大量与新天地教会有关的确诊病例,全国确诊人数随之大幅攀升,2 月 21 日出现首例新冠肺炎死亡病例。单日新增数据在 2 月 29 日达到顶峰,3 月 6 日之后,新增病例数逐渐减少,疫情基本得到了控制。进入 5 月,疫情基本平稳。这种状态持续到 8 月初，后韩国第二波疫情开始出现。韩国官方数据显示，截至 11 月 3 日，韩国累计确诊新冠肺炎病例 26 807 例，累计死亡病例 472 例（图 2-10）。

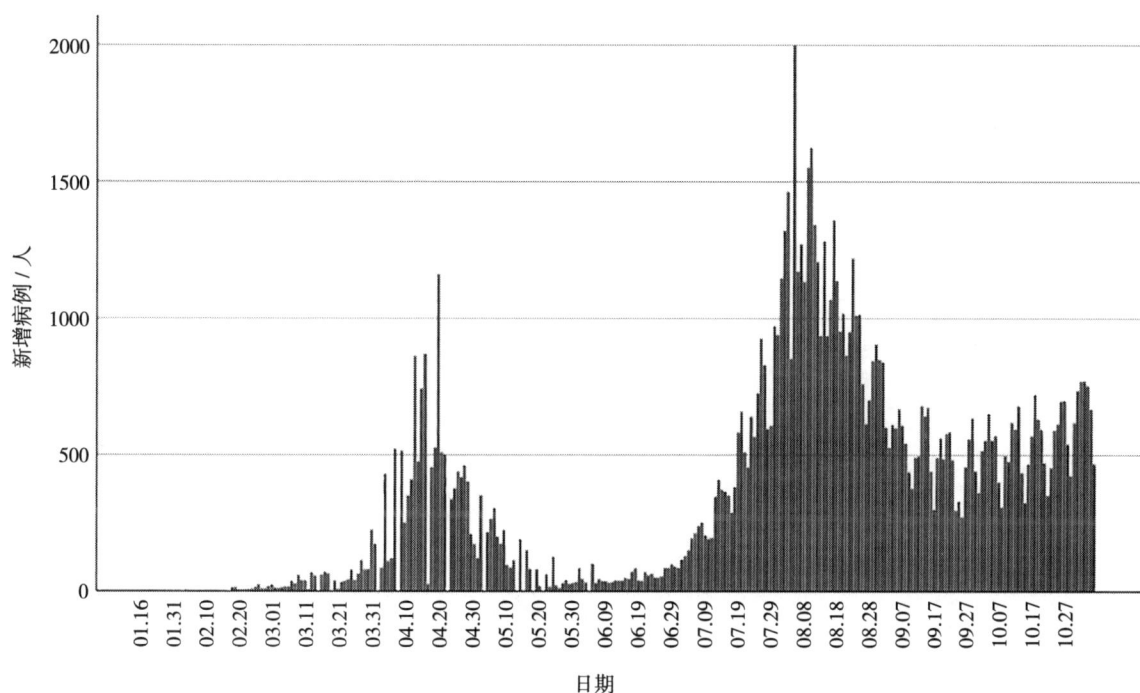

图 2-9　日本单日新增数据趋势

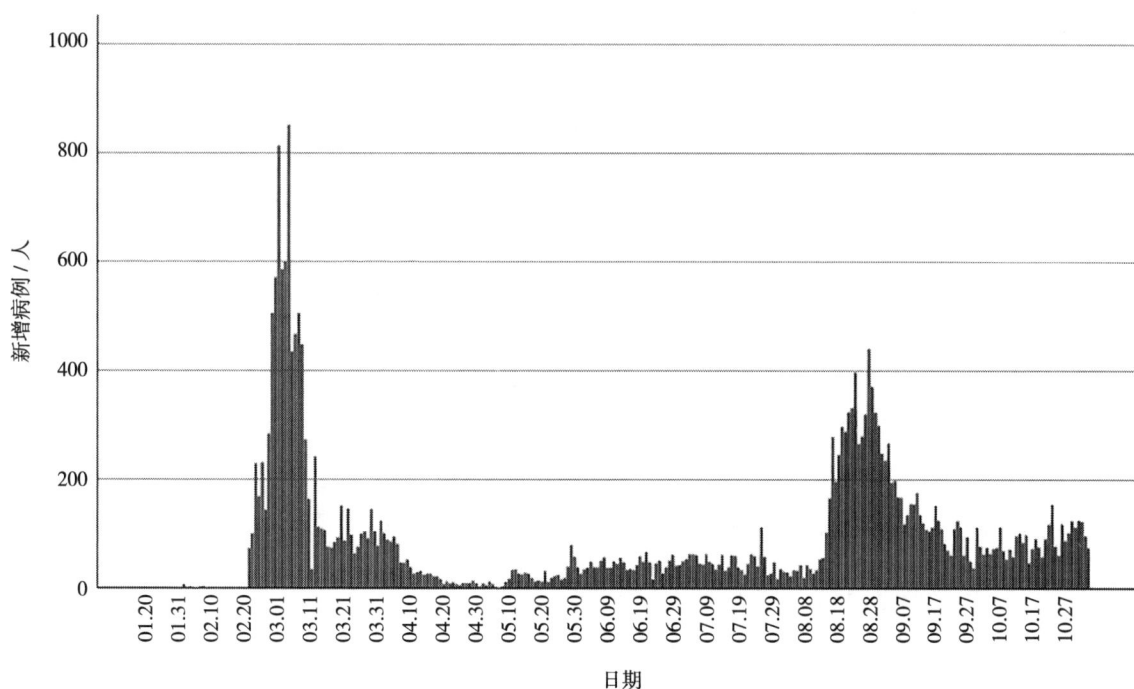

图 2-10　韩国单日新增数据趋势

6. 俄罗斯

俄罗斯首例新冠肺炎病例出现在 2020 年 1 月 31 日，此后新增确诊病例数缓慢增长。俄罗斯的疫情第一个高峰出现在 5 月，后逐渐降低，8 月末降至最低。9 月 1 日，俄罗斯新冠肺炎确诊病例数超过 100 万。9 月末 10 月初，俄罗斯疫情反弹明显，现已经超过首轮高峰，不断刷新其国家单日新增数据最高值。根据俄罗斯消费者权益保护和公益监督局官网通报，截至 2020 年 11 月 3 日，累计确诊病例超过 167 万，累计死亡病例 28 828 例（图 2-11）。

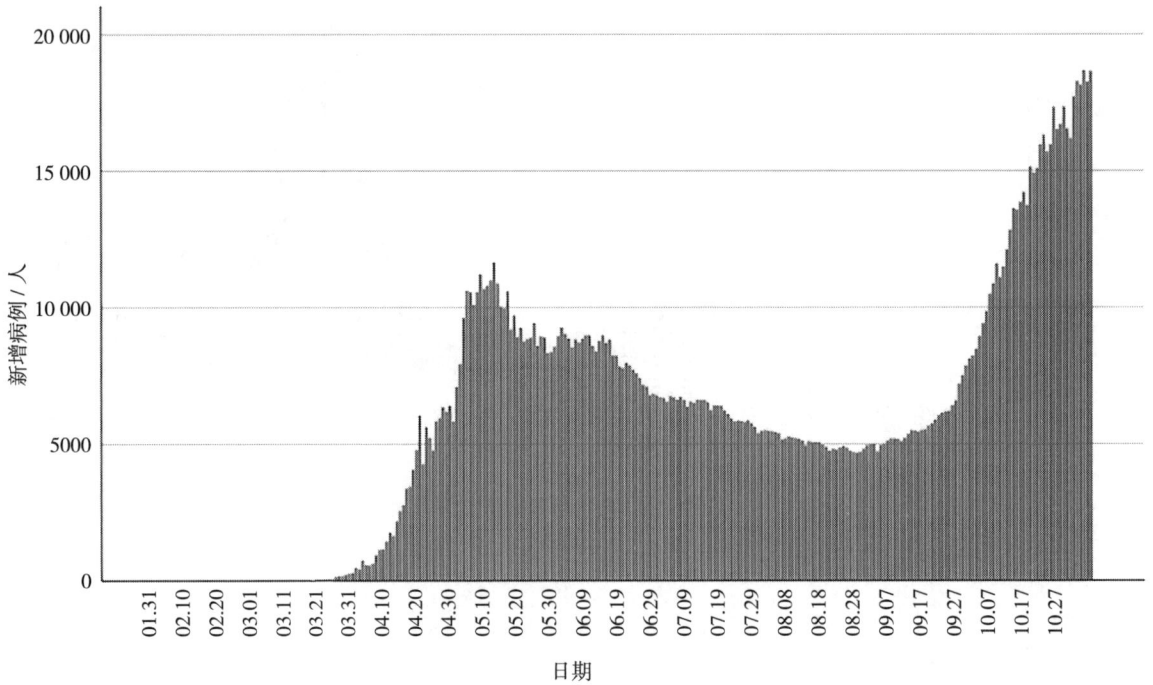

图 2-11 俄罗斯单日新增数据趋势

7. 西班牙

新冠肺炎于 2020 年 1 月 31 日传播到西班牙，当时一名德国游客在加那利群岛的戈梅拉检测出新冠病毒呈阳性。西班牙第一轮疫情数据高峰出现在 3 月下旬，5—6 月疫情稳定。7 月初开始，疫情出现第二轮并持续至今，疫情发展速度基本与第一轮持平。截止到 2020 年 11 月 3 日，西班牙累计 1 259 366 确诊病例和 36 495 死亡病例。目前西班牙的第二轮疫情仍在持续（图 2-12）。

8. 法国

2020 年 1 月 24 日，新冠肺炎蔓延到法国，当时在波尔多确诊了欧洲和法国的首例新冠肺炎病例。该病例为一名 48 岁的法国公民，当天又确诊了 2 例病例。1 月 28 日，一名中国游客在巴黎的一家医院住院，并于 2 月 14 日死亡，这是新冠肺炎病例在欧洲和法国的首例死亡，也是亚洲以外的首例死亡。10 月 10 日，法国累计确诊病例超过南非，重新排进累计确诊病例全球前 10 位，这是法国 6 月初累计病例被土耳其超过后时隔 4 个月重新进入前 10 位。法国自 8 月开始出现疫情反弹迹象，单日新增病例持续上升，超出首轮疫情数据。截止到 11 月 3 日，累计病例已经超过 150 万（图 2-13）。

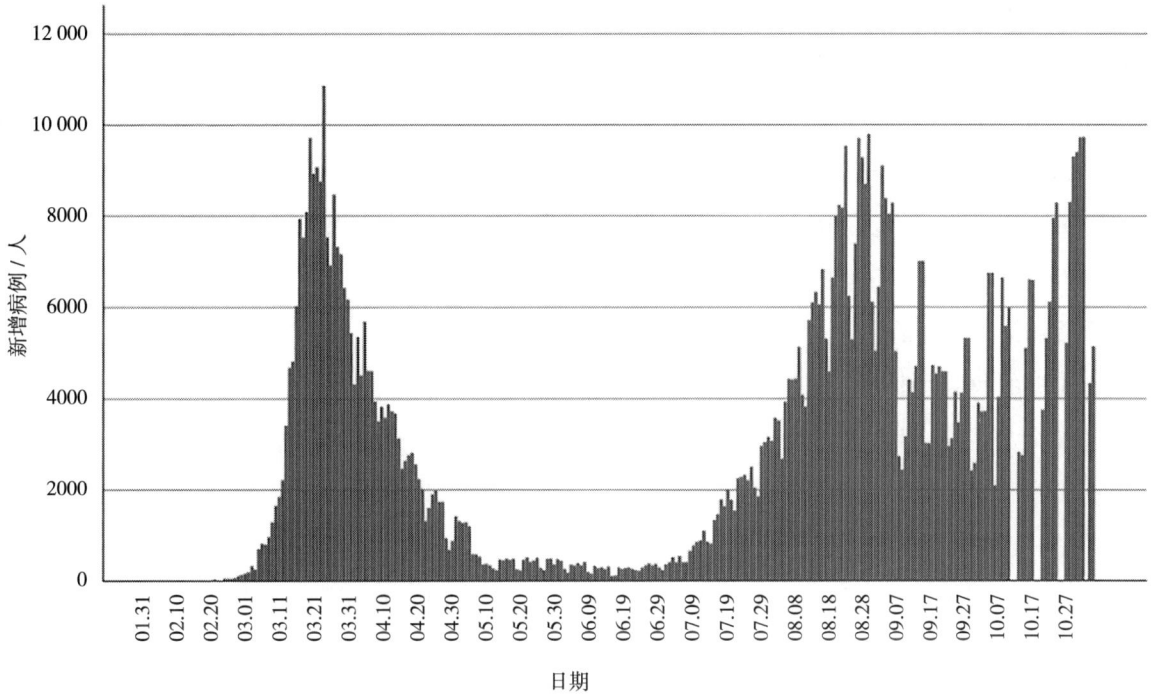

图 2–12 西班牙单日新增数据趋势

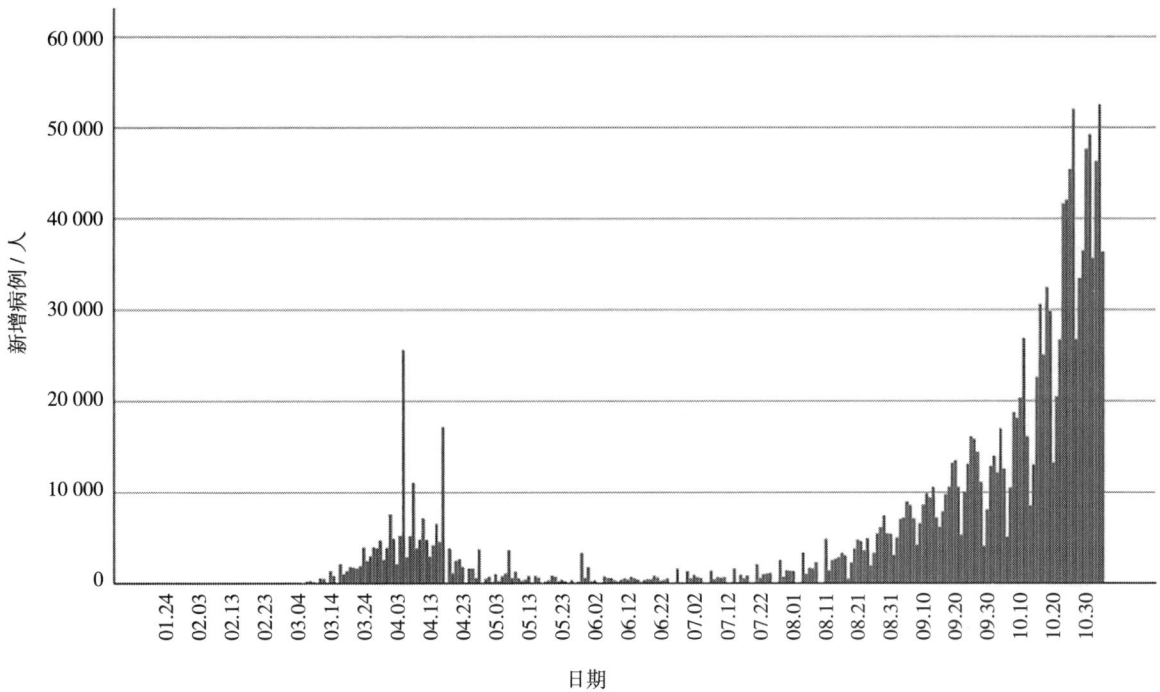

图 2–13 法国单日新增数据趋势

三、地区分布

在中国以外的国家中，亚洲的泰国、日本、韩国是最早发现确诊病例的 3 个国家，目前除土库曼斯坦和朝鲜外，所有亚洲国家均出现新冠肺炎病例，累计确诊前5位的亚洲国家是印度、伊朗、伊拉克、印度尼西亚和孟加拉国；菲律宾、土耳其、沙特阿拉伯和巴基斯坦也曾经进入过前5位。

2020年3月初开始，欧洲多国陆续暴发第一轮的新冠肺炎疫情。2020年3月13日，世界卫生组织开始将欧洲视为大流行的活跃中心。到3月17日，欧洲境内所有国家均出现新冠肺炎确诊病例，黑山是最晚报告病例的欧洲国家。欧洲疫情于4月中旬至5月初逐渐得到缓解，但8月初欧洲多国陆续暴发第二轮疫情，目前欧洲的主要国家如俄罗斯、法国、西班牙、英国、意大利等都正在经历更加严重的第二轮疫情。

北美洲的病例大多集中在美国，紧随其后的是墨西哥和加拿大。

2020年2月25日，巴西确诊了第一个病例，证实该大流行已蔓延至南美洲。4月3日，南美洲所有国家和地区均出现新冠肺炎疫情。截止到目前，南美洲病例和死亡人数最多的是巴西，确诊病例紧随其后的是阿根廷、哥伦比亚、秘鲁和智利。

2020年8月6日，非洲的新冠肺炎感染病例数已超过100万。新冠肺炎在非洲的南非、摩洛哥和埃及3个国家的总病例数占非洲全部确诊病例的近60%。

大洋洲最近一个报告新冠肺炎病例的国家是所罗门群岛（报告日期为2020年10月3日）。目前大洋洲疫情全部确诊病例不足4万例，澳大利亚、新西兰和法属波利尼西亚3个国家或地区的病例占全部大洋洲病例的98%。

截止到2020年11月3日，受新冠肺炎疫情影响累计确诊病例排名前10位的国家依次是美国、印度、巴西、俄罗斯、法国、西班牙、阿根廷、哥伦比亚、英国、墨西哥。主要国家疫情地区分布如下：

（一）美国

在美国，疫情最早暴发在东北部地区的纽约州，为美国新冠肺炎疫情早期的"震中"；7月开始加利福尼亚州新增确诊病例激增，赶超纽约州，得克萨斯州疫情也于7月份开始单日新增数据达到纽约州早期水平。目前最严重的3个州是得克萨斯州（101万）、加利福尼亚州（96万）和佛罗里达州（81万）。

（二）巴西

巴西疫情最严重的3个州分别是圣保罗州（111万）、里约热内卢州（30万）和塞阿拉州（25万）。圣保罗州是巴西疫情最严峻的州。

（三）印度

2020年1月30日，印度在喀拉拉邦确诊首例新冠肺炎病例，疫情在印度卫生设施薄弱的农村地区蔓延，孟买所在的马哈拉施特拉邦自3月实行封锁以来一直处于疫情危机的中心，目前确诊病例已经超过170万。德里（42万）也是疫情较严重的地区之一。

（四）日本

数据截止到11月3日，日本累计确诊病例最多的地区为东京都（3.12万），其余超5000例的地区分别是大阪府（1.29万）、神奈川（8798）、爱知县（6331）、埼玉县（5912）、福冈县（5236）、千叶县（5064）。

（五）韩国

韩国疫情暴发初期，病例主要集中在大邱市和庆尚北道地区，随着疫情发展，韩国首都首尔及其周边的京畿道地区累计确诊病例也逐渐增多,目前韩国累计确诊病例最多的地区为大邱(7179例)，其次是首尔（6103）和京畿道地区（5509）。

（六）俄罗斯

俄罗斯联邦共设有85个行政主体，截止到目前，俄联邦内所有行政主体都已发现新冠肺炎确诊病例。确诊病例数排在前5位的主体为莫斯科（超过43万）、莫斯科州（8.79万）、圣彼得堡（6.32万）、下诺夫哥罗德州（4.23万）、斯维尔德洛夫斯克州（3.68万）。其中确诊病例数最多的两个城市分别是莫斯科和圣彼得堡。莫斯科也是目前俄罗斯疫情的"震中"。俄联邦确诊病例主要集中在中西部地区，远东地区确诊病例数相对较少。

（七）西班牙

2020年1月31日，西班牙在加那利群岛的戈梅拉岛确诊了首例病例。目前西班牙疫情最严重的3个地区分别为马德里自治区（31万）、加泰罗尼亚（25万）和安达卢西亚（15万）。

（八）法国

2020年1月24日，在波尔多确诊了法国的首例新冠肺炎病例。到3月5日，法国本土的13个大州均已受到新冠肺炎疫情波及，法国地中海沿岸所有地区均被列为高风险地区。目前法国疫情最严重的地区为法兰西岛大区（29万）。

四、人群分布

（一）年龄

据WHO等报道，所有年龄段人群均可感染新冠肺炎。

美国疾病预防控制中心数据显示，不同年龄组感染者的病死率分别是：44岁以下年龄组低于0.1%，45～54岁年龄组为0.5%，55～64岁年龄组为1.4%，65～74岁年龄组为2.7%，75～84岁年龄组为4.3%，85岁及以上年龄组为10.4%，可见随着年龄的增长，病死率逐渐升高。

韩国的一项研究纳入了54例死亡数据，结果显示：平均死亡年龄在75.5岁。日本一项研究结果表明，按年龄段划分，80岁及以上的人病死率最高，为12.3%。

意大利卫生部门报告，截至2020年3月30日，40～49岁人群的病死率为0.7%，80岁以上人群的病死率为27.7%，其中96.9%的死亡发生在60岁及以上人群。截至2020年4月7日，意大利官方数据显示，83%的新冠肺炎相关死亡报告发生在70岁以上的年龄组。在意大利的另一项研究中，65岁以上患者的病死率为36%。英国的一项研究结果表明，死亡病例主要分布在70～79岁和80～89岁年龄组，中位年龄为82岁。

印度的一项研究显示，印度感染者的平均年龄为40.3岁。伊朗的一个单中心研究结果表明，大多数感染者处于 50 ～ 60 岁年龄组。日本官方数据显示，40 岁以上年龄组确诊病例占全部确诊病例的 63.2%。

西班牙 2020 年 5—10 月官方统计结果表示，在全部 899 246 例确诊病例中，30 岁以上病例占全部病例的 65% 以上，其中 40 ～ 49 岁年龄组更为突出。

（二）性别

意大利一项纳入 2026 例新冠肺炎病例的研究报告显示，59.8% 的患者为男性。欧洲一项纳入 582 例 18 岁以下感染者的数据显示，男性和女性的比例为 1.15：1.00。西班牙 5—10 月的官方统计结果则表明，女性病例的占比是 52.2%，高于男性病例（47.8%）。

印度的一项研究表明，男性病例占 66.7%，明显高于女性。伊朗的研究结果显示，大多数感染者男女比例为 1.93：1.00。尼泊尔一项纳入 1572 例确诊病例的研究表明，大多数病例为年轻男性（92%），只有 8% 的病例是女性，这一结果与其他国家和地区报道的明显不同。

美国疾病预防控制中心对 6625 例病例资料进行分析结果显示，男女死亡比例为 1.65：1.00。伊朗的一项研究表明，男女死亡比为 1.57：1.00。

（三）职业

2020 年 5 月，国际护士理事会收集了来自 30 个国家的数据，数据显示所有新冠肺炎确诊病例中平均有 6% 是医护人员。英国一家大型医院在 3 周的时间内对院内 1032 例医护人员进行了筛查，确诊 17 名新冠肺炎患者，检出率达到 2%。2020 年 5 月初，西班牙卫生部门统计的西班牙累计感染新冠病毒的医护人员已经超过 5 万人。美国疾病预防控制中心 4 月中旬一次统计数据显示，医护人员 9282 例感染，但到 5 月末这一数字突破 6 万。除医务工作者的感染比例高于普通人群外，未见其他职业类型的显著趋势。

第二节　我国流行特征

一、流行概况

2019 年 12 月底，湖北省武汉市首次报告新冠肺炎病例，继而国内其他省份陆续报告确诊病例，1 月下旬国内新增确诊病例急剧增长，2 月初达到流行高峰。之后新增确诊病例数开始下降。2020 年 3 月 18 日，全国新增本土确诊病例首次实现零报告。此后，国内部分地区出现境外输入病例及零星的聚集性本土病例，但是疫情总体保持在较低水平（图 2-14）。

截至 2020 年 11 月 3 日 24 时，全国累计确诊病例 92 045 例（累计罹患率为 6.6/10 万）。其中 31 个省（自治区、直辖市）和新疆生产建设兵团累计确诊 86 087 例（其中境外输入病例 3460 例），港澳台地区确诊 5958 例。全国累计治愈 86 737 例（含港澳台 5676 例），累计治愈率为 94.2%；累计死亡 4746 例（含港澳台 112 例），累计粗病死率为 5.2%。

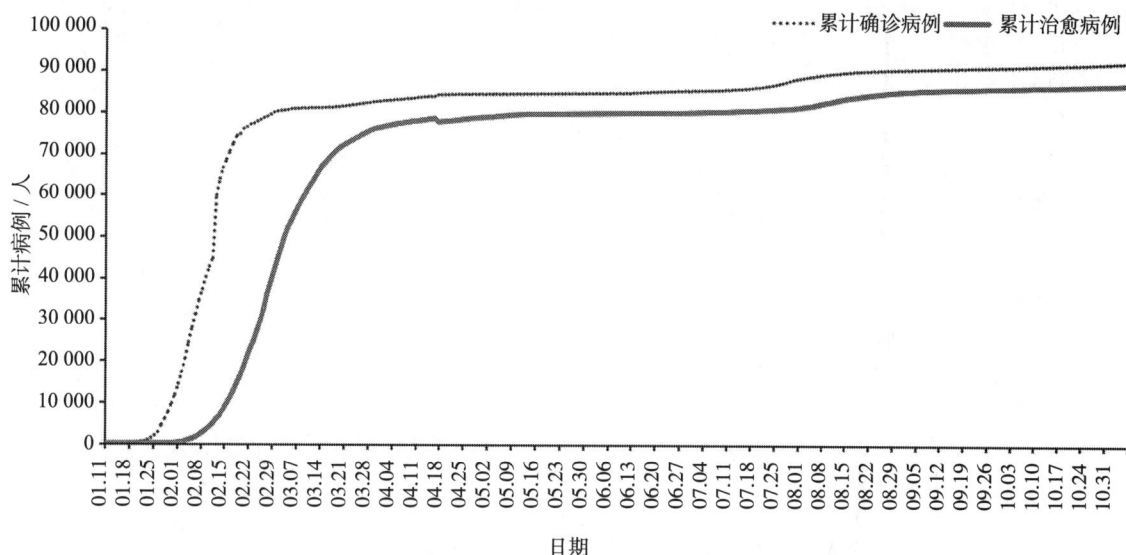

图 2-14　中国新冠肺炎累计确诊病例及累计治愈病例时间分布

二、流行特征

（一）时间分布

1．确诊病例

（1）本土病例。2019 年 12 月 27 日，湖北省武汉市首次报告新冠肺炎病例。至 2020 年 1 月 19 日，武汉累计报告新冠肺炎病例 198 例。1 月 20 日，国家卫生健康委员会将新冠肺炎纳入乙类传染病并采取甲类传染病管理措施。此后，新增确诊病例数快速增长；至 2 月 4 日，全国累计确诊病例达 24 363 例，单日新增确诊病例数达到最高（3893 例）。随后，单日新增病例数增长呈显著下降趋势。3 月初，全国新增本土确诊病例数降至两位数。至 3 月 18 日，全国新增本土确诊病例首次实现零报告，累计报告本土确诊病例 81 235 例（图 2-14，图 2-15）。之后，个别地区仍有病例报告，但未出现大规模的暴发疫情，国内本次疫情基本得到控制。

4 月以来，黑龙江、吉林、北京、新疆和辽宁等地相继出现局部疫情反弹，主要几个地区的时间分布如下：

① 黑龙江省哈尔滨市聚集性疫情。4 月 9 日哈尔滨市报告 1 例本土新冠肺炎确诊病例，其为哈尔滨医科大学附属第一医院的住院患者。4 月 14 日，单日新增确诊病例数达到最高，为 8 例。截至 4 月 28 日，哈尔滨市共报告与此患者相关确诊病例累计 65 例。至 5 月 2 日，哈尔滨市报告无新增确诊病例（图 2-16）。

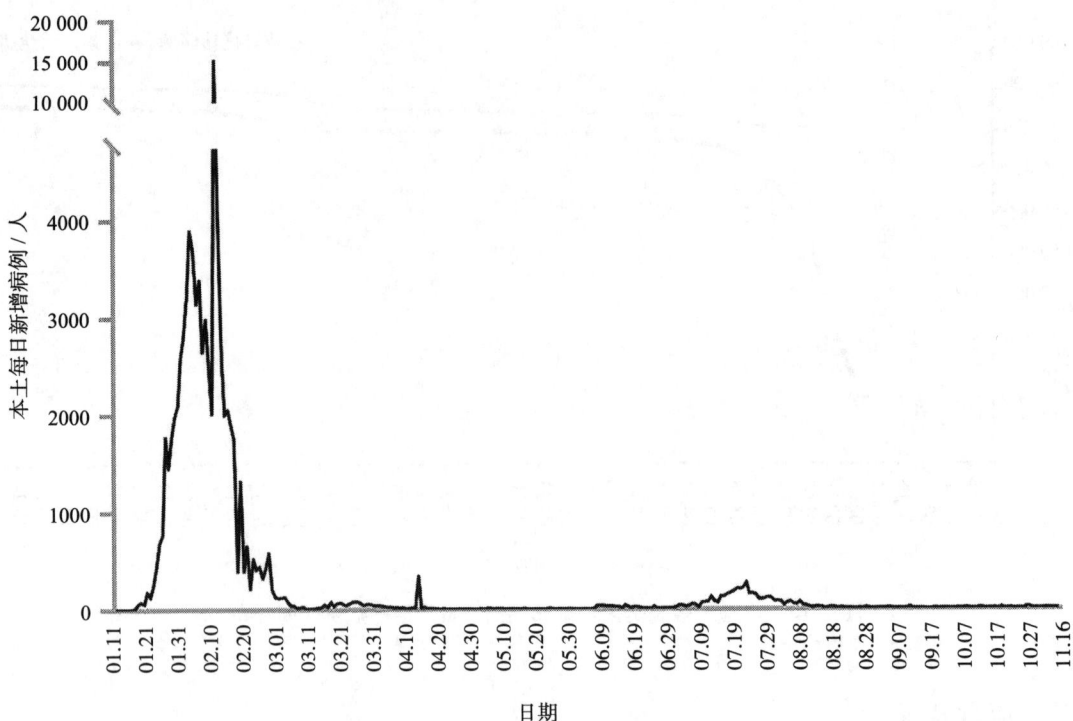

图 2-15　中国新冠肺炎新增确诊病例时间分布

注：其中 2 月 12 日，湖北省将累计的全部临床诊断病例（13 332 例）一次性计入当日新增确诊病例，当日新增确诊病例达到 15 152 例。

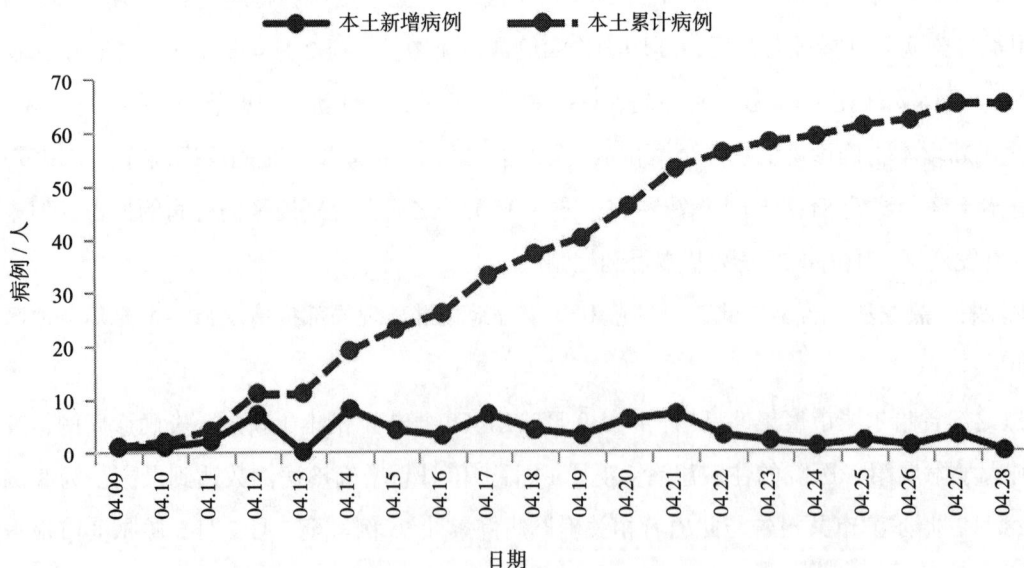

图 2-16　黑龙江省哈尔滨市新冠肺炎疫情反弹新增病例及累计病例时间分布

②吉林省舒兰市聚集性疫情。5 月 7 日，吉林省舒兰市报告 1 例新冠肺炎确诊病例。5 月 9 日，单日报告新增确诊病例达到最多，为 11 例。截至 5 月 23 日 24 时，舒兰市聚集性疫情累计确诊病

例 42 例。5 月 24 日后，舒兰市无新增确诊病例，此次聚集性疫情结束（图 2–17）。

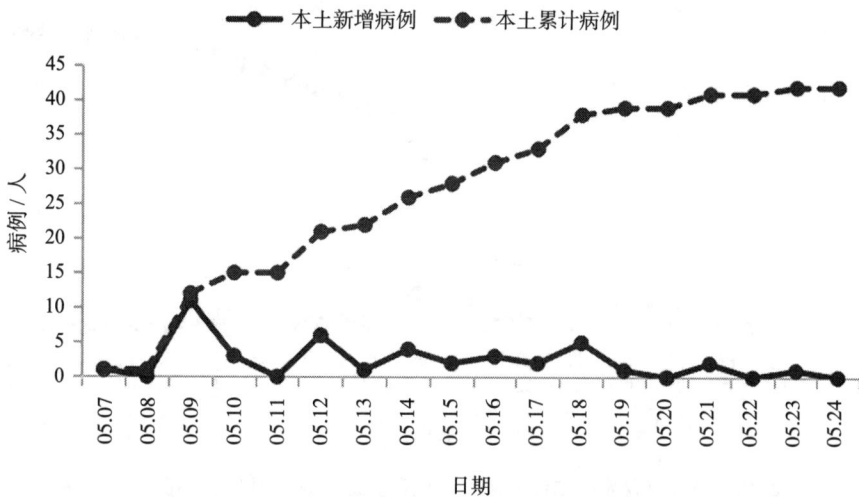

图 2–17 吉林省舒兰市新冠肺炎疫情反弹新增病例及累计病例时间分布

③北京市新发地聚集性疫情。6 月 11 日，北京市报告 1 例本土新冠肺炎病例，调查很快发现该病例曾去过新发地市场。随后的流行病学调查发现，新增的确诊病例均有新发地暴露史。6 月 13 日及 14 日，新增确诊病例均达到最多，为 36 例，此后新增确诊病例数开始下降。7 月 6 日后，北京市无新增确诊病例（图 2–18）。此次新发地聚集性疫情共累计报告相关确诊病例 335 例。

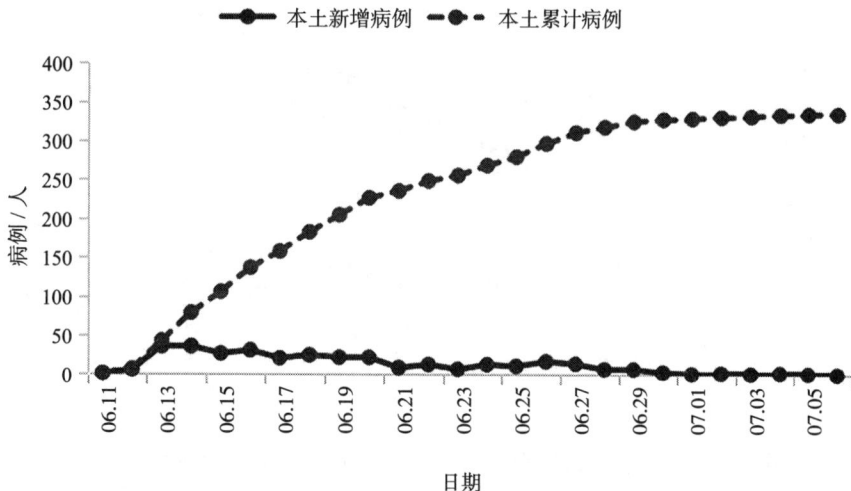

图 2–18 北京市新冠肺炎疫情反弹新增病例及累计病例时间分布

④新疆乌鲁木齐市聚集性疫情。7 月 15 日，新疆乌鲁木齐市报告新冠肺炎确诊病例 1 例。7 月 22 日开始，确诊病例数快速增加。7 月 30 日，新增确诊病例数达到顶峰（112 例）。在大面积核酸检测之后，新增确诊病例数锐减，截至 8 月 15 日，疫情基本结束，累计确诊病例 896 例（图 2–19）。

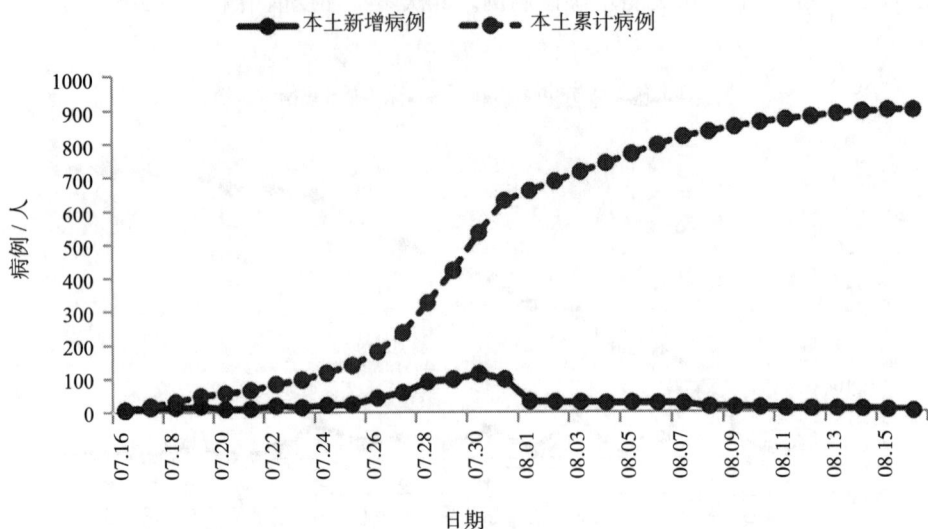

图 2-19　新疆乌鲁木齐市新冠肺炎疫情反弹新增病例及累计病例时间分布

⑤辽宁省大连市聚集性疫情。7 月 22 日，大连市报告 1 例本土确诊病例，随后新增确诊病例陆续增加，7 月 26 日，单日新增病例数达 14 人。随后单日新增病例数呈现波动式下降趋势。截至 8 月 5 日，本次疫情共累计确诊病例 92 例。8 月 30 日，大连市政府宣布本次疫情结束（图 2-20）。

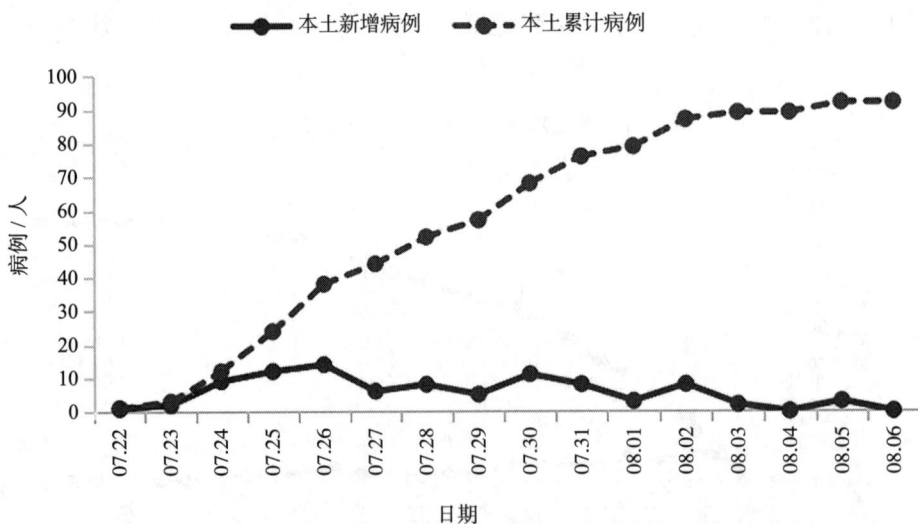

图 2-20　辽宁省大连市新冠肺炎疫情反弹新增病例及累计病例时间分布

（2）境外输入病例。2020 年 3 月 4 日开始报告输入病例，此后境外输入病例逐渐增多，但增幅较为平稳，3 月 18 日累计境外输入病例为 189 例。此后，单日报告输入病例急剧增加。3 月 23 日单日新增输入病例达到一个小高峰，为 74 例，之后出现下降趋势。4 月 3 日单日新增输入病例仅 18 例，回落到 3 月上旬的平均水平，截止到当日累计境外输入病例为 888 例。随后，单日新增输入病例又出现了第二次的急剧上升，并于 4 月 12 日单日新增病例达到 98 例的新高后开始下降。

4月18日单日新增病例回落到9例，同时，累计输入病例增长曲线也出现拐点，此时累计境外输入病例为1575例。此后单日新增输入病例保持较为平稳的状态。

8月，随着全球疫情形势日渐紧迫，新增境外输入病例再次呈增加趋势，8月9日、9月17日及11月2日，单日新增输入病例数多次出现小高峰，分别达到35例、32例和44例，但单日新增病例数均未超过4月12日的大高峰。截至11月3日，累计境外输入病例达到3460例（图2-21，图2-22）。

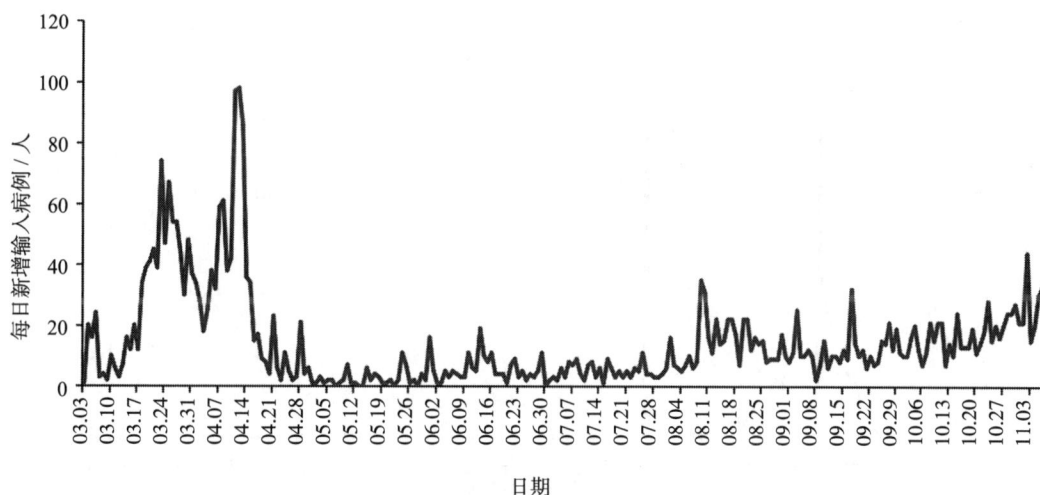

图 2-21 中国新冠肺炎新增输入病例时间分布

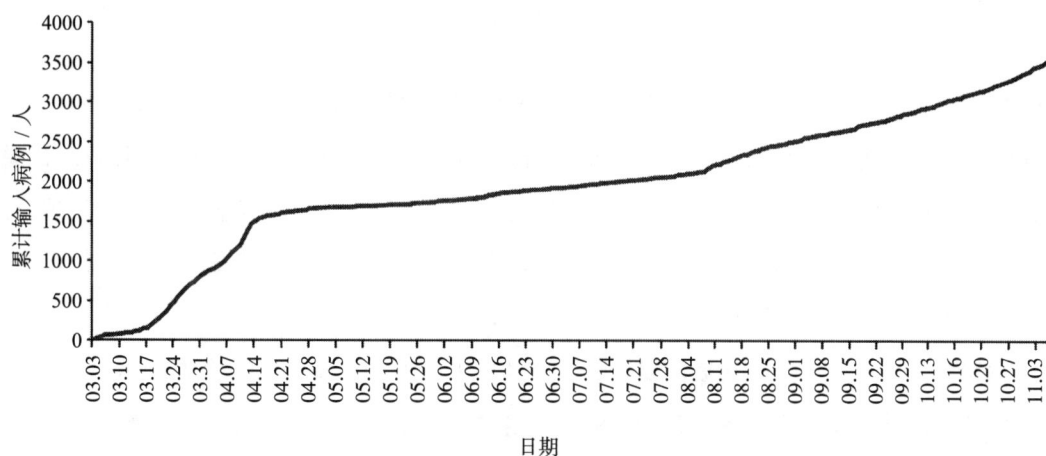

图 2-22 中国新冠肺炎累计输入病例时间分布

2. 死亡病例

2020年1月10日，武汉市通报第一例死亡病例。1月下旬开始至2月中下旬，单日死亡病例数开始快速上升，2月12日出现死亡高峰，日死亡病例数为254例，截至当日累计死亡病例数为1368例。随后的14～23日，单日死亡病例数出现小幅波峰，截至2月23日，累计死亡病例数达2595例。此后单日死亡病例数呈现缓慢下降，3月18日以后单日死亡病例数回落到个位数（8例），此趋势一直持续到 4 月 15 日。4 月 16 日，武汉对确诊病例的死亡病例数进行一次订正，共核增 1290 例死亡病例，至此全国累计死亡病例为 4642 例。自 4 月 17 日后，半年多时间内，全国死亡病例个别地区仍有报告，但新增死亡病例数一直处在较低水平（图 2–23）。截至 11 月 3 日，全国新冠肺炎累计死亡病例数为 4746 例，粗病死率 5.2%。

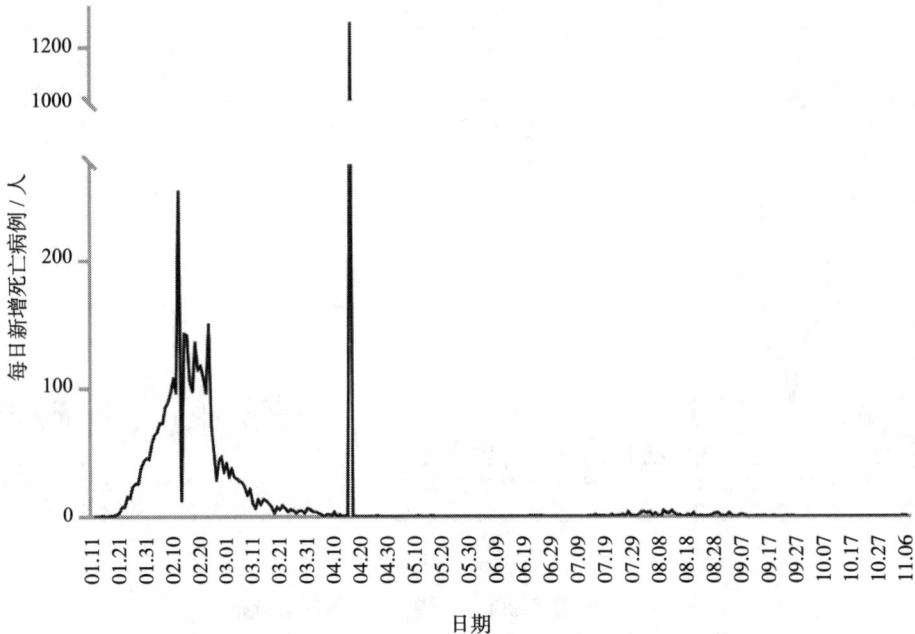

图 2–23 中国新冠肺炎每日新增死亡病例数时间分布

（二）地区分布

2019 年 12 月 27 日，湖北省武汉市首次报告新冠肺炎病例。2020 年 1 月 20 日，广东、上海、北京相继出现确诊病例。1 月 22 日，中国内地 25 省（自治区、直辖市）及香港、澳门和台湾报告新冠肺炎确诊病例，只有新疆、内蒙古、西藏、青海、甘肃和陕西 6 个省（自治区）未发现新冠肺炎疫情。截止到 1 月 28 日，中国 31 个省（自治区、直辖市）均有新冠肺炎病例报告。仅经过不足两周的时间，新冠肺炎疫情从武汉扩散至全国。

截至 2020 年 11 月 3 日，全国共报告累计确诊病例 92 045 例，中国内地 31 个省（自治区、直辖市）和新疆生产建设兵团报告累计确诊病例 86 087 例，港澳台地区通报确诊病例 5958 例。其中累计报告病例数最多的为湖北省 68 143 例，其次为香港特别行政区 5345 例、广东省 1938 例、浙江省 1287 例、河南省 1284 例、上海市 1200 例、湖南省 1020 例。

境外输入病例情况，截至 2020 年 11 月 3 日，共报告境外输入病例 3460 例。输入病例来自 111 个国家，输入到中国 28 个省（自治区、直辖市）。其中输入病例数较多的来源国家为俄罗斯 777 例（22.5%）、英国 374 例（10.8%）以及菲律宾 279 例（8.1%）（表 2–2）。输入确诊病例较多的地区为上海市 858 例（24.8%）、广东省 542 例（15.7%）、黑龙江省 388 例（11.2%）等（表 2–2）。

表 2-2　境外输入新冠肺炎病例输入来源国及输入至我国省份前十位

位次	输入来源国（病例数）	输至省（自治区、直辖市）（病例数）
1	俄罗斯（777）	上海（858）
2	英国（374）	广东（542）
3	菲律宾（279）	黑龙江（388）
4	美国（274）	陕西（214）
5	西班牙（117）	四川（189）
6	法国（111）	北京（184）
7	阿拉伯联合酋长国（97）	内蒙古（162）
8	新加坡（82）	福建（147）
9	孟加拉国（79）	天津（146）
10	意大利（66）	甘肃（88）

（三）人群分布

1. 年龄

各年龄组均可发病。国家疾控中心的研究结果显示，截至 2020 年 2 月 11 日，国内累计新冠肺炎确诊病例 44 672 例。年龄主要集中在 30 ~ 79 岁（占全部发病人数的 86.6%）。儿童发病人数较少，0 ~ 10 岁构成比为 0.9%。60 岁以上老年人发病人数较多，占总发病人数的 31.2%（图 2-24）。北京 594 例新冠肺炎确诊病例中，30 ~ 79 岁病例占 81.8%，大于 60 岁病例占 19.5%。

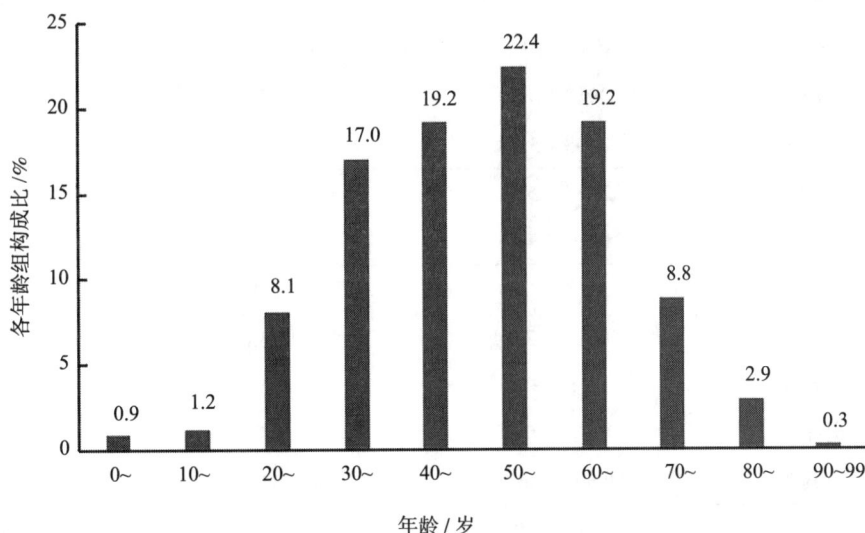

图 2-24　截至 2020 年 2 月 11 日，全国新型冠状病毒肺炎确诊病例年龄分布特征

（冯子健等，2020）

2. 性别

在国内确诊的 44 672 例病例中，男女比例为 1.06 : 1.00。其中湖北省为 1.04 : 1.00，武汉市为 0.99 : 1.00。北京报告的 594 例病例中，男女比例为 0.85 : 1.00。

3. 职业

在国内 422 家医疗机构中，共有 3019 名医务人员感染了新型冠状病毒（1716 例确诊病例），其中 5 人死亡；对其中 1688 例记录有病情严重程度的确诊病例进行分析，绝大多数为轻症患者（85.4%）。

（四）累计粗病死率

截至 2 月 11 日报告的 44 672 例确诊病例中，共有 1023 例死亡，粗病死率为 2.3%。各年龄组的粗病死率中，≥ 80 岁年龄组的粗病死率最高为 14.8%。男性的粗病死率为 2.8%，女性为 1.7%。按职业划分，退休人员的粗病死率最高为 5.1%。有合并症患者的病死率较高，心血管疾病患者为 10.5%，糖尿病为 7.3%，慢性呼吸道疾病为 6.3%，高血压为 6.0%，癌症为 5.6%。危重病例的粗病死率为 49.0%（表 2-3）。

表 2-3　中国新型冠状病毒肺炎病例数、死亡数及粗病死率

基本特征		确诊病例数（占比 /%）	死亡病例数（占比 /%）	粗病死率 /%
合计		44 672	1023	2.3
年龄组 /岁	0 ~	416（0.9）		
	10 ~	549（1.2）	1（0.1）	0.2
	20 ~	3619（8.1）	7（0.7）	0.2
	30 ~	7600（17.0）	18（1.8）	0.2
	40 ~	8571（19.2）	38（3.7）	0.4
	50 ~	10 008（22.4）	130（12.7）	1.3
	60 ~	8583（19.2）	309（30.2）	3.6
	70 ~	3918（8.8）	312（30.5）	8.0
	≥ 80	1408（3.2）	208（20.3）	14.8
性别	男	22 981（51.4）	653（63.8）	2.8
	女	21 691（48.6）	370（36.2）	1.7
职业	服务业	3449（7.7）	23（2.2）	0.7
	农民 / 工人	9811（22.0）	139（13.6）	1.4
	医护人员	1716（3.8）	5（0.5）	0.3
	退休人员	9193（20.6）	472（46.1）	5.1
	其他	20 503（45.9）	384（37.5）	1.9
基础疾病	高血压	2683（6.0）	161（15.7）	6.0
	糖尿病	1102（2.5）	80（7.8）	7.3
	心血管疾病	873（2.0）	92（9.0）	10.5
	呼吸道传染病	511（1.1）	32（3.1）	6.3
	癌症	107（0.2）	6（0.6）	5.6

续表

	基本特征	确诊病例数（占比 /%）	死亡病例数（占比 /%）	粗病死率 /%
基础 疾病	无	15 706（35.2）	35（3.4）	0.2
	缺失	23 690（53.0）	617（60.3）	2.6
严重 程度	轻 / 中	36 160（80.9）		—
	重	6168（13.8）		—
	危重	2087（4.7）	1023（100）	49.0
	缺失	257（0.6）		—

注：截至 2020 年 2 月 11 日。基础疾病仅统计了报告基础疾病的 20 982 例病例；严重程度仅统计了报告严重程度的 44 415 例病例。

第三节　流行预测

一、传染病动力学模型研究进程

传染病动力学模型是根据种群生长特性、疾病发生和群内传播规律以及与之有关的社会等因素，所建立的能够反映传染病流行过程中各人群流动特性的数学模型。通过对模型动力学特性的定性、定量分析及数值的模拟分析，描述疾病发生发展的过程，揭示其流行规律，并预测其发展变化的趋势，分析疾病流行的原因和相关因素，对寻求疾病预防和控制的最优策略、制定防治决策提供理论基础和数据支持。

关于传染病动力学模型的研究可以追溯到 1760 年，物理学家和数学家 Daniel Bernoulli 利用数学模型研究天花的传播，开创了传染病模型研究的先河，该模型引入的流体力学描述方法至今仍在使用，这便是早期的传播模型。1897 年 Ronald Ross 博士利用常微分方程研究了疟疾在蚊子和人群中的传播动态，研究结果表明如果将蚊虫的数量降至某一临界值以下，疟疾的传播将会得到控制，这一研究使他获得了诺贝尔生理学或医学奖。1927 年 Anderson McKendrick 和 William Kermack 在研究黑死病和瘟疫的流行规律过程中，提出了著名的"易感者—感染者—移出者"（susceptible – infected – removed，SIR）仓室模型（department model），为后续传染病动力学研究创立了新的理论和应用框架，奠定了经典传染病动力学模型基础。

到了 20 世纪中叶，传染病动力学模型相关研究进入蓬勃发展阶段，1957 年出版的 Bailey 的专著《传染病的数学理论》，是这一时期的标志性著作，该书于 1975 年再版。此后，大量的数学模型被用于分析各类传染病相关研究，有针对传染病一般规律的研究，也有针对具体传染病的研究，如麻疹、结核病、疟疾、重症急性呼吸综合征、中东呼吸综合征等。此次新冠肺炎疫情流行过程中，国内外研究者大多都是以经典动力学模型为基础，分析疫情的发展趋势并预测疫情态势。本节将对经典的 SIR 仓室模型及其衍生模型 SEIR 模型做简要介绍。

二、传染病动力学模型的基本形式

基本 SIR 仓室模型将某一固定区域内的人群分为三类，也可看作三种状态：易感人群（susceptible，S），发病人群（infectives，I）和移出人群（removed，R），如图 2-25 所示。易感人群，记为 S，表示某时刻未染病，但与患者接触后可能感染疾病的人群；发病人群，记为 I，即某时刻的患者或感染者，有传染性，可传染给 S 类人群；移出人群，记为 R，表示经过治疗后从 I 中移出的人群。

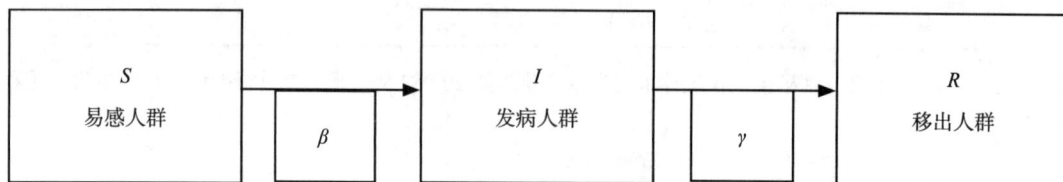

图 2-25　基本 SIR 动力学模型示意

SIR 仓室模型基本假设如下：

第一，不考虑人群的变化（如出生、死亡、迁移等群动力因素），此区域是一个封闭的环境，总人群是一个常数（N），任何时刻的三类人群总数不变，三者之间的关系是：

$$S(t)+I(t)+R(t)=N　（常数）$$

第二，S 中每个人都是易感者，I 中每个感染者都有传染性。单位时间内一个感染者传染给一个易感者的比例系数为 β，是一个常数，称为传染系数，该系数是传染病动力学模型中一个很重要的参数，可理解为易感者接触感染者后被传染的概率。由此推算，一个传染源在单位时间内传染的总人数为 $\beta S(t)$。

第三，感染者治疗后从 I 中移出，变为移出者（痊愈或者死亡），移出人群不再具有传染性，也不会再次感染。单位时间内，从 I 中移出的人数与当时感染者总数 $I(t)$ 成比例，比例系数为 γ，表示发病人群移出的速率。因此 t 时刻从发病人群移出的人数为 $\gamma I(t)$，当所有移出人群都是治愈时，γ 就是治愈速率，$1/\gamma$ 为平均治愈期长度，即平均治疗时长。

在此假设条件下相应的 SIR 模型用微分方程组可表示为：

$$
\begin{cases}
\dfrac{dS(t)}{dt}=-\beta I(t)S(t) \\[2mm]
\dfrac{dI(t)}{dt}=\beta I(t)S(t)-\gamma I(t) \\[2mm]
\dfrac{dR(t)}{dt}=\gamma I(t) \\[2mm]
S(t)+I(t)+R(t)=N \\[2mm]
S(0)=S_0, I(0)=I_0, R(0)=0
\end{cases}
$$

通过设定初始值 S_0、I_0，$R(0)=0$，对该微分方程组求解，即可获得各人群的估计值。此过程较为复杂，须借助专业统计软件辅助完成。

经典传染病动力学模型中有一个具有指导意义的指标叫作基本再生数，一般用 R_0 表示，其含义为一个病例（即感染者）进入易感人群中，在未加干预的情况下，平均可感染的二代病例个数，能够体现传染病的传播能力，也称为有效再生数。可用公式 $R_0 = \dfrac{\beta}{\gamma} S_0$ 计算 R_0，其中 β 为传染系数，γ 为移出速率，S_0 为易感者初始人数。如果 $R_0 > 1$，若不加控制，疫情将呈现上升态势，且 R_0 越大，传播速度越快；而当 $R_0 < 1$ 时，则疫情将逐渐趋缓，甚至消失。因此在疫情发展过程中，可通过实时的再生数来估计疫情的发展态势，如预测"拐点"的到来和疫情消失的时间点等均跟 R_0 有关。

三、考虑潜伏期的传染病动力学模型

SIR 模型有非常严格的假设，所考虑的问题也是最基本的，并不适用于所有类型传染病，因此在后续的研究中，研究者们对该模型进行了改进和推广，衍生出多种适用于不同类型传染病的仓室模型。如患病后难以治愈的 SI 模型、治愈后不具有免疫力的 SIS 模型、治愈后患者有短暂免疫力的 SIRS 模型、考虑潜伏期的 SEIR 模型等。此次暴发的新冠肺炎疫情即属于有潜伏期的传染病，因此对 SEIR 模型做简要介绍。

SEIR 模型即易感者—暴露者—感染者—移除者（susceptible–exposed–infectious–removed，SEIR）模型，示意图见图 2-26。该动力学模型将固定区域内的人群分为四类，即易感人群、暴露人群（exposed，E）、发病人群和移出人群。暴露人群指与传染源接触后并未立即患病，而是成为病原携带者并潜伏一段时间后方出现症状，转化为发病人群，其余各人群与基本 SIR 模型意义相同。

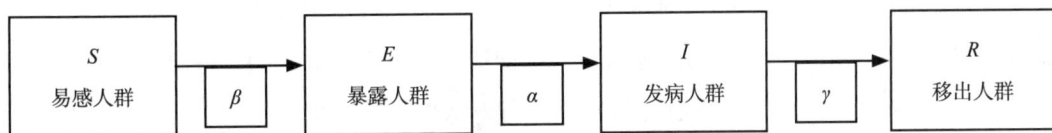

图 2-26 SEIR 动力学模型示意

SEIR 仓室模型基本假设是：

第一，不考虑人群的变化，即此地区是一个封闭的环境，总人群是一个常数，任何时刻的四类人群总数（N）不变。

第二，S 中每个人都是易感者；E 为病原携带者人群，传统 SEIR 模型中假设潜伏期不具有传染性，经过一定的潜伏期，方转变为患者（I），具有传染性。单位时间（如天）内，1 个传染源传染的总人数为 $\beta S(t)$，与传染系数 β 有关。

第三，单位时间内，病原携带者按照一定的速率 α 转变为患者，α 通常为平均潜伏期的倒数。因此在 t 时刻新增患者的人数为 $\alpha E(t)$。

第四，单位时间内，从发病人群移出的速率为治愈速率 γ，在 t 时刻从发病人群移出的人数为 $\gamma E(t)$；移出人群 R 不再具有传染性，也不会再次感染。

在以上假设条件下相应的 SEIR 模型用微分方程组可表示为：

$$
\begin{cases}
\dfrac{\mathrm{d}S(t)}{\mathrm{d}t} = -\beta I(t)S(t) \\[2mm]
\dfrac{\mathrm{d}E(t)}{\mathrm{d}t} = -\beta I(t)S(t) - \alpha E(t) \\[2mm]
\dfrac{\mathrm{d}I(t)}{\mathrm{d}t} = \alpha E(t) - \gamma I(t) \\[2mm]
\dfrac{\mathrm{d}R(t)}{\mathrm{d}t} = \gamma I(t) \\[2mm]
S(t) + E(t) + I(t) + R(t) = N \\[2mm]
S(0) = S_0, E(0) = E_0, I(0) = I_0, R(0) = 0
\end{cases}
$$

通过设定初始值 S_0、E_0、I_0，$R(0) = 0$，对该微分方程组求解，即可获得各人群的估计值。此过程较为复杂，须借助专业统计软件辅助完成。实际工作中在 SEIR 模型拟合过程要用到的数据信息，包括每日新增确诊病例、每日累计确诊病例、每日累计痊愈病例、每日累计死亡病例等指标。拟合过程中 β、α、γ 的初始值设置也需要大量的前期数据信息支持和专家建议。

四、新冠肺炎疫情的预测模型及其进展

本次新冠肺炎疫情暴发流行期间，国内外学者大多仍以传统的动力学模型为基础，对模型进行拓展，预测疫情发展趋势或评价相关防控措施效果。本节选出几个有代表性的做简要介绍。

Biao Tang 等通过中国内地新冠肺炎疫情暴发期间的相关数据，拟合带有隔离措施的 SEIR 模型，包括 8 类人群：易感者（S）、暴露者（E）、无症状感染者（A）、有症状感染者（I）、住院者（H）、康复者（R）、被隔离的易感者（S_q）、被隔离的暴露者（E_q），探讨隔离措施和医学追踪机制对控制疫情发展的影响。该模型未考虑武汉与其他城市间的交通流量对疫情的影响，得出基本再生数为 6.47（95%CI：5.71 ~ 7.23），高于同时期其他研究者所得结果；若以 2020 年 1 月 22 日前的防控措施为前提，通过模型预测感染者人数将在 3 月 10 日左右达到峰值，最大感染者人数约为 163 000 人；通过模拟不同的接触率，分析出加强防控措施后会降低峰值，但同时会导致峰值提前或者延后。

Joseph T Wu 等拟合最基本的 SEIR 模型，考虑了武汉与国内及国外主要城市的交通总流量，利用各城市的确诊数据进行综合分析，但并未考虑隔离措施及医学追踪等干预措施，仅探讨人口的流动对疫情发展态势的影响。该模型利用武汉输出到中国境内周边城市的病例数，反过来估计武汉在 2019 年 12 月 1 日到 2020 年 1 月 25 日期间的累计确诊病例数为 75 815 人（95%CI：37 304 ~ 130 330），估计出基本再生数为 2.68（95%CI：2.47 ~ 2.86），流行倍增时间为 6.4 d（95%CI：5.8 ~ 7.1）；同时估计出由武汉输入重庆、北京、上海、广州和深圳的病例分别为 461 例（95%CI：227 ~ 805）、113 例（95%CI：57 ~ 193）、98 例（95%CI：49 ~ 168）、111 例（95%CI：56 ~ 191）和 80 例（95%CI：40 ~ 139）。

严阅等利用 6 类人群——易感者（S）、感染者（I）、确诊者（J）、隔离者（G）、康复者（R）和死亡者（D），考虑不同状态人群转变时的时滞效应（从感染者到确诊者，从确诊者到康复者时间

延迟），探讨不同群体转移的时滞效应以及采取隔离措施对疫情的影响，未考虑城市交通流量的问题。模型很好地模拟了 2020 年 1 月 23 日至 2 月 1 日的疫情发展，并成功"预测"了 2 月 2 日的数据，证明了反演参数准确性和时滞动力学模型的有效性。

魏永越等建立了 $SEIR^{+CAQ}$ 模型，利用 7 类人群——易感者（S）、暴露者（E）、未确诊（未隔离）的感染者（I）、被隔离的易感者（S_q）、被隔离的暴露者（E_q）、确诊（隔离）感染者（I_q）以及康复者（R），探讨临床诊断标准的实施和疫情期间武汉两次拉网式大排查对疫情防控效果的评价，进一步完善了对疫情发展规律的认知。该研究结果显示，根据 2 月 14 日前的数据预测，若维持防控措施不变，预计武汉市累计确诊病例于 3 月 18 日达到 63 945 例，预测将于 3 月 25 日和 5 月 1 日起，每日新增病例数分别降至 100 例和 10 例以下，将于 6 月 15 日首次触底，最终将累计高达 66 268 例；但实际情况是 2 月 19 日以后每日新增病例数大幅度减少。这一模型的模拟结果证实了临床诊断标准的实施和全城拉网式排查等举措控制了绝大多数传染源，切断了潜在传播途径，对疫情防控起到关键作用。

不同的模型侧重点不同，且每种模型都有不同的模型假设，很难有统一的评判标准，但随着模型不断改进，针对复杂情况的疫情预测的能力和准确性逐渐提高。

五、传染病动力学模型的局限性及其在疫情防控中的应用价值

事实上，由于实际情况太复杂，模型所能考虑的情况有限，尤其在疫情发展早期，模型的参数设置缺乏数据依据，导致模型的外延性较差。

第一，防控措施的复杂性会改变疫情发展趋势。防控措施的实施会直接改变易感人群规模和传染源规模，进而影响传染系数、治愈速率等参数，最终影响模型预测的准确性。以我国为例，武汉两次全城拉网式排查、方舱医院的建立，均显著改变了疾病的传播特征。在无法预测下一次防控措施发生时，再精确的模型也无法预测出防控措施之后的疫情发展。

第二，病毒本身的变异也会改变疫情发展趋势。病毒为了适应其宿主环境，基因组在其增殖过程中时刻发生随机突变，在外界干预等强烈的选择性压力情况下会发生亚型的分离，可能导致病毒致死力下降，反之传染能力可能上升，从而改变了疫情发展趋势。发表于《国家科学评论》的研究论文显示，新型冠状病毒已于近期产生 149 个突变点，并演化出 L 和 S 亚型。在 103 株病毒株中，有 101 株属于这两个亚型之一。其中，更新的 S 亚型占 30%，传染性似乎更强。能否通过增加参数使得动力学模型体现病毒本身的变异，对传染病的动力学模型也提出新的挑战。

第三，诊疗方案的变化会改变并引起各类人群的快速变化。自疫情暴发以来，国家卫生健康委、国家中医药管理局已经联合发布了 8 版《新型冠状病毒肺炎诊疗方案》。诊断标准的不断完善使得病人的定义发生变化，收治速度越来越快，收治率越来越高，潜在的传染源越来越少；治疗方案的完善使得治愈率越来越高，平均治愈时间越来越短，病死率逐步降低。

第四，病例确诊的滞后性导致模型预测结果也具有滞后性，可能与实际情况不吻合。绝大多数

的动力学模型依据官方每日公布的确诊病例数。而事实上，从病例出现明显的临床症状或典型 CT 影像学特征，到核酸检查阳性结果，具有明显的时间差，尤其是在疫情暴发的初期，有明显的滞后性。不同地区、不同监测点，甚至不同患者的滞后期各有不同，短则当天确诊，长则几十天方可确诊。原则上采用发病时间进行疫情分析，预测传染病疫情趋势更为准确。但公开的数据缺乏这一关键信息，给统计学模型研究提出了挑战。

第五，模型本身也具有局限性，如模型的参数个数有限，且参数是固定的。在防控过程中，疾病传染力在变，潜伏期在变，收治率在变，平均治疗时间在变，被隔离的人群比例在变，易感人群和人群免疫水平也可能在发生着变化，这些变化均与模型参数固定相矛盾。

第六，等接触率的假设不合理，传统仓室模型假设在单位时间内平均每一个患者与易感者的接触率为 k，是一个常数；当人口数很大时，每个传染源与所有易感者都有相同的接触概率这一假设可能不符合实际。

虽然动力学模型具有各种各样的局限性，但在实际中仍有重要的应用价值。动力学模型在实际中有如下三种用途：①早期预警，决策支持，防控措施效果评价。在传染病流行早期，根据有限的数据、历史的经验以及专家的意见等，构建传染病动力学模型，提前预测疾病的传播速度、程度、范围。此时的模型，不是用来与未来实际发病数进行拟合的，而是用于预警，便于大家对疫情及时预判。②疾病防治过程中的决策是艰难的，如经费预算、物资准备、如何保护易感人群；是否要对密切接触者进行隔离，范围多大；是否要停工、停学、切断交通，是否要新建医院等。此时，可以通过在动力学模型中指定相关参数，模拟不同防控场景条件下的疾病传播速度、程度、范围，以提供决策支持。③在疫情过后，通过比较理论预测数与实际发病数，评价防控措施的效果，以便必要时及时调整有关措施。在疫情结束后，可以评估防控措施的成本效益，从而为国家建立疫情应对体系提供证据。

综上所述，传染病动力学模型在疾病防控中起着关键的作用，既有其理论指导价值，又有实际应用价值，可以用于流行趋势分析，而更重要的价值在于疾病的早期预警、决策过程的理论支持，以及后续的阶段性防控效果和最终防控效果的评估。定量评估所采取的一系列防控措施可以阻断病毒传播，保障人民群众健康，为各国防控提供科学依据。

参考文献

[1] 国家卫生健康委员会. 截至 11 月 3 日 24 时新型冠状病毒肺炎疫情最新情况 [EB/OL]. （2020-11-03）[2020-11-05]. http://www.nhc.gov.cn/xcs/yqtb/202010/08c7b372eece40b3acaa46f03c 738f69.shtml.

[2] 中国疾病预防控制中心新型冠状病毒肺炎应急响应机制流行病学组. 新型冠状病毒肺炎流行病

学特征分析 [J]. 中华流行病学杂志, 2020, 41（02）: 145-151.

[3] 李雪秋, 蔡文锋, 黄丽芬, 等. 广州市 2003 年重症急性呼吸综合征与 2020 年新型冠状病毒肺炎流行特征对比分析 [J]. 中华流行病学杂志, 2020, 41（05）: 634-637.

[4] 贾蕾, 王小莉, 窦相峰, 等. 北京市新型冠状病毒肺炎流行病学特征分析 [J]. 首都公共卫生, 2020, 14（03）: 120-123.

[5] 宋扬, 刘淼, 贾王平, 等. 湖北省新型冠状病毒肺炎的流行特征及趋势分析 [J]. 中华流行病学杂志, 2020, 41（09）: 1396-1400.

[6] 国务院新闻办公室. 抗击新冠肺炎疫情的中国行动 [EB/OL].（2020-06-07）[2020-10-30]. http://www.scio.gov.cn/zfbps/32832/Document/1681801/1681801.htm.

[7] 健康中国. 关于黑龙江省新冠肺炎聚集性疫情有关情况的通报 [EB/OL].（2020-05-06）[2020-10-30]. https://mp.weixin.qq.com/s/uWfOKo1bLHcbpLzNqznojw.

[8] 吉林省政府网. 吉林省政府新闻办召开舒兰市疫情防控新闻发布会 [EB/OL].（2020-05-11）[2020-10-30]. http://www.jl.gov.cn/zw/yw/jlyw/202005/t20200511_7207678.html.

[9] 北京市卫生健康委员会. 北京 7 月 30 日无新增报告病例, 新发地聚集性疫情在院病例降至个位数 [EB/OL].（2020-07-31）[2020-10-30]. http://wjw.beijing.gov.cn/wjwh/ztzl/xxgzbd/gzbdyqtb/202007/t20200731_1966854.html.

[10] 新疆维吾尔自治区卫生健康委员会. 截至 8 月 16 日 24 时新疆（含兵团）新型冠状病毒肺炎疫情最新情况 [EB/OL].（2020-08-17）[2020-10-30]. http://www.gov.cn/xinwen/2020-08/29/content_5538309.htm.

[11] 央广网. 大连今起全面恢复正常经济社会秩序 大连湾街道调整为低风险地区 [EB/OL].（2020-08-16）[2020-10-30]. http://news.cnr.cn/native/city/20200816/t20200816_525207370.shtml.

[12] 新浪新闻. 新型冠状病毒肺炎疫情实时跟踪 [EB/OL].（2020-10-14）[2020-10-30]. https://news.sina.cn/zt_d/yiqing0121.

[13] 严阅, 陈瑜, 刘可伋, 等. 基于一类时滞动力学系统对新型冠状病毒肺炎疫情的建模和预测 [J]. 中国科学（数学）, 2020, 50（03）: 385-392.

[14] GUPTA N, AGRAWAL S, ISH P, et al. Clinical and epidemiologic profile of the initial COVID-19 patients at a tertiary care centre in India[J]. Monaldi Archives for Chest Disease, 2020, 90（1294）: 193-196.

[15] NIKPOURAGHDAM M, JALALI F A, ALISHIRI G. Epidemiological characteristics of coronavirus disease 2019（COVID-19）patients in Ipan: a single center study[J]. Journal of Clinical Virology, 2020, 127: 104378.

[16] Korean Society of Infectious Diseases and Korea Centers for Disease Control and Prevention. Analysis on 54 mortality cases of coronavirus disease 2019 in the Republic of Korea from January 19

to March 10, 2020[J]. Journal of Korean Medical Science, 2020, 30（12）: e132.

[17] GTZINGER F, SANTIAGO-GARCIA B, NOGUERA A, et al. COVID-19 in children and adolescents in Europe: a multinational, multicentre cohort study[J]. The Lancet, 2020, 4（09）: 653-661.

[18] GRASSELLI G, ZANGRILLO A, ZANELLA A, et al. Baseline characteristics and outcomes of 1591 patients infected with SARS-CoV-2 admitted to ICUs of the Lombardy region, Italy [J]. JAMA, 2020, 323（16）: 1574-1581.

[19] WATANABE M. The COVID-19 pandemic in Japan[J]. Surgery Today, 2020, 50（08）: 787-793.

[20] MOHAMED M O, GALE C P, KONTOPANTELIS E, et al. Sex differences in mortality rates and underlying conditions for COVID-19 deaths in England and Wales[J]. Mayo Clinic Proceedings, 2020, 95（10）: 2110-2124.

[21] DHAKAL S, KARKI S. Early epidemiological features of COVID-19 in Nepal and public health response[J]. Frontiers in Medicine, 2020, 7（11）: 524.

[22] SHEN Y Z, ZHENG F, SUN D F, et al. Epidemiology and clinical course of COVID-19 in Shanghai, China[J]. Emerging Microbes & Infections, 2020, 9: 1537-1545.

[23] HUANG C L, WANG Y M, LI X W, et al. Clinical features of patients infected with 2019 novel coronavirus in Wuhan, China[J]. The Lancet, 2020, 395（10223）: 497-506.

[24] TANG B, WANG X, LI Q, et al. Estimation of the transmission risk of the 2019-nCoV and its implication for public health interventions[J]. Journal of Clinical Medicine, 2020, 9（02）: 462.

[25] WU J T, LEUNG K, LEUNG G M. Nowcasting and forecasting the potential domestic and international spread of the 2019-nCoV outbreak originating in Wuhan, China: a modelling study[J]. The Lancet, 2020, 395（10225）: 689-697.

[26] CHEN Y, CHENG J, JIANG Y, et al. A time delay dynamical model for outbreak of 2019-nCoV and the parameter identification[J]. Journal of Inverse and Ill-posed Problems, 2020, 28（02）: 243-250.

第三章 流行过程

新冠肺炎的流行过程是指其在人群中发生、蔓延的过程。流行过程是群体现象，由传染源、传播途径和易感人群三个基本环节构成，并且受自然因素和社会因素的影响和制约。

第一节 传染源

一、病人

感染新冠病毒的病人是最重要的传染源，因病人体内存在大量的病原体，又有利于病原体排出的临床症状，如咳嗽、打喷嚏等，增加了易感者受感染的机会。病人在其病程的不同阶段，如潜伏期、临床症状期和恢复期，因是否排出病原体及排出病原体的数量和频率不同，作为传染源的意义也不同。病人排出病原体的整个时期称为传染期，是决定传染源隔离期限的重要指标。

（一）潜伏期

自病原体侵入机体到临床症状最早出现的这一段时间称为潜伏期。潜伏期的长短有助于判断患者受感染的时间，借此追溯传染源和确定传播途径，也决定了密切接触者的留验、检疫和医学观察期限。基于目前的流行病学调查和研究结果，新冠肺炎的潜伏期一般为 1 ~ 14 d，多为 3 ~ 7 d。

多项研究提示，新冠肺炎在潜伏期具有传染性。日本一项针对原发病例 – 继发病例的研究发现，新冠肺炎病例间隔时间（原发病例和继发病例出现的时间间隔）中位数远低于新冠肺炎的潜伏期中位数，同时，该研究提示大量传染发生在新冠肺炎患者出现症状之前。舟山市疾病预防控制中心在两起家族聚集性病例调查中发现，1 名来自武汉地区的确诊病例在其出现症状的前 2 d，通过共进晚餐和出席会议造成了 2 名密切接触者感染，进而在这 2 名密切接触者的家庭中造成疾病传播。在武汉一家医院接受手术的新冠肺炎患者，甚至在发热前就感染了 14 名医护人员。

潜伏期由潜隐期和感染期组成。潜隐期是指病毒侵入机体到机体开始具有感染性的这一段时间。感染期则是从感染个体将病毒传播给另一个易感者开始到最早出现临床症状这一段时间。潜隐期和感染期的分界线，是潜伏期患者能够造成疾病传播的重要依据，也是密切接触者判定的重要依据。

目前，新冠肺炎潜伏期"无症状感染者"的传染性是明确的。但是，公开发表的研究结果基本是报告确诊病例在潜伏期无症状阶段可以造成传播，并无感染期的相关报告。病毒学研究发现，感染者在出现临床症状前 1 ~ 2 d 可以检测到病毒核酸。据此推论，属于潜伏期病例的"无症状感染者"在其出现症状前 1 ~ 2 d 就具有传染性。因此，基于 WHO 针对新发传染病研究提出的对病例发病前 4 d 的密切接触者进行调查和医学观察、国内外开展的传染者—感染者传播链分析，国家卫生健康委员会公布《新型冠状病毒肺炎病例密切接触者管理方案》（2020 年 2 月 21 日印发），将新冠肺炎病例发病前 2 d（即潜伏期最后 2 d）作为调查和判定密切接触者以及污染范围的时间节点。

（二）临床症状期

临床症状期是新冠肺炎患者出现特异性症状和体征的时期。由于此阶段患者体内病原体数量多，临床症状又有利于病原体的排出和传播，是传染性最强的时期。德国的研究团队对 9 名新冠肺炎住院患者进行的病毒学特征研究发现，在出现症状的 5 d 内，新冠病毒的核糖核酸（ribonucleic acid，RNA）水平就达到了峰值，相较 SARS 病毒，该峰值可以高出 1000 倍。患者在出现症状的 7 d 内，从口腔样本和痰液样本中均能分离出病毒。在出现症状后的 5 d 内，新冠病毒可在咽部活跃复制，传染性较强。

（三）恢复期

新冠肺炎患者在此期临床症状消失，开始产生免疫力。德国的一个病例报告显示，新冠肺炎患者在临床症状消失 2 d 之后，痰液里面还可以检测到大量的新冠病毒，说明患者在临床症状消失后一段时间内仍可排出病原体，仍然具有传染性。因此，新冠肺炎患者的临床症状消失之后，不能立即解除隔离。根据我国的出院标准，需要满足以下 4 个条件：①体温恢复正常 3 d 以上；②呼吸道症状明显好转；③肺部影像学显示急性渗出性病变明显改善；④连续 2 次呼吸道标本核酸检测呈阴性（采样时间至少间隔 24 h）。

有极少部分新冠肺炎患者符合条件解除隔离之后，再次核酸检测为阳性。出现新冠病毒"复阳"的具体原因目前尚不十分清楚，推测一种情况可能是患者体内仍然有少量病毒残留，没有完全清除，虽然上呼吸道咽拭子、鼻咽拭子检测不到，但是下呼吸道仍有病毒残留；另一种情况可能是个别患者由于免疫功能比较低下，导致复发。目前，尚未有新冠肺炎"复阳"患者传播感染的报道，但是对于新冠病毒感染的患者，建议出院后继续进行 14 d 隔离管理和健康状况监测，并做好个人防护和随访、复诊。

二、无症状感染者

（一）无症状感染者的定义

根据国务院应对新型冠状病毒肺炎疫情联防联控机制综合组发布的《新型冠状病毒肺炎防控方案（第七版）》，新冠肺炎无症状感染者的定义为呼吸道等标本新型冠状病毒病原学检测呈阳性，无相关临床表现，如发热、干咳、咽痛等可自我感知或可临床识别的症状与体征，且 CT 影像学无新冠肺炎影像学特征者。

无症状感染者有两种情形：一是经 14 d 的隔离医学观察，均无任何可自我感知或可临床识别的症状与体征，是真正的无症状感染者，医学上通常称为隐性感染者；二是处于潜伏期的"无症状感染"状态，即潜伏期患者在出现临床症状前的过渡阶段，随着病毒在体内的蓄积和复制，潜伏期无症状感染者最终会发展为有症状。判定无症状感染者究竟是隐性感染者还是潜伏期患者，需要动态观察其变化情况。

根据文献报道，大多数无症状感染者（70.8% ~ 100.0%）经过一段时间最终会出现可检测到的中度临床症状，属于潜伏期的"无症状感染"。只有一小部分无症状感染者始终没有任何症状或肺部影像学病变，但其潜在的传染期目前报道最长可达 29 d。

（二）无症状感染者的发现途径

最早报告的无症状感染者来自 2020 年 1 月 24 日发表于《柳叶刀》（*The Lancet*）上的一起深圳市家庭聚集性疫情，具有武汉旅行史的 6 人家庭中，5 人出现症状，1 名 10 岁儿童无症状，但是 CT 显示其有"放射性肺部磨玻璃样病变"，这名儿童在随后的核酸检测中证实被新型冠状病毒感染。2 月 6 日，广东省疾病预防控制中心刊发文章称，其在对输入病例的家庭成员密切接触者开展检测时，发现了 2 名无症状感染者，经跟踪观察，1 名转为确诊病例，1 名为隐性感染者。此后，其他省份相继开始报告发现无症状感染者。

无症状感染者的发现途径主要包括：①密切接触者医学观察期间的主动检测；②聚集性疫情调查中的主动检测；③传染源追踪过程中对暴露人群的主动检测；④有境内外新冠肺炎病例持续传播地区旅居史人员的主动检测；⑤流行病学调查和机会性筛查；⑥重点人群的核酸检测等。

（三）无症状感染者的传染性

无症状感染者首先是感染者，携带新冠肺炎病毒，具有潜在的传染性。有研究表明，新冠肺炎的无症状感染者与轻型新冠肺炎确诊患者的病毒载量没有明显差别。德国一项关于病毒学特征的研究发现，病毒在上呼吸道组织中主动复制，并且相比 SARS 病毒，新冠病毒载量峰值出现时间更早，从病毒学角度支持了感染者早期即具有传染性的观点。中国宁波市疾病预防控制中心的前瞻性研究结果显示，确诊病例的密切接触者感染率为 6.3%，无症状感染者的密切接触者感染率为 4.11%，感染率的差异无统计学意义。

潜伏期无症状感染者和隐性感染者都有向体外排出病毒而成为传染源的可能，在病例持续出现及疫情蔓延中起到重要的作用。无症状感染者作为传染源的意义，取决于感染者的类型、在人群中的分布、排出病毒的数量和持续时间，以及感染者的职业、生活行为习惯、活动范围和卫生防疫措施等。但是，由于无症状感染者无明显的临床症状，仅能依靠基因检测技术获知感染情况，难以有效识别，容易出现防控漏洞，增加防控难度，因而具有非常重要的流行病学意义。

三、动物宿主

（一）蝙蝠

蝙蝠是 α 冠状病毒和 β 冠状病毒的重要天然宿主，新冠病毒属于 β 冠状病毒属。新冠病毒与多种蝙蝠冠状病毒之间的高度相关性，支持蝙蝠很可能是新冠病毒的宿主这一论断。

尽管蝙蝠很可能是新冠病毒的储存宿主，但它们多数栖息于热带和亚热带雨林或岩洞中，距离人类活动区域较远，存在生态隔离，其携带的病毒在正常条件下不能直接感染人类。另外，基于目前的研究发现，新冠病毒与蝙蝠来源的冠状病毒类似毒株之间存在一定差异，提示这些毒株的共同祖先出现在距今至少 20 年以前，因而这些蝙蝠冠状病毒只能被视为新冠病毒的可能进化前体。目前认为，其他半野生状态的哺乳动物很可能充当病毒的"中间"宿主，来自蝙蝠的冠状病毒进入动物宿主体内继续进化，经过一定的突变和重组后传播给人类。

（二）穿山甲

最新研究表明，穿山甲可能是与新冠病毒有关的动物宿主。研究人员从 2017—2018 年采集的穿山甲中分离测序的冠状病毒，与新冠病毒序列相似度达 85.5% ~ 92.4%。并且研究人员发现，2019 年从马来西亚采集的穿山甲体内分离到一株冠状病毒，该毒株与新冠病毒相比，在氨基酸序列上的相似度分别为：E 蛋白（100%）、M 蛋白（98.6%）、N 蛋白（97.8%）和 S 蛋白（90.7%）。（注：括号内为相似度，以百分数表示。）特别是穿山甲冠状病毒的 S 蛋白中的受体结合域与新冠病毒的受体结合域几乎完全相同，只有一个非临界氨基酸的差异。与健康的蝙蝠携带冠状病毒不同，受冠状病毒感染的穿山甲会出现临床症状和组织病理学变化。目前这些研究证据表明，在自然条件下，与新冠病毒相关的冠状病毒在穿山甲体内早有储存，穿山甲可能是病毒传染至人体的中间宿主。

（三）其他动物

除野生动物之外，香港接连通报有两只宠物狗的新冠病毒检测结果呈阳性，其中一只狗的饲养者为新冠肺炎确诊患者。相比犬科，猫科动物感染新冠病毒的报告病例更多。比利时及美国明尼苏达州、纽约州相继报告宠物猫的新冠肺炎病毒检测呈阳性，并且出现了腹泻、呕吐和上呼吸道症状。武汉新冠肺炎疫情期间对 102 只猫进行采样，其中有 15 只血清检测呈阳性，推测大约有 14.7% 的猫感染了新冠病毒。研究表明，猫感染新冠病毒是人将病毒传播给了猫，目前尚没有直接证据表明感染了病毒的猫可以将病毒传播给人类。

另外，美国纽约 Bronx 动物园报告了 5 只老虎和 3 只狮子，累计 8 只猫科动物的新冠病毒核酸检测呈阳性。丹麦、荷兰、西班牙和美国的多个养殖场里也出现了水貂大规模感染新冠病毒的情况。中国农业科学院研究证明，病毒在雪貂和猫中复制效率很高，但是在狗、猪、鸡、鸭中复制能力微弱。根据《自然》（Nature）杂志网站发表的文章，目前已知有 12 种动物对新冠病毒敏感，包括宠物狗和猫、圈养的狮子和老虎以及养殖的水貂。不过，目前仍没有直接证据表明动物可直接将新冠病毒传染给人类，尚需要更多的研究支持。

综上，新冠病毒的自然宿主可能是蝙蝠，中间宿主可能是穿山甲，也不排除其他野生动物，但如何从野生动物传到人类仍然没有确切定论。

第二节　传播途径

一、空气传播

（一）呼吸道飞沫传播

呼吸道飞沫传播是新冠病毒传播的主要方式。含有病毒的飞沫在病人呼气、打喷嚏、咳嗽、谈话时经口鼻排入环境。大的飞沫迅速降落地面，小的飞沫在空气中短暂停留，局限于传染源周围，易感者吸入后导致感染。因此，经飞沫传播只是近距离传播，主要累及传染源周围的密切接触者。这种传播在一些拥挤而且通风较差的公共场所，如公交车、地铁、电梯、车站、学校、临时工棚、监狱等较易发生。有研究报道，8 名医护人员和 5 名术后患者在与新冠病毒感染者近距离接触后，核酸检测呈阳性，这表明飞沫传播是新冠病毒人传人的有效模式。

（二）气溶胶传播

气溶胶是固体或液体颗粒分散并悬浮于气体介质中形成的胶体分散系统。当人咳嗽、打喷嚏、谈话时，从口鼻中释放出大量的飞沫，粒径较大的飞沫很快沉降到地面；粒径较小的飞沫沉降慢，可造成远距离飞溅；而直径更小的颗粒则可以在空气中以气溶胶形式悬浮很长时间，并随气流飘浮至远处，造成远距离的传播。有证据表明，一个喷嚏可以排出 40 000 个飞沫，大多数会立即干燥成小的、具有传染性的飞沫核，这些飞沫核可以气溶胶的形式传播。新冠病毒可在空气中停留数秒到数小时。在通风不良的室内环境中，新冠病毒经气溶胶传播的距离可以超过 1.8 m。

目前，关于空气对新冠病毒传播作用的研究还很少，且大多数研究是在收治新冠肺炎患者的医院开展的。研究数据显示，病毒拷贝只能在 9 m^3 的大容量空气中检测出来，在 0.09 m^3、1.2 m^3、1.5 m^3 较小体积的空气中检测不到。即使直接检测新冠肺炎患者面前的空气，也查不到新冠病毒核酸。香港第一例确诊新冠肺炎病例在空气采样的当天，鼻咽拭子和咽拭子合并样本中的病毒 RNA 载量为 3.3×10^6 拷贝 /ml，唾液样本中的病毒 RNA 载量为 5.9×10^6 拷贝 /ml。继而，研究者在该患者正常呼吸、深呼吸、连续说话发音"1、2、3"和连续咳嗽 4 种情况下，在距离患者下颌 10 cm 处收集 1 m^3 空气样本，无论患者是否佩戴外科口罩，空气样本中都无法检测到新冠病毒核酸。尽管如此，研究表明新冠病毒在气溶胶中仍然可以保持 3 h 的传染性。

气溶胶可能传播新冠病毒，但并非病毒传播的主要方式。韩国通过调查一起健身中心聚集性疫情后发现，在 112 例新冠肺炎病例中，在进行高强度运动的密室中发生的病例最多；而在一个不太拥挤的普拉提运动训练班，只发现了一个处于潜伏期的教练病例，并且没有产生继发病例。在这起疫情中，密切接触明显增加了感染的风险，表明新冠病毒经飞沫传播比气溶胶传播更常见。

二、间接接触传播

间接接触传播是指易感者接触了被传染源的排出物或分泌物污染的日常生活用品所造成的传播。手的污染在间接接触传播中起重要作用。新冠病毒也可通过与感染者间接接触而传播。新冠肺炎病人或无症状感染者排出的含有病毒的飞沫沉积在物品表面，易感者接触物品污染手后，再触摸口腔、鼻腔、眼睛等黏膜，就可能被感染。在检测确诊患者的居住环境时，在门把手、手机、家具等物品表面可以检测到新冠病毒。研究表明，新冠病毒在不同物品表面上可以存活 4 ~ 72 h。另外，我国多地在进口冷链食品的外包装上也检测并分离到了新冠病毒。

三、粪 - 口传播

粪 - 口传播是指病原体通过粪便排出体外污染环境，然后又进入人体呼吸道以及消化道感染人的传播方式。目前，一些地区陆续在新冠肺炎确诊患者的粪便中检测到了新冠病毒核酸，提示病毒可能在消化道复制并且存在，有粪 - 口传播的可能。中国的一项研究显示，在 73 名新冠病毒感染的住院患者中，有 39 例（53.4%）粪便病毒核酸检测呈阳性，持续时间为 1 ~ 12 d。此外，在呼吸道样本核酸检测已经转为阴性后，有 17 名（23.29%）患者的粪便病毒核酸检测仍然呈阳性。其他多项研究也得到了相同的结果。一名新冠肺炎婴儿在鼻咽拭子病毒核酸检测呈阴性 14 d 后，肛门拭子持续检测呈阳性。一些病人在症状如肺部影像学病变完全消失后，仍然可以在其粪便中检测出新冠病毒核酸。值得注意的是，另一项研究发现，轻度有症状或无症状儿童的粪便样本中的病毒 RNA 载量高于鼻咽拭子。

尽管在粪便中可以检测到新冠病毒核酸，但却极少能够分离出活病毒。目前尚无证据支持人类粪便中的病毒经口传播，不能确定进食病毒污染的食物是否会引起感染。在猕猴胃内接种新冠病毒的动物实验最终也没有导致其感染。

也有观点认为，粪便中的病毒可能通过含有病毒的飞沫形成气溶胶的方式再传播。曾有新闻报道，香港多层公寓大楼可能发生粪便气溶胶传播。然而，后续调查显示，患者可能是在一次晚宴上被感染的。有研究表明，在武汉一家医院的病人洗手间附近采集空气样本进行检测，尽管未分离出活病毒，但是可检测出低水平的新冠病毒核酸。在另一项调查中，研究人员对广州市一栋高层公寓楼的 3 个家庭感染案例进行了时空分析，并在一间与此 3 间公寓垂直对齐、无人居住的公寓中进行环境采样检测，其中一个样本中检测出病毒核酸，表明在特殊情况下存在粪便气溶胶传播的可能。

四、垂直传播

垂直传播是指病原体通过母体直接传给子代，这种传播主要发生在怀孕期间。武汉儿童医院曾经报告，母亲为确诊新冠肺炎患者，新生儿出生 30 h 后进行咽拭子病毒核酸检测，结果为阳性，提示新冠病毒可能通过母婴垂直传播引起新生儿感染。但是，2020 年 9 月发表的一篇系统综述和 meta 分析并未得到支持垂直传播的结论。该系统综述纳入了 39 项研究、1316 名孕妇，结果所有研究均未报告冠状病毒（包括重症急性呼吸综合征冠状病毒、中东呼吸综合征冠状病毒、新冠病毒）在子宫内从母亲向胎儿传播。因此，新冠病毒是否可以垂直传播还需要更多的科学研究证实。

第三节 人群易感性

人群作为一个整体，对传染病的易感程度称为人群易感性。人群易感性的高低取决于该人群中易感个体所占的比例。

一、易感人群

新冠肺炎作为一种新发传染病，在免疫功能低下和免疫功能正常的人群中均可发生，人群普遍易感。降低人群易感性主要有两种方式：一种是自然感染获得免疫力，另一种是人为仿照自然感染，即通过疫苗接种产生获得性免疫力。自然感染的过程与结局不以人的意志为转移，既取决于病毒本身传染性和致病性等生物学特征，又与个体的免疫力以及人员的社会活动范围有关。

（一）新冠病毒特异性抗体的动态变化特征

新冠病毒侵入人体后，刺激免疫系统产生多种特异性抗体。通过血清新冠病毒特异性抗体检测，可以了解人群对于新冠肺炎免疫水平的动态变化，从而评估人群易感性的高低。另外，抗新冠病毒特异性抗体检测在识别机体感染状态、评估人群再感染的风险以及治疗和管理效果等方面也起着至关重要的作用。

1. 新冠病毒特异性 IgM 抗体的动态变化特征

IgM 抗体被认为是新冠病毒感染后机体最早产生的特异性抗体之一。研究显示，特异性 IgM 抗体在部分新冠病毒感染者发病或首次核酸检测阳性 1 周内就可以被检测到，阳性率为 11.1% ~ 50.0%；在发病后第 2 周，特异性 IgM 抗体水平上升并接近峰值，阳性率达到 59.7% ~ 86.7%；在发病后的第 3 ~ 4 周，特异性 IgM 抗体水平下降，而阳性率达到最高，为 70.0% ~ 100.0%；第 4 周或第 5 周以后，特异性 IgM 抗体阳性率开始降低。目前，尚需更多研究来充分阐明新冠病毒特异性 IgM 抗体在人体内的持续存在时间。

2. 抗新冠病毒特异性 IgG 抗体的动态变化特征

通常病原体感染机体后产生的特异性 IgG 抗体晚于 IgM 抗体。研究显示，新冠肺炎确诊病例特异性 IgG 抗体几乎与特异性 IgM 抗体同时产生，血清阳转的中位时间为发病后第 12 ~ 14 天，但也有个别研究显示新冠病毒特异性 IgG 抗体血清阳转时间要早于 IgM 抗体。新冠病毒感染者发病后第 1 周，特异性 IgG 抗体阳性率为 3.7% ~ 42.9%；第 2 周阳性率可升至 43.5% ~ 76.0%，甚至 90% 以上；第 3 ~ 4 周达到峰值，阳性率为 80.0% ~ 100.0%；第 5 ~ 7 周阳性率可维持在 100% 左右；90% 以上的感染者出院后 8 周特异性 IgG 抗体水平开始下降约 70%，其中无症状感染者下降幅度比有症状者显著。

3. 中和抗体动态变化特征

中和抗体是一种免疫球蛋白，可以阻止病毒吸附、侵入细胞，在评价病毒自然感染或疫苗接种后潜在免疫保护功效中常用作参考指标。研究发现，新冠病毒感染者发病后第 1 ～ 4 天，部分感染者可产生较低水平的中和抗体，第 2 周抗体水平升高，第 5 ～ 6 周抗体水平达到峰值。新冠病毒感染者在出院 8 周后，超过 60% 的人中和抗体水平下降约 10%，与无症状感染者相比，有症状感染者的中和抗体水平下降幅度更大。少数重症患者在发病 3 周后仍无法产生中和抗体，提示有病情加重的可能。

有研究对 1 例无症状新冠肺炎再感染者进行了血清抗体谱分析，该患者首次感染时出现中和抗体，再次感染时第 1 次血清学检测未检测到中和抗体，而后 7 d 内发现中和抗体和 IgG 抗体，而未检测到 IgM 抗体。既往对新冠肺炎患者的研究表明，在原发性感染期间，除严重病例外，大多数患者的抗体为非中和性，而中和性抗体水平较低。而原发性感染后 B 细胞成熟可产生长寿命的浆细胞和记忆 B 细胞。再次感染时，这些记忆 B 细胞能迅速分化为浆母细胞（浆细胞前体），这些浆细胞能比原发感染时更快地产生抗体。

目前除新冠病毒核酸检测外，检测抗新冠病毒特异性抗体已经成为重要的临床辅助诊断方法，在新冠肺炎诊疗过程中发挥了巨大作用。

（二）疫苗接种

新冠肺炎疫情发生后，各国竞相研制疫苗，希望通过接种疫苗降低个体及群体对新冠肺炎的易感性。截至 2020 年 11 月 3 日，WHO 公布全球有 155 个候选疫苗处于临床前期评估阶段，我国有 4 款疫苗已经进入临床 III 期试验。

中国人民解放军军事医学科学院团队及生物公司共同研发的新冠病毒重组腺病毒载体疫苗（Ad5-nCoV）在临床 I 期试验中，108 名志愿者接种疫苗后 28 d 内均未发现严重不良反应；有 87 人在接种疫苗后 7 d 内至少发生了一次不良反应，主要症状为发热（占 46%）、疲劳（占 44%）、头痛（占 39%）和肌肉疼痛（占 17%）。特异性 T 细胞应答在接种后第 14 天达到高峰，中和抗体在第 14 天显著增加，并在接种后 28 d 达到高峰。临床 I 期试验结果提示疫苗在接种后 28 d 具有耐受性和免疫原性。临床 II 期试验中，508 名志愿者被随机分配到 1×10^{11} 病毒颗粒疫苗组、5×10^{10} 病毒颗粒疫苗组和安慰剂组，在这两种不同剂量的疫苗组中，受体结合域特异性 ELISA 抗体几何平均滴度在接种后第 28 天的峰值分别为 656.5（95%CI：575.2 ～ 749.2）和 571.0（95%CI：467.6 ～ 697.3），血清阳转率分别为 96%（95%CI：93% ～ 98%）和 97%（95%CI：92% ～ 99%）。接种疫苗的志愿者均出现显著的中和抗体应答，抗体几何平均滴度分别为 19.5（95%CI：16.8 ～ 22.7）和 18.3（95%CI：14.4 ～ 23.3）。两个疫苗组中分别有 9% 和 1% 报告不良反应，均无严重不良反应记录。I、II 期临床试验结果显示该疫苗接种安全，可以诱发免疫反应，但是否有效尚需要 III 期临床试验的结果来验证。

通过疫苗接种获得群体免疫是指用人工方式、在短时间里迅速达到人群免疫屏障要求。这是积极主动建立免疫屏障的过程，属于人为仿照自然感染，这对控制新冠肺炎疫情至关重要。接种新冠病毒疫苗后可获得一定的免疫力，但持续时间尚不明确。

（三）群体免疫

群体免疫就是使绝大多数人对某种传染病产生免疫力，在社会层面形成一道保护屏障，当一个或者多个传染病患者进入这样的人群中时，也不会发生传染病暴发流行。只有人群中获得免疫力的个体达到一定比例，才能产生群体免疫的效果，该比例称为群体免疫临界值。

不同传染病的群体免疫临界值是不同的，取决于其传染性强弱，一般用基本再生系数（R_0）来衡量。R_0指在没有干预的情况下，全是易感人群的环境中，平均每个病例传播几个易感者。群体免疫临界值与R_0的关系为群体免疫临界值$= 1 - 1/R_0$。研究显示，新冠肺炎的R_0为 1.9 ~ 6.5，由此推算其群体免疫临界值为 0.47 ~ 0.85。也就是说，人群中要有 47% ~ 85% 的人感染新冠肺炎，才能达到群体免疫的保护效果，而这对于大多数国家来说是难以承受的。

二、高危人群

对未来有较高发病风险的高危人群，可以采取有针对性的预防控制措施，减少危险因素的暴露，从而降低高危人群发病的风险。下列人群是新冠肺炎的高危人群，应给予高度重视。

（一）医护人员

医护人员在治疗、护理患者时，同患者近距离接触次数多，感染风险较高。一项对武汉 9684 名医护人员进行的新冠肺炎感染情况的调查结果显示，医护人员感染率为 1.1%。另一项对来自 31 个省份 552 家医院的 1099 例新冠肺炎确诊患者的回顾性分析发现，医护人员感染占 2.09%，对医护人员应给予高度重视。

（二）与新冠肺炎患者有共同生活史者

有研究对 36 个地市 366 起疫情 1052 例聚集性病例进行分析，家庭共同生活暴露 334 起 914 例，占总病例数的 86.88%，这与国务院联防联控机制发布会上报告的聚集性感染中家庭聚集性感染占 83% 的数据基本一致，提示新冠肺炎患者家属应加强自我隔离或接受医学观察，这对减少新冠肺炎传播具有重要意义。

（三）交通运输从业人员

运营中的飞机、旅客列车、长短途客车、公交车、轨道交通、船舶、出租汽车等公共交通场所人员流动性强，对公共交通行业从业人员应给予重点保护。

（四）工厂、服务行业等从业人员

工厂、农贸海鲜市场、商场、超市、宾馆、银行、酒店、图书馆、体育馆、影剧院、养老机构等场所人员密集，有发生聚集性疫情的可能，对这些场所的营业员、服务员等从业人员应予以足够重视。

（五）老年人

老年人免疫力较低、多患有与年龄相关的慢性病，是新冠肺炎的高危人群。患有心血管疾病、慢性肾脏疾病、糖尿病、慢性呼吸系统疾病和癌症等基础疾病的新冠肺炎患者有病情加重的可能。另外，由于新冠肺炎具有高度传染性，在诸如疗养院这类集体生活环境中，老年人被感染的机会也大大增加。

（六）免疫功能缺陷者

多项研究显示，免疫功能缺陷有发展成重症新冠肺炎的风险，因此对免疫功能缺陷者应给以足够重视。

（七）妊娠期妇女

妊娠期间的免疫变化，特别是妊娠晚期的免疫变化，使妊娠期妇女更容易因病毒感染而出现严重症状，这在流感、重症急性呼吸综合征和中东呼吸综合征的研究中均可以看到。然而，感染新冠肺炎的孕妇病例报告表明，这些妇女的疾病严重程度模式与一般人群相似。目前尚无数据显示感染新冠病毒有增加流产或致畸的风险。然而，病例报告显示，美国一名41岁女子感染新冠肺炎后产下的新生儿，其新冠病毒核酸检测呈阳性，提示垂直传播的可能性，因此，应加强对妊娠期妇女的保护。

（八）肥胖人群

多项研究显示，肥胖人群患新冠肺炎的风险较高，且有发展为严重新冠肺炎的可能。因此，有必要收集关于新冠肺炎患者代谢参数（如体质指数、血糖和胰岛素水平）的数据，以加强对肥胖新冠肺炎患者的护理。

（九）吸烟人群

研究显示，吸烟者可能更容易感染新冠肺炎，因为吸烟行为意味着手指（以及可能被污染的香烟）与嘴唇接触，这增加了病毒从手到口传播的可能性。吸烟者也可能已经患有肺部疾病或存在肺活量下降的情况，这将大大增加罹患新冠肺炎的风险。

第四节　影响流行过程的因素

一、自然因素

自然因素包括温度和湿度、大气污染以及通风条件等，这些因素可能会影响新冠肺炎流行。

（一）温度和湿度

一项对包括185个国家和地区、375万例新冠肺炎患者的研究发现，60%的新冠肺炎病例发生在环境温度为5～15℃之间的地区。又有研究显示，当环境温度在4～12℃，相对湿度在60%～80%时，新冠肺炎病死率约上升4倍。在巴西，气温每升高1℃，确诊病例减少8%。在湿度较高的环境中，飞沫及灰尘更容易沉降，而环境湿度降低后，灰尘又可以重新飘浮到空气中，这或许增加了病毒传播的可能性。有研究根据 117 个国家和地区距赤道的距离，对每百万人中新冠肺炎确诊病例进行回归分析，并调整了航空旅行、与武汉的距离、检测强度、手机使用情况、车辆密度、城市化和收入这些混杂因素后发现：绝对纬度每增加 1°，每百万居民中新冠肺炎病例增加 2.6%，提示温度变化可能影响新冠病毒的传播。也有研究显示，气温不是新冠病毒的传播驱动因素，因为两者之间的关系很容易被许多因素掩盖。目前仍缺乏足够研究阐明气温、湿度与新冠肺炎发病的关系。

（二）大气污染

研究显示，在武汉和孝感地区，空气质量指数与新冠肺炎发病率呈正相关（相关系数分别为 $r=0.13$，$P < 0.05$；$r=0.223$，$P < 0.01$）。更有研究显示，空气质量指数每增加 10 个单位，中国内地每日确诊病例增加 5% ~ 7%。也有研究显示，美国纽约的空气质量与新冠肺炎发病率呈负相关（$r=-0.537$，$P < 0.01$）。受地理位置、季风等因素影响，新冠病毒与空气质量间的关系还需要更多的科学研究来证实。

（三）通风条件

与室外传播相比，新冠肺炎在室内传播的可能性更大。数学模型显示，在封闭的海鲜市场，顾客与 1 名感染者接触 1 h 后，通过气溶胶途径感染新冠肺炎的风险约为 2.23×10^{-5}（$95\%CI$：1.96×10^{-6} ~ 2.34×10^{-4}）。在市场之外，这些病毒颗粒被户外空气大大稀释，在离出口处 5 m 的地方，顾客暴露 1 h 的感染风险约为 7.49×10^{-8}（$95\%CI$：4.12×10^{-9} ~ 1.13×10^{-6}），提示通风可以有效降低感染新冠肺炎的风险。因此对图书馆、博物馆、美术馆等室内场馆以及影剧院、游艺厅等密闭式休闲娱乐场所，应严格落实消毒通风制度，保持空气流通，避免人群聚集。

自然因素不仅直接影响病原体在外环境中的存活，也可通过降低机体的非特异性免疫力而促进流行过程的发展，因此应充分考虑自然因素在防控新冠肺炎中的作用。

二、社会因素

（一）流动人口

流动人口既是传染病的高危人群，又是疫区与非疫区间传染病的传播纽带。新冠肺炎疫情暴发恰逢中国春节，大规模、长距离的人口流动对新冠肺炎的暴发和流行起到了加剧作用。有研究显示，武汉周边城市的新冠肺炎发病率受到武汉人口输入的强烈影响。武汉迁入率指标的局部回归系数随着与武汉距离的增加呈现出递减特征，表明武汉人口输入的影响存在空间衰减效应。然而这种衰减趋势并没有继续延伸至全部地区，这可能与这些地区政府防控政策落实力度以及居民的防护意识有一定关联。

（二）家庭聚集

从新冠肺炎聚集性病例确诊时间来看，春节期间人员接触频繁，在一个潜伏期内，累计聚集性病例数呈现快速增长。在国务院联防联控机制发布会上，流行病学专家报告：对全国近千起聚集性疫情分析后发现，以家庭为单位的聚集性感染占 83%。而高危人群居家自我隔离意识不强，与家人密切接触，是导致新冠肺炎家庭间传播的主要因素。

（三）经济发展水平

随着社会全面快速发展，人们生产及生活条件得到极大提高，医疗卫生服务体系不断完善。宏观上，经济条件决定着传染病防控技术的先进水平；微观上，经济原因带来的工作紧张及生活压力也会降低人体的抵抗力。因此，医疗卫生水平和社会医疗卫生事业的发展与人群健康水平息息相关。医疗卫生事业发展不仅能促进人群健康水平的提高，也必将对社会经济发展起到促进作用。新冠肺炎的流行无疑对世界经济产生了极大影响，而地区经济水平在抑制新冠病毒流行过程中的作用尚缺乏相关研究评价。

（四）社会制度

在社会因素中，社会制度对新冠肺炎防控起决定性作用。基于不同的社会制度，各国新冠肺炎的应对策略及效果不尽相同。英国曾经一度实施所谓的群体免疫策略，任由病毒在社会人群中自然传播扩散，直至有足够多的人被感染后产生免疫力，从而在社会层面形成免疫屏障。但是，这个计划需要 47% ~ 85% 的英国人被感染才能获得群体免疫效果，这不仅让当地民众感到恐慌，更让全世界感到恐慌。在意大利，各大区拥有立法权和行政权，任何一方的反对都足以给中央政府的防疫工作带来困难。疫情暴发后连续出台的多份总理令并未收到积极成效，疫情最终蔓延至全国各地并使局势失控。在新一轮为期 30 d 的防疫措施中，意大利限制包括室内外聚会和餐厅、咖啡馆、夜总会的营业时间等以期望减少新冠病毒的传播。

当前在中国发生的新冠肺炎疫情，是中华人民共和国成立以来传播速度最快、感染范围最广、防控难度最大的一次重大突发公共卫生事件，目前全球 200 多个国家和地区同样遭受着疫情的折磨。中国特色社会主义制度是应对新冠肺炎疫情的有利条件和可靠保障，中国充分利用和创造有利的社会因素，全国各地采取联防联控措施，成功地控制了新冠肺炎流行。目前防控对象由国内病例转向国外输入性病例，防控工作已从应急状态转为常态化。总体看，中国的社会主义制度在此次疫情防控中发挥了不可替代的作用，各级部门明确职责，分工协作，联防联控，形成防控疫情的有效合力，充分体现了社会主义制度的优越性。

参考文献

[1] 高文静, 李立明. 新型冠状病毒肺炎潜伏期或隐性感染者传播研究进展 [J]. 中华流行病学杂志, 2020（04）：485-488.

[2] 高文静, 郑可, 柯骥, 等. 新型冠状病毒肺炎无症状感染相关研究进展 [J]. 中华流行病学杂志,

2020, 41（07）：990-993.

[3] 吴尊友 . 新型冠状病毒肺炎无症状感染者在疫情传播中的作用与防控策略 [J]. 中华流行病学杂志，
    2020, 41（06）：801-805.

[4] 陈奕 , 王爱红 , 易波 , 等 . 宁波市新型冠状病毒肺炎密切接触者感染流行病学特征分析 [J]. 中华
    流行病学杂志 , 2020（05）：667-671.

[5] 徐鹏 , 刘小花 , 张昕薇 , 等 . 新型冠状病毒研究进展 [J]. 中国动物检疫 , 2020, 37（07）：67-72.

[6] 王晓钰 , 崔立 . 新型冠状病毒（SARS-CoV-2）传播的溯源分析及启示 [J]. 上海交通大学学报（医
    学版）, 2020, 40（02）：149-156.

[7] 国家卫生健康委员会办公厅 , 国家中医药管理局办公室 . 关于印发新型冠状病毒肺炎诊疗方
    案（试行第八版）的通知 [EB/OL].（2020-08-18）[2020-10-31]. http://www.gov.cn/zhengce/
    zhengceku/2020-08/19/content_5535757.htm.

[8] 国家卫生健康委 . 关于贯彻落实改善一线医务人员工作条件切实关心医务人员身心健康若干措施
    的通知 [EB/OL].（2020-02-15）[2020-10-31]. http://www.gov.cn/zhengce/zhengceku/2020-02/16/
    content_5479628.htm.

[9] 赵宏婷 , 彭质斌 , 杨孝坤 , 等 . 新型冠状病毒感染者特异性抗体动态变化特征研究进展 [J]. 中华
    流行病学杂志 , 2020, 41: e081.

[10] 吴尊友 . 群体免疫作为新型冠状病毒肺炎防控策略可行性分析 [J]. 中华流行病学杂志 , 2020,
     41（07）：986-989.

[11] 甘虹 , 张一 , 袁敏 , 等 . 1052 例新型冠状病毒肺炎聚集性病例流行病学特征分析 [J]. 中华流行
     病学杂志 , 2020, 41（07）：1004-1008.

[12] 梁泽 , 王玥瑶 , 孙福月 , 等 . 我国城市新冠肺炎发病率的地理分布格局：人口迁徙与社会经济因
     素的影响 [J]. 环境科学研究 , 2020, 33（07）：1571-1578.

[13] SHI J Z, WEN Z Y, ZHONG G X, et al. Susceptibility of ferrets, cats, dogs, and other domesticated
     animals to SARS-coronavirus 2[J]. Science, 2020, 368（6494）：1016-1020.

[14] HU B, GUP P, SHI Z L. Characteristics of SARS-CoV-2 and COVID-19[J]. Nature Reviews
     Microbiology, 2020（06）：1-14.

[15] GAO Y, CHEN Y M, LIU M, et al. Impacts of immunosuppression and immunodeficiency on
     COVID-19: a systematic review and meta-analysis[J]. Journal of Infection, 2020, 81（02）：e93-e95.

[16] MA B J, TAN D J, BASHIR M. Correlation between climate indicators and COVID-19 pandemic in
     New York, USA[J]. Science of the Total Environment, 2020, 728: 138835.

[17] XING F F, LIU J L, CHEN H L, et al. A familial cluster of pneumonia associated with the 2019 novel
     coronavirus indicating person-to-person transmission: a study of a family cluster[J]. The Lancet,
     2020, 395（10223）：514-523.

[18] HU Z L, SONG C, XU C J, et al. Clinical characteristics of 24 asymptomatic infections with COVID-19 screened among close contacts in Nanjing, China[J]. Science China（Life Sciences）, 2020, 63（05）: 706-711.

[19] WANG Y R, LIU Y X, LIU L, et al. Clinical outcome of 55 asymptomatic cases at the time of hospital admission infected with SARS-Coronavirus-2 in Shenzhen[J]. The Journal of Infectious Diseases, 2020, 221: 1770-1774.

[20] LI J H, CUI L, NADUA K, et al. A well infant with coronavirus disease 2019（COVID-19）with high viral load[J]. Clinical Infectious Diseases, 2020, 71（15）: 847-849.

[21] KIM S, JEONG H, YU Y, et al. Viral kinetics of SARS-CoV-2 in asymptomatic carriers and presymptomatic patients[J]. International Journal of Infectious Diseases, 2020, 95: 441-443.

[22] HOELSCHER M, EHMANN R, DROSTEN C, et al. Virological assessment of hospitalized patients with COVID-2019[J]. Nature, 2020, 581（7809）: 465-469.

[23] TONG Z D, TANG A, LI K F, et al. Potential presymptomatic transmission of SARS-CoV-2, Zhejiang Province, China, 2020[J]. Emerging Infectious Diseases, 2020, 26（05）: 1052-1054.

[24] LATINNE A, HU B, OLIVAL K J. Origin and cross-species transmission of bat coronaviruses in China[J]. Nature Communications, 2020, 11（01）: 4235.

[25] LI Y K, PENG S, LI L Q. Clinical and transmission characteristics of COVID-19—a retrospective study of 25 cases from a single thoracic surgery department[J]. Current Medical Science, 2020, 40（02）: 295-300.

[26] KAMPF G, STEINMANN J, STEINMANN E, et al. Potential sources, modes of transmission and effectiveness of prevention measures against SARS-CoV-2[J]. The Journal of Hospital Infection, 2020, 106（04）: 678-697.

[27] PARASA S, DESAI M, ROESCH T, et al. Prevalence of gastrointestinal symptoms and fecal viral shedding in patients with coronavirus disease 2019: a systematic review and meta-analysis[J]. JAMA Network Open, 2020, 3（06）: e2011335.

[28] KARIA R, GUPTA I, KHANDAIT H, et al. COVID-19 and its modes of transmission[J]. SN Comprehensive Clinical Medicine, 2020（09）: 1-4.

[29] MEYEROWITZ E A, RICHTERMAN A, GANDHI R T, et al. Transmission of SARS-CoV-2: a review of viral, host, and environmental factors[J]. Annals of Internal Medicine, 2020, M20-5008.

[30] XIAO F, TANG M W, ZHENG X B, et al. Evidence for gastrointestinal infection of SARS-CoV-2[J]. Gastroenterology, 2020, 158（06）: 1831-1833.

[31] DIRIBA K, AWULACHEW E, GETU E. The effect of coronavirus infection（SARS-CoV-2, MERS-CoV, and SARS-CoV）during pregnancy and the possibility of vertical maternal-fetal transmission: a

systematic review and meta-analysis[J]. European Journal of Medical Research, 2020, 25（01）: 39.

[32] LAI X Q, WANG M H, QIN C. Coronavirus disease 2019（COVID-2019）infection among health care workers and implications for prevention measures in a tertiary hospital in Wuhan, China[J]. JAMA Network Open, 2020, 3（05）: e209666.

[33] LI Q, GUAN X H, WU P, et al. Early transmission dynamics in Wuhan, China, of novel coronavirus-infected pneumonia[J]. The New England Journal of Medicine, 2020, 382（13）: 1199-1207.

[34] LI X C, SHU Y, YU M Q. Risk factors for severity and mortality in adult COVID-19 inpatients in Wuhan[J]. The Journal of Allergy and Clinical Immunology, 2020, 146（01）: 110-118.

[35] BUTLER M J, BARRIENTOS R M. The impact of nutrition on COVID-19 susceptibility and long-term consequences[J]. Brain, Behavior, and Immunity, 2020, 7（87）: 53-54.

[36] ZHOU Y, CHI J W, LV W S, et al. Obesity and diabetes as high-risk factors for severe coronavirus disease 2019（COVID-19）[J]. Diabetes/Metabolism Research and Reviews, 2020: e3377.

[37] ZHU F C, LI Y H, GUAN X H, et al. Safety, tolerability, and immunogenicity of a recombinant adenovirus type-5 vectored COVID-19 vaccine: a dose-escalation, open-label, non-randomised, first-in-human trial[J]. The Lancet, 2020, 395（10240）: 1845-1854.

[38] ZHU F C, GUAN X H, LI Y H, et al. Immunogenicity and safety of a recombinant adenovirus type-5-vectored COVID-19 vaccine in healthy adults aged 18 years or older: a randomised, double-blind, placebo-controlled, phase 2 trial[J]. The Lancet, 2020, 396（10249）: 479-488.

[39] ZHAO S, LIN Q Y, RAN J J, et al. Preliminary estimation of the basic reproduction number of novel coronavirus（2019-nCoV）in China, from 2019 to 2020: a data-driven analysis in the early phase of the outbreak[J]. International Journal of Infectious Diseases, 2020, 92: 214-217.

[40] ZHOU T, LIU Q H, YANG Z M, et al. Preliminary prediction of the basic reproduction number of the Wuhan novel coronavirus 2019-nCoV[J]. Journal of Evidence-Based Medicine, 2020, 13（01）: 3-7.

[41] VALCARCEL B, KOBIAK I C, VECCHIA C L, et al. The reproductive number R_0 of COVID-19 in Peru: an opportunity for effective changes[J]. Travel Medicine and Infections Disease, 2020: 101689.

[42] PARK M, COOK A R, LIM J T, et al. A systematic review of COVID-19 epidemiology based on current evidence[J]. Journal of Clinical Medicine, 2020, 9（04）: 967.

[43] KOMAL B, TAN D J, BASHIR M. Correlation between climate indicators and COVID-19 pandemic in New York, USA[J]. Science of the Total Environment, 2020, 728: 138835.

[44] MA Y L, ZHAO Y D, LIU J T, et al. Effects of temperature variation and humidity on the death of COVID-19 in Wuhan, China[J]. Science of the Total Environment, 2020, 724: 138226.

[45] YUAN S, JIANG S C, Li Z L. Do humidity and temperature impact the spread of the novel coronavirus?[J]. Front Public Health, 2020, 8: 240.

[46] AL-ROUSAN N, AL-NAJJAR H. The correlation between the spread of COVID-19 infections and weather variables in 30 chinese provinces and the impact of chinese government mitigation plans[J]. European Review for Medical and Pharmacological Sciences, 2020, 24（08）: 4565-4571.

[47] YAO M S, ZHANG L, MA J X, et al. On airborne transmission and control of SARS-CoV-2[J]. Science of the Total Environment, 2020, 731: 139178.

[48] SCAFETTA N. Distribution of the SARS-CoV-2 pandemic and its monthly forecast based on seasonal climate patterns[J]. International Journal of Environmental Research and Public Health, 2020, 17(10): 3493.

[49] HUANG Z W, HUANG J P, GU Q Q, et al. Optimal temperature zone for the dispersal of COVID-19[J]. Science of the Total Environment, 2020, 736: 139487.

[50] PEDRO P, BRUNA M, CLARISSA R, et al. Air transportation, population density and temperature predict the spread of COVID-19 in Brazil[J]. PeerJ, 2020, 8: e9322.

[51] LI H, XU X L, DAI D W, et al. Air pollution and temperature are associated with increased COVID-19 incidence: a time series study[J]. International Journal of Infectious Diseases, 2020, 97: 278-282.

[52] SAGRIPANTI J L, LYTLE C D. Estimated inactivation of coronaviruses by solar radiation with special reference to COVID-19[J]. Photochemistry and Photobiology, 2020, 96（04）: 731-737.

[53] WILLIAMS G, BOYDSTON J, BECK K, et al. Simulated sunlight rapidly inactivates SARS-CoV-2 on surfaces[J]. The Journal of Infectious Diseases, 2020, 222（02）: 214-222.

[54] WILLIAMS G, WEAVER W, GREEN B, et al. Airborne SARS-CoV-2 is rapidly inactivated by simulated sunlight[J]. The Journal of Infectious Diseases, 2020, 222（04）: 564-571.

[55] MORAWSKA L, CAO J J. Airborne transmission of SARS-CoV-2: the world should face the reality[J]. Enviroment International, 2020, 139: 105730.

[56] ZHANG X L, JI Z, YUE Y, et al. Infection risk assessment of COVID-19 through aerosol transmission: a case study of south China seafood market[J]. Environmental Science & Technology, 2020, 6（26）: e02895.

[57] WANG F S, ZHANG C. What to do next to control the 2019-nCoV epidemic?[J]. The Lancet, 2020, 395（10222）: 391-393.

[58] WU F, ZHAO S, YU B, et al. A new coronavirus associated with human respiratory disease in China[J]. Nature, 2020, 579（7798）: 265-269.

[59] CHEN Z W, YUAN S F, LI K, et al. Serum antibody profile of a patient with COVID-19 reinfection[J]. Clinical Infectious Diseases , 2020, 09: 1368.

[60] ALZAMORA M C, PAREDES T, CACERES D, et al. Severe COVID-19 during pregnancy and

possible vertical transmission[J]. American Journal of Perinatology, 2020, 37（08）: 861-865.

[61] ZYL-SMIT R N, RICHARDS G, LEONE F T. Tobacco smoking and COVID-19 infection[J]. The Lancet Respiratory Medicine, 2020, 8（07）: 664-665.

[62] STEFAN N, BIRKENFELD A L, SCHULZE M B, et al. Obesity and impaired metabolic health in patients with COVID-19[J]. Nature Reviews Endocrinology, 2020, 16（07）: 341-342.

[63] CAI Q X, CHEN F J, WANG T, et al. Obesity and COVID-19 severity in a designated hospital in Shenzhen, China[J]. Diabetes Care, 2020, 43（07）: 1392-1398.

[64] RICHARDSON S, HIRSCH J S, NARASIMHAN M, et al. Presenting characteristics, comorbidities, and outcomes among 5700 patients hospitalized with COVID-19 in the New York city area[J]. JAMA, 2020, 323（20）: 2052-2059.

[65] CHEN S M, PRETTNER K, KUHN M, et al. COVID-19 and climate: global evidence from 117 countries[J]. Med Rxiv, 2020（06）: 1-8.

[66] ZHANG Z B, XUE T, JIN X Y. Effects of meteorological conditions and air pollution on COVID-19 transmission: evidence from 219 chinese cities[J]. Science of the Total Environment, 2020, 741: 140244.

[67] XU H, YAN C H, FU Q Y, et al. Possible environmental effects on the spread of COVID-19 in China[J]. Science of the Total Environment, 2020, 731: 139211.

第四章　实验室检测

新冠肺炎具有传染性高、潜伏期长、部分临床症状不明显或无症状的特点。确诊或排除新冠肺炎依赖于对患者生物学标本进行的实验室检测。正确、高效、安全地采集相关标本，选择合适的检测技术和方法，对提高新冠肺炎的诊断和治疗效率起着关键作用。

第一节　标本的采集、处理及运输

一、采集对象

标本采集对象为新冠肺炎疑似病例、聚集性病例、密切接触者，需要进行新冠病毒感染诊断或鉴别诊断者，其他需要筛查检测的环境或生物材料等。

二、标本采集要求

从事新冠病毒检测标本采集的技术人员应为经过生物安全培训合格和具备相应实验技能的人员。住院病例的标本由所在医院的医护人员采集，密切接触者的标本由当地指定的疾控机构、医疗机构负责采集。根据实验室检测工作和临床诊断的需要，可结合病程多次采样。

三、标本种类

每个病例必须采集急性期呼吸道标本（包括上呼吸道标本或下呼吸道标本），重症病例优先采集下呼吸道标本。根据临床需要采完呼吸道标本后可留取便标本、全血标本、血清标本和尿标本。不同标本的种类及采集处理方法见表4–1。

表4–1　标本种类及采集处理方法

标本种类		标本采集、处理
上呼吸道标本	鼻咽拭子	含病毒保存液的采样管
	咽拭子	含病毒保存液的采样管

续表

标本种类		标本采集、处理
上呼吸道标本	鼻咽抽取物	含病毒保存液的采样管
	呼吸道抽取物	含病毒保存液的采样管
下呼吸道标本	深咳痰液	含 3 ml 培养液或痰消化液的采样管
	支气管灌洗液	生理盐水冲洗 30 ~ 50 ml
	肺泡灌洗液	生理盐水冲洗 30 ~ 50 ml
消化道标本	粪便	取黄豆粒大小放于 1 ml 保存液中
	肛拭子	含病毒保存液的采样管
血液标本	血液	乙二胺四乙酸（EDTA）抗凝管

四、标本包装及运输

标本采集好后，所有标本应放入带螺旋盖的标本采集管并尽快送检。24 h 内检测的标本可置于 4 ℃保存；24 h 内无法检测的标本应置于 –70 ℃或以下保存；需外部运输的标本用干冰制冷方式保存。涉及外部运输的标本按照 A 类或 B 类感染性物质进行三层包装。无论 A 类还是 B 类包装，均应将采集的标本装入有"生物安全"标识的密封袋内密封，标本送检单需要单独装入另外一个密封袋中，将两个密封袋按照生物安全有关要求进行包装送检。

标本送检时由专业人员专人运送。市内短途运送加冰保冷即可，长途运送需加干冰运输。标本送到实验室后，做好标本交接记录工作。由专人记录收样日期、送检单位名称，核对并记录送检标本编号是否与送检单相同等。

五、标本和毒株管理

新冠病毒标本及毒株应由专人管理，准确记录毒株和样本的来源、种类、数量，登记编号，采取有效措施确保毒株和样本的安全，严防发生误用、恶意使用、被盗、被抢、丢失、泄漏等事件。

第二节　标本检测

目前，新冠病毒病原体实验室检测方法主要有病毒分离、核酸检测和血清抗体检测等。病毒分离培养是病原学检测的"金标准"，但该方法对实验室生物安全要求高，能达到等级要求并开展检测工作的实验室数量少，阻碍了该方法的广泛应用。同时，病毒分离方法耗时长，达不到快速检测目的。核酸检测和血清抗体检测因其灵敏度高、特异性强、适合早期快速检测，成为疫情暴发期间最主要的实验室检测手段。

一、实时荧光 RT‑PCR 方法检测病毒核酸

实时荧光反转录‑聚合酶链式反应（reverse transcription polymerase chain reaction，RT‑PCR）是新冠病毒确诊病例的诊断标准之一。国家卫健委公布的《新型冠状病毒肺炎实验室检测技术指南》建议的 RT‑PCR 核酸检测靶序列为新冠病毒基因组中 $ORF1^{ab}$ 和核壳蛋白（nucleocapsid protein，N）。

（一）引物和荧光探针序列

靶标一（$ORF1^{ab}$）：

正向引物（F）：CCCTGTGGGTTTTACACTTAA

反向引物（R）：ACGATTGTGCATCAGCTGA

荧光探针（P）：5'-FAM–CCGTCTGCGGTATGTGGAAAGGTTATGG–BHQ1-3'

靶标二（N）：

正向引物（F）：GGGGAACTTCTCCTGCTAGAAT

反向引物（R）：CAGACATTTTGCTCTCAAGCTG

荧光探针（P）：5'-FAM–TTGCTGCTGCTTGACAGATT–TAMRA-3'

核酸提取和实时荧光 RT‑PCR 反应体系及反应条件参考相关厂家试剂盒说明。

（二）结果判断

阴性：无 Ct 值或 Ct 值为 40。

阳性：Ct 值 < 37，可报告为阳性。

灰区：Ct 值在 37 ~ 40 之间，建议重复实验。若重做结果 Ct 值 < 40，扩增曲线有明显起峰，该样本判断为阳性，否则为阴性。

（三）病例确认

实验室确认阳性病例需满足以下两个条件中的一个：①同一份标本中新冠病毒 2 个靶标（$ORF1^{ab}$、N）实时荧光 RT‑PCR 检测结果均为阳性。如果出现单个靶标阳性的检测结果，则需要重新采样，重新检测。如果仍然为单靶标阳性，判定为阳性。②两种标本实时荧光 RT‑PCR 同时出现单靶标阳性，或同种类型标本两次采样检测中均出现单个靶标阳性的检测结果，可判定为阳性。

核酸检测结果阴性不能排除新冠病毒感染，需要排除可能产生假阴性的因素，包括样本质量差，比如口咽等部位的呼吸道样本；样本收集得过早或过晚；没有正确地保存、运输和处理样本；技术本身存在的原因，如病毒变异、PCR 抑制等。

二、基因测序

基因测序技术目前已从第一代发展到了第四代，基因测序可对样本中未知基因组序列进行测定和鉴定，以确认未知病原体基因组信息。自新冠肺炎疫情暴发以来，我国学者在极短时间内从患者体内分离出病原体，利用二代测序技术明确其基因序列，并于 2020 年 1 月 12 日向世界卫生组织上报了相关信息，这对后期建立新冠病毒检测技术、开发相应检测试剂具有重大意义。基因测序技术

可用于未知感染性疾病基因组学分析和传染病监控，快速应对新发传染病的暴发，提高对疾病发生和传播的认识，并进行数据共享，指导核酸检测产品的设计等。基因测序技术还有助于了解病毒的遗传信息，对病毒进行追踪和溯源，为临床诊断及治疗提供科学依据。但由于基因测序技术对实验室环境、设备和人员素质的要求较高，且耗时长、成本高，难以实现大规模筛查。

三、血清抗体检测

血清抗体检测用作新冠病毒核酸检测阴性病例的补充检测，在疑似病例诊断中与核酸检测协同使用。实验室确认阳性病例需满足血清新冠病毒特异性 IgG 抗体阳性或恢复期较急性期 4 倍及以上升高。用于新冠病毒血清抗体检测的方法主要有胶体金免疫层析法、化学发光法和酶联免疫吸附法等。

（一）胶体金免疫层析法

胶体金免疫层析技术是以胶体金作为示踪标志物的一种免疫标记技术。其主要原理是利用胶体金颗粒可通过静电作用与蛋白质分子结合的特点，将胶体金颗粒标记到抗体上，通过双抗夹心原理将胶体金颗粒固定到检测带上，从而产生肉眼可见的颜色变化。该技术因具有操作方便快速、实用性强等特点，在基层医疗单位及现场检测中广泛使用。目前已有多家生物公司研发出检测 SARS-CoV-2 IgM 和 IgG 抗体的胶体金试剂，这为新冠病毒感染的辅助诊断提供了一个极好的检测手段。但其检测敏感度和特异性会较核酸检测弱，假阳性率、假阴性率出现的概率会更高，且存在窗口期，因而使用该方法时要结合临床资料或其他检测方法的检测结果综合判断。

（二）化学发光法

化学发光技术原理为在类磁粒子和吖啶酯类等化学发光标记物上包被待检测靶标的抗体，在靶物质存在时形成双抗夹心，利用激发液激发化学发光标记物的光，从而对靶物质进行定量检测。基于化学发光技术的新冠病毒免疫检测试剂盒具有快速、高通量和低成本等特点，适用于早期诊断、流行病学筛查和临床转归预测等。但其依赖大型仪器设备支持，往往难以实现现场筛查和在没有专业实验室的基层单位应用。

（三）酶联免疫吸附法

酶联免疫吸附法（enzyme linked immunosorbent assay，ELISA）是利用抗原抗体特异性，将酶标记的抗原或抗体结合到固相载体上，利用酶与底物的显色反应对待测物进行定性和定量检测的方法。ELISA 通常用于进展期和恢复期患者血清病毒的抗体检测。

四、生物安全要求

根据新冠病毒传播特性、致病性和临床资料等信息，该病毒按照《病原微生物实验室生物安全管理条例》中的第二类病原微生物进行管理。具体要求有两点：其一，实验活动规范。新冠病毒培养、动物感染实验应当在生物安全三级（BSL-3）及以上实验室开展；未经培养的感染性材料的操作应当在生物安全二级（BSL–2）及以上实验室进行，同时采用不低于 BSL–3 实验室的个人防护；灭活材料的操作应当在 BSL–2 及以上实验室进行；不涉及感染性材料的操作，可以在 BSL–1 实验室进行。

其二，相关样本处置。各省级卫生健康行政部门要根据疫情防控需要和实验室生物安全有关要求，及时研判提出新型冠状病毒实验室检测生物样本处置意见。对确需保存的，应当尽快指定具备保存条件的机构按照相对集中原则进行保存，或送至国家级菌（毒）种保藏中心保藏；对无须保存的，由相关机构按照生物安全有关要求及时处理。

参考文献

[1] 国务院应对新型冠状病毒肺炎疫情联防联控机制综合组. 关于印发新型冠状病毒肺炎防控方案（第七版）的通知 [EB/OL]. （2020-09-15）[2020-10-31]. http://www.nhc.gov.cn/jkj/s3577/202009/318683cbfaee4191aee29cd774b19d8d.shtml.

[2] 包磊, 米元元, 朱丽群, 等.《新型冠状病毒患者标本采集技术专家共识》解读 [J]. 中国临床护理, 2020, 12（03）: 185-189.

[3] 何凤媛. 新冠病毒实验室检测方法研究进展及应用价值 [N]. 大众健康报, 2020-08-19（30）.

[4] 杜晶辉, 李莎, 刘旭. 新型冠状病毒肺炎诊断的相关实验室检测技术应用 [J]. 检验医学, 2020, 35（08）: 843-848.

[5] 邱峰, 王慧君, 张子康, 等. 新型冠状病毒 SARS-CoV-2 的实验室检测技术 [J]. 南方医科大学学报, 2020, 40（02）: 164-167.

第五章 防控策略和措施

第一节 世界各国防控策略和措施

新冠肺炎疫情从 2019 年 12 月开始，后逐渐加重，目前仍在全球加剧蔓延。随着疫情在全球范围大流行，世界各国根据本国疫情发展情况和综合国情采取了不同的防疫策略和措施。尽管不同国家在具体防疫措施上各有差别，但从其防控策略和措施本质来看，可以分为两大类。第一类是围堵策略，或称遏制策略，其中以中国、新加坡、韩国、伊朗等为代表的国家采取了此类策略。第二类是延缓策略，或称缓疫策略，以美国、日本、意大利、德国等为代表的国家主要采取此类策略。全球各国预防策略的选择取决于多种因素，包括疫情流行状况、处置能力、社会特点、国民经济水平、公众接受程度和意愿，以及政府的决心和能力等。同时，各国在疫情处置不同阶段及时调整防控措施，而且两类策略之间并非绝对割裂，而是包含相似或重叠的防控措施。本节旨在分析全球主要采取上述两类策略的典型国家具体的防控措施及其防控效果，希望为今后中国乃至全球取得抗击新冠肺炎疫情全面胜利提供参考。

一、围堵策略及其主要实施国家

（一）概述

围堵策略又称为遏制策略，由世界卫生组织（WHO）于 2005 年在《应对禽流感大流行的威胁——建议的战略行动》中首次提出，作为流感大流行防控指导性策略，旨在流感大流行不同阶段，以控制流行、彻底阻断传播、消除危害为其核心防控目标，在限定的地理范围内，采取医学干预及区域封锁、停学和停工等非药物性干预措施。由于传染病传播迅速，遏制疫情蔓延的关键就是快速做出反应。因此，2007 年世界卫生组织编制了《WHO 临时草案——快速行动以早期遏制流感大流行的发展》，提出快速围堵策略并对其目标、责任及采取的措施等进行了明确规定。WHO 建议快速围堵策略启动前提条件如下：①发现了新型流感病毒，且实验室检验证明病毒越来越适应于人类；②出现持续的有效的人际传播，表现为时间上或者空间上出现 5 例以上聚集性病例，或者出现二代、三代病例，经流行病学评估，认为流感病毒能够引起社区水平的传播。

目前认为快速围堵策略适用于疫情早期，具体做法为，采取积极措施发现病例并实施严格隔离管理，对密切接触者进行追踪调查，必要时限制局部地区人员流动和实行交通管制，也就是我们常说的落实"五早"措施，即"早发现、早报告、早调查、早隔离、早治疗"，通过"五早"实现对传染源严格管控，从而有效控制病毒进一步传播，直到完全阻断其传播。除中国以外，新加坡、韩国等亚洲国家多采取该策略成功控制了疫情传播，为世界抗疫树立了信心。

（二）主要国家

1. 新加坡

此次新冠肺炎疫情防控中，新加坡防疫措施被世界卫生组织称为"典范"，主要得益于其超强的预警系统和完善的公共卫生服务体系。新加坡政府在抗疫之初，围堵策略重点放在"外防输入"，对内则提出"不停工、不停课、不封城、不戴口罩"，同时采用"外松内紧""保经济稳发展""关口前移"等措施。首先，新加坡快速启动预警机制，政府组建由卫生部和国家发展部牵头的跨部门应对疫情领导小组。2020年1月3日启动预警，国内机场实施针对中国武汉入境旅客的体温检测和异常者隔离措施。同时，启动公共卫生服务体系哨点监测系统，结合公立医院、社区医院和家庭诊所联网，形成联动防控体系。其次，实施严格隔离管理措施。尽管多数民众采取居家隔离，但有赖于科技运用，启用 App 软件和远程监管设备，加之政府依托严格的法律体系和严厉的执法手段，对违反隔离措施的人员采取严格的法律惩罚，使得居家隔离措施取得良好效果。同时，政府及时暂停大型聚集活动，鼓励公司采取居家办公或者轮流上班等形式。此外，新加坡做到了患者"应收尽收"，依靠充足的医疗资源支持，启用全国900家公众健康预备诊所（类似中国的发热门诊）。最后，保持信息透明，持续公布确诊病例及其去过的公共场所，对民众发出警示。政府快速反应加上完善的公共卫生服务体系，使得新加坡国内疫情得到较好控制。但由于其国际交通便利等特点，境外输入病例成为新加坡面临的问题。其措施也逐步升级，包括入境人员必须居家隔离14 d，全程不能外出；禁止超250人的聚集性活动；减少宗教团体集会；关闭部分场所等一系列措施。

2. 韩国

韩国经历了新冠肺炎确诊病例从日增逾千到归零的抗疫之路，全国总体病死率控制在2%左右，远低于全球平均水平，在未进行全面封锁的情况下取得这一成绩，其抗疫措施和成功经验值得借鉴。首先，韩国公共卫生应急体系机构建设完备，新冠肺炎疫情暴发后，成立了首次由国务总理担任本部长的"中央灾难安全对策本部"作为全国防疫体系指挥中心，在地方设立对应机构，从而实现全国防疫一盘棋。其次，对疫情严重地区、重点人群采取"最大程度封锁"，积极查找、隔离、检测和治疗每个病例，并追踪每个接触者。同时政府出台一系列相关法律措施确保防疫工作推进。2月26日，国会通过《传染病预防法》《检疫法》《医疗法》三部法案的部分修订案。三部法案的通过对疫情防控起到积极的助推作用，同时对阻碍防疫工作的个人或单位起到震慑作用。此外，政府加大病毒检测力度和检测规模，投入大量经费支持。韩国政府为防控疫情编制了11.7万亿韩元（约合人民币 684.3 亿元）规模的补充预算。同时，政府大幅缩短检测试剂盒生产许可审批时限，增加医疗检测专业人员，使得检测者 6 h 即可得到结果。最后，政府重视大众舆论引导和宣传力度，疫情数据及时发布，有效消除民众恐慌。韩国"中央灾难安全对策本部"每天 2 次进行最新疫情通报，将各种政策、数据、措施、注意事项及时公布在专门网站上，及时向国民传递信息。市民们也可以通过手机客户端及时了解疫情动态、诊疗医院和防控指南。上述防疫措施一一落实，有力支撑了韩国的疫情防控工作。

二、延缓策略及其主要实施国家

（一）概述

延缓策略，或称缓疫策略，该策略认为新冠病毒存在潜伏期传染性和隐性感染者传播，要对其传染源进行完全管理几乎不可能，故该策略的核心防控目标是控制传播、延缓流行速度、减少总体危害。延缓策略旨在保护脆弱人群，避免出现医疗挤兑现象。该策略重点强调和最为关键的措施是重症病例的救治，从而降低病死率。同时该策略不强调病例早发现，对非典型、无接触史的病例，以及无症状的接触者等不鼓励病毒核酸检测，不强调轻症病例的隔离治疗，也不强调对病例密切接触者的排查和管理。延缓策略理想状态是最终实现群体免疫，从而阻断疾病流行。只有当一个地区病例迅速增加，重症病例过多导致医疗负荷过重，或发生医疗资源挤兑现象时，则相应采取增加社交距离的措施，如禁止或减少大规模集会、停学、停工，甚至宣布紧急状态、实行宵禁等。流感进入流行期后主要采取这一策略。对于新冠肺炎的防控，以美国、日本、意大利、德国等为代表的国家采取这一策略。随着全球新冠肺炎疫情再次激增，上述各国国内再次面临巨大防控压力，新增病例不断增加，国内防控形势和压力倒逼各国调整当前防疫措施。WHO 也一直呼吁通过国际合作、分享和创新，不断完善基于证据的新冠肺炎的预防和控制策略，才可以更好改变新冠肺炎的全球流行趋势。

（二）主要国家

1. 美国

美国防疫策略早期以针对中国的旅行限制为主。首先，美国白宫宣布关闭驻武汉领事馆并安排包机将其公民和外交官从武汉撤离。同时，美国多家航空公司自 2 月初开始停飞中国航线，基本上切断了与中国的联系。其次，美国白宫成立应对新冠肺炎小组，全权负责新冠肺炎疫情的应对工作。该小组由副总统彭斯组建，卫生与公共服务部部长领导，包括来自国土安全部、国家过敏和传染病研究所、运输部、财政部、管理和预算办公室等部门的领导和专家，协调不同政府机构。但是，美国的疫情没有被遏制，反而感染人数不断增加。随着感染人数激增和国内民众怨声渐起，美国白宫调整应对策略：一是呼吁民众进行自我监测，出现相关症状提前致电家庭医生，根据不同人群制定不同级别的防护措施，强调轻症患者在家自我康复，避免大量患者由于恐慌涌入医院，导致交叉感染和医疗系统的瘫痪。二是由医生结合症状和流行病学史决定是否进行新冠病毒检测，严格限制病例的检测标准。三是建议社区为大流行做好准备。

此后，随着疫情进一步发展，美国的防控措施也有所升级。一是下放检测权并对新冠肺炎实施免费检测，同时依托连锁药房增加检测机构。除美国食品药品监督管理局（Food and Drug Administration，FDA）许可的检测方式外，所有州政府可批准研发和使用新冠病毒检测设备，以提高新冠病毒检测量。二是进一步扩展远程医疗服务，将远程医疗费用纳入医保。三是通过多种方式增加社交距离，37个州的公立学校宣布停课，多个州下令关闭健身房、影院等场所。但总的来说，美国的检测力度仍不足，对患者和密切接触者的隔离措施也不到位，美国当前确诊病例仍在快速增加，且正面临第二波疫情的考验。目前，美国累计新冠肺炎确诊病例数居世界首位。

2. 日本

自新冠肺炎疫情在日本蔓延以来，日本没有实行大规模检测，也没有像中国执行"封城"措施，但实现了比西方采取同样的延缓策略更好的抗疫效果。因此，日本防疫策略和措施值得借鉴。日本具有完善的公共卫生危机管理体制，该体制分为三级政府、两大系统：三级政府是指国家（厚生劳动省）、都道府县及市町村；两大系统是国家层次和地方层次的公共卫生危机管理系统。日本政府依据《传染病法》《检疫法》及《新型病毒等对策特别措施法》，在内阁设立新冠病毒对策本部，制定应对措施并按照现行公共卫生危机管理体制进行疫情防控。主要防疫措施有以下三点：一是严格的分诊制度，日本医疗机构主要分为综合医院（国立和私立）和社区诊所（私立），就医实行严格分诊制。二是严格控制核酸检测数量，重点救治重症病例，减少死亡。疫情之初，日本政府采取了"重点救治重症患者，最大限度减少死者，防止医疗体制崩溃"的疫情应对基本方针。三是通过正面宣传引导，包括利用电视报道、纪录片等，使得民众科学理性认识疫情、了解防护措施，期望民众自律、避免恐慌，消除民众不安。日本的感染者虽有大幅度增加，但与欧洲国家相比，增幅较小。从整体治疗效果看，死亡者少且累计治愈者多，50%以上的重症患者已康复。同时，日本医疗体制正常运转，未出现医疗资源挤兑现象，确保了重症患者的有效救治。因此，完善的公共危机管理体制及民众较高的公共卫生素养是日本抗疫的重要保障。

3. 意大利

意大利政府在疫情初期采取了延缓策略。1月31日，意大利总理宣布全国进入紧急状态，随后，政府根据疫情防控需要连续颁布多项法令，封锁措施也随着疫情发展连日升级，由在重点疫区实行封锁提升至全国范围内的封锁。具体防控措施包括：一是初期积极开展新冠病毒检测，但2月26日起宣布只对有症状的患者进行核酸检测，受检的患者须符合具有相关症状且有相应流行病学史这一条件，且检测须在国家指定的区域实验室进行。二是开展群众宣教，包括彻底洗手、居家隔离等。由于防护物资不足等原因，意大利当局仅建议有症状者等三类人群佩戴口罩。三是加强医疗支持，增加重症支持病床，启动中央紧急远程医疗协调系统，建立临时户外医院，征用酒店等场所用于隔离患者，考虑将邮轮建成方舱医院，用于患者收治。四是增加社交距离，先后关闭学校、公共场所，除生活必需品商店和药店以外，全国其余商店一律关闭，全国范围内的酒吧、小酒馆和餐厅也全部关闭；发布禁令禁止人群集聚，包括葬礼、文化活动、体育活动、宗教仪式。意大利是海外较早采取响应措施的国家，但超级传播者的出现、一定比例的传播未能明确传播链等因素，对防疫措施成效造成一定影响；且其主要强调重视重症病例救治，要求轻症病例居家观察，但对居家观察又缺乏严格监管措施。因此，意大利防疫措施未能有效阻断病毒传播，患病总数不断增加，出现了一定程度的医疗资源挤兑现象，防控形势面临巨大压力，疫情后期走势仍不明朗。

4.德国

德国采取典型的延缓策略，强调新冠肺炎不可能被完全阻断，采用大流感的管理模式，全民教育，降低社会活动度，通过家庭自我防护，降低疫情传播，主要注重对重症病例的救治。2月25日后，德国社区传播加剧，对病例溯源和切断传染链较为困难。这一阶段，德国策略逐步升级，3月初，德国禁止向国外出口医用防护服等防疫物资，呼吁民众都为抗击疫情做出贡献，取消一切不必要的活动。12日，各州开始出台比较严格的措施，16个联邦州先后宣布将暂时关闭学校和托幼机构，对公共生活做出进一步限制，包括关闭公共文化、娱乐和体育设施，暂停包括宗教活动在内的聚集性活动，限制医院探视等。16日，德国进一步加强与法国、奥地利、卢森堡、瑞士和丹麦之间的边境管控，与此同时，对医疗救治做了较多准备，如订购大量呼吸机、扩大床位资源等等。在德国确诊病例快速上升的同时，死亡病例较少，后续是否会形成医疗资源挤兑还需时间检验。

综上所述，我们面对的新型冠状病毒是一种全新的、复杂的、破坏性强的冠状病毒，并非以往人们认识的SARS或者MERS，也非"大号流感"。全世界疫情总体处于快速上升阶段，各国则处在不同流行阶段，各国正在也应该总结自身抗疫经验和其他国家成功经验，进而积极调整防控策略和措施。

第二节 我国新冠肺炎疫情不同阶段防控策略与措施

新冠肺炎疫情是中华人民共和国成立以来发生的传播速度最快、感染范围最广、防控难度最大的一次重大突发公共卫生事件。面对突如其来的新冠肺炎疫情，我国政府统揽全局，及时制定各项策略和措施并严格督导、执行，以最快的速度控制疫情并最大限度地减少患者死亡，仅用1个多月的时间便初步遏制了疫情蔓延的势头，用2个月左右的时间将本土日新增病例控制在个位数以内，用3个月左右的时间控制了武汉和湖北疫情，进而又迅速控制几场局部地区聚集性疫情，在全国范围内消灭了本土病例。《抗击新冠肺炎疫情的中国行动》白皮书将中国抗击新冠肺炎疫情历程大体分为五个阶段。

一、迅速应对突发疫情

第一阶段从2019年12月27日至2020年1月19日，为迅速应对突发疫情阶段。2019年12月27日，湖北省中西医结合医院向武汉市江汉区疾控中心报告不明原因肺炎病例。卫生健康部门迅速组织开展病因学和流行病学调查，同时边调查边采取措施，开展疫情处置等工作。2020 年 1 月 19 日深夜，高级别专家组经认真研判，明确新冠病毒出现人传人现象。这个阶段的防控策略和措施如下：

（一）防控策略

以"控制传染源、预防疫情扩散"为主要策略。

（二）防控措施

（1）"五早"原则。针对传染源，落实"早发现、早报告、早诊断、早隔离、早治疗"原则，集中专家和资源全力发现和救治患者。

（2）主动筛查，发现病例。在武汉各级卫生医疗机构开展病例搜索，并认真开展密切接触者追踪与管理。

（3）加强疫源地环境卫生管理。依据早期流行病学调查结果，及时对华南海鲜批发市场采取休市及卫生学调查处置措施，并对公共场所加强防病指导和卫生管理。

（4）广泛开展健教宣传工作，增强公众防护意识。提醒公众注意保持室内空气流通，避免到封闭、空气不流通的公共场所和人员密集区，外出佩戴口罩，如有发热、呼吸道感染症状，特别是持续发热不退，应及时到医疗机构就诊。

（5）病原学及诊断试剂研究。中国疾控中心以最快的速度，通过病毒分离及基因序列测定，确认引起该不明原因肺炎的病原体是新型冠状病毒，继而根据基因序列研发出诊断试剂。

（6）制定、发布和完善诊疗、防控方案。依据病因学研究、流行病学调查和临床诊治结果，发布和完善诊疗方案、防控方案，指导疫情防控工作。

（7）及时通报疫情信息，共享病毒序列。及时主动向世界卫生组织及相关国家和地区组织通报疫情信息，指定机构向全球共享新型冠状病毒基因组序列信息。

二、初步遏制疫情蔓延

第二阶段从 1 月 20 日至 2 月 20 日，为初步遏制疫情蔓延阶段。这一阶段国内新冠肺炎确诊病例快速增加，疫情防控形势异常严峻。我国政府快速构建了统一高效的指挥体系和全民参与的严密防控体系，各省（自治区、直辖市）结合疫情防控形势陆续启动了重大突发公共卫生事件一级响应。全国上下贯彻"坚定信心、同舟共济、科学防治、精准施策"总要求，全力做好疫情防控与救治工作，尽最大可能控制传染源、切断传播途径和控制疫情波及范围。

（一）防控策略

群防群控，重点地区以"防止疫情蔓延、控制病例输出、积极救治、减少死亡"为主要策略，其他地区以"外防输入、内防扩散"为主要策略。

（二）防控措施

（1）构建统一高效的指挥体系。应疫情防控需要，中共中央第一时间成立了疫情工作领导小组。国务院启动了由国家卫生健康委员会牵头，成员单位共计 32 个部门的国务院应对新型冠状病毒肺炎疫情联防联控工作机制平台，以加强统筹协调、协同联动，根据疫情发展变化相应调整防控策略和重点工作。各省（自治区、直辖市）、市、县也相继建立了完备的应急指挥机制。

（2）法治保障。基于对新冠肺炎特点的认识，将新冠肺炎纳入《中华人民共和国传染病防治法》规定的乙类传染病，并采取甲类传染病的预防、控制措施；将新冠肺炎纳入《中华人民共和国国境卫生检疫法》规定的检疫传染病。将新冠肺炎纳入法定传染病管理，并可依法对病人采取隔离治疗、密切接触者隔离及医学观察等系列防控措施。

（3）制定指南，科学精准防控。针对医疗卫生专业人员及时修订完善新冠肺炎诊疗方案、防控方案，发布防控技术指南，同时对普通公众制定发布通用、旅游、家庭、公共场所、公共交通工具、居家观察等公众防疫指南，以进一步提高包括专业人员及普通公众在内的全体社会成员对疫情防控的科学性、精准性认识。

（4）监测与流行病学调查。及时发现病例，掌握流行动态，查找和控制密切接触者。强化病例监测和传染病网络直报，实行"2 h网络直报、12 h反馈检测结果、24 h内完成现场流行病学调查"，及时发现和报告确诊病例和无症状感染者。加强流行病学追踪调查，同时宣传、出台法律保障，使被调查者积极配合调查，从而精准追踪传染源和切断病毒传播链。

（5）最大限度发现传染源。在武汉全市对确诊患者、疑似患者、发热患者、确诊患者的密切接触者"四类人员"分类集中管理，按照应收尽收、应治尽治、应检尽检、应隔尽隔"四应"要求开展拉网式排查，确保没有出现新的潜在感染源。同时在全国范围内以社区网格为基础单元展开地毯式排查"四类人员"。以"四类人员"为重点，实施"四早""四应"的防治方针，最大限度降低传染率。

（6）守住社区基础防线。城乡社区是疫情联防联控的第一线，是外防输入、内防扩散的关键防线。充分发挥基层社区作用，实施社区封闭式、网格化管理，人员出入检查登记、测量体温；按照"追踪到人、登记在册、社区管理、上门观察、规范运转、异常就医"的原则，依法对重点人群进行有效管理。加强群众自治，开展社会动员，发动全民参与，坚持依法、科学、精准防控。

（7）第一时间切断病毒传播链。对湖北省、武汉市对外通道实施最严格的封闭和交通管控，对湖北以外地区实施差异化交通管控。延长春节假期，全国口岸实施严格的出入境卫生检疫，取消非必要出境活动。

（8）避免人员集聚。取消人员聚集性活动，各类学校推迟开学，关闭影院、网吧等场所，对满足居民生活必需须开放的公共服务类场所及密闭交通工具等采取限制流量的措施，进入人员必须测量体温、佩戴口罩、登记或做电子记录（健康码等），在公共场所设置"1 m线"标识。保证环境卫生、消毒、通风、"进出检"。推行政务"不见面"服务，鼓励民众居家和企业远程办公。

（9）全力救治患者。以"提高收治率和治愈率""降低感染率和病亡率"为目标，坚持"集中患者、集中专家、集中资源、集中救治"原则，实施分类救治、分级管理。

（10）充分发挥中医药特色优势。坚持中西医结合、中西药并用，发挥中医药治未病、辨证施治、多靶点干预的独特优势，全程参与、深度介入疫情防控，从中医角度研究确定病因病基、治则治法，形成覆盖发病全过程的中医诊疗规范和技术方案，在全国范围内全面推广使用。

（11）对疫情防控工作进行全程督导。国务院及各级人民政府及其组织的相应专家组对新冠预防、临床治疗、社区防控等疫情防控工作进行一线视察指导，为疫情防控提供科学督导。同时通过督导检查，严格疫情防控责任，推动工作落实。

（12）免费救治。对新冠肺炎患者（包括确诊和疑似患者）进行免费救治，确保患者不因费用问题影响就医。

（13）控制医院感染，保护医务人员。加强医疗机构感染控制和医护人员防护，关心关爱医护人员，并制定了一系列保障政策。

（14）公开透明发布疫情信息。建立严格的疫情发布机制，依法、及时、公开、透明发布疫情信息。建立分级分层新闻发布制度，持续发布权威信息。多渠道多平台传播信息，普及科学防控知识。加强普法宣传，引导公众依法行事。

（15）开展国际科研交流合作，为疫情防控提供科技支撑。遵循安全、有效、可供的原则，加快药物、疫苗、新型检测试剂等的研发和应用。提升新冠病毒核酸检测能力，确保"应检尽检""即收即检"。加快有效的临床诊疗方法和药物的验证以及推广应用。

（16）医疗救治支持。建立省际对口支援湖北省除武汉市以外市（州）新冠肺炎医疗救治工作机制，统筹安排19省份对口支援湖北省除武汉市以外各市（州）及县级市，从各地和军队调集医疗队、医护人员和公共卫生人员驰援湖北省和武汉市。

（17）医疗物资生产供应。我国以最快速度恢复医疗用品生产，最大限度扩大产能，快速启动防控医疗物资应急审批程序，畅通供应链条和物流渠道，建立联保联供协作机制，源源不断地把各地支援物资运送到疫情防控重点地区。

（18）建立医院。在武汉市建设扩充重症定点医院和救治床位，建成火神山、雷神山两座传染病专科医院，扩建、改造一批综合医院，将一批体育场馆、会展中心等改造成方舱医院，切实做到"应收尽收"。将重症、危重症患者集中到综合实力最强且具备呼吸道传染性疾病收治条件的综合医院开展救治。

（19）保障生活物资。为全力保障湖北省特别是武汉市居民生活，及时出台受疫情影响困难群众兜底保障政策。依法着力加强社会安全稳定工作，强化防疫物资质量和价格监管，保障社会稳定有序。同时协调调度各地支援湖北特别是武汉的工作。

（20）运用大数据、人工智能等新技术开展防控。充分利用大数据、人工智能等新技术进行疫情趋势研判，开展流行病学调查，努力找到每一个感染者，追踪密切接触者并进行隔离。经公民个人授权，推广个人"健康码""通信大数据行程卡"作为出行，复工、复产、复学，日常生活及出入公共场所的凭证，根据查询结果进行管控通行和分类处置，实现分区分级的精准识别、精准施策和精准防控。

三、疫情得到遏制

第三阶段从 2 月 21 日至 3 月 17 日，为疫情得到遏制阶段。这一阶段湖北省和武汉市疫情得到遏制，全国除湖北省以外疫情形势总体平稳，防控工作取得积极成效。各省（自治区、直辖市）因地制宜，陆续调低省级重大突发公共卫生事件响应级别，逐步取消通行限制，运输秩序逐步恢复。在继续加强湖北省特别是武汉市疫情防控工作的同时，针对不同区域情况，完善差异化防控策略，建立与疫情防控相适应的经济社会运行秩序，有序推动复工复产，恢复生产生活秩序。

（一）防控策略

主要采取"分区分级差异化防控"策略。

（二）防控措施

（1）继续采取最严格的防控措施。湖北省特别是武汉市继续采取最严格的防控措施，坚决防止疫情扩散。北京市继续做好防控工作。

（2）分级、分类、动态精准防控。以县区为单位综合研判，科学划分低、中、高疫情风险等级，分区分级实施差异化防控，及时动态调整风险等级，采取对应防控措施。

（3）出院患者健康管理。做好患者治愈出院后的隔离管理、随访复诊、健康监测、康复医疗等工作，实施全流程管理。

（4）建立与疫情防控相适应的经济社会运行秩序，有序推动复工复产。发布复工复产疫情防控措施指南，指导企事业单位加强员工健康监测、工作场所防控、员工个人防护及异常情况处置等防控措施。开展"点对点""一站式"返岗健康和保障服务等。运用大数据、人工智能等新技术，为促进人员有序流动和复工复产提供服务。

（5）出入境卫生检疫。对出入境人员严格进行健康核验、体温监测、医学巡查、流行病学调查、医学排查、采样监测，防止疫情跨境传播。

四、全国本土疫情传播基本阻断

第四阶段从 3 月 18 日至 4 月 28 日，为全国本土疫情传播基本阻断阶段。这一阶段国内本土疫情传播基本阻断，武汉市在院新冠肺炎患者清零，离鄂通道有序解除管控措施。境内疫情零星散发，境外输入病例造成关联病例传播。在完善应对输入性风险的防控策略和政策举措，做好重点场所、重点单位、重点人群新冠肺炎疫情防控的同时，全面推进复工、复产、达产，恢复正常经济社会秩序。

（一）防控策略

"外防输入、内防反弹"防控策略。

（二）防控措施

（1）防止疫情输入、蔓延。加强入境防控和服务。严格管控航空运输、口岸检疫等各个环节，实施集中接送、检测、隔离等全流程闭环管理。加强国际客运航班第一入境点城市的新型冠状病毒检测工作。

（2）实施分级、分类、动态精准防控。规范对无症状感染者的监测和发现、报告、信息公开等管理。

（3）重点场所、重点单位、重点人群的疫情防控工作。发布重点场所、重点单位、重点人群防控技术指南，以精准实施分区分级差异化的办公场所和公共场所防控措施，加强重点场所和重点人群的防护指导。强化特殊单位防控和人员防护措施。

（4）重点人群心理疏导和心理干预。针对患者及其家属、病亡者家属、一线工作人员等重点人群，开展心理疏导、心理干预等心理服务，维护公众心理健康，促进社会和谐稳定。

（5）推动复工复产。积极有序推进复工复产，分区分级恢复生产秩序，推动全产业链复工复产，推动服务业复工复市；确保人员流动有序畅通，做好客运恢复和返岗服务，加强交通秩序保障。

（6）关心关爱海外中国公民。派出援外医疗队，加强对境外中国公民疫情防控的指导和支持。

五、全国疫情防控转为常态化

第五阶段从4月29日至今，为全国疫情防控进入常态化阶段。国内新冠肺炎疫情防控向好态势进一步巩固，防控工作转为常态化。国务院联防联控机制平台发布新冠肺炎疫情常态化防控工作指导意见和常态化防控相关防护指南，抓紧抓实抓细常态化疫情防控工作的决策部署。在落实防控措施的前提下，全面开放商场、超市、宾馆、餐馆等生活场所，公共交通全面恢复运行，分批分次复学复课，逐步恢复公众日常生活。

（一）防控策略

"外防输入、内防反弹"的总体防控策略。

（二）防控措施

（1）预防为主。科学佩戴口罩，减少人员聚集，加强通风消毒，提高健康素养，养成良好的卫生习惯和生活方式。

（2）落实"四早"措施。坚持及时发现、快速处置、精准管控、有效救治。

（3）突出重点环节。指导重点场所、重点机构、重点人群等的防控。

（4）强化支持保障。强化核酸检测能力建设，扩大检测范围，对重点人群实施"应检尽检"，对其他人群实施"愿检尽检"。发挥大数据作用，推进人员安全有序流动。推进疫苗、药物的科技攻关，推进快速检测试剂和设备的研发以及涉及病毒变异和免疫策略等在内的研究。加强与世界卫生组织等国际组织、有关国家的信息共享、技术交流和防控合作。

（5）加强组织领导。坚持依法防控、科学防控、联防联控，加大经费投入，加强医疗物资动态储备，提升防控和应急处置能力，严格落实常态化防控等各项措施。落实企事业单位责任，严格执行疫情防控规定，健全防控工作责任制和管理制度，制定完善应急预案。实施分级、分类、动态精准防控。

（6）进一步加强入境防控和服务。有针对性加强输入性风险防控，做好闭环管理，集中定点检测、集中定点收治、集中定点隔离。强化重点领域和薄弱环节的疫情防控工作，提升口岸地区疫情防控能力。

（7）坚持人、物同防，坚决守住防范疫情输入关口。"物防"方面，要做好进口冷链食品疫情防控。根据进口冷链食品的物流特点，在进口冷链食品首次与境内人员接触以前，针对口岸查验、交通运输、剖箱入库、批发零售等关键环节，实施预防性全面消毒处理。加强指导检查，针对冷链食品生产经营者和生产经营重点环节，加强相关产品核酸检测及从业人员健康监测工作，尤其要监督并指导进口企业主动做好疫情防控工作。

（8）调整应急响应级别。北京、天津、河北、湖北等地突发公共卫生事件应急响应级别由一级响应调整为二级响应。

（9）规范医疗机构管理，切实加强院感防控。组织开展大排查，对所有医疗机构的医院管理、医疗操作、技术规范和诊疗流程进行再检查，对所有医护人员防护进行再培训。严格医疗机构预检分诊，规范发热门诊对发热等可疑病人筛查管理和核酸检测、疑似病例隔离及报告，以及各项制度措施的有效落实。

第三节　疫情监测

疾病监测指通过长期、连续、系统地收集疾病的动态分布及其影响因素的资料，经过分析将信息上报和反馈，传达给所有应当知道的人或机构，以便及时采取干预措施并评价其效果。传染病监测是预防和控制传染病的重要措施，对传染病防控起到至关重要的作用。本节根据国务院联防联控机制综合组发布的《新型冠状病毒肺炎防控方案（第七版）》，对新型冠状病毒肺炎疫情的监测目的、监测对象、监测内容进行介绍并适当解读。

一、监测目的

新冠肺炎疫情监测的目的：及时发现和报告新型冠状病毒肺炎病例、无症状感染者和聚集性病例，掌握全国新型冠状病毒感染疫情的特点，及时研判疫情发生发展趋势，为进一步采取措施提供证据。

二、监测对象

监测对象为新冠肺炎疑似病例、确诊病例、无症状感染者以及聚集性疫情。随着疫情的不断发展变化，以及我们对新发传染病的不断认识，国家防控方案和病例定义也在不断更新。第五版防控方案删除了针对湖北省的病例定义，第六版防控方案在无症状感染者定义中增加了血清特异性 IgM 检测阳性作为可选判定标准，第七版防控方案把新型冠状病毒特异性 IgM 抗体阳性增加到病例定义中。目前各监测对象的具体定义如下：

（一）疑似病例

有流行病学史中的任何 1 条，且符合临床表现中任意 2 条；无明确流行病学史的，符合临床表现中任意 2 条，同时新型冠状病毒特异性 IgM 抗体阳性；或符合临床表现中的 3 条。

1. 流行病学史

（1）发病前 14 d 内有病例或无症状感染者报告社区的旅行史或居住史。

（2）发病前 14 d 内与病例或无症状感染者有接触史。

（3）发病前 14 d 内曾接触过来自有病例或无症状感染者报告社区的发热和（或）有呼吸道症状患者。

（4）聚集性发病 14 d 内在小范围内（如家庭、办公室、学校班级等场所）出现 2 例及以上发热和（或）呼吸道症状的病例。

2. 临床表现

（1）发热和（或）呼吸道症状等新冠肺炎相关临床表现。

（2）具有新冠肺炎影像学特征。

（3）发病早期白细胞总数正常或降低，淋巴细胞计数正常或减少。

（二）确诊病例

疑似病例同时具备以下病原学或血清学证据之一者：

（1）实时荧光 RT-PCR 检测新型冠状病毒核酸阳性。

（2）病毒基因测序，与已知的新型冠状病毒高度同源。

（3）新型冠状病毒特异性 IgM 抗体和 IgG 抗体均为阳性。

（4）新型冠状病毒特异性 IgG 抗体由阴性转为阳性或恢复期 IgG 抗体滴度较急性期呈 4 倍及以上升高。

（三）无症状感染者

无症状感染者是指呼吸道等标本的新型冠状病毒病原学检测呈阳性，无相关临床表现，如发热、干咳、咽痛等可自我感知或可临床识别的症状与体征，且 CT 影像学无新冠肺炎影像学特征者。无症状感染者有两种情形：一是经 14 d 的隔离医学观察，无任何可自我感知或可临床识别的症状与体征；二是处于潜伏期的"无症状感染"状态。

（四）聚集性疫情

聚集性疫情是指 14 d 内在学校、居民小区、工厂、自然村、医疗机构等小范围内发现 5 例及以上病例。

三、监测内容

（一）病例发现

1. 医疗机构

由于患者发病首先要到各级医院就诊，因此各级医疗机构应提高医护人员对新冠肺炎病例的诊断和报告意识。对出现发热、干咳等呼吸道症状的病例进行监测，对于其中具有新冠肺炎流行病学史者，及时进行核酸检测；对不明原因肺炎和住院患者中严重急性呼吸道感染病例开展核酸检测；由于有些新冠肺炎患者首发症状不是发热和干咳，因此对非呼吸系统相关科室的住院病人也要进行严格检查，及时发现肺部改变并进行核酸检测；对接诊发热或感染性疾病的医护人员，从事冷链食品加工、运输和销售人员，来自托幼机构和学校、养老福利机构、精神专科医院、监狱管理机构、农贸市场等重点场所的就诊患者，出现发热、干咳等呼吸道症状者，进行及时检测，以便及时发现病例。

2. 社区重点人群

对纳入社区管理的入境人员、来自高风险地区人员、解除医学观察人员、出院的新冠肺炎患者等做好健康监测，督促出现发热、干咳、乏力、腹泻等症状者及时到就近的有发热门诊（诊室）的医疗机构就诊并检测核酸。

3. 密切接触者

对密切接触者开展健康监测，如出现发热、干咳、乏力、腹泻等症状，及时转运至定点医疗机构进行诊治并检测核酸。

（二）病例报告

我国已经建立了比较完善的疾病预防控制信息系统，包括传染病信息报告管理系统、传染病自动预警系统和突发公共卫生事件管理信息系统等，大幅提高了法定传染病监测的及时性和敏感性。医疗卫生机构作为传染病报告主体，是传染病监测和发现的专业机构。各级各类医疗卫生机构发现疑似病例、确诊病例时，应当于 2 h 内通过中国疾病预防控制中心信息系统进行网络直报。疾控机构在接到报告后应当立即调查核实，于 2 h 内通过网络直报系统完成报告信息的三级确认审核。不具备网络直报条件的医疗机构，应当立即向当地县（区）级疾控机构报告，并于 2 h 内将填写完成的传染病报告卡寄出；县（区）级疾控机构接到报告后，应当立即进行网络直报，并做好后续信息的订正。各县（区）出现首例新冠肺炎确诊病例时，辖区疾控中心应当通过突发公共卫生事件报告管理信息系统在 2 h 进行网络直报，事件级别选择"未分级"。根据对事件的调查评估，及时进行调整并报告。疑似病例确诊或排除后应当及时订正。所有病例根据病情变化 24 h 内订正临床严重程度。病例出院后，在 24 h 内填报出院日期。病例死亡后，在 24 h 内填报死亡日期。

（三）无症状感染者的发现和报告

无症状感染者包括处于潜伏期的"无症状感染"状态的新冠肺炎感染者，这部分人群处在潜伏期的不同时期，可能具有传染性。另外，这部分人会进展为病例，因此要对其进行监测。另外一部分无症状感染者是隐性感染者，不会进展为病例。尽管目前的研究表明这部分"无症状感染"的传染性比较弱，但还需进一步研究明确。由于在首次发现无症状感染者时，尚无法判断其是处于潜伏期的"无症状感染者"还是不会发展成为病例的"无症状感染者"，因此对无症状感染者均需进行监测。

1. 无症状感染者的发现途径

包括：①密切接触者医学观察期间的主动检测；②聚集性疫情调查中的主动检测；③传染源追踪过程中对暴露人群的主动检测；④有境内外新冠肺炎病例持续传播地区旅居史人员的主动检测；⑤流行病学调查和机会性筛查；⑥重点人群的核酸检测等。

2. 无症状感染者的报告

各级各类医疗卫生机构发现无症状感染者时，应当于 2 h 内进行网络直报。发病日期为阳性标本采集时间，诊断日期为阳性检出时间。如后续出现相关症状或体征，需在 24 h 内订正为确诊病例，其发病日期订正为临床症状或体征出现的时间。解除集中隔离医学观察后，医疗卫生机构需于 24 h 内在网络直报系统传染病报告卡中填报解除隔离日期。

（四）监测对象的管理

1. 确诊病例

确诊病例应在定点医疗机构进行隔离治疗。病例治愈出院后，应当继续隔离医学观察 14 d。隔离期间每日做好体温、体征等身体状况监测，观察是否有发热以及咳嗽、气喘等呼吸道症状。出院病例复诊复检时，应当开展呼吸道等标本的新型冠状病毒核酸检测，并在网络直报系统的新冠肺炎病例流行病学个案调查模块中补充填报实验室检测信息。如果核酸复检呈阳性，并出现发热、咳嗽等临床表现，CT 影像学显示肺部病变加重，应当尽快转至定点医疗机构进一步治疗。核酸检测呈阳性但无临床表现和 CT 影像学进展者，应当继续隔离观察，做好个人防护等相关工作。

2. 疑似病例

疑似病例应在定点医疗机构单人单间隔离观察，连续 2 次新型冠状病毒核酸检测阴性（采样时间至少间隔 24 h），且发病 7 d 后新型冠状病毒特异性抗体 IgM 和 IgG 仍为阴性，可排除疑似病例诊断。

3. 无症状感染者

无症状感染者应当集中隔离医学观察 14 d，原则上连续 2 次标本核酸检测呈阴性者（采样时间至少间隔 24 h）可解除集中隔离医学观察，核酸检测仍为阳性，且无相关临床表现者需继续集中隔离医学观察，在观察期间连续 2 次核酸检测阴性可解除集中隔离医学观察。集中隔离医学观察期间，应当开展血常规、CT 影像学检查和抗体检测；符合诊断标准后，及时订正为确诊病例。如出现临床表现，应当立即转运至定点医疗机构进行规范治疗。解除集中隔离医学观察的无症状感染者，应当继续进行 14 d 的居家医学观察，并于第 2 周和第 4 周到定点医疗机构随访复诊。

（五）聚集性疫情的发现和报告

湖北武汉及其他地区病例清零后，新疆乌鲁木齐、辽宁大连、山东青岛等地相继发生了聚集性疫情，而且新疆乌鲁木齐、辽宁大连两起疫情发展比较迅速。新疆乌鲁木齐报告第 1 例病例以后，在第 1 个 14 d 之内，感染人数快速增长到 550 多例。辽宁大连在报告第 1 例病例以后，感染人数迅速增加，截止到 8 月 5 日，感染人数累计 92 例。由于国外疫情依然严重，存在病例输入继而引起聚集性疫情的可能，因此要高度重视，及时发现、及时报告。

1. 发现途径

主要通过常规诊疗活动，传染病网络直报数据审核分析，病例或无症状感染者的流行病学调查，重点场所、机构和人群健康的监测等途径发现。

2. 报告

各县（区）出现聚集性疫情，辖区疾控中心应当通过突发公共卫生事件报告管理信息系统在 2 h 内进行网络直报，事件级别选择"未分级"。根据对事件的调查评估，及时进行调整并报告。对 5 例以下病例且有流行病学关联的聚集性发病事件，也应当通过突发公共卫生事件报告管理信息系统报告。

（六）多渠道监测预警

在新冠肺炎疫情常态化防控工作阶段，按照点与面结合、传染病监测系统与其他部门监测系统结合、常规监测与强化监测结合的原则，针对人群和环境，开展病例、口岸、重点场所、社区、体温、病原学、药品销售、农贸市场、医疗机构和冷链食品等多渠道监测工作。加强部门间信息共享和数据分析利用，及时向社会发布预警信息，公开透明发布疫情信息，按照规定启动应急响应，开展防控工作。

1. 疫情信息监测预警

医疗卫生机构根据疾病监测数据集标准，实现与疾病预防控制信息系统的数据交换，打通疾控、医疗、实验室等信息，实现医疗卫生机构、疾控机构的疫情相关核心信息快速报送；实现疫情信息自动推送，运用大数据支撑重点人群排查，突出疫情防控重点，精准防控。

2. 输入病例监测预警

在空港、码头、陆路边境等重点地区完善疫情防控信息平台建设，积极开展跨部门的信息共享和业务协同，强化人员追踪管理、信息快速上报、疫情态势分析、应急指挥处置等功能，以支撑疫情输入预警，从而及时防控。

3. 重点场所的人群监测

我国进入新冠肺炎疫情常态化管理后，福建、辽宁、山东多地在进口冷冻食品外包装上检测出新冠病毒核酸阳性，2020 年 10 月在青岛进口冷冻鳕鱼的外包装阳性样本中首次分离到活病毒，并证实接触新冠活病毒污染的外包装可导致感染。北京新发地市场聚集性疫情的病毒源的核酸测序和病毒基因组序列研究也提示了冷链运输或可成为新冠病毒传播的新途径。因此对进口冷冻食品运输、销售等各环节的工作人员，活禽交易市场、屠宰场等重点场所内的人员及从业人员要做好健康监测，对其每日检测体温，观察询问是否有发热、干咳等呼吸道症状或腹泻等消化道症状。对于出现上述症状者，要及时与疾控中心联系并转送至医院发热门诊进行新冠病毒核酸检测。同时定期抽取一定数量的活禽交易市场工作人员、屠宰场工作人员进行新冠病毒核酸检测，并根据疫情特点和疫情发展形势，调整监测点位和监测频次。

对其他包括养老（福利）机构、监管场所、学校和托幼机构、餐馆、宾馆（酒店）等重点场所在内的人员及从业人员，也需根据疫情发展形势进行健康监测。

对人口流动大、人员密集的场所，包括火车站、汽车客运站、商场、超市、影院、KTV、图书馆、健身中心等，要严格执行体温检测制度。一旦发现发热人员，要及时报告相关部门，并配合做好科学处置。

由于医院是各类患者集聚的地方，对传染病院、发热门诊等各类医院的医护人员也要定期监测。

4.重点场所环境监测

（1）农贸市场。监测的重点为具备区域辐射能力的大型农贸（集贸）市场，特别是包括冷冻、冷藏功能的肉类和海鲜水产交易摊位，或者存在潮湿、密闭空间的市场。监测内容包括市场内重点摊位的设施、用具表面，从业人员咽拭子、衣物表面、手部，存放食品的冰箱、冷藏柜内部及表面，市场内销售的肉、禽类和海鲜水产类食品，排水系统中的污水，公共空间中人员接触较多的部位，经常性跨区域移动的工具或物品，工作人员聚集、通风不良的环境。

对销售产品建立销售实名登记台账，一旦产品监测阳性便于追踪。如2020年11月起，北京市全面启用冷链追溯平台，并将逐步扩展冷链追溯品种覆盖范围，进口冷链食品生产经营单位要如实上传进口冷藏冷冻食肉类、水产品来源流向等追溯数据，以及电子追溯码、赋码、贴码等。

（2）医疗机构。对发热门诊、内儿(呼吸)科和感染科门诊病房的地面、墙壁、物体表面采集样本，定期进行新冠病毒核酸检测。

第四节　流行病学调查

新冠肺炎疫情发生后，通过流行病学调查，可以掌握新冠肺炎病例发病情况（或无症状感染者核酸检测阳性情况）、暴露史、接触史等流行病学相关信息，分析新冠肺炎聚集性疫情的传播特征和传播链，做好密切接触者的追踪判定，发现疫情防控中的薄弱环节，防范新冠肺炎疫情的蔓延和传播。

一、调查人群

新冠肺炎流行病学调查涉及的人群包括境外输入病例（境外输入无症状感染者）、输入继发病例（输入继发无症状感染者）、密切接触者、密切接触者的密切接触者、一般接触者五类，其具体定义如下：

境外输入病例（境外输入无症状感染者）是指发病前或无症状感染者核酸检测阳性前 14 d 内有境外疫情国家或地区的旅行史或居住史，且排除在中国境内感染的病例。

输入继发病例（输入继发无症状感染者）是指病例发病前或无症状感染者核酸检测阳性前 14 d 内与境外输入病例有明确接触史而感染的病例。其判定原则需要符合三个条件：①病例发病前或无症状感染者核酸检测阳性前 14 d 内仅与境外输入病例有过接触史；②病例这段时间既没到过也没居住在境内有确诊病例或无症状感染者报告的社区，也没有去过境外有疫情的国家或地区；③病例在这期间无医院就诊等其他可疑暴露史，病例所在地区也未发生社区传播。

有关密切接触者、密切接触者的密切接触者及一般接触者的定义，请参见"密切接触者管理"一节。

二、个案调查

个案调查是指对新发病例的接触史、家庭及周围人群的发病或健康状况以及可能与发病有关的环境因素进行调查。

个案调查的目的一般包括：查明所调查病例的发病原因和条件；预防续发病例的发生，控制疫情扩散乃至消灭疫源；了解该病的人群、时间和地区分布及其变动趋势。

按照新冠肺炎防控方案要求，在接到新冠肺炎病例或无症状感染者报告后，疾控机构要尽快开展个案调查工作，通常需要在 24 h 内完成病例和无症状感染者的调查，并填写个案调查表。调查内容包括如下六个方面。

（一）基本信息调查

调查内容包括基本信息（姓名、性别、出生日期、现住址等），以及发病与就诊、危险因素与暴露史和实验室检测等信息。调查需要根据现场实际情况进行，通常情况下，可通过查阅相关资料、询问病例和无症状感染者及其亲属、知情人或者接诊医生等方式开展。在新冠肺炎病例出院完成 14 d 隔离管理和健康状况监测后，要收集填报新冠肺炎病例样本采集与检测信息。

（二）感染来源调查

通过查阅病历资料、面访病例本人或知情人、与接诊医生访谈获取相关信息，也可查询微信、支付宝、刷卡等记录，结合公安、民政、铁路、民航等多部门的大数据来收集新冠肺炎病例和无症状感染者的活动轨迹，确定其旅行史、接触史、暴露史等相关信息，分析可能的感染来源。

通过调查，明确其是否为境外或境内其他地区输入病例，如感染地为境内其他地区，应当第一时间与感染地疾控机构取得联系并核实其相关信息。如感染地为本地，应当明确其是否为输入继发病例或由本地传播而引起。如现有流行病学调查资料不足以明确其感染来源，因为该病的潜伏期为 1 ~ 14 d，因此应当对发病前 14 d 内的密切接触人员进行新冠病毒核酸和血清学筛查，必要时可开展新冠病毒基因测序，尽可能查清其感染来源。如通过上述手段仍不能明确病例和无症状感染者的感染来源，当地政府部门应当组织对其所在居民区近 14 d 内有发热、干咳等呼吸道感染症状者进行主动搜索排查，并及时开展核酸和血清学检测。

（三）污染范围调查

由于新冠肺炎患者在潜伏期就具有传染性，且研究表明发病前 2 d 传染性较强，因此应调查病例发病前 2 d 或无症状感染者采样前 2 d 至被隔离前的活动轨迹，以确定病例或无症状感染者排出的病毒所污染的范围。由于被调查者可能遗忘或不配合等，必要时要结合公安、电信等部门的大数据信息来判断活动范围及可能的污染范围，综合判定防控区域。例如，2020 年 6 月 11 日，在北京市已连续 56 d 无本地报告新增确诊病例后，北京市西城区出现 1 例新冠肺炎确诊病例（男，52 岁，6 月 10 日就诊于辖区医院发热门诊）。当地疾控机构迅速调查其发病前 14 d 的行动轨迹，对其活动场所及密切接触者进行采样与检测，在发现病例后 1 d 内就迅速锁定北京市新发地市场为此次疫情的来源并果断采取封控措施。

（四）密切接触者判定

密切接触者包括以下人员：在同一房间共同生活的家庭成员；直接照顾新冠肺炎病例或为其提供诊疗、护理服务者；在同一空间内实施操作，可能会产生气溶胶诊疗活动的医护人员；在办公室、工作车间、教室、食堂、电梯等同一场所有近距离接触的人员；在密闭环境下共同进餐、共同娱乐以及提供服务的人员；探视新冠肺炎病例的医护人员、家属或与其有近距离接触的人员；乘坐同一个交通工具并有近距离接触（1 m 内）的人员；暴露在可能被病例或无症状感染者污染环境的人员；经现场调查工作人员评估，认为其他符合密切接触者判定标准的人员。

（五）不同交通工具的具体判定原则

1. 飞机

一般情况下，要把与新冠肺炎病例或无症状感染者座位的同排和前后各三排座位的全部旅客以及在上述区域内提供客舱服务的乘务人员作为密切接触者，把同一航班上的其他乘客作为一般接触者。

2. 铁路列车

全封闭空调列车，病例或无症状感染者所在硬座、硬卧车厢或软卧同包厢的全部乘客和乘务人员。非全封闭的普通列车，病例同间软卧包厢内，或同节硬座（硬卧）车厢内同格及前后邻格的旅客，以及为该区域提供服务的乘务人员。

3. 汽车

全密封空调客车，与病例或无症状感染者同乘一辆汽车的所有人员。通风的普通客车，与病例或无症状感染者同车的前后三排座位的乘客和驾驶、乘务人员。

4. 轮船

与病例或无症状感染者同一舱室内的全部人员和为该舱室提供服务的乘务人员。

（六）现场调查的注意事项

在现场调查时，调查人员必须重视现场调查的复杂性和可能存在的风险，做好个人防护，时刻保持警觉，调查时与病例保持距离。调查结束后，调查表拍照存底后销毁，不得带出隔离病区，初次参加调查的人员要在有经验的同事带领下开展工作，推荐提前演练个人防护和模拟流调过程，熟悉辖区定点医院或发热门诊的路线图，尽可能减少被污染的风险，提高效率并节约资源。

调查人员到医院进行调查时，要事先联系医院的联络人打印或复印病历、检查单，访问病人主治医生并取得相关信息，避免浪费时间。对病人的访谈要尽可能一次完成（可录音）。对病人的行程可按时间顺序重复一次，确认有无遗漏，推荐通过电话或视频调查。

要取得病人（或家属）的理解和配合，表明流行病学调查的目的。注意照顾病人和家属的情绪，对病情给予关注，提供有效信息，给病人康复的信心，说明调查采样对病人诊断和治疗的好处，感谢病人的配合与支持，同时强调保持沟通联系，如需要可再次补充调查。

要充分利用信息，如公安、民政、社区等提供的信息，病人的微信记录、通话记录、朋友圈等，医疗机构、超市、药店等场所的监控录像，航班、火车票、网络支付、乘车刷卡等记录。

三、新冠肺炎聚集性疫情调查

不同传染病的聚集性疫情，由于传染性、致病性及流行的状况不同，其定义也有所不同。目前，我国新冠肺炎聚集性疫情是指 14 d 内在学校、居民小区、自然村、工厂、医疗机构等小范围内发现 5 例及以上新冠肺炎病例。聚集性疫情的发现途径主要包括常规诊疗活动，传染病网络直报数据审核分析，病例或无症状感染者的流行病学调查，重点场所、机构和人群健康的监测等。对符合定义的新冠肺炎聚集性疫情要立即开展调查，其目的是分析新冠肺炎聚集性疫情的传播特征和传播链；对密切接触者等进行追踪判定，发现疫情防控的薄弱环节，为及时控制该聚集性疫情及制定相应预防控制措施提供依据。

（一）流行病学调查

对聚集性疫情涉及的所有病例均应开展个案调查，填写病例个案调查表。病例调查应重点关注病例及密切接触人员是否有病例报告社区的旅行史或居住史；是否接触过发热或有呼吸道感染症状的患者，接触类型、接触距离、接触频率及采取的个人防护措施情况等；病人相关活动轨迹；核实并登记病例姓名、身份证号码及联系电话。初始调查时，聚集性疫情相关病例的时间范围可不限于14 d，相关疑似病例和无症状感染者也需纳入调查。结案时，应根据流行病学和实验室调查做出是否为聚集性疫情相关病例的最终判定。对密切接触者应参照有关要求开展调查，调查时应重点关注：密切接触者发病、标本采集和检测情况；密切接触类型，如聚餐、家庭共同生活、同乘交通工具等；密切接触者转归情况。

（二）病例暴露场所调查

聚集性疫情病例暴露场所有多种，其中家庭暴露、聚餐暴露、集体单位暴露、交通工具暴露以及医院、农贸（海鲜）市场等重点场所暴露较为常见。

（1）家庭暴露。家庭成员情况，包括与病例共同居住的家庭成员人数、接触频率、接触方式等以及个人防护情况；家庭环境状况，包括房间数、面积和通风与空调使用情况，洗手设施情况，卫生间及厕所情况；单元楼的电梯使用及消毒情况等。

（2）聚餐暴露。调查聚餐的时间、地点、人员及座位分布，顾客流量、通风与空调使用情况，洗手设施情况，餐厅整体卫生情况，以及其他可能导致传播风险增加的环境、行为等。

（3）集体单位暴露。调查病例所在集体单位工作场所的人员数量、工位分布及密集程度、车间分布、工作接触方式及工作人员防护情况等。集体单位的工作场所、食堂、宿舍、卫生间等相关场所的环境卫生，中央空调、新风系统使用与通风情况，洗手设施情况，电梯使用及消毒情况。

（4）交通工具暴露。调查病例所乘坐交通工具的种类、座位分布，通风和空调使用及消毒情况，洗手设施情况，同乘人员数量、健康状况以及个人防护情况等。

（5）重点场所暴露。病例暴露于农贸市场、医院、商场、超市、酒店、公共浴池、养老院、婚礼/葬礼现场等场所的时间，人员数量、密集程度及个人防护情况，相关场所布局与面积，通风和空调使用情况，电梯使用及消毒情况，洗手设施情况等。

（三）采样与检测

应对所有病例开展标本采集与检测工作。聚集性疫情的首发病例、怀疑为无症状感染者或潜伏期内传播等特殊情形，在2次核酸检测均呈阴性的情况下，可建议增加采样和检测的频次，并采集发病后7 d内和3~4周后的双份血清标本留存备检。

（四）调查资料分析

1.病例传播链分析

根据病例发病时间绘制流行曲线，结合与首发病例的关系、发病前14 d的暴露史及发病后的活动轨迹，绘制发病时序图或病例关系图，来分析病例传播链。例如，调查分析一起发生在重庆市的新冠肺炎疫情传播链，发现本起聚集性疫情共有20名感染者（确诊者18名、无症状感染者2名），首发病例为湖北省输入型病例。对其按照家庭、社区、公司的不同线索分别追踪，分析传播链，发现聚会传染的4名同学为第二代病例，由4名同学分别引起了3起家庭聚集和1起同事聚集，为第三代病例。

2.病例代际分析

根据流行曲线、时序图或病例关系图，结合潜伏期、暴露史，逐一判断病例代际，从而计算代间距，代间距=第n+1代发病时间–第n代发病时间。每起聚集性疫情的代际判定可参照以下原则：

第一代病例通常为发病时间最早的病例，即聚集性疫情的首例。如果怀疑存在无症状感染者或潜伏期传播的情况，均需结合流行病学调查和实验室检测结果进行综合分析判定。

第二代病例判定原则上符合以下3个条件：①发病前14 d内仅与第一代病例有过明确的接触史；②无其他有病例报告社区的旅行史或居住史；③无医院就诊等其他可疑暴露史或所在地区未发生明

显的社区传播。

第三代及以上病例判定可参照二代病例判定原则。若病例在发病前 14 d 内与前两代病例均有接触，则代际不能明确进行判断。

3. 潜伏期分析

单个病例的潜伏期计算应符合以下 3 个条件：①二代病例与首发病例有明确的接触史；②二代病例与首发病例接触时间较短；③二代病例除与首发病例接触之外，在发病前无任何其他相关暴露史或接触史。在聚集性疫情中，若发现单个病例的潜伏期超过现有研究的最短和最长潜伏期范围异常值，应核实是否符合上述条件，确认病例发病时间和与首例接触时间的准确性。在对发生在天津市宝坻区一栋百货大楼内的新冠肺炎聚集性疫情流行病学的研究中，对符合上述条件的 50 例确诊患者的潜伏期进行计算，结果表明该 50 例聚集性病例的潜伏期呈左偏态分布，潜伏期在 2 ~ 14 d 之间，潜伏期中位数为 8.5 d。

4. 潜伏期传染性分析

在聚集性疫情中，若判定首例存在潜伏期传播，需满足以下 3 个条件：①首例与二代病例接触时均无任何临床症状或体征，且二者发病后无接触史；②二代病例在末次接触首例后 1 ~ 14 d 发病；③首例发病前 14 d 内有其他有病例报告社区的旅行或居住史等可疑暴露史，二代病例除与首例接触外，无其他相关暴露史或接触史。例如，安徽省报告一起由潜伏期传播引起的青少年聚集性疫情，患者从武汉返乡，3 d 后出现眼睛发痒和发热症状，在此之前共接触 23 位亲友，其中有 7 位密切接触者被诊断为新冠肺炎，其余接触者症状较轻，这些接触者均无疫区接触史。

5. 无症状感染者传染性分析

在聚集性疫情中，若判定无症状感染者为传染源，需满足以下 3 个条件：①无症状感染者与二代病例有明确的接触史，且二代病例发病后与该无症状感染者无接触史；②二代病例在末次接触无症状感染者后 1 ~ 14 d 发病；③无症状感染者发病前 14 d 内有病例报告社区的旅行或居住史等可疑暴露史，二代病例除与首例接触外，无其他相关暴露史或接触史。广东省对新冠肺炎无症状感染者进行流行病学特征分析发现，325 例无症状感染者的流行曲线与确诊患者的流行曲线相似，其中潜伏期无症状感染者、隐性感染者分别有 184 例、141 例；与潜伏期无症状感染者有关联的密切接触者阳性检出率为 2.2%，与隐性感染者有关联的密切接触者阳性检出率为 0.3%，提示潜伏期无症状感染者的传染性可能高于隐性感染者。

6. 传播途径分析

当前公认的传播途径主要是飞沫传播和密切接触传播，其他传播方式如气溶胶传播、粪 – 口传播、尿液接触传播、结膜传播、母婴传播等尚未被证实。因此，在现场调查中，应注意收集病例间的接触方式、距离和时间，接触时个人防护和手卫生等相关情况，调查暴露场所的面积、人员密度、通风及空调使用情况，综合分析可能存在的传播途径。如果在飞机舱、高铁车厢、网吧、歌厅等密闭空间发生聚集性疫情，首先调查患者与首发病例座位距离、近距离交谈时间，分析个人防护和手卫生、厕所暴露等相关因素的关联性。如飞沫传播和接触传播无法解释病例的时间和空间分布，怀疑存在气溶胶传播时，采集飞机舱、高铁车厢及厕所等相关场所的空气样品、环境涂抹拭子等，检测病毒含量及其活性。当怀疑存在粪 – 口传播时，采集相关污染物以及粪便拭子等，检测病毒含量及活性；当怀疑存在尿液接触传播时，检测公共厕所中的小便器 S 形弯及侧壁，检测是否存在相关病毒；当怀疑存在结膜传播时，采集鼻咽和结膜拭子，检测病毒含量及活性；当怀疑存在母婴传播时，采集羊水、脐带血、母乳样本和新生儿咽拭子样本等，检测病毒的含量和活性。

四、调查报告的撰写

调查工作结束后，调查者应尽快将调查结果整理成书面材料，描述事件发生经过，说明调查步骤和所采取的控制措施以及分析干预效果。调查报告的撰写一般包括背景、流行病学调查方法、暴露场所调查情况、密切接触者调查情况、控制疫情所采取的措施以及调查结论和相关建议几个方面。

（一）背景

描述事件的发现和报告过程，概括介绍当地疫情情况，包括发病人数、死亡人数和病死率等。

（二）流行病学调查方法

描述事件涉及的病例总数及其不同分类（包括确诊病例、疑似病例、无症状感染者）的感染者人数、重症及死亡人数。可按发病日期逐一描述每个病例的基本情况（姓名、性别、年龄、职业、发病时的居住地址、身份证号码）、暴露史、密切接触者、发病和诊疗过程、临床表现、标本采集和检测情况、病情进展及转归情况、发病后活动轨迹、个人防护措施情况等。根据病例调查结果，绘制流行曲线、时序图、病例关系图，梳理总结聚集性疫情调查的关键信息。

（三）暴露场所调查

描述病例暴露场所的环境，包括通风与空调使用情况等、共同暴露的人数、人员接触情况和个人防护情况，必要时可绘制暴露场所的平面图。

（四）密切接触者和密切接触者的密切接触者调查

描述病例与其密切接触者的关系、接触方式和频率、最早和最后接触时间，调查确定密切接触者总数、密切接触者的密切接触者总数、不同转归情况及其人数。

（五）防控措施

描述针对此次聚集性疫情所采取防控措施的种类、持续时间及落实情况等。

（六）调查结论

根据调查，判断疫情传播的代际和传播链，明确传染来源以及传播方式等，如不明确来源也要说明。

（七）相关建议

基于此次聚集性疫情调查的结果和发现的问题，相应地提出有针对性的防控建议。

第五节 密切接触者管理

一、相关定义

（一）密切接触者

现阶段密切接触者的定义是指疑似病例和确诊病例症状出现前 2 d 开始，或无症状感染者标本采样前 2 d 开始，与其有近距离接触但未采取有效防护的人员。例如：张某 1 月 3 日出现发热症状，4 日被判定为新冠肺炎确诊病例，即 1 月 1 日开始与张某有过近距离接触而未采取有效防护的所有人均可判定为张某的密切接触者。

疫情发生初期，由于对新冠病毒及其对人类健康的影响认识不足，以及患者本身对发病日期描述不清楚，各省份查找密切接触者的时间标准不统一，大多将 14 d 或 7 d（潜伏期 1 ~ 14 d，多为 3 ~ 7 d）内与病例或无症状感染者有过密切接触但未做有效防护的人判定为密切接触者。随着病例的增加及数据分析的深入，研究人员认为新冠肺炎病例在出现症状之前的 2 d 传染性较强。《新型冠状病毒肺炎防控方案（第五版）》开始对密切接触者的查找时间有了统一标准。

（二）密切接触者的密切接触者

密切接触者的密切接触者简称"密接的密接"，是指在密切接触者与病例或无症状感染者的首次接触至该密切接触者被隔离管理前，与密切接触者共同居住生活、在同一密闭环境工作、有聚餐和娱乐等近距离接触但未采取有效防护的人员。有文献报道，密切接触者的 6.15% 将会发展为确诊病例或无症状感染者，因此找到密接的密接对疫情防控有非常重要的作用。例如：确诊病例张某与王某 1 月 1 日首次接触，后王某作为张某的密切接触者于 1 月 7 日被隔离管理，1 月 1—7 日之间与王某有过近距离接触但未采取有效防护的所有人员均可判定为张某密接的密接。

（三）一般接触者

一般接触者是指与疑似病例、确诊病例和无症状感染者乘坐飞机、火车和轮船等同一交通工具，或共同生活、学习、工作，以及诊疗过程中有过接触，但不符合密切接触者判定原则的人员。

二、密切接触者的判定

密切接触者的判定与染疫人在不同时期的传染性强弱及新型冠状病毒的传播途径有关。目前，对确诊病例潜伏期内的传染性及无症状感染者的传染性仍在研究，且对新冠病毒其他可能的传播途径，如气溶胶传播、粪－口传播等也在研究探索中。目前暂时认为符合以下条件的可以判定为密切接触者：①在同一房间内共同生活的家庭成员；②直接照顾者或提供诊疗、护理服务者，如保姆、上门医生等；③在同一空间内实施可能会产生气溶胶诊疗活动的医护人员，如口腔科医生等；④在办公室、教室、班组、电梯、食堂、车间等同一场所有近距离接触的人员；⑤密闭环境下共餐、共同娱乐以及提供餐饮和娱乐服务的人员；⑥探视病例的医护人员、家属或其他有近距离接触的人员；⑦乘坐同一交通工具并有近距离接触（1 m内）的人员，包括交通工具上的照料护理人员、同行人员（家人、同事、朋友等）；⑧暴露于可能被病例或无症状感染者污染的环境的人员；⑨现场调查人员评估认为其他符合密切接触者判定的人员，如多次使用过病例物品的人员等。

三、乘坐不同交通工具的密切接触者的判定

（一）飞机

与病例座位同排和前后各三排座位的全部旅客以及在上述区域内提供客舱服务的乘务人员作为密切接触者，其他同航班乘客作为一般接触者。

（二）铁路列车

全封闭空调列车，病例所在硬座、硬卧车厢或软卧同包厢的全部乘客和乘务人员。非全封闭的普通列车，病例同间软卧包厢内，或同节硬座（硬卧）车厢内同格及前后邻格的旅客，以及为该区域服务的乘驶、乘务人员。

（三）汽车

全密封空调客车，与病例同乘一辆汽车的所有人员。通风的普通客车，与病例同车前后三排座位的乘客和驾乘人员。

（四）轮船

与病例同一舱室内的全部人员和为该舱室提供服务的乘务人员。

四、密切接触者的协查

对确诊病例或无症状感染者进行流行病学调查时，若其密切接触者或密接的密接已不在本地区时，为避免疫情异地扩散，应立即要求相关省（自治区、直辖市）、市或县（区）进行密切接触者的协查。可通过对确诊病例或无症状感染者的直接问询或借助公安、工信等部门的大数据等信息化高科技手段调查出密切接触者的行踪轨迹或现居住地区，并立即向所在地区的疾病预防控制中心等相关部门发送协查函。协查函内容应包含病例的背景信息和被协查人的联系方式、住址、行动轨迹等相关信息。协查单位收到协查函后应依据协查函提供的信息立即对被协查人开展流行病学调查，并按照当地防控要求对密切接触者进行管控。协查结束后应形成协查报告予以回复。

全国各省级、省内各地市级疾病预防控制中心应建立协查通讯录，明确各地的协查负责人等；各级疾病预防控制中心应建立健全应急值守制度和密切接触者协查制度，保证24 h信息畅通和第一时间进行协查工作。

五、密切接触者的管理

（一）管理方式

1. 密切接触者和密接的密接管理方式

密切接触者和密接的密接主要采取集中隔离医学观察，我国一般由当地政府设立定点宾馆进行集中隔离。对以下一些特殊人群也可采取居家医学观察，同时需要社区、基层医疗机构、疾控机构等部门加强指导和管理，严格落实居家医学观察措施。① 14 岁及以下儿童。若其父母或家人均为密切接触者或密接的密接，首选集中隔离医学观察，在做好个人防护和保持人际距离的情况下，儿童可与父母或家人同居一室。如仅儿童为密切接触者或密接的密接，可在社区医务人员指导下做好个人防护并保持人际距离，由家人陪同儿童居家进行医学观察；有基础疾病的人员和老年人不能作为儿童的陪护人员。②半自理及无自理能力的密切接触者或密接的密接，原则上实施集中隔离医学观察，由指定人员进行护理。如确实无法进行集中隔离医学观察，可在社区医务人员指导下采取居家医学观察。有基础疾病的人员和老年人不能作为陪护人员。

2. 一般接触者管理方式

一般接触者要做好登记，并进行健康风险告知，一旦出现发热、干咳、乏力、腹泻等症状时要及时就医。

（二）管理流程

1. 知情告知

实施医学观察时，应当书面或口头告知医学观察的缘由、期限、法律依据、注意事项和疾病相关知识，以及负责医学观察的医疗卫生机构及联系人和联系方式。

2. 核酸检测

在密切接触者纳入集中隔离医学观察当日或次日开展第一次核酸检测，间隔 1 d 和隔离 14 d 期满时分别进行第二次和第三次核酸检测。对核酸检测阳性者，应当及时追踪其密切接触者，并对其密切接触者进行 14 d 的集中隔离医学观察。对所有密接的密接，在隔离医学观察当日或次日进行一次核酸检测。

3. 健康监测

每天早、晚对密切接触者和密接的密接各进行一次体温测量，并询问其健康状况，给予必要的帮助和指导。

4. 观察期限

密切接触者医学观察期限为自最后一次与病例、无症状感染者发生无有效防护接触后 14 d。密切接触者在医学观察期间若检测为阴性，仍需持续观察至期满。密接的密接医学观察期限为自最后一次与密切接触者发生无有效防护接触后 14 d。

5. 异常症状处理

医学观察期间，密切接触者和密接的密接一旦出现任何症状（如发热、干咳、乏力、腹泻等），需立即向当地疾控机构报告，并按规定送定点医疗机构诊治，采集标本开展实验室检测与排查工作。如排查结果为疑似病例、确诊病例，应当对与其密切接触的人员进行调查和医学观察。

6. 隔离医学观察解除

医学观察期满时，如无异常情况，应当按时解除医学观察。如密切接触者解除隔离医学观察，其密接的密接也应当及时解除隔离医学观察，无须至医学观察期满。疑似病例在排除后，其密切接触者和密接的密接即可解除隔离医学观察。

（三）管理要求

集中或居家医学观察对象应当独立居住，尽可能减少与共同居住人员的接触，做好医学观察场所的清洁与消毒。生活垃圾应按照医疗废弃物处置放入黄色垃圾袋，由管理人员定时回收。密切接触者在观察期间不得外出，如果必须外出，须经医学观察管理人员批准，并佩戴一次性医用外科口罩，避免去人群密集场所。实施密切接触者医学观察并与其有近距离接触的工作人员，应当做好呼吸道飞沫和接触传播的防护措施。

第六节　输入病例的防控和管理

一、境外疫情的监测和评估

目前，我国新冠肺炎疫情已经得到控制，但境外疫情形势仍然严峻，2020 年 10 月 22 日全世界受新冠肺炎感染的 213 个国家和地区较前一日新增确诊病例首次超过 50 万，而且国外疫情短期内没有得到控制的可能。在未来的一段时间内，防范输入性病例是我国新冠肺炎疫情防治的重中之重，同时需高度关注和防范输入病例引起的疫情反弹并实时监测全球新冠肺炎疫情信息，重点是高风险国家和地区；还要定期开展跨部门境外疫情风险研判和风险评估，以调整口岸防护策略及措施，强化重点国家、重点航线、重点航班、重点人员的风险布控，有针对性地采取相应的防控措施。

二、入境人员的防控

（一）入境健康申报

各级海关协调交通工具运营者积极引导旅客在入境前采用电子方式申报"健康申明卡"。要求入境人员主动申报过去 14 d 内是否接触新冠肺炎病例，是否接触有发热症状和呼吸道感染症状的患者等，并记录过去 14 d 内的行程和翔实的联系地址、联系电话、航班号（车、船次）等内容，以帮助海关工作人员及时有针对性地掌握出入境人员信息，以及传染病症状、旅行史等传染病监测关键信息，实施快速准确追踪，为开展流行病学调查及医学隔离等传染病防控措施提供强有力的信息支持。

（二）入境人员检疫

海关对入境人员严格审核健康申明卡，进行体温监测、流行病学调查、医学检查和核酸采样检测，提高对有症状和无症状感染者的发现率。根据口岸疫情防控的需要，海关形成"三查三排一转运"模式，即在检疫筛查环节落实"三查"，100%严格查验健康申报、开展体温筛查、实施医学巡查；在检疫排查环节落实"三排"，严格实施流行病学排查、医学排查、实验室检测排查；在检疫处置环节落实"一转运"，对发现的病例、疑似病例等一律按照联防联控机制转运至卫生健康部门妥善处置。

（三）病例通报

卫生健康部门与海关应积极做好数据共享工作。海关在口岸区分有症状者、密切接触者以及其他人群后，对有症状者，严格按照《新型冠状病毒感染的肺炎口岸防控技术方案》要求进行排查，并通知卫生健康部门转运至指定医疗机构。卫生健康部门应及时将境外输入病例信息通报给海关等联防联控机制相关部门，海关等部门要积极协助卫生健康部门做好密切接触者等人员的行踪轨迹追溯与核查工作。

（四）省际合作

建立完善相关省份之间的信息互通合作机制，推动从疫情严重国家和地区入境人员的信息互通共享。

三、货检通道出入境中外司乘人员的防控

2020年4月11日，我国交通运输部印发《关于进一步做好境外疫情输入防控加强国际道路货运驾驶员封闭管理的通知》，要求加强国际道路货运驾驶员封闭管理，进一步做好交通运输领域境外疫情输入防控。外方货运车辆原则上应在口岸所在地卸货，入境的外方驾驶员应当天离境，装卸货期间不得接触货运场站管理人员和货物装卸人员。确有困难无法当天离境的外方驾驶员，经体温检测符合规定的，应在口岸所在地疫情防控领导机构组织下，乘坐"点对点"一站式转运车辆，到指定地点封闭管理，离境前不得外出。外方驾驶员在境内停留期间，应当遵守口岸所在地疫情防控管理有关规定，并加强自身防护，主动健康申报，一旦出现发热、干咳、乏力等疑似症状，应及时报告。多次往返从事跨境运输的外方驾驶员，应当定期接受核酸检测。

黑龙江、广西、内蒙古等地根据口岸实际情况也相应颁布了严格管控措施，对跨境货运车辆及司乘人员实行严格管理。本节以黑龙江省为例，关于货检通道出入境中外司乘人员的具体防控措施简述如下。

黑龙江省中俄边境线约3000 km，已经向俄罗斯开放的口岸有绥芬河市、黑河市、抚远市、东宁市、密山市、饶河县、同江市、萝北县、嘉荫县、逊克县等10个市（县），这些市（县）是中俄经济贸易合作的前沿阵地，也带来了巨大的防疫压力。2020年3月末，由于国家防控策略，暂时关闭

了内蒙古满洲里和吉林珲春口岸的陆路客运通道，仅开放绥芬河口岸陆路客运通道，导致短时间大量由俄罗斯归国人员从绥芬河口岸入关。绥芬河市核酸检测能力、流行病学调查能力、医疗救治能力以及人员管控能力一时无法满足防控需求，导致全国瞩目的境外输入性疫情暴发。黑龙江省防疫自4月末关闭客运口岸后，至今省内所有陆路口岸运输政策仍是"客停货通"。鉴于绥芬河市曾经发生过核酸检测阳性的俄罗斯货车司机入境导致本地关联病例的事件，黑龙江省疫情防控指挥部随即调整防控措施，采取货运通道闭环管理模式，即双方司乘人员必须遵守对方国家的防疫规定，只允许抵达对方口岸的限定区域，当天入境，当天出境；中方出境司乘人员当天回国后必须实行定点集中封闭管理，换班轮休司机按照入境人员进行管理；货物采取甩挂方式开展跨境运输；对入境货车登临检疫；司乘人员实行查验健康申明卡、体温监测、流行病调查和核酸采样检测。口岸限定区域内的中方相关工作、管理人员和企业人员进出实行登记制度，按照相应等级防护后进入现场工作，实行集中隔离居住、点对点统一接送和五天循环核酸检测等封闭式管理措施；做好收发货企业及物流企业负责货运作业前后的企业人员防护和车辆消毒工作，确保人、车防疫安全。

四、交通工具及货物检疫

新冠病毒的传播途径目前尚未明确，根据早期武汉疫情的经验，初步确定主要传播方式为飞沫传播和人与人直接接触；全国各地疫情暴发后，大量相关的文献报道新冠病毒可能存在密闭空间的气溶胶传播；武汉、北京、大连等地的疫情暴发源头都指向了本地的农贸、海鲜市场，中国疾病预防控制中心在对青岛市冷链食品外包装表面进行采样分析后发现了活病毒，进一步说明新冠病毒在冷冻的条件下是可以长期存活的，即使长距离转运也可以在冷冻的传播媒介（即传染源将病原体传播给易感人群）中存活并保持其活性。这是对疫情防控的新挑战，同时我们要深入研究新冠病毒在不同的具体的外界环境下存活并保持病毒活性的条件。所以目前各地海关对来自高风险国家和地区的交通工具实施严格的检疫，按照布置控制的指令要求实施指定地点登临检疫；对出入境交通工具和旅检现场可能受污染的环境和物品进行消毒处理，实施消毒工作的企业要具备相关资质，防止病毒经交通工具或货物输入境内，对其工作人员进行监测（具体请参见本章"疫情监测"一节）。

五、输入病例防控管理

（一）入境人员的转运

口岸所在地联防联控机制指定相关机构及时将海关部门检疫发现的确诊病例（染疫人）、疑似病例（染疫嫌疑人）、有发热等症状的人员及时转运至定点医疗机构,将密切接触者和其他人员（边民、外交人员及从事重要经贸、科研、技术合作的人员除外）分别转运至不同的集中隔离医学观察场所。

（二）入境人员的管理

确诊病例、疑似病例应当在定点医疗机构进行隔离治疗，确诊病例符合出院标准，出院后建议继续进行14 d的隔离管理和健康状况监测。疑似病例进行单人单间隔离治疗，并通过采样检测进行确诊或排除。有发热、干咳、乏力、腹泻等症状者，定点医疗机构要采集其标本进行实验室检测，新冠病毒检测结果为阳性者按照确诊病例处理，阴性者需进一步排查流感、疟疾、登革热等其他疾病，并进行相应治疗。密切接触者实施入境后14 d集中隔离医学观察，对观察期间出现异常症状者，按规定及时送定点医疗机构排查诊治。其他人员，全部由第一入境点所在省份实施入境后核酸检测并开展14 d的集中隔离医学观察（边民、外交人员和从事重要经贸、科研、技术合作的人员除外）。对完成远端核酸检测的入境人员，具备封闭转运管理条件、居家隔离条件（有独立房间和独立卫生间）并能进行社区精准管控的可在自愿基础上实施"7+7""2+1"集中隔离医学观察措施。入境人员在入境口岸接受海关核酸检测后，在入境地集中隔离7 d并自费进行核酸检测（原则上在进入集中隔离医学观察点的第5天），检测结果阴性者可转居家隔离7 d，并于隔离期满14 d后自愿自费进行一次核酸检测。

（三）信息沟通和共享

卫生健康部门与入境口岸海关、移民边检、交通运输、民航、铁路、公安、通信管理等部门进行信息沟通，建立入境人员个人基本信息、健康状况、14 d内国别旅行史等信息的全量数据库，动态更新14 d观察期内人员信息。将相关信息纳入全国一体化政务服务平台和各地健康行程码管理，强化入境人员入境后的14 d健康监测。确保入境人员信息及时共享、人员及时管控、疫情及时处置。

第七节　分区分级疫情处理

2020年2月17日，国务院联防联控机制印发《关于科学防治精准施策分区分级做好新冠肺炎疫情防控工作的指导意见》，依据《中华人民共和国传染病防治法》《突发公共卫生事件应急条例》等法律法规，要求各地区以县（市、区、旗）为单位，依据人口、发病情况综合研判，科学划分疫情风险等级，并依据本地疫情形势，动态调整风险等级和应急响应级别，明确各等级的防控策略与措施，分区分级精准防控。

一、低风险地区

低风险地区为绝大部分市（地）无病例，个别市（地）出现散发病例（以输入性为主）或聚集性疫情的地区。这类地区应严防输入，全面落实常态化疫情防控工作，加强疫情监测，并积极做好疫情处置等各项相关应急准备工作。具体措施及要求如下：

（一）坚持预防为主，做好个人防护工作

（1）正确佩戴口罩。在非疫区空旷且通风场所不需要佩戴口罩，进入医院、影剧院、商场、客运场站（火车站、汽车站、飞机场等）等人员密集或密闭公共场所需要佩戴口罩。

（2）要减少不必要的人群聚集，尽量减少前往人员聚集场所，尤其是密闭式场所。

（3）要加强场所通风、消毒。室内多通风，加强公共场所和公共区域的消毒，落实日常清洁、消毒卫生制度。

（4）要养成良好的卫生习惯和生活方式，从而增强健康意识、提升健康素养。例如：勤洗手，避免在没洗手的状况下接触眼、鼻、口等部位；咳嗽、打喷嚏时用纸巾或者弯曲手肘捂住嘴和鼻子；推行公筷制；社交要保持 1 m 以上安全距离等。

（二）突出重点部门、重点场所及重点人群防控

要积极做好口岸、医疗机构（医院、社区卫生服务中心、诊所）、隔离场所、办公场所、商场超市、客运场站、交通运输工具、托幼机构、养老机构、福利院、中小学校、大专院校等特殊场所的防控工作，尤其要做好冷冻产品储存、加工、运输和销售企业或场所的防控工作，加强检测和消毒工作。要加强老年人、儿童、孕产妇、学生、医务人员等重点人群的健康管理及卫生防护工作，以及加强日常健康监测等。

（三）强化技术支撑保障

加快检测试剂和设备研发，提高灵敏度、特异性、简便性，达到提升检测能力、缩短检测时间等目的。切实推进疫苗、药物科技攻关和病毒变异、免疫策略等方面的研究。

（四）加强组织领导

落实各级党委和人民政府、企事业单位责任，加强组织领导，坚持依法防控、科学防控、联防联控，加大经费投入，加强医疗物资动态储备，进一步完善应急预案等。

（五）加强监测，落实"五早"原则

针对感染病例，要切实遵循 "早发现、早诊断、早报告、早隔离、早治疗"的原则。在上述场所建立完善监测哨点，提高早期监测的完整性、时效性、敏感性、特异性以及代表性。构建多点触发机制，开展多渠道监测预警工作。加大对入境人员，医疗机构发热门诊、新住院患者及医务人员，冷冻食品从业人员，养老机构内的人员等高风险人群定期开展核酸检测筛查的力度，切实做到对确诊病例、疑似病例、无症状感染者的"早发现"，按要求"早报告"，不得瞒报、漏报、迟报。

（六）做好卫生应急准备工作

一方面加强人员准备，做好流行病学调查、消毒、检验监测、健康教育、卫生应急及心理卫生等方面的人员储备，同时加强人员培训和演练，做好疫情处置技术准备。另一方面要做好卫生应急物资储备。重点加强医用防护口罩、护目镜、医用防护服、医用防护鞋套、医用手套等个人防护用品的准备工作，对消毒用品及实验室检测消耗试剂等也要做好充分准备，满足疫情处置工作的需要。切实建立完善疫情常态化下的卫生应急物资保供机制，针对不同风险级别制定相应的卫生应急物资储备方案和保供预案，结合实际情况研究确定储备目录、储备周期，确保卫生应急物资保障供应有力、有效。

二、中风险地区

中风险地区为发生区域性的疫情传播，或部分地区发生持续性社区传播，进一步构成全国扩散

蔓延风险的地区。其防控按"外防输入、内防扩散"的要求,在做好低风险地区相关措施的基础上,进一步采取以下措施:

(一)划定防控区域范围

根据流行病学调查结果,组织开展传播风险评估,应重点整理和描述疫情背景、特征、原因、易感和高危人群、潜在后果、防控措施及其有效性等。新冠肺炎疫情应重点描述疫情发生时间、地点、感染人群,病原及疾病的特征(疾病的严重性、传播方式),以及监测、救治及防控能力等。依据评估结果,划定防控区域范围,要划定最小防控单元,实施精准防控,如学校以班级、楼房以单元、工厂以工作间、工作场所以办公室、农村以户为最小单元,另外要适度限制一定范围内的聚集性活动。

(二)启动强化监测

出现感染来源不明病例时,确定在一定区域范围的医疗机构,有传播风险的场所、单位和社区开展重点人群的强化监测。时限为自疫情发现开始,持续至末例病例报告后 14 d。

(1)医疗机构强化监测。医疗机构在诊疗过程中须对所有出现发热、干咳等呼吸道感染症状的门诊及住院病例及时采样检测;对出现发热、干咳等呼吸道感染症状的所有医务人员及院内其他工作人员及时采样检测;对新入院患者及陪护人员,或住院期间慢性基础疾病加重的患者及时采样进行核酸检测。

(2)开展重点场所和重点机构监测。在农贸市场、学校和托幼机构、养老机构、福利机构、看守所、监狱等场所和机构中,对可能存在感染风险的范围进行评估,确定可能存在感染风险的人员,并进行采样检测。

(3)开展社区主动排查。在防控区域范围内组织开展逐户排查,对近 14 d 内有发热、干咳、乏力、腹泻等症状者,按规定及时送定点医疗机构进行核酸检测和诊治。

(4)对风险人群进行核酸检测。根据疫情防控需要和感染风险评估结果,确定风险人群范围,根据感染风险大小确定检测优先次序。对病例和无症状感染者的密切接触者、密接的密接以及有共同暴露史人群要尽早开展检测;其次对报告疫情小区人员、疫情发生地周边小区人员以及区域内快递员、出租车司机、公交车司机等开展检测。统筹医疗机构、疾控机构和有资质的社会检测机构资源,为其他"愿检尽检"人群提供检测服务。

(三)做好终末消毒工作

对患者居住过的场所如家庭、医疗机构隔离病房及其污染的物品进行随时消毒。病人离开后需要对病例排出的污染物及其可能污染的物品和工作生活过的场所,如病例家庭、楼栋单元、单位办公室和会议室,以及其他可能受污染的交通工具和重点场所等环境和物品实施终末消毒。

三、高风险地区

高风险地区为发生跨区域较大范围疫情传播,较多地区发生持续性社区传播,全国扩散蔓延局面基本形成的地区。其防控应内防扩散、外防输入、严格管控,在落实中风险地区各项防控措施的基础上，进一步采取以下措施：

（一）快速启动相应级别应急响应

建立应急指挥协调机制，做好医疗救治、实验室检测、隔离管理等准备与部署。

（二）果断扩大防控区域范围

按照《中华人民共和国传染病防治法》及精准防控策略要求，结合疫情实际情况，科学划定高、中风险地区；根据流行病学调查结果，组织开展传播风险评估，以学校、楼房、工厂、工作场所、自然村为最小单元划定防控区域。

（三）迅速开展全面排查

充分利用大数据排查与实地排查相结合的方式，强化医院、养老院、学校、监所等重点场所的排查工作，动员社区、企事业单位开展自我排查，组织开展入户全面排查，发现有发热、干咳、乏力、腹泻等症状者，及时送定点医疗机构进行检测和诊治。

（四）严格限制人群聚集性活动

限制或停止一定范围内的集市、影剧院演出或者其他人群聚集活动，关闭相关场所，严重时以户为单位，严格禁止城乡居民探亲、串门、打牌、聚餐、聚集，尽最大可能降低感染风险。

（五）及时进行区域管控

果断采取停工、停业、停课等管控措施，必要时可采取区域封锁，限制人员进出。包括：

（1）封住城：严管严控各出城口，实施交通管制，封闭所有出入口，车辆和人员一律不予放行。

（2）关住门：对所有村、社区（住宅小区）实行封闭式管理。

（3）控经营：与居民生活必需品保障无关的经营场所暂停营业；居民生活必需的农贸市场、超市、药店等场所要定期消毒，经营人员和购物者加强防护，进行测温等。

（4）管住人：各村、社区（住宅小区）封闭期间，禁止非本村、社区（住宅小区）人员和车辆进入。在最后一例病例确诊后14 d且区域内无本地新增确诊病例时，可解除封锁。

第八节　疫苗

一、疫苗概述

疫苗是为预防、控制疾病的发生、流行，用于人体免疫接种的预防性生物制品。通过预防接种疫苗，在人体与病原之间建立一道"屏障"，可以阻断传染病传播，维护公共卫生安全。疫苗根据研发、制备技术和成分不同，可分为传统疫苗和新型疫苗。传统疫苗有灭活疫苗、减毒活疫苗和从微生物及其衍生物分离提取的亚单位疫苗；新型疫苗有基因工程亚单位疫苗、重组载体疫苗、核酸疫苗等。免疫接种是预防和控制传染病的重要手段，疫苗的防病效果已为世人所公认。例如，通过普遍接种痘苗，全球根除了天花；全球计划免疫接种脊髓灰质炎疫苗，小儿麻痹症也即将被根除。

2003 年暴发的 SARS，2012 年暴发的 MERS 以及 2019 年暴发的新冠肺炎，都是由 β 属冠状病毒引起的急性呼吸道疾病。尤其是 2019 年新冠肺炎的大流行，对全球的公共卫生安全形成了巨大威胁，造成了巨大的生命和经济损失。人们普遍认为，只有获得安全有效的疫苗并且成功实施全球疫苗接种计划，世界才能恢复大流行前的正常状态。

二、研发基础

目前还没有人用冠状病毒疫苗成功上市。但已有研究表明，禽类冠状病毒灭活疫苗和减毒活疫苗均对家禽有效，均会产生保护性免疫。家禽传染性支气管炎冠状病毒疫苗已经上市销售并取得良好效果，由此可以看出，动物冠状病毒疫苗能够帮助动物有效避免感染。新冠病毒与 SARS–CoV、MERS–CoV 同属 β 属冠状病毒，前期 SARS–CoV 和 MERS–CoV 疫苗的研发成果对新冠病毒疫苗的研发有一定的借鉴意义。比如在抗原的选择、疫苗技术路线、疫苗接种途径，以及安全性评价等方面对新冠病毒疫苗的研发都具有参考价值。

新冠病毒与 SARS–CoV、MERS–CoV 一样，表面包含 4 个结构蛋白，分别是刺突蛋白（S 蛋白）、包膜蛋白（E 蛋白）、膜蛋白（M 蛋白）和核蛋白（N 蛋白），其中 S 蛋白介导了冠状病毒对宿主细胞的黏附和进入。S 蛋白通过其 S1 亚基上的受体结合区域（RBD）与血管紧张素转换酶 2（ACE2）结合，在病毒感染细胞的过程中起到关键性作用，是诱导机体产生免疫保护应答最为重要的抗原。S 蛋白的抗体能够在体外中和冠状病毒的感染性，保护宿主细胞免于被冠状病毒感染，因此 S 蛋白被称为冠状病毒的中和抗原。有研究表明，RBD 含有 S 蛋白中主要的中和抗原决定簇，比 S 蛋白本身和 S1 亚基能诱导出更高效价的中和抗体和更少的非中和抗体。从康复病人血清中分离出来的中和抗体绝大部分是靶向 RBD 的。SARS–CoV 与 MERS–CoV 的 RBD 亚单位疫苗可在动物体内产生强效和长久的中和抗体反应，保护动物免受病毒的感染。因此，新冠病毒疫苗研发，除了全病毒灭活外，其他技术平台都优先选择新冠病毒全长 S 蛋白、部分 S 蛋白或 RBD 序列作为免疫原。

前期 SARS 和 MERS 疫苗的 I 期临床试验的公开数据显示，SARS–DNA 疫苗和 SARS 灭活疫苗受种者均未有严重的局部或系统不良反应，且产生了细胞免疫应答和特异性中和抗体。此外，两个载体疫苗改良了牛痘病毒载体安卡拉（modified vaccinia virus，MVA）–MERS–S 疫苗和腺病毒载体 ChAdOx1–MERS 疫苗，也进入了 I 期临床试验。研究发现，不同年龄段健康成年人接种疫苗后无严重不良反应。这些研究预示不同技术路线所设计的新冠病毒疫苗均将有良好的制剂安全性。

开发安全有效的新冠病毒疫苗的潜在障碍是中和抗体效价不足可能引发疾病的 ADE 效应。如果候选疫苗诱导产生大量针对病毒的非中和抗体与病毒结合之后，可通过其 Fc 段结合细胞表面的 Fc 受体，进而感染不表达病毒特异性受体的巨噬细胞等免疫细胞，出现疫苗接种后病毒感染加重的现象。SARS–CoV 和 MERS–CoV 的疫苗研发过程中，不同的实验室分别在雪貂、小鼠、猕猴等动物试验中观察到了不同程度的 ADE 效应或有害免疫反应。由于新冠病毒与 SARS–CoV 同源度较高，且结合相同受体 ACE2，以及针对新冠肺炎患者的研究显示，患者血浆中可能含有 ADE 效应的抗体。因此，新冠病毒疫苗在研究中应注意是否产生 ADE 效应，这对疫苗的安全性是一个严峻的考验。

很多 SARS–CoV 和 MERS–CoV 疫苗在年轻动物中能够提供良好的保护作用，但在年老动物中却不能，因此需要加深对新冠病毒的致病机制的理解，特别是免疫病理的认识，这有助于疫苗研发。由于新冠病毒毒株的变异可能会导致疫苗的免疫逃逸，疫苗设计中应考虑保留更多的保守性中和抗原表位，另外还应考虑鼻腔滴注或肌肉注射等合适的免疫策略。

总体来说，过往冠状病毒疫苗研发为新冠病毒疫苗研发提供了很好的参考经验，但新冠病毒与 SARS–CoV 等已知的冠状病毒间的差异提示，过往经验只能作为参考，新冠病毒疫苗研发仍需要谨慎对待，严格规范地按程序进行，确保疫苗安全、有效。一旦获得足够的临床前数据，就可以开始临床试验。疫苗的临床试验通常从小型 I 期临床试验开始，以评估候选疫苗在人体内的安全性；然后进行 II 期临床试验，确定剂量，初步证明效果；最后进行 III 期临床试验，在较大样本量的人群中证明疫苗效力和安全性。

三、研究现状

自疫情暴发以来，世界各国都在加紧研发新冠病毒疫苗。根据世界卫生组织持续更新的全球新冠病毒候选疫苗一览表，截至 2020 年 11 月 3 日，国内外已有 202 个新冠病毒候选疫苗正处于不同的研发阶段，其中 155 个候选疫苗在临床前试验阶段，47 个候选疫苗进入临床试验阶段（10 款候选疫苗已进入 III 期临床试验）。目前在研的新冠病毒疫苗主要包括 6 种类型，分别为病毒灭活疫苗、减毒活疫苗、重组蛋白亚单位疫苗、病毒载体疫苗、病毒样颗粒疫苗，以及核酸疫苗（包括 DNA 疫苗和 RNA 疫苗）。各类型疫苗项目的数量和占比如图 5-1 所示。我国有 4 款疫苗进入 III 期临床试验阶段，其中 3 款为病毒灭活疫苗，1 款为腺病毒载体疫苗。

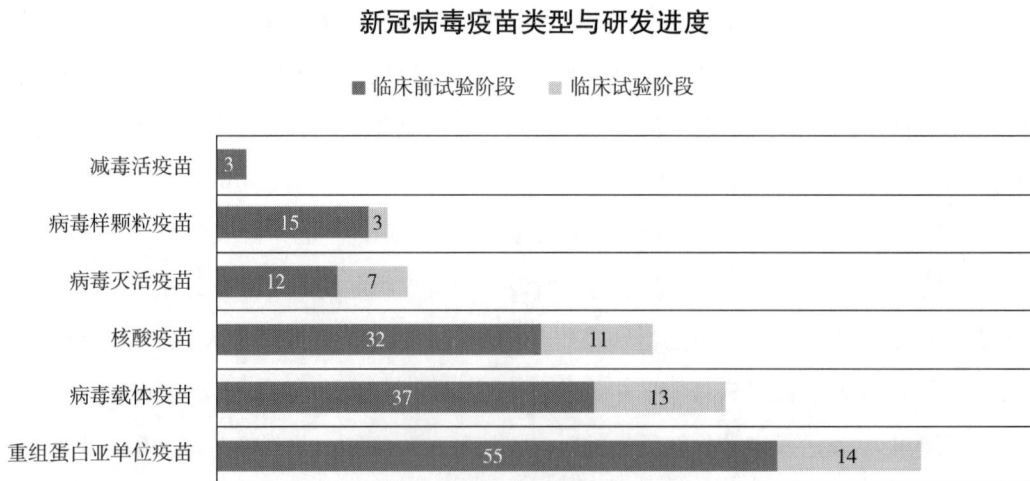

新冠病毒疫苗类型与研发进度

■ 临床前试验阶段　　■ 临床试验阶段

类型	临床前试验阶段	临床试验阶段
减毒活疫苗	3	
病毒样颗粒疫苗	15	3
病毒灭活疫苗	12	7
核酸疫苗	32	11
病毒载体疫苗	37	13
重组蛋白亚单位疫苗	55	14

图 5-1　各类型疫苗的数量和占比

（一）病毒灭活疫苗

新冠病毒灭活疫苗一般是通过甲醛和 β–丙内酯作为灭活剂将具有感染性的完整病原体杀死，使其失去致病力的，但保留抗原性。灭活疫苗诱导的免疫效果相对较差，一般需要添加佐剂增强机体对抗原的免疫应答或改变免疫应答类型。灭活疫苗由于生产工艺简单、制备和产业化技术平台成熟、稳定性好、使用安全等，已成为我国新冠病毒疫苗研发的首选技术路径。

截止到 2020 年 11 月 3 日，全球已有 12 种新冠病毒灭活疫苗处于临床前研究阶段，7 种进入临床试验，其中 3 种已进入 III 期临床试验阶段。进入 III 期临床试验阶段的新冠病毒灭活疫苗分别由我国武汉生物、北京科兴以及北京生物研发。北京科兴 COVID–19 灭活疫苗是研究人员从 11 株不同来源的 SARS–CoV–2 中选定 CN2 株用于疫苗生产，经病毒培养、收获、灭活、纯化和铝佐剂吸附而成；北京生物 COVID–19 灭活疫苗是研究人员从 3 种代表性较好的 SARS–CoV–2 毒株中选定了增殖速度快、遗传稳定性好的 HB02 株用于灭活疫苗研发。以上 3 种新冠病毒灭活疫苗 I、II 期临床试验显示，均能够诱导机体产生有效的免疫应答，且均未观察到严重不良反应和 ADE 效应。目前资料显示，此类疫苗具有良好的安全性和免疫原性。

（二）减毒活疫苗

减毒活疫苗是基于野生病原体改造而来的低致病性毒株，冠状病毒具有复制非必需基因（非结构蛋白和结构 E 蛋白），可以通过删除这些基因导致冠状病毒体内减毒。兽用冠状病毒曾通过 E 蛋白的缺失导致减毒并产生有效的疫苗株。另外，可以通过突变或删除毒力基因，或者密码子去优化来合理设计减毒病毒株。用次优密码子来编码野生型氨基酸序列，将在感染期间大大减慢病毒蛋白的翻译速度，如果选择合适的病毒蛋白进行密码子去优化，这种方法可以产生一种在体内致病性显著下降但仍能在体外复制的病毒。但是，要研发一种用作疫苗的病原体减毒株，就需要证明该毒株无法通过自然传代而恢复成为具有完整致病性的病原体。对冠状病毒而言，这尤其具有挑战性，因为已知冠状病毒能够发生自然重组。从理论上讲，减毒的疫苗株可与野生型冠状病毒重组以重新产生致病毒株。

到目前为止，只有 3 种基于减毒活疫苗技术路线的新冠病毒疫苗处于临床前试验阶段，均采用密码子去优化方法设计减毒病毒株，开发商分别为美国 Codagenix 公司、土耳其迈赫迈特·阿里·艾迪纳尔大学（Mehmet Ali Aydinlar University）、印度免疫有限公司（Indian Immunologicals Ltd）。

（三）重组蛋白亚单位疫苗

重组蛋白亚单位疫苗基本工艺原理为借助体外制备病原体特异抗原蛋白，刺激人体产生抗体。冠状病毒亚单位疫苗主要诱导 $CD4^+$ T 细胞抗体反应。新冠病毒重组蛋白亚单位疫苗大都包含全长 SARS–CoV–2 的 S 蛋白或其 RBD 部分，目的是诱导机体产生中和抗体。单独的蛋白质或肽的免疫原性较差，通常不仅需要添加佐剂而且需要重复给药。重组蛋白亚单位疫苗的优势：可以利用基因工程技术优化其免疫原性；成分单纯；可实现规模化生产；对宿主没有致病的风险，具备安全性和稳定性。全球通过多技术路线研发新冠病毒重组蛋白亚单位疫苗项目数量最多。

目前，临床试验中有 14 种新冠病毒亚单位疫苗，其中 1 种已进入 III 期临床试验，另外 55 种正在临床前试验阶段。Novavax 公司利用重组蛋白纳米颗粒疫苗技术和 Matrix-M 佐剂研发新冠病毒疫苗，这一技术曾被用来成功研发埃博拉疫苗，其研发的候选疫苗已进入 III 期临床试验阶段，是新冠病毒重组蛋白亚单位疫苗中进展最快的。我国安徽智飞龙科马生物制药有限公司选用 RBD 区域研发的重组亚单位新冠病毒疫苗，已完成 I、II 期临床试验，数据证明其有很好的安全性和免疫原性。

（四）病毒载体疫苗

病毒载体疫苗是指将候选疫苗核酸包装在已经去除毒性的载体病毒的基因组中，通过生物学方法将核酸递送到细胞内部，痘苗病毒、腺病毒等已成为研制疫苗常用的载体。病毒载体可以分为复制型病毒载体和非复制型病毒载体。复制型载体包括慢病毒载体、麻疹病毒载体以及流感病毒载体。非复制型载体常用的为腺病毒载体和痘苗病毒 MVA 载体。腺病毒载体疫苗因其优势较多，已广泛应用到埃博拉病毒、人类免疫缺陷病毒（human immunodeficiency virus，HIV）、流感病毒等的候选疫苗研究。目前我国基于腺病毒载体的埃博拉疫苗已获得国家药品监督管理局颁发的新药证书和药品批准文号。针对 MERS-CoV 的腺病毒载体疫苗 ChAdOx1-MERS 首期临床试验，单剂注射后即显示出对 MERS-CoV 的强烈免疫反应。因此，重组病毒载体是新冠病毒疫苗开发的第二大最常用平台。

截止到 2020 年 11 月 3 日，全球已有 13 种新冠病毒载体疫苗进入临床试验，其中 8 种为腺病毒载体疫苗，另外 37 种处于临床前研究阶段。这些候选疫苗中的大多数都选择新冠病毒的 S 蛋白或 RBD 序列。我国陈薇院士领衔的军事医学科学院与康希诺生物股份公司研发的新冠病毒重组腺病毒载体疫苗（Ad5-nCoV）以 Ad5 为载体，S 蛋白作为靶点。II 期临床试验研究初步结果提示，Ad5-nCoV 疫苗是安全的，具有良好的耐受性，并能在人体内诱导产生针对新冠病毒的免疫应答，现已进入 III 期临床试验。由于人群对 Ad5 的预存免疫降低了其效力，这与在 II 期 Ad5- 埃博拉疫苗研究中观察到的抗体滴度迅速下降相一致，可以通过加大免疫剂量与多次免疫而改善。英国牛津大学与阿斯利康联合研发的非人灵长类腺病毒载体疫苗 ChAdOx1-S，也已进入 III 期临床试验。该疫苗 9 月初由于一名接种者疑似出现了"严重的不良反应"突然被暂停，10 月下旬，该疫苗 III 期临床试验已全面恢复。

（五）病毒样颗粒疫苗

病毒样颗粒（virus-like particle，VLP）是由病毒结构蛋白自组装形成的纳米级颗粒，其结构及免疫原性同天然病毒类似。当冠状病毒 SM 和 E 蛋白在真核生产细胞中共同表达时，会形成 VLP。VLP 在结构上与传染性病毒相同，但缺乏病毒基因组，因此不具备复制与感染能力，安全有效。VLP 表面上 S 蛋白的存在使它们能够以与亲本病毒相同的方式结合 ACE2 受体并进入细胞。与亚单位疫苗不同，VLP 表面的 S 蛋白主要激活 B 细胞，但是，像亚单位和病毒灭活疫苗一样，VLP 通常也需要佐剂并重复给药。相比传统疫苗，新型病毒样颗粒疫苗结构规则、自组装性强、颗粒均一性好、颗粒载体装载率大、生物相容性高、质量稳定、安全可靠，且可根据需求进行精准修饰。

全球目前有 15 种新冠病毒样颗粒疫苗处在临床前试验阶段，2 种处于临床试验阶段，开发商分别为加拿大的 Medicago 公司和印度血清研究所。加拿大的 Medicago 公司是从转基因植物中生产 SARS–CoV–2 VLP，辅以 Sequirus 公司和 Dynavax 公司提供的佐剂，其 VLP 表面上 S 蛋白和新冠病毒一样与 ACE2 受体结合，诱导机体产生免疫保护应答。

（六）核酸疫苗

核酸疫苗是指将编码某种抗原蛋白的外源基因（DNA 或 RNA）直接导入宿主细胞内，并通过宿主细胞的表达系统合成抗原蛋白，诱导宿主产生对该抗原蛋白的免疫应答，以达到预防和治疗疾病的目的。重组质粒 DNA 作为疫苗研发已被探索了数十年，而 mRNA 作为疫苗研发最近才出现，虽已有个别动物 DNA 疫苗上市，但迄今尚无人用核酸疫苗批准上市。

新冠病毒 DNA 和 mRNA 疫苗研发的重要目标抗原都是 S 蛋白和 RBD。新冠病毒 DNA 疫苗是将编码外源性抗原的基因插入含真核表达元件的质粒上，然后将质粒直接导入人或动物体内，让其在宿主细胞中表达抗原蛋白，诱导机体产生免疫应答以抵御新冠病毒。mRNA 疫苗设计主要有两种方案，分别基于新冠病毒单个 S 蛋白和 VLP。第一种方案利用 mRNA 来表达位于新冠病毒表面 S 蛋白或者 S 蛋白上的 RBD（S–RBD），期望能在体内诱导产生病毒中和抗体。第二种方案利用 mRNA 在体内表达出跟新冠病毒形状一样的空病毒颗粒，即 VLP。

目前，全球基于 DNA 的新冠病毒疫苗有 13 种处于临床前试验阶段、5 种处于临床试验中，尚无新冠病毒 DNA 疫苗进入 III 期临床试验。Inovio 公司研制的一种以新冠病毒 S 蛋白为靶点的 DNA 疫苗 INO–4800 是全球第一个 DNA 候选疫苗，I 期临床试验结果显示安全、耐受性良好，并且没有严重不良反应发生。基于 RNA 的新冠病毒疫苗有 6 种处于临床试验中、19 种处于临床前试验阶段。RNA 疫苗有 2 个进入 III 期临床试验，分别为美国 Moderna 公司和德国 BioNTech 研发的 mRNA– 脂质纳米颗粒疫苗，其前期临床试验数据均证明了该类疫苗能诱导强烈的 S 蛋白特异性抗体反应和主要的 $CD4^+$ T 细胞反应。

总而言之，全球各大生物医药研究机构均致力于新型冠状病毒疫苗研发，各种疫苗类型的技术路线都在同时推进，实验进度各有区别。究竟哪种路线的疫苗能够取得成功，目前无法准确预知。全球疫苗免疫联盟（The Global Aliance for Vaccines and Immunisation，GAVI）、世界卫生组织（WHO）和流行病防范创新联盟（The Coalition for Epidemic Preparedness Innovations，CEPI）创建了"新冠病毒疫苗实施计划"，目的是提高疫苗研制效率，为疫苗快速生产和大量、公平地普及奠定基础。目前，全球已有超过 170 个国家和地区加入这一计划，该计划先期目标是，到 2021 年底有 20 亿剂可用疫苗，保护各国的高危、易感人群，以及一线医护人员。相信在全球共同努力下，人类一定能够有效防控新型冠状病毒的严重危害。

第九节　疫情防控消毒

一、消毒的概述及分类

消毒是预防传染病发生、控制传染病蔓延、切断传播途径最重要的措施之一。目前的消毒技术主要可分为物理消毒、生物消毒、化学消毒和综合协同消毒。

（一）物理消毒

物理消毒是利用物理的作用（包括光、热、蒸汽、压力等）杀灭病原体。近年来物理消毒和消毒装置在强调低碳、节能的前提下，几乎都采用全自动、程序化和智能化操作，从而为消毒与灭菌提供标准化方法。物理消毒可作为消毒的首选方法，按标准化方法及流程操作即可。

（二）生物消毒

随着对化学消毒剂的使用与研究，一些不符合环保要求的消毒剂的使用受到限制。生物消毒剂因其无毒、无害、环保等特点一直备受学术界关注。生物消毒是指利用一些生物及其产生的物质来清除或杀灭病原微生物的方法。源自植物、动物、海洋生物等的生物杀菌因子已经在多个领域取得了良好的消毒效果，如粪便、垃圾的发酵堆肥，可利用嗜热细菌繁殖产热来杀灭病原微生物。

（三）化学消毒

新型冠状病毒为有包膜的亲脂类病毒，是对消毒剂抵抗力最低的一类病原微生物，基于以往对冠状病毒的认识，所有经典消毒方法都可将其有效杀灭。化学消毒法也是目前应对新冠肺炎疫情应用最为广泛的消毒方法。

1.常用的化学消毒剂及适用范围

按照有效成分，常用的化学消毒剂包括醇类消毒剂、含氯消毒剂、过氧化物类消毒剂、含碘消毒剂、含溴消毒剂、酚类消毒剂、季铵盐类消毒剂等。

（1）醇类消毒剂：醇类消毒剂是本次新冠肺炎疫情中常用的消毒剂之一。其中，乙醇体积分数为 70% ~ 80%，含醇手消毒剂体积分数为 > 60%，复配产品可根据产品说明书的含量。

醇类消毒剂主要用于手和皮肤的消毒，也可用于体温计、血压计等医疗器具和精密仪器的表面消毒；不宜用于空气消毒及医疗器械的浸泡消毒。

（2）含氯消毒剂：属于高水平消毒剂，以有效氯计，含量以 mg/L 或 % 表示。具体要求漂白粉 ≥ 200 g/L 或 20%，二氯异氰尿酸钠 ≥ 550 g/L 或 55%；84 消毒液依据产品说明书，常见为 20 ~ 50 g/L 或 2% ~ 5%。

含氯消毒剂适用于医疗卫生机构、公共场所和家庭的一般物体表面、医疗器械、医疗废物、餐具、织物、果蔬和水等的消毒，也适用于疫源地各种污染物的消毒。不宜用于室内空气、手、皮肤和黏膜的消毒。

次氯酸钠消毒剂除上述用途外,还可用于室内空气、二次供水设备表面、手、皮肤和黏膜的消毒。

(3)过氧化物类消毒剂:最常见为过氧乙酸与过氧化氢。过氧化氢(以 H_2O_2 计)质量分数为 3% ~ 6%,过氧乙酸(以 $C_2H_4O_3$ 计)质量分数为 15% ~ 21%。

过氧化物类消毒剂适用于一般物体表面、食品用工具和设备、室内空气、皮肤伤口、耐腐蚀医疗器械的消毒。

(4)含碘消毒剂:碘酊为含有效碘 18 ~ 22 g/L,乙醇体积分数为 40% ~ 50%,碘伏含有效碘 2 ~ 10 g/L。

碘酊适用于手术部位、注射和穿刺部位皮肤及新生儿脐带部位皮肤消毒,不适用于黏膜和敏感部位皮肤消毒。碘伏适用于外科手消毒及前臂消毒,手术切口部位、注射及穿刺部位皮肤以及新生儿脐带部位皮肤消毒,黏膜冲洗消毒,卫生手消毒。

(5)含溴消毒剂:溴氯 –5,5– 二甲基乙内酰脲,质量分数为 92% ~ 99%,有效卤素(以 Cl 计)质量分数为 54% ~ 56%。1,3– 二溴 –5,5– 二甲基乙内酰脲,质量分数为 96% ~ 99%,有效溴(以 Br 计)质量分数为 107% ~ 111%。

含溴消毒剂适用于游泳池水、污水和一般物体表面的消毒,不适用于手、皮肤黏膜和空气的消毒。

(6)酚类消毒剂:有效成分应依据产品说明书。其适用于物体表面和织物等的消毒。

(7)季铵盐类消毒剂:依据产品说明书。其适用于环境与物体表面(包括纤维与织物)的消毒;食品加工设备与器皿的消毒,但不适用于瓜果蔬菜的消毒;适用于卫生手消毒,与醇复配的消毒剂可用于外科手消毒;适用于皮肤(包括小伤口)与黏膜的消毒,与醇复配的消毒剂可用于皮肤、黏膜的术前消毒。

此外,常用的消毒剂还包括二氧化氯,其具有强氧化能力,微生物对其十分敏感。二氧化氯消毒剂按物理形态分为一元包装和二元包装。一元包装固体制剂无须活化产品,应依据产品说明书使用;二元包装活化后二氧化氯含量 ≥ 2000 mg/L。二氧化氯适用于环境和物体表面的消毒,食品加工器具、餐具、瓜果蔬菜等的消毒,生活饮用水(包括二次供水)、游泳池水、医院污水、城市中水的消毒处理,非金属医疗器械等的消毒。

2. 常用的化学消毒方法

常用化学消毒方法包括擦拭消毒、浸泡消毒、喷洒消毒、喷雾消毒、熏蒸消毒等。

(1)擦拭消毒:用布浸以消毒液,往返擦拭被消毒物品表面进行消毒的处理方式。必要时,在作用至规定时间后,用清水擦净以减轻可能引起的腐蚀作用。擦拭消毒一般用于医院和实验室环境物体表面,办公用具、生活家具及用具等光滑表面的消毒。

(2)浸泡消毒:将待消毒物品完全浸没于消毒液中,并加盖至消毒作用时间。对导管类物品,应使管腔内也充满消毒液。作用至规定时间后,取出用清水冲净,晾干。根据消毒液的稳定程度和污染情况,应及时更换所用溶液。浸泡消毒适用于餐具、服装、玻璃器皿、污染的医疗用品等的消毒。

（3）喷洒消毒：指使用洒水桶、喷壶、常量喷雾器等工具装载化学消毒剂溶液，外加动力将化学消毒剂溶液以雾状或飞沫状喷射散落，在短时间内将待消毒对象浸润，达到消毒效果的手段。喷洒消毒适用于较大范围的施药方式，视不同材质一般喷药量为 100 ~ 300 ml/m²，硬质、光滑的表面吸液量少，而松软、吸水性强的材质应多喷，实际操作时可要求施药均匀、药液全覆盖、湿透，切不可快速进行喷洒。

（4）喷雾消毒：需配合气溶胶喷雾器，主要对无人存在的密闭空间进行消毒操作。此类方法一般用于较大空间远距离喷雾消毒，操作应按照说明书进行。

（5）熏蒸消毒：熏蒸是一种常用而简便的消毒方法，常选用汽化过氧乙酸、汽化过氧化氢和臭氧气体进行熏蒸消毒。大多数物品包括怕热、怕湿、易褪色的物品表面，均可应用此法消毒。

3. 消毒剂使用的原则

新冠肺炎疫情防控期间，应合理使用消毒剂，遵循"五加强七不宜"，真正做到切断传播途径，控制传染病流行。

"五加强"：隔离病区、病人住所随时进行消毒和终末消毒；医院、机场、车站等人员密集场所的环境物体表面增加消毒频次；高频接触的门把手、电梯按钮等加强清洁消毒；垃圾、粪便和污水进行收集和无害化处理；做好个人手卫生。

"七不宜"：不宜对室外环境开展大规模的消毒；不宜对外环境进行空气消毒；不宜直接使用消毒剂（粉）对人员进行消毒；不宜对水塘、水库、人工湖等环境中投加消毒剂（粉）进行消毒；不得在有人条件下对空气（空间）使用化学消毒剂消毒；不宜用戊二醛对环境物体表面进行擦拭和喷雾消毒；不宜使用高浓度的含氯消毒剂（有效氯浓度大于 1000 mg/L）做预防性消毒。

（四）综合协同消毒

综合协同消毒是将化学消毒剂与物理技术等有效组合使用，如低温等离子体灭菌装置和低温甲醛蒸汽灭菌设备等。在协同杀菌因子的作用下，达到更高的杀菌效果。

二、医疗机构消毒

（一）空气消毒

1. 无人状态

（1）紫外线消毒：可选用产生臭氧的紫外线灯，以利用紫外线和臭氧的协同作用。一般按每立方米空间装紫外线灯瓦数 ≥ 1.5 W，计算出装灯数。若需要紫外线灯兼有表面消毒和空气消毒的双重作用，可将其安装在待消毒表面上方 1 m 处。不考虑表面消毒的房间，可吸顶安装。也可采用活动式紫外线灯照射。上述各种方式使用的紫外线灯，照射时间应为 60 min，每天 2 ~ 3 次。

（2）化学消毒剂熏蒸或喷雾消毒：可将过氧乙酸的消毒剂稀释成 150 g/L（15%）的溶液，用量按 7 ml/m³ 计算，加热蒸发，熏蒸时间 1 ~ 2 h。亦可用 5 g/L（0.5%）过氧乙酸、500 mg/L 二氧化氯或用 3% 过氧化氢，按 20 ~ 30 ml/m³ 的量，使用气溶胶喷雾的方法消毒 1 h，消毒前应关闭门窗，消毒结束后进行通风换气。

2. 有人状态

（1）应根据季节、室外风力和温度，首选自然通风。非负压病房也可采用排风（自然通风和机械排风）。

（2）循环风紫外线空气消毒机。

（3）静电吸附式空气消毒器等。

（二）物体表面及地面消毒

1. 物体表面

诊疗设施、设备表面以及床围栏、床头柜、家具、门把手、家居用品等有肉眼可见污染物时，应先完全清除污染物再消毒。无肉眼可见污染物时，用 1000 mg/L 的含氯消毒液或 500 mg/L 的二氧化氯消毒剂进行喷洒、擦拭或浸泡消毒，作用 30 min 后用清水擦拭干净。

2. 地面

有肉眼可见污染物时，应先完全清除污染物再消毒。无肉眼可见污染物时，可用 1000 mg/L 的含氯消毒液或 500 mg/L 的二氧化氯消毒剂擦拭或喷洒消毒。地面消毒先由外向内喷洒一次，喷药量为 100 ~ 300 ml/m^2，待室内消毒完毕后，再由内向外重复喷洒一次。消毒作用时间应不少于 30 min。

（三）污染的纸张、信笺、病历的消毒

推荐使用电子病历。纸质病历原则上不能带出污染区。被污染的病历如要带出应进行消毒，无应用价值的纸张、信件、书报等按医疗废物处理。

（四）诊疗用品的消毒

诊疗用品，如血压计、听诊器、体温计等应专人专用。体温计使用后立即用有效氯浓度 1000 mg/L 的消毒液浸泡 30 min，听诊器、血压计等物品，每次使用后应立即用体积分数为 75% 的乙醇擦拭消毒。

（五）手与皮肤消毒

医护人员在每次接触患者、摘掉手套后、离开病区前均应进行手卫生，患者或者疑似患者饭前厕后应立即进行手卫生。可采用有效碘含量为 5 g/L（0.5%）的消毒剂、体积分数为 75% 的乙醇消毒剂或体积分数为 70% 的异丙醇消毒剂浸泡或擦拭手部，作用 1 ~ 3 min。

皮肤被污染物污染时，应立即清除污染物，再用一次性吸水材料（如纱布、抹布等）蘸取 5 g/L（0.5%）碘伏或过氧化氢消毒剂擦拭消毒 3 min 以上，使用清水清洗干净；黏膜应用大量生理盐水冲洗或 0.5 g/L（0.05%）碘伏冲洗消毒。

（六）患者的排泄物、呕吐物、分泌物消毒

少量污染物可用一次性吸水材料蘸取 5000 ~ 10 000 mg/L 的含氯消毒液（或能达到高水平消毒的消毒湿巾/干巾）小心移除。大量污染物应使用含吸水成分的消毒粉或漂白粉完全覆盖，或用一次性吸水材料完全覆盖后将足量的 5000 ～ 10 000 mg/L 的含氯消毒液浇在吸水材料上，作用 30 min 以上（或能达到高水平消毒的消毒干巾），小心清除干净。清除过程中避免接触污染物，清理的污染物按医疗废物集中处置。患者的排泄物、分泌物、呕吐物等应有专门容器收集，用 20 000 mg/L 含氯消毒剂，按粪、药比例 1∶2 浸泡消毒 2 h。

清除污染物后，应对污染的环境物体表面进行消毒。盛放污染物的容器可用有效氯浓度 5000 mg/L 的消毒剂浸泡消毒 30 min，然后清洗干净。

（七）患者使用后的织物消毒

在收集织物时应避免产生气溶胶，患者使用过的一次性织物均按医疗废物处理。重复使用，无肉眼可见污染物时，可用流通蒸汽或煮沸消毒 30 min；或先用 500 mg/L 的含氯消毒液浸泡 30 min，然后按常规清洗；或采用水溶性包装袋盛装后直接投入洗衣机中，同时进行洗涤消毒 30 min，并保持 500 mg/L 的有效氯浓度；贵重衣物可选用环氧乙烷进行消毒处理。

（八）患者使用后的餐具消毒

患者餐具应专用，用过后应单独消毒处理。一次性餐具用过后均按医疗废物处理。反复使用的餐具的消毒首选物理消毒方法：流通蒸汽消毒 30 min（温度为 100 ℃），煮沸消毒 30 min；对不具备热力消毒功能的单位或不能使用热力消毒的餐具可采用化学消毒法：用有效氯浓度 500 mg/L 的消毒液浸泡消毒 30 min。消毒后用清水冲洗、干燥保存备用。患者剩余食物煮沸 30 min 或加 1/5 量漂白粉，作用 1 ～ 2 h 后，方可弃倒。

（九）患者的生活垃圾和医用废弃物处理

医疗卫生机构收治的新冠肺炎患者或者疑似患者产生的生活垃圾及医疗废物统一按照医疗废物进行分类收集，使用双层医疗垃圾袋，采用鹅颈结式封口，分层封扎。存放容器必须加盖，避免造成污染。存放垃圾的容器和场所应进行每日消毒，可使用有效氯浓度为 1000 mg/L 的消毒剂、过氧乙酸含量为 0.5% 的消毒剂、有效氯浓度为 2000 mg/L 的消毒剂喷洒，作用 60 min 后，再用流动水冲洗干净。

（十）污水处理

收治新冠肺炎患者的医疗机构污水应按照《疫源地消毒总则》（GB 19193—2003）相关要求进行消毒，如使用含氯消毒剂，适当增加消毒剂投放量，使总余氯量 ≥ 6.5 mg/L。

（十一）尸体的处理

患者死亡后，要尽量减少尸体移动和搬运，应由经培训的工作人员在严密防护下及时进行处理。用 3000 ～ 5000 mg/L 的含氯消毒剂或 5 g/L（0.5%）过氧乙酸棉球或纱布填塞病人口、鼻、耳、肛门、气管切开处等所有开放通道或创口；用浸有消毒液的双层布单包裹尸体，装入双层尸体袋中，由民政部门派专用车辆直接送至指定地点尽快火化。

三、公共场所消毒

饭店、商场、体育场馆、洗浴、理发、候车（机、船）室等公共场所，预防性措施应以清洁、加强通风为主，保持良好环境卫生，做好定期清洁消毒工作。着重关注电梯按钮、门把手、扶梯等公众频繁接触的公共物品消毒处理。

对于疑似病人滞留过的场所或经流行病学调查认为存有安全隐患的场所，按已有法规开展相应的消毒处置工作。相对密闭空间，如办公室、会客间等可采用 5 g/L（0.5%）过氧乙酸或用 30 g/L（3%）过氧化氢，按 20 ml/m³ 的量，使用气溶胶喷雾的方法消毒 1 h，消毒结束后进行通风换气。也可用 150 g/L（15%）过氧乙酸，按 7 ml/m³ 计算，加热蒸发，熏蒸时间 1 h。

如确定公共场所为新冠肺炎疫点，应按照疫点消毒的方法进行消毒处理。

四、交通工具及转运车辆消毒

（一）交通工具的消毒

（1）空气的消毒与通风：火车、地铁和轮船的空调车厢到站或到港后，应打开所有车、舱门进行通风换气，必要时可使用大型电风扇吹风以加大换气量。公共汽车、出租车应随时开窗通风。

（2）车厢内设施的消毒：对桌、椅、门把手、马桶、洗手盆等，应先进行污染情况评估，有可见污染物时应先使用一次性吸水材料蘸取 5000 ~ 10 000 mg/L 的含氯消毒液（或能达到高水平消毒的消毒湿巾 / 干巾）完全清除污染物，再用 1000 mg/L 的含氯消毒液或 500 mg/L 的二氧化氯消毒剂进行喷洒或擦拭消毒，作用 30 min 后用清水擦拭干净。

（3）对飞机舱内的空气和物体表面消毒应按中国民航的有关规定进行。

（二）转运车辆的消毒

病人离车后，应立即对车内空间及担架、推车等物品用有效氯浓度为 1000 mg/L 的消毒剂或 500 mg/L 的二氧化氯消毒剂喷洒、擦拭；然后关闭车门开启负压及紫外线灯，消毒作用 30 min。达到作用时间后关闭车载消毒系统，用清水擦拭，再擦干，以去除残留的消毒剂。或密封车箱，用 150 g/L（15%）过氧乙酸溶液按 7 ml/m³ 熏蒸消毒 60 min，达到作用时间后用清水擦拭，再擦干，以去除残留的消毒剂。

五、疫源地终末消毒

（一）消毒程序

（1）在出发前，应检查所需消毒用具、消毒剂和防护用品，做好准备工作。

（2）消毒人员到达疫点，首先核对相关信息，并向有关人员说明来意，仔细了解患者患病前和患病期间居住的房间、活动场所，用过的物品、家具，吐泻物、污染物倾倒或存放地点，以及污水排放处等，做好防疫知识宣传，禁止无关人员进入消毒区域。

（3）在消毒区域外脱掉外衣，做好个人防护，穿工作衣、胶鞋，戴防护口罩、帽子、防护眼镜、一次性乳胶手套等。

（4）根据消毒对象及其污染情况，配制相应的消毒液，并携带所需消毒器具进入疫点，应先用喷雾消毒的方法在地面消毒出一条1.5 m左右宽的通道，供消毒前了解熟悉实地具体情况、采样（必要时，由检验人员对不同消毒对象进行消毒前采样）和其他处理用。

（5）沿着消毒通道关闭好门窗，收藏好未被污染的贵重衣物、饮食类物品、名贵字画及陈列物品等。

（6）先对有明确污染的物品进行消毒，如病人使用过的餐具、污染的衣物、毛巾、排泄物、垃圾桶等，可采用浸泡、擦拭、喷洒方式进行消毒处理；凡应消毒的物品，不得遗漏。严格区分已消毒和未消毒的物品，勿使已消毒的物品被再次污染；再对室内空气和物体表面喷雾消毒，应按照先上后下，先左后右的方法，由内向外依次消毒。消毒过程中，不得随便走出消毒区域，也禁止无关人员进入消毒区。

（7）必要时，室内消毒后，对厕所、室外下水道口等进行消毒。

（8）必要时，到达规定的消毒作用时间后，由检验人员对不同消毒对象进行消毒后采样。

（9）疫点消毒工作完毕，将消毒人员穿着的工作服、胶靴等放在黄色垃圾袋中扎口、带回，消毒器具等表面也应用消毒剂做消毒处理。现场处置工作结束时应及时进行手消毒。

（10）填写疫点终末消毒工作记录。

（11）离开病家前，告知病家在达到消毒作用时间后开窗通风，擦拭打扫。

（12）带回的物品应立即分类，做终末消毒处理。

（二）消毒效果评价

必要时应及时对物体表面、空气和手等消毒效果进行评价，由具备检验检测资质的实验室相关人员进行。

（1）物体表面：按《医院消毒卫生标准》（GB 15982—2012）附录A进行消毒前后物体表面采样，消毒后采样液为相应中和剂。消毒效果评价一般以自然菌为指标，必要时，也可根据实际情况，用指示菌评价消毒效果，该指示菌抵抗力应等于或大于现有病原体的抵抗力。以自然菌为指标时，消毒后消毒对象上自然菌的杀灭率≥90%，可判为消毒合格；以指示菌为指标时，消毒后指示菌杀灭率≥99.9%，可判为消毒合格。

（2）室内空气：按《医院消毒卫生标准》（GB 15982—2012）附录A进行消毒前后空气采样，消毒后采样平板中含相应中和剂。消毒后空气中自然菌的消亡率≥90%，可判为消毒合格。

（3）工作人员的手：按《医院消毒卫生标准》（GB 15982—2012）附录A进行消毒前后手的采样，消毒后采样液为相应中和剂。消毒前后手上自然菌的杀灭率≥90%，可判为消毒合格。

（4）医院污水消毒效果：按《医疗机构水污染物排放标准》（GB 18466—2005）相关规定进行评价。

六、消毒的注意事项

（一）消毒剂使用的注意事项

（1）外用消毒剂不可口服，应置于儿童不易触及处。

（2）易燃消毒剂应远离火源。

（3）对消毒剂过敏者慎用。

（4）消毒剂应避光，置于阴凉、干燥、通风处密封保存，并标示相应的安全警示标志。

（5）配制和分装高浓度消毒液时，应做相应防护，避免接触皮肤。如不慎溅入眼睛，应立即用水冲洗，严重者应就医。

（6）对金属有腐蚀作用，对织物有漂白、褪色作用的消毒剂应慎用于金属和有色织物。

（7）依照具体产品说明书注明的使用范围、使用方法、有效期和安全性检测结果使用。

（二）随时消毒及终末消毒的注意事项

对疫源地进行消毒时，现场消毒工作应在当地疾病预防控制机构的指导下，由有关单位及时进行消毒，或由当地疾病预防控制机构负责对其进行消毒处理。医疗机构的随时消毒和终末消毒应由医疗机构安排专人进行，疾病预防控制机构做好技术指导。非专业人员开展消毒工作前应接受当地疾病预防控制机构专业培训，采取正确的消毒方法并做好个人防护。

参考文献

[1] 张文宏. 2019 冠状病毒病——从基础到临床 [M]. 上海：复旦大学出版社，2020.

[2] 倪大新. 新冠肺炎疫情防控两类策略和措施比较研究 [N/OL]. 中国日报，2020-03-19[2020-10-31]. http://cn.chinadaily.com.cn/a/202003/19/WS5e731e02a3107bb6b57a7913.html.

[3] 中华人民共和国国务院新闻办公室. 抗击新冠肺炎疫情的中国行动 [EB/OL]. （2020-06-07）[2020-10-31]. http://www.scio.gov.cn/ztk/dtzt/42313/43142/index.htm.

[4] 国家卫生健康委员会. 中国 – 世界卫生组织新型冠状病毒肺炎（COVID-19）联合考察报告 [EB/OL]. （2020-02-29）[2020-10-31]. http://www.nhc.gov.cn/jkj/s3578/202002/87fd92510d094e4b9bad597608f5cc2c.shtml.

[5] 疾病预防控制局. 关于严格预防通过交通工具传播新型冠状病毒感染的肺炎的通知 [EB/OL]. （2020-01-24）[2020-10-31]. http://www.nhc.gov.cn/jkj/s3577/202001/e5e8c983baba4c1589512e6c99fdaa4e.shtml.

[6] 国务院应对新型冠状病毒感染肺炎疫情联防联控机制. 关于进一步强化责任落实 做好防治工作的通知 [EB/OL]. （2020-02-07）[2020-10-31]. http://www.gov.cn/guowuyuan/2020-02/07/content_5475951.htm.

[7] 国务院应对新型冠状病毒感染肺炎疫情联防联控机制. 关于科学防治精准施策分区分级做好新冠肺炎疫情防控工作的指导意见 [EB/OL]. （2020-02-18）[2020-10-31]. http://www.gov.cn/xinwen/2020-02/18/content_5480514.htm.

[8] 国务院应对新型冠状病毒感染肺炎疫情联防联控机制. 关于印发企事业单位复工复产疫情防控措施指南的通知[EB/OL]. （2020-02-22）[2020-10-31]. http://www.gov.cn/zhengce/content/2020-02/22/content_5482025.htm.

[9] 国务院应对新型冠状病毒感染的肺炎疫情联防联控机制. 进一步落实分区分级差异化防控策略 [EB/OL]. （2020-02-29）[2020-10-31]. http://www.xinhuanet.com/mrdx/2020-03/01/c_138831577.htm.

[10] 国务院应对新型冠状病毒感染肺炎疫情联防联控机制. 关于进一步做好重点场所重点单位重点人群新冠肺炎疫情防控相关工作的通知 [EB/OL]. （2020-04-06）[2020-10-31]. http://www.gov.cn/zhengce/content/2020-04/08/content_5500241.htm.

[11] 中央应对新冠肺炎疫情工作领导小组. 关于在有效防控疫情的同时积极有序推进复工复产的指导意见 [EB/OL]. （2020-04-09）[2020-10-31]. http://www.xinhuanet.com/politics/2020-04/09/c_1125835038.htm.

[12] 国务院应对新型冠状病毒感染肺炎疫情联防联控机制. 国务院联防联控机制关于做好新冠肺炎疫情常态化防控工作的指导意见 [EB/OL]. （2020-05-08）[2020-10-31]. http://www.gov.cn/xinwen/2020-05/08/content_5509965.htm.

[13] 国家卫生健康委办公厅, 国家中医药管理局办公室. 关于印发新型冠状病毒肺炎诊疗方案（试行第六版）的通知 [EB/OL]. （2020-02-18）[2020-10-31]. http://www.gov.cn/zhengce/zhengceku/2020-02/19/content_5480948.htm.

[14] 国务院应对新型冠状病毒肺炎疫情联防联控机制综合组. 关于印发新型冠状病毒肺炎防控方案（第七版）的通知 [EB/OL]. （2020-09-15）[2020-10-31]. http://www.nhc.gov.cn/jkj/s3577/202009/318683cbfaee4191aee29cd774b19d8d.shtml.

[15] 陈伟, 王晴, 李媛秋, 等. 我国新型冠状病毒肺炎疫情早期围堵策略概述 [J]. 中华预防医学杂志, 2020（03）：239-244.

[16] 李丹丹, 曹世义, 聂绍发, 等. 加强新发传染病哨点监测工作构筑重大疫情第一道防线 [J]. 中华疾病控制杂志, 2020, 24（09）：993-996.

[17] 国务院应对新型冠状病毒肺炎疫情联防联控机制综合组. 农贸（集贸）市场新型冠状病毒环境监测技术规范 [EB/OL]. （2020-07-30）[2020-10-31]. http://www.gov.cn/zhengce/zhengceku2020-07/30/content_5531368.htm.

[18] 韦再华. 疾病预防控制信息化建设要与时俱进 [J]. 北京观察, 2020（05）：16-17.

[19] 中国疾病预防控制中心. 新型冠状病毒肺炎病例密切接触者调查与管理指南 [EB/OL]. （2020-03-09）[2020-10-31]. http://www.chinacdc.cn/jkzt/crb/zl/szkb_11803/jszl_11815/202003/

W020200309540843039285.pdf.

[20] 中华人民共和国国家卫生健康委员会 . 学校传染病症状监测预警技术指南 [EB/OL]. （2020-07-28）[2020-10-31]. http://www.nhc.gov.cn/fzs/s7852d/202008/fe99c11e898743d08b1328f8a90a303c/files/eb39fa50d7a44084a135731f1159aa97.pdf.

[21] 国务院应对新型冠状病毒感染肺炎疫情联防联控机制 . 国务院应对新型冠状病毒感染肺炎疫情联防联控机制关于印发新冠病毒无症状感染者管理规范的通知 [EB/OL]. （2020-04-06）[2020-10-31]. http://www.cncx.gov.cn/news/show/20200409092554089.html.

[22] 中国疾病预防控制中心 . 新型冠状病毒肺炎聚集性疫情流行病学调查技术指南（试行第一版）[J]. 中华流行病学杂志 , 2020（03）: 293-295.

[23] 原静民 , 任徽 , 孙妍 , 等 . 2019 新型冠状病毒传播途径分析与思考 [J]. 西安交通大学学报（医学版）, 2020, 41（04）: 497-501.

[24] 庞东旭 , 王文志 , 苏红军 , 等 . 天津市 50 例聚集发病新型冠状病毒肺炎潜伏期调查及影响因素分析 [J]. 山东医药 , 2020, 60（15）: 62-64.

[25] 谢仕兰 , 黄建华 , 刘珺 , 等 . 广东省新型冠状病毒肺炎无症状感染者流行病学特征分析 [J]. 中华流行病学杂志 , 2020, 41（09）: 1406-1410.

[26] 国家卫生健康委办公厅 . 国家卫生健康委办公厅关于印发新型冠状病毒肺炎防控方案（第五版）的通知 [EB/OL]. （2020-02-21）[2020-10-31]. http://www.gov.cn/zhengce/zhengceku/2020-02/22/content_5482010.htm.

[27] 国家卫生健康委办公厅 . 新型冠状病毒肺炎防控方案（第六版）[EB/OL]. （2020-03-07）[2020-10-31]. http://www.cnpharm.com/upload/resources/file/2020/03/09/43672.pdf.

[28] 谭红专 . 关于新型冠状病毒肺炎诊断标准的流行病学思考 [J]. 中华流行病学杂志 , 2020, 41（07）: 998-999.

[29] 曾晶 , 邱乐平 , 邹晏 , 等 . 四川省新型冠状病毒肺炎密切接触者分析 [J]. 中国公共卫生 , 2020, 36（04）: 503-506.

[30] 肖亚茹 , 黄素芳 , 汪晖 , 等 . 新型冠状病毒肺炎密切接触者居家隔离医学观察的护理管理 [J]. 中华护理杂志 , 2020, 55（S1）: 797-798.

[31] 魏新刚 . 黑龙江确保境外输入性疫情防控平稳有序 [J]. 中国卫生 , 2020（06）: 54-55.

[32] 刘杰 , 于婕 , 张骋 , 等 . 提高境外输入新冠肺炎口岸流行病学筛查能力研究 [J]. 中国口岸科学技术 , 2020（04）: 12-17.

[33] 陈奕 , 王爱红 , 易波 , 等 . 宁波市新型冠状病毒肺炎密切接触者感染流行病学特征分析 [J]. 中华流行病学杂志 , 2020（05）: 667-671.

[34] 孟彤彤 , 孔庆福 , 王富珍 , 等 . 新型冠状病毒灭活疫苗研究进展 [J]. 中国疫苗和免疫 , 2020, 26（05）: 590-596.

[35] 张琳, 李燕, 安志杰. 新型冠状病毒 mRNA 疫苗研发进展 [J]. 中国疫苗和免疫, 2020, 26（03）：349-356.

[36] 国家卫生健康委办公厅. 国家卫生健康委办公厅关于印发消毒剂使用指南的通知 [EB/OL]. （2020-02-19）[2020-10-31]. http://www.nhc.gov.cn/zhjcj/s9141/202002/b9891e8c86d141a08ec45c6a18e21dc2.shtml.

[37] 中华人民共和国卫生部. 医疗机构消毒技术规范：WS/T 367—2012[S]. 北京：中国标准出版社, 2012.

[38] 中华人民共和国卫生部. 酚类消毒剂卫生要求：GB 27947—2011[S]. 北京：中国标准出版社, 2011.

[39] 中华人民共和国卫生部. 乙醇消毒剂卫生标准：GB 26373—2010[S]. 北京：中国标准出版社, 2011.

[40] 中华人民共和国卫生部. 戊二醛消毒剂卫生标准：GB 26372—2010[S]. 北京：中国标准出版社, 2011.

[41] 国家市场监督管理局, 中国国家标准化管理委员会. 含氯消毒剂卫生要求：GB/T 36758—2018[S]. 北京：中国标准出版社, 2018.

[42] 中华人民共和国卫生部. 含碘消毒剂卫生标准：GB 26368—2010[S/OL]. 北京：国家标准全文公开系统, 2011[2020-10-30]. http://www.gb688.cn/bzgk/gb/newGbInfo?hcno=E4BFDE45E419C44DF3BAB3C0840B516D.

[43] 中华人民共和国卫生部. 过氧化物类消毒剂卫生标准：GB 26371—2010[S/OL]. 北京：国家标准全文公开系统, 2011[2020-10-30]. http://www.gb688.cn/bzgk/gb/newGbInfo?hcno=02996C2978F82D81E1E68B5AD95A77D1.

[44] 中华人民共和国卫生部. 季铵盐类消毒剂卫生标准：GB 26369—2010[S/OL]. 北京：国家标准全文公开系统, 2011[2020-10-30]. http://www.gb688.cn/bzgk/gb/newGbInfo?hcno=723725AB863744D7EF2F30C955512295.

[45] 国务院. 突发公共卫生事件应急条例 [EB/OL]. （2003-05-09）[2020-10-31]. http://www.gov.cn/zhengce/content/2008-03/28/content_6399.htm.

[46] 中国疾病预防控制中心. 新型冠状病毒肺炎流行病学调查指南 [EB/OL]. （2020-03-08）[2020-10-31]. http://www.chinacdc.cn/jkzt/crb/zl/szkb_11803/jszl_11815/202003/W020200309540843000869.pdf.

[47] HUANG L, ZHANG X W, ZHANG X Y, et al. Rapid asymptomatic transmission of COVID-19 during the incubation period demonstrating strong infectivity in a cluster of youngsters aged 16-23 years outside Wuhan and characteristics of young patients with COVID-19: a prospective contact-

tracing study[J]. Journal of Infection, 2020, 80（06）: e1-e13.

[48] JEYANATHAN M, AFKHAMI S, SMAILL F, et al. Immunological considerations for COVID-19 vaccine strategies[J]. Nature Reviews Immunology, 2020, 20（10）: 615-632.

[49] LI Z J, CHEN Q L, FENG L Z, et al. Active case finding with case management: the key to tackling the COVID-19 pandemic[J]. The Lancet, 2020, 396（10243）: 63-70.

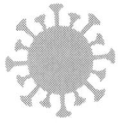

第六章　两种重要的冠状病毒肺炎

第一节　重症急性呼吸综合征

重症急性呼吸综合征（SARS）是由 SARS–CoV 引起的急性呼吸系统传染病，又称为传染性非典型肺炎。该病具有传染性强、群体发病、病死率较高等特点，主要通过短距离飞沫、接触患者呼吸道分泌物及密切接触等多种传播途径造成聚集性的暴发。患者多以流感样症状起病，最常见的症状包括发热、头痛、肌肉酸痛和咽部不适。严重者可出现气促或呼吸窘迫。

全世界第一个 SARS 病例于 2002 年 11 月 16 日出现在中国广东省佛山市，随后迅速蔓延至全国 26 个省区及全世界 32 个国家和地区。2003 年 3 月 13 日，WHO 发出 SARS 全球警报。3 月 17 日 WHO 组织国际实验网络，发动全球力量寻找该病病因，经过全球 9 个国家 13 个实验室合作攻关，WHO 于 2003 年 4 月 16 日宣布成功分离出 SARS 病毒，完成全基因组测序，并将此病原体命名为 SARS 冠状病毒。2003 年 6 月，经过全世界的共同努力，世界范围内的 SARS 疫情逐渐平缓并接近尾声。根据 WHO 公布的数据，截止到 2003 年 8 月 7 日，全球共报告病例 8422 例，死亡病例 916 例，病死率达到 10.9%。其中中国内地、香港、澳门及台湾地区共报告病例 7748 例，死亡病例 829 例，病死率为 10.7%。

SARS 是 21 世纪的一种新发传染病，其传播速度之快、流行范围之广，给全球带来了严重的公共卫生及社会问题，引起了各国以及 WHO 的高度重视。SARS 的流行再次警醒公众和各级政府，传染病防治这一重大的公共卫生问题不容忽视。

一、病原学

（一）SARS‐CoV 形态学特征

SARS–CoV 是一种新型冠状病毒，在分类上属巢状病毒目（Nidovirales）、冠状病毒科（Coronaviridae）、冠状病毒属（*Coronavirus*），单正链 RNA。SARS 病毒颗粒呈球形或椭圆形，直径大小为 80 ~ 140 nm，从内到外由包膜及核衣壳组成。核衣壳呈螺旋对称。包膜为双层脂膜，表面覆盖有规则排列的长为 20 ~ 40 nm 的棒状或花瓣状刺突，电镜下具有典型的冠状病毒颗粒日冕状外形。

（二）SARS‑CoV 基因特征

SARS‑CoV 的基因组为正链的 RNA，是所有 RNA 病毒中最大的，长度一般在 27 ~ 31 kb。该病毒具有多顺反子的结构，含有完整的 5' 末端序列、编码序列和 3' 末端序列，基因组全长约为 29 700 个核苷酸。SARS‑CoV 基因编码区的组成结构与其他冠状病毒类似，包括 11 个开放读码框。病毒基因组 5' 端约 2/3 区域编码病毒 RNA 聚合酶复合蛋白（由 ORF1^a 及 ORF1^b 编码），后 1/3 的序列编码病毒结构蛋白包括 S 蛋白、E 蛋白、M 蛋白、N 蛋白，目前还有多个 ORFs 编码的蛋白结构与功能未知。

迄今为止，已经成功克隆出 SARS‑CoV 的 S、N、M、E 以及 RNA 聚合酶等主要蛋白的基因。S 蛋白是 I 型包膜糖蛋白，是冠状病毒表面最重要的蛋白，长度为 1296 个氨基酸，是结构蛋白编码区的最大蛋白质，也是病毒侵染的关键蛋白，负责黏附易感细胞，在诱导病毒包膜和细胞膜以及细胞之间的膜融合中发挥重要作用。N 蛋白是冠状病毒中另一种重要的结构蛋白，是第二大编码蛋白，长度为 423 个氨基酸。N 蛋白处于病毒颗粒的核心部分，以与病毒 RNA 结合的形式存在。N 蛋白通过与其他结构蛋白相互作用，参与病毒粒子的组装。M 蛋白是一种跨膜蛋白，长度为 211 个氨基酸，是病毒内含量最丰富的结构蛋白，是病毒颗粒组装过程中的关键蛋白，与病毒转膜、出芽有关。E 蛋白是最小的结构蛋白，长度为 76 个氨基酸，在病毒形态发生和组装过程中发挥作用。

（三）致病性

SARS‑CoV 的致病性极强，对人体组织、器官具有泛嗜性，其中主要导致的是肺和免疫系统的损伤。根据患者的临床表现及死亡病例的肺脏病理学检查结果，提示 SARS 引起的急性呼吸衰竭和并发症是导致死亡的主要原因，SARS‑CoV 引起的是典型的急性呼吸窘迫综合征的病理改变。目前研究认为 SARS‑CoV 主要的致病机制有两种：一是 SARS‑CoV 通过口鼻进入呼吸道，在肺部与特定的细胞受体结合，在细胞内增殖从而引起细胞结构和功能的改变，导致细胞凋亡。另外，部分 SARS 患者出现腹泻，提示 SARS‑CoV 会通过血液到达身体其他部位，并不仅局限于肺部，从而引起其他部位的感染。二是人体内不存在 SARS‑CoV 的特异性抗体，病毒进入机体后会刺激机体产生过强的自身免疫反应，损伤人体正常的组织细胞，导致急性肺损伤，从而引起急性呼吸衰竭。过度的免疫反应是造成 SARS 患者死亡的决定性原因。

（四）抵抗力

SARS‑CoV 对环境因素的抵抗力较强。室温下，SARS‑CoV 在粪便及尿液中可以存活 1 ~ 2 d，粪便中的病毒在塑料和不锈钢表面存活至少 3 d，在玻片表面存活至少 4 d，在腹泻病人粪便中（pH 值高于正常人粪便）存活约 4 d，血液中可存活 10 d 左右。研究表明，无血清培养条件下的 SARS‑CoV 培养物在 –80 ℃或 4 ℃环境中均存活至少 21 d，病毒的活性仅轻微下降。室温环境下，一般空气中 SARS‑CoV 能存活 4 ~ 6 h，在各种物体如滤纸、棉布、土块、金属、塑料、玻璃等表面可存活 3 d。

SARS–CoV 对化学因素和物理因素较敏感。SARS–CoV 对热及紫外线较敏感，随着温度的升高，病毒存活时间明显下降，56 ℃ 90 min 或 75 ℃ 30 min 可使病毒丧失感染性；紫外线照射 30 min 以上可以灭活病毒。由于 SARS–CoV 的包膜中含有类脂，故对脂溶剂敏感。丙酮、10% 甲醛和多聚甲醛溶液、10% 次氯酸钠溶液、体积分数 75% 乙醇、20 g/L（2%）苯酚溶液 5 min 内可杀死 SARS–CoV，2 ~ 5 g/L（0.2% ~ 0.5%）过氧乙酸几分钟内可完全杀死粪便和尿液中的 SARS–CoV。

二、流行特征

（一）地区分布

1. 世界范围内分布

SARS 是一种新发的严重传染病。2002 年 11 月首次出现在中国广东省后，在中国香港、中国台湾、越南、加拿大、新加坡、美国以及欧洲等 32 个国家和地区相继出现病例（表 6–1）。其中亚洲为主要疫区，发病的主要国家为中国（内地、香港、台湾）、新加坡和越南，其次为菲律宾、泰国等。欧美国家加拿大、美国疫情较为严重。截止到 2003 年 8 月 16 日，全球累计报告临床诊断病例 8422 例，死亡病例 916 例，病死率为 10.9%。除中国内地、香港、澳门、台湾，其他 28 个国家和地区共发病 674 例（占全球发病总数的 8.0%），死亡病例 87 例（占全球死亡总数的 9.5%），病死率为 12.9%。

表 6–1　WHO 关于 SARS 累计报告例数（2002.11.1—2003.8.7）

国家和地区	累计病例数	死亡数	病死率	治愈数
澳大利亚	6	0	0	6
巴西	1	0	0	1
加拿大	251	41	16.3%	200
中国内地	5327	349	6.6%	4949
中国香港	1755	300	17.1%	1448
中国澳门	1	0	0	1
中国台湾	665	180	27.1%	475
哥伦比亚	1	0	0	1
芬兰	1	0	0	1
法国	7	1	14.3%（1/7）	6
德国	9	0	0	9
印度	3	0	0	3

续表

国家和地区	累计病例数	死亡数	病死率	治愈数
印度尼西亚	2	0	0	2
意大利	4	0	0	4
科威特	1	0	0	1
马来西亚	5	2	40.0%（2/5）	3
蒙古国	9	0	0	9
新西兰	1	0	0	1
菲律宾	14	2	14.3%（1/7）	12
爱尔兰	1	0	0	1
韩国	3	0	0	3
罗马尼亚	1	0	0	1
俄罗斯	1	0	0	
新加坡	238	33	13.9%	205
南非	1	1	1/1	0
西班牙	1	0	0	1
瑞典	3	0	0	3
泰国	9	2	22.2%（2/9）	7
瑞士	1	0	0	1
英国	4	0	0	4
美国	33	0	0	26
越南	63	5	7.9%	58
合计	8422	916	10.9%	7442

（来源：WHO 官方网站）

2. 我国地区分布

2002 年 11 月 16 日，广东佛山发现首例 SARS 病例。2003 年 1 月，广东省中山市出现小规模流行。2003 年 2 月，广东进入发病高峰，呈现暴发。随后高发地区由广东省转移至北京、山西、内蒙古等地。截止到 2003 年 8 月，中国内地共有 24 个省（自治区、直辖市）报告 SARS 病例，黑龙江、海南、贵州、云南、青海、西藏、新疆 7 个省份未发现疫情。截止到 2003 年 8 月 7 日，中国内地、香港、澳门及台湾地区共报告病例 7748 例，死亡病例 829 例（分别占全球总数的 92.0% 和 90.5%），病死率为 10.7%。中国内地共报告病例 5327 例，死亡病例 349 例，发病率为 0.39/10 万，死亡率为 0.023/10 万，病死率为 6.6%。病例多集中在华北地区和广东，报告病例最多的省市为广东和北京，其次为山西、内蒙古、河北和天津。城市多于农村（城市病例占总病例81.1%）。中国香港报告病例1755例，死亡病例300例；中国澳门报告病例1例；中国台湾报告病例665例，死亡病例180例。

（二）时间分布

从首发病例出现到2003年2月，SARS呈现全球流行的趋势，全球发病高峰出现在2003年3月下旬至5月中旬。在我国，广东省作为最初的疫源地，于2003年2月出现发病高峰。广东省以外的地区，流行时间多集中在3—5月。

（三）人群分布

1.年龄、性别分布

SARS在男女性别间发病无差异。各年龄段均可能发生SARS，以青壮年为主，其中20～29岁发病人数构成比最高（达30%），其次为30～39岁（24%）和40～49岁（11%），19岁以下青少年构成比较低（6%），9岁以下儿童构成比最低为1%。病人感染后的临床症状和转归在不同年龄间差异较大，老年人感染后症状较重，预后较差，婴幼儿与成年人临床症状较轻，病程较短，病死率较低。

2.职业分布

SARS流行具有明显的职业特点。全国报告的SARS病例中，医务人员发病人数占总病例数的18.8%，其他主要职业依次为离退休人员（10.4%）、工人（8.9%）、公务人员（8.9%）、家务和待业人员（8.5%）及学生（8.2%）。

（四）SARS病死率

资料表明，SARS病死率与年龄和有无基础疾病(糖尿病、慢性肾脏病、心脏病和高血压等)有关。据WHO估计，不同年龄组SARS病死率在0～50%间波动，总体病死率为14%～15%。24岁以下患者病死率低于1%，25～44岁病死率为6%，45～64岁病死率为15%，65岁以上病死率大于50%。对广东省58例死亡病例进行分析，结果显示，29.8%的SARS患者伴有严重的慢性基础疾病。另一项对北京55例死亡病例的研究结果显示，70.9%的病人合并有基础疾病。由此可见，合并慢性病的SARS患者预后较差。

三、流行过程

（一）传染源

1.SARS患者

SARS的流行病学特征显示SARS患者是SARS的明确传染源，主要是急性期患者，一般症状越重的患者，传染性越强。急性期患者体内病毒含量较高，通过呼吸、咳嗽，以飞沫或者痰液的形式将病原体排出体外，在空气中悬浮，从而成为传染源。

在关于SARS传染源的研究中，"超级传播者"引起了人们的广泛关注。WHO定义"超级传播者"为将疾病传染给10名及以上的患者。超级传染源不仅传播性强，而且在形成各级传播链中起到了重要的作用。目前研究表明，该现象多发生于疾病暴发早期，疫情早期人们对 SARS 缺乏足够的认识和了解，未采取隔离和感染控制等严格的防范措施，导致医务人员、患者亲属及医院探视者暴露在 SARS 病毒下，继而发病。随着人们认识的增加及防护措施的完善，由单一 SARS 患者引起感染传播的数量也明显下降。在我国内地、香港和其他许多国家和地区均发现超级传染源。我国研究人员对"超级传播者"调查发现，"超级传播者"多见于 60 岁以上的老人，尤其是合并有肾病或糖尿病等慢性病的患者。这可能与基础病掩盖了 SARS 患者的临床症状，或者与老年人和合并基础病患者免疫功能低下，导致体内病毒载量较高，传染性较强有关。研究表明，所有感染者均与上一代病人有症状期接触，且接触越密切，越容易被感染。

2. 隐性感染者

隐性感染又称亚临床感染，指病原体侵入机体后，刺激机体产生特异性免疫应答反应，而不引起或引起轻微组织损伤，不出现任何症状、体征乃至生化改变。从此次 SARS 的流行情况来看，并非所有密切接触者都会发病，因此考虑 SARS 理论上存在隐性感染者。目前对于 SARS 隐性感染者比例以及隐性感染者在 SARS 传播中的流行病学意义还未有定论。

3. 受感染的动物

目前对于 SARS-CoV 的来源尚不清楚，大多数研究者倾向来源于动物。动物病毒在自然宿主中发生某些突变，使病毒突破种间屏障，侵袭人类，而人类由于缺少对病毒的免疫力，造成极高的致病性和传染性。

多项研究机构的研究结果显示，中国和东南亚地区的多种动物可感染 SARS。研究人员在家畜、猫和狗中检测到 SARS-CoV，在鼠、猪和兔子中检测到 SARS-CoV 抗体。另外，在鸟类及爬行类野生动物中，SARS-CoV 感染率较高。目前已经从果子狸、浣熊狗、灵猫、食蟹短尾猿、蝙蝠、蛇及野猪等野生动物体内检测到冠状病毒基因，测出的病毒基因序列与 SARS 病毒基因序列完全一致，同源性达到 99%。2005 年 9 月，中国、澳大利亚和美国科学家对蝙蝠的广泛调查表明，野生蝙蝠携带类 SARS-CoV，可能是 SARS 的源头宿主，在之前备受怀疑的果子狸只是将病毒从野外传到人类的中间宿主。目前还需要进行更多的研究来明晰动物在 SARS 传播中的重要作用，这对于人类充分了解 SARS 至关重要。虽然对于野生动物在 SARS 流行中的作用证据并不充分，但是不能排除这些动物可能是人类的感染源头。

（二）传播途径

SARS 的传播途径尚未完全明确。研究结果表明，在疾病的不同时期，可以分别从鼻咽分泌物、血液、粪便以及尿液中检测出病毒 RNA，该结果提示 SARS-CoV 可能通过多种途径传播。目前认为 SARS-CoV 以短距离飞沫传播为主，也可以通过接触呼吸道分泌物及密切接触传播。

1. 飞沫传播

飞沫传播是 SARS 主要传播途径，为呼吸道传播的主要类型。SARS-CoV 存在于患者呼吸道黏膜表面的黏液中或者呼吸道黏膜纤毛上皮细胞的碎片里，通过打喷嚏、咳嗽及大声说话，从鼻咽部排出大量含有 SARS–CoV 的黏液飞沫，被易感者吸入而发生感染。

2. 接触传播

患者家属、同事或医院的护工等与 SARS 患者密切接触的人，用手接触被患者呼吸道分泌物污染的物品、粪便及尿液等，经口鼻眼传播。

3. 消化道传播

研究表明，SARS–CoV 可以随粪便及尿液排出，因此不排除存在粪 – 口传播的可能性，但目前未得到证实。香港特区淘大花园发生的 SARS 暴发事件，表明可能存在环境传染源。一项研究发现，除了存在飞沫传播之外，产生的气溶胶类型感染物（粪便、尿液）也会被易感者吸入，从而造成 SARS 流行。香港特区淘大花园 300 余人感染事件可能是不完善的污水处理系统导致，患者因腹泻排出含有病毒的粪便，通过有故障的下水管道裂缝漏出，经排气扇以气溶胶的形式散布到空气中，造成附近空气污染，从而导致一些居民感染。

4. 其他传播

虽然有孕妇的 SARS 感染报告，但是目前尚未能确定 SARS 是否能垂直传播。SARS–CoV 在血液中可存活数天，故具有血液传染的风险。WHO 指出，当前还未发现因不稳定的血液及血液制品传播 SARS 的现象，通过输入不稳定的血液制品感染 SARS 风险只是理论上的。目前尚未清楚动物是否可以作为传染源，因此饲养、屠宰等是否能传播仍未知。至于是否能够通过媒介昆虫传播有待进一步研究。

（三）易感人群

作为一种传染性较强的传染病，人群对 SARS 普遍易感，各年龄组均可发病。病人的密切接触者如患者家属、护工、探视者、同病房患者以及同病区的医护人员，因其经常和 SARS 病人接触，具有较高的感染风险。医护人员是 SARS 感染的高危人群，这与医护人员高暴露率有关。资料显示，医护人员病例数占全世界 SARS 感染人数的 20%。截至 2013 年 5 月 10 日，我国内地医护人员发病人数占总病例数的 18.8%。不同国家和地区的医护人员发病构成比不同，我国香港医护人员发病构成比为 22%，新加坡为 41%，加拿大为 43%，多伦多则高达 51%。我国卫生部于 2003 年 4 月 21 日公布的数据显示，中国内地医护人员发病比例为内蒙古 12%、北京 17%、广东 26%、山西 32%。这可能与不同地区 SARS 流行强度及防范措施实施程度有关。一般来说，流行较早、群体发病患者数较多、非传染病专业医护人员的医院内感染率较高。另外，高龄人群和伴有慢性病（如心脏病、肝病、肾病、恶性肿瘤）的患者对 SARS–CoV 抵抗力较弱，感染后病情较重、预后较差。

四、影响流行的因素

目前影响 SARS 流行的因素尚未完全明确，主要影响因素可能有以下几个方面。

（一）病毒因素

不同 SARS-CoV 毒株的传染性、致病力可能不同，少数病原株的传染性和致病力较强。在其他感染性疾病中，病毒量决定了是否发病。SARS 患者排出的病毒量随病程变化而变化，因此 SARS 传染性可能随着时间而发生变化。研究人员采用 RT-PCR 的方法，通过对患者鼻咽部冲洗液样本进行检测发现，病毒量在症状出现后大约第 10 天达到高峰，随后病毒量下降，到第 15 天病毒量降至初患病时的水平。研究表明，患者通过家庭接触感染症状较重，这可能与其接触的病毒量较大以及接触暴露的时间较长有关。另外，病原体传代次数越多可能毒力越弱，如 SARS-CoV 引起的一代病例传染性大，二代及三代病例传染性逐渐降低。

除此之外，传染动力不同，传染性大小不同。如一次打喷嚏可以喷射出百万个飞沫，咳嗽可以喷射出约 3500 个飞沫，而大声说话喷射出的飞沫要远小于打喷嚏及咳嗽，有 600～700 个飞沫，故打喷嚏及咳嗽的 SARS 病人传染性较大。

（二）诊疗过程

在医生对 SARS 患者进行诊疗的过程中，医生一系列的诊断治疗操作，如诊断性痰液引流、支气管镜检、气管内插管、吸痰等，都易形成气溶胶，增加传播风险。在这些情况下，针对飞沫传播的预防措施未必能奏效。另外，医护人员在个人防护器具的脱卸过程中，没有严格遵循操作流程，这也是造成医护人员感染的原因之一。

（三）宿主因素

1. 年龄

多项证据表明，儿童、青少年与成年人相比，感染 SARS 后病情较轻，其传染程度也较低。相比之下，老年人则病情较重，预后较差，病死率较高。

2. 遗传易感性

人群对 SARS 普遍易感，但不同的人接触 SARS-CoV 发病情况不同，部分与确诊病例接触过的人群并未发病。另外，不同个体间发病严重程度存在差异，部分人在感染了 SARS 之后没有明显的临床表征或只有轻微的症状。这提示人体对 SARS-CoV 的易感性、疾病的严重程度可能与个体的遗传水平相关。

3. 免疫状态

免疫状态过低，不能有效控制 SARS-CoV 的播散，而免疫状态过强，则会引起过强的自身免疫反应，从而造成剧烈的免疫损伤，是引起急性呼吸窘迫综合征，导致呼吸衰竭，引起死亡的主要原因。

4. 合并基础病

多项研究表明，伴有基础病（如糖尿病、慢性肾脏病、心脏病和高血压等）的 SARS 患者，病情较重，预后较差，病死率较高。

（四）自然因素

目前关于气候因素和季节规律对 SARS 在人际之间传播的影响尚待进一步研究，但是我国广东省 SARS 病例的发病时间提示冬春季可能有利于 SARS–CoV 传播。地理条件以及生态环境与 SARS 发病之间的关系还需进一步研究。

（五）社会因素

人口密度高、流动性大、卫生条件差、不良的卫生习惯均有利于疾病的传播。病人就诊相对集中、医院内感染预防控制措施不力、医护人员防护措施不当容易造成医院内暴发及流行。另外，交通工具的快速发展使 SARS–CoV 在不同地区及国家间迅速传播，显著增加了 SARS 传播流行的风险。

（六）人为因素

来自政府的防治措施直接决定疫情能否得到有效的控制。国内外的研究均表明，采取有效的防控措施能控制疫情的蔓延。

五、预防和控制措施

作为新发传染病，SARS 病原体已被初步证实，但尚缺乏针对 SARS 简单可靠的治疗措施，疫苗也尚未研制成功。因此应当采取综合性预防与控制措施，主要在疫情的监测与管理、传染源的管理、切断传播途径、保护易感染人群等 4 个环节采取综合措施。

（一）疫情的监测与管理

医疗机构要严格按照卫生部（现称"国家卫健委"）《关于将传染性非典型肺炎（严重急性呼吸综合征）列入法定管理传染病的通知》（卫疾控发〔2003〕84 号）以及《关于规范传染性非典型肺炎疫情报告的通知》的要求，由首诊医生填写 SARS 诊断和疑似病例的传染病报告卡，并按规定上报给当地疾病预防控制机构。疾病预防控制机构人员按照《传染性非典型肺炎流行病学指导原则》立即开展针对 SARS 诊断和疑似病例的流行病学调查，根据流行病学调查信息追踪密切接触者并且针对密切接触者再次开展流行病学调查，分析判断其感染风险并采取相应措施。医疗机构与疾病预防控制机构人员要共同配合、通报相关信息，保证流调工作迅速开展，及时控制传染源。

疫情监测内容主要包括发病及死亡情况、个案调查报告、流行情况及实验报告等。对疫情监测的信息进行分析，了解疾病自然史、传播途径及流行特征等，并定期向上级管理部门汇报疫情监测和分析结果，可以为防治工作提供准确信息，为政府决策和及时采取措施提供实时、客观的依据。

（1）疫情报告单位及报告人。医疗机构、疾病预防控制机构及其执行职务的医务人员为 SARS 病人或疑似病例的疫情报告单位及报告人。除责任报告单位和报告人外的任何单位和个人均为 SARS 确诊病例或疑似病例的义务报告单位和报告人。

（2）报告流程。2003 年 4 月 8 日，我国已将其列入《中华人民共和国传染病防治法》法定传染病管理，规定其管理措施按照《中华人民共和国传染病防治法》第二十四条第一款执行。医疗卫生机构发现传染性非典型性肺炎病例或疑似病例时，城镇于 6 h 内、农村于 12 h 内以最快的通信方式向当地县级疾病预防控制机构报告；疾病预防控制机构接到疫情报告后，经初步核实诊断后，以最快的通信方式逐级向上级疾病预防控制机构和同级卫生行政部门报告。疾控中心接报后在组织专业人员赶赴现场进行流行病学调查处理的同时，要及时填报"传染性非典型肺炎病例和疑似病例报告表"报送地级疾控中心；地级疾控中心每天收集辖区内报告的病例资料，将所有个案调查表和汇总一览表报送省疾控中心；各级疾控中心在向上一级疾控中心报告的同时，应报告同级卫生行政部门。

（3）疑似病例或零病例报告。为了及时掌握疫情发展趋势，2003年4月26日，卫生部要求实行疑似病例、零病例日报制度。

（二）传染源的管理

1. 病人管理

SARS有较强的传染性，针对病人的管理要做到"早发现、早报告、早隔离、早治疗"。

（1）早发现、早报告。多方式开展SARS科普宣传，提高群众的防范意识；健全卫生保健工作和基层卫生组织，提高医务人员业务水平及责任感。当发现发热伴呼吸系统疾病的病人就诊时，医务人员要注意询问患者的接触史，并询问其家属、同事等周围人是否存在类似症状。一旦发现非典型肺炎病例或疑似病例，应按照《中华人民共和国传染病防治法》《传染性非典型肺炎防治管理办法》（卫生部令第35号）的规定报告疫情；医院应设立相对独立的、通风良好的发热病人诊室。坚持首诊负责制，杜绝传染源在不同医院间造成传播。

（2）早隔离、早治疗。如若发现SARS疑似病例，应立即收到专门的、与其他留观室隔离的单独留观室。SARS确诊病例及疑似病例应该到定点医院进行隔离治疗。疑似病例与临床诊断病例应分开隔离，疑似患者和临床诊断患者应戴N95口罩，在负压病房中实施单人隔离，并由相关人员开展流行病学个案调查。隔离时间上，SARS确诊病例至少隔离3周；疑似病例在单间隔离观察2周。

2. 密切接触者管理

对每例SARS确诊患者及疑似病例都应开展流行病学调查，以追踪其密切接触者。对病人或疑似病例的密切接触者应采取如下措施：密切接触者需要进行隔离并实施医学观察2周，一般采取居家医学观察，必要时集中观察；隔离期间由医疗卫生人员每日对隔离者进行访视或电话联系，给予健康教育和指导，每日早晚各测体温1次，一旦发热则需要到指定医院进行医学观察；隔离期满后，对于无症状和体征的密切接触者应解除隔离，如果发展为SARS，则按照SARS患者的管理要求实施管理，并追踪其密切接触者。

若存在SARS患者和密切接触者拒绝隔离或不治疗、隔离期未满擅自脱离医院或终止隔离的情况，必要时可对其依法采取强制控制措施。

3. 动物传染源管理

应加强对动物宿主的检测，一旦发现可疑动物宿主，应及时报告，以便采取相应的管理措施。

（三）切断传播途径

预防 SARS，切断传播途径尤为重要，主要在于做好综合性预防措施，并对医院、社区、公共场所等多个环节加强管理。

1.加强通风，改善环境

家庭、办公室、会议室、病房、教室等公共场所都要注意开窗通风，时刻保持所处环境的自然通风；保持办公用具和器材的清洁；保持环境卫生清洁，及时清理垃圾，在清理过程中避免尘土飞扬；如若使用空调，温度不要低于 26 ℃，要保持空调设备的良好运行，经常清洗隔尘网；尽量少去空气流通不畅、人口密集的公共场所，减少群众性集会，避免去到疫区，尽量不到医院探视，做好防护措施，正确佩戴口罩。

2.注意个人卫生，加强个人防护

SARS 除了通过飞沫传播外，还可以通过接触传播。所以个人应保持良好的卫生习惯，加强个人防护。在打喷嚏、咳嗽及清洁鼻子时要用手绢、纸巾等掩住口鼻；要科学洗手，保持双手的清洁，洗手后要用毛巾或纸巾擦干，不要使用公共毛巾；进餐时应该使用公筷及公勺；不要用手直接揉碰眼口鼻，避免病毒通过鼻腔、眼睛和口腔黏膜造成 SARS 感染。

3.做好消毒工作

消毒是消除病原，切断污染途径的重要措施，分为预防性消毒以及疫源地消毒（随时消毒、终末消毒）。消毒的方法包括物理消毒及化学消毒。SARS 病毒属于亲脂病毒，对消毒剂的耐受力较弱，一般的消毒剂都能将其杀灭。

（1）公共场所的预防性消毒。对于学校、托幼机构等公共场所的地面、墙壁、电梯表面、台面、桌椅、门把手、水龙头、卫生洁具等的消毒可以使用 1 ~ 2 g/L（0.1% ~ 0.2%）的过氧乙酸、250 ~ 500 mg/L 的二氧化氯或 500 ~ 1000 mg/L 的含氯消毒液喷洒、拖地或者擦拭消毒；对于餐具的消毒首选物理消毒，如煮沸消毒 15 ~ 30 min，用远红外线消毒碗柜，温度至 125 ℃，持续 15 min。

（2）SARS 患者收治医院病区的消毒。病房有人情况下可采用循环风紫外线空气消毒机消毒、静电吸附式空气消毒机消毒，或者 30 g/L（3%）过氧化氢 20 ml/m³ 气溶胶喷雾，上下午各消毒 1 次。病房无人情况下可以用臭氧空气消毒机消毒，臭氧浓度 ≥ 20 mg/m³，消毒时间 ≥ 30 min；或者用紫外线灯照射消毒，照射时间每次不少于 1 h，每天 2 ~ 3 次；也可用 5 g/L（0.5%）的过氧乙酸喷雾，用量为 20 ~ 30 ml/m³，作用 30 min。物体表面如桌子、椅子、门把手等和地面消毒可以用 500 mg/L 的二氧化氯或 500 ~ 1000 mg/L 的含氯消毒剂喷洒、擦拭、拖地。病人使用的被服、口罩或衣物等要定时消毒，无纺布帽子、衣物、口罩、鞋套等用后放污物袋内集中进行无害化处理；棉质衣、被、帽子、口罩等可以用有效氯浓度为 500 mg/L 的消毒液浸泡 30 min 消毒。病人的排泄物、呕吐物采用双重消毒法，粪便用 2 倍量 100 ~ 200 g/L（10% ~ 20%）的漂白粉乳液，呕吐物加入 1/5 量的漂白粉，搅匀作用 2 h 后弃入厕所。另外，病人出院、转院、死亡后，病房必须进行终末消毒。

（3）疫源地消毒。严格按照消毒程序对病人居住场所的地面、墙壁，病人的用具、器具、衣物、排泄物及分泌物进行消毒。可以使用含有效氯 500 ~ 1000 mg/L 的消毒剂消毒。

（四）保护易感人群

1.提高易感人群抵抗力

易感人群要保证充足睡眠、避免过度疲劳、调节自身心态、避免压力；同时要注意均衡饮食、适量运动以增强体质；注意根据天气变化增减衣物，防治感冒。

2.药物预防

由于 SARS 为新发传染病，目前尚无特效的预防药物。目前对于高危人群的预防药物如胸腺素、转移因子等主要是通过增强机体的免疫力来抑制病原体，并不是针对 SARS 的预防药物，这类药物不能作为公众预防 SARS 的药物。另外板蓝根、新雪颗粒等药物在 SARS 预防中的作用还未被完全证明。

3.免疫预防

一般来说，SARS-CoV 疫苗是保护易感人群最有效的方法。但由于人们对 SARS-CoV 认识有限，仍存在许多问题需要解决，如 SARS-CoV 的表面抗原决定簇改变，SARS-CoV 潜在的变异性，疫苗的安全性、免疫性及有效性。这些问题加大了研制疫苗的难度，目前尚未研制出 SARS-CoV 疫苗。

第二节　中东呼吸综合征

MERS-CoV 是继 SARS-CoV 之后被发现的一种新型冠状病毒，这种新型冠状病毒感染能够引起以急性呼吸道感染为主的临床表现，严重病例可出现急性呼吸窘迫综合征或多器官功能衰竭等。该病毒于 2012 年 6 月首次由埃及籍病毒学家在沙特阿拉伯吉达一医院内的严重肺炎患者呼吸道样本中分离并发现，患者的临床表现与 SARS 冠状病毒感染极为相似。从样本的培养细胞上清液中提取 RNA，进一步进行泛冠状病毒 PCR 扩增，经核酸测序比对后认定该患者感染的是 SARS-CoV 之外的一种新型冠状病毒。同年 9 月 23 日，WHO 通报英国发现 1 名卡塔尔籍新型冠状病毒确诊病例。2013 年 5 月 15 日，国际病毒分类委员会依据该病毒的流行病学特点，将其正式命名为中东呼吸综合征冠状病毒。截至 2020 年 1 月底，全球 27 个国家共报告了 2519 例经实验室诊断确诊的 MERS 病例，其中包括 866 例死亡病例，病死率高达 34%。大多数病例来自沙特阿拉伯（2121 例），包括 788 例死亡病例，此病毒的流行对全球公共卫生造成了极大的威胁。本节将对 MERS-CoV 的病原学、流行特征、流行过程、预防和控制措施进行阐述。

一、病原学

（一）MERS-CoV 的基因形态与结构

MERS-CoV 是一种具有包膜的单股正链 RNA 病毒，基因组长约 30.1 kb（30 119 nt），G/C 含量 41%，RNA 中包含 5' 甲基化帽子、poly–A 尾和多顺反子。基因组排列顺序为 5'– 复制酶 – 结构蛋白（刺突蛋白 S– 包膜蛋白 E– 膜蛋白 M– 核蛋白 N）–poly（A）–3'，即 5'–ORF1$^{a/b}$–S–E–M–N–poly（A）–3'，按照国际病毒分类委员会（ICTV）冠状病毒的鉴定标准，将 MERS–CoV 归于巢式病毒目冠状病毒科 β CoV C 亚群，是 C 亚群中第一个能感染人的冠状病毒，也是第 6 个感染人的冠状病毒，在 MERS–CoV 被发现之前，该亚群仅有 2 种蝙蝠冠状病毒，即 2006 年在我国香港扁颅蝠和伏翼蝠中发现的扁颅蝠属蝙蝠冠状病毒 HKU4（Ty–BatCoV–HKU4）和伏翼蝠属蝙蝠冠状病毒 HKU5（Pi–BatCoV–HKU5），这两种冠状病毒在系统发生上与 MERS–CoV 具有一定的相关性。MERS–CoV 与其他冠状病毒的基因组结构相似，但又与 β CoV A 亚群病毒有明显区别，A 亚群病毒普遍含有特征性的血凝素 – 酯酶（HE）基因。MERS–CoV 的基因组含有 10 个完整的 ORFs，由 7 个呈巢式排列的基因组 mRNAs 进行表达，这 7 个 mRNA 包含了由 67 个核苷酸组成的共有前导序列、8 个转录调节序列和 2 个末端非翻译区。部分序列重叠的 ORF1$^{a/b}$ 占病毒基因组 5' 端 2/3 区域。

（二）致病性

2013 年，有研究者率先发现了 MERS–CoV 的胞外受体 DPP4，它是一种 Ⅱ 型跨膜蛋白，在人体中主要表达于肾、小肠、肝、前列腺、下呼吸道的上皮细胞及部分活化的白细胞，这些发现都与临床急性呼吸窘迫综合征、肾功能衰竭、消化道症状等相佐。此外，该病毒的 S 蛋白包含 S1 亚基和 S2 亚基两个功能子单元，S1 亚基包含 N 端结构域（N-terminal domain，NTD）和独立折叠的受体结合域（RBD），与 DPP4 结合，介导病毒颗粒附着于靶细胞，随之与细胞融合后侵入细胞内，开始病毒复制过程。病毒的 S2 亚基包含 N 端疏水融合肽（fusion peptide，FP）以及两个七肽重复序列 HR1 和 HR2，能够促进病毒的复制；与此同时，其他典型结构蛋白包括分别由 ORF6、ORF7 和 ORF8 编码的 E、M 和 N 蛋白，参与了病毒的组装。有研究发现，非结构蛋白 1（NSP1）、M、N、ORF3^b、ORF4^a、ORF4^b 和 ORF5 蛋白可抑制干扰素的表达，造成天然免疫损伤及获得性免疫应答不足，进而导致高病毒血症，与患者预后不良相关，提示免疫损伤可能是本病发病主要原因之一。MERS–CoV 的多个基因及所编码蛋白可作为靶抗原，用于疾病诊断、治疗和疫苗研发。

（三）抵抗力

冠状病毒具有包膜，当包膜被破坏后，RNA 容易被降解，从而使病毒失活。冠状病毒对紫外线和热敏感，56 ℃环境中能够存活 30 min，乙醚、体积分数 75% 乙醇、含氯消毒剂、过氧乙酸、氯仿和甲醛等均可有效灭活病毒。有研究表明，MERS–CoV 在细胞培养环境中经 37 g/L（3.7%）中性甲醛（即 10% 中性福尔马林）缓冲液或 40 g/L（4%）多聚甲醛处理 30 min，即可完全失活，氯己定（洗必泰）不能有效灭活病毒。此外，美国国家过敏与感染疾病研究所的研究人员对未消毒的生骆驼奶进行了研究检测，发现 MERS–CoV 在 4 ℃可以存活 72 h，22 ℃时存活 48 h，63 ℃加热 30 min 时则未检测到活病毒。

二、流行特征

（一）人群分布

WHO报道早期确诊的536例MERS病例中，62%为重症病例，需要进行住院治疗，这些重症病例普遍为原发病例（又称"一代病例"，指来自疫情流行国家的感染病例），主要为有基础疾病的老年人。50～59岁年龄组是原发病例感染的最高风险人群，死亡人数最多。男性病例人数是女性的2.1倍。确诊的男性病例中有50%在40岁以上，其中年龄最小的为9个月，最大的为99岁，中位数为50岁；男性病例平均年龄为53岁，女性病例平均年龄为46岁，儿童病例少有报道，且多为轻症或无症状。30～39岁年龄组最容易发生继发病例（又称"二代病例"，指被一代病例感染的本土病例），多为无基础疾病的年轻人和医护人员，但也有因防护不当、患者之间共用了受污染的设备而引起重症感染的报道。继发病例中死亡人数较多的为70～79岁年龄组。患者如果出现并发症，如急性呼吸困难综合征等，也可能导致其死亡。

MERS的高病死率与患者年龄大于50岁、男性及有多种基础疾病相关。一项临床队列研究发现，47名需住院的重症患者中位数年龄为56岁，病例以男性为主，男女比例为3.3∶1.0。大约96%的患者有基础疾病，最常见的有糖尿病（68%）、慢性肾脏疾病（49%）、高血压（34%）、慢性心脏病（28%）和慢性肺部疾病（26%）。据报道，有23%的患者吸烟，17%的患者属于肥胖者。重症病例以有基础疾病的老年男性为主，这种现象在其他报道中也出现过，但出现比例不一，这取决于研究中所包含的病例数量和所采用的设计方案。截至2019年12月，WHO报道的全球MERS病例报告的人群流行病学特征并没有发生明显的变化，50～59岁年龄组仍然是原发性感染的最高风险人群。30～39岁年龄组是继发感染的高危人群。死亡人数在50～59岁年龄组的原发病例和70～79岁的继发病例中较高（表6–2）。

表6–2 2014年7—12月至2019年7—12月全球MERS病例报告基本特征

流行病学特征	2014年 7—12月	2015年 7—12月	2016年 7—12月	2017年 7—12月	2018年 7—12月	2019年 7—12月
确诊总人数/人	100	257	99	94	50	51
年龄中位数/岁	55	53	56	51	56	58
性别（男性）/%	78	78	78	78	78	78
原发病例/%	43	6	42	34	50	33
继发病例/%	35	60	11	21	20	6
医护人员/%	14	18	6	9	0	4
死亡病例/%	48	36	31	35	28	33

（来源：WHO官方网站）

（二）地区分布

截至 2015 年 7 月 8 日，WHO 通报全球报告的 1368 例 MERS 确诊病例分布在亚洲、欧洲、非洲和美洲的 26 个国家。其中中东地区（沙特阿拉伯、阿拉伯联合酋长国等 10 个国家）报告 1156 例，占全部病例的 84.50%；欧洲地区（英国、德国等 8 个国家）报告 15 例，占 1.10%；亚洲地区（韩国、菲律宾、中国等 5 个国家）报告 190 例，占 13.89%；其他地区（美国、阿尔及利亚、突尼斯）报告 7 例，占 0.51%。全球病例绝大多数来自沙特阿拉伯，报告 1037 例，占 75.80%；其次为韩国 185 例，占 13.52%。

根据欧洲疾病预防控制中心（European Centre for Disease Prevention and Control，ECDC）的统计数据，从 2020 年 1 月 1 日至 10 月 6 日，沙特阿拉伯共有 61 例 MERS 确诊报告，其中包括 20 个死亡病例。在这 61 例中，50 例为原发病例，其中 16 例具有骆驼接触史，11 例为相关医护人员。此外，截至 2020 年 1 月底，WHO 公布全球共报告了 2519 例经实验室证实的 MERS 病例，其中包括 866 个相关死亡病例，病死率为 34.38%；大多数病例仍来自沙特阿拉伯（2121 例），包括 788 个相关死亡病例，病死率为 37.15%。

（三）时间分布

全球首例 MERS 患者于 2012 年 6 月发病，同年 9 月第 2 例患者发病。一项回顾性研究发现，2012 年 4 月在约旦发生一起包含 13 例 MERS 病例的疫情。2012 年全球 MERS 疫情处于散发状态，共报告 9 例确诊病例；2013 年共报告 168 例；2014 年 4 月报告病例数开始明显增加，4—5 月暴发疫情，随着病例数增加，出现聚集性病例，当年共报告确诊病例 768 例；2015 年 1—7 月（至 7 月 7 日）已累计报告 423 例，其中 40% 以上病例来自韩国。此外，ECDC 也公布了全球卫生机构自 2012 年 4 月至 2020 年 9 月的 MERS 病例报告数，共计 2577 例，其中包括 935 例死亡病例。

（四）流行强度

多个研究团队基于 MERS 病例的情况对 MERS-CoV 的基本再生数 R_0 进行分析，结果得出 MERS-CoV 的 R_0 为 0.6 ~ 0.8，而 SARS-CoV 的 $R_0 > 1$，MERS-CoV 的传播能力低于 SARS-CoV。同时，研究者指出，当前 MERS-CoV 还不具备大流行的潜能。WHO 对 MERS 疫情进行风险评估认为：目前没有迹象表明 MERS-CoV 病原学特征与以往有区别，也没有证据表明病毒具有了持续的社区人际传播。此外，研究人员利用 111 例 MERS 确诊病例的流行病学资料、10 例病例的基因数据开展的 MERS-CoV 传播潜能评估结果显示，在采取感染控制措施时，MERS-CoV 不能实现持续传播，但未采取感染控制措施时，R_0 的范围为 0.8 ~ 1.3，提示目前 MERS-CoV 不具备大流行的潜能，但仍需密切关注该冠状病毒。

三、流行过程

（一）传染源

1. 受感染的动物

冠状病毒普遍存在于多种哺乳动物和禽类中，包括人、蝙蝠、猪、猫、狗、啮齿动物和鸟等。尽管研究分析提示在蝙蝠身上检测到的冠状病毒 Ty–BatCoV–HKU4 和 Pi–BatCoV–HKU5 不太可能是 MERS–CoV 的直接始源，但基因进化分析显示 MERS–CoV 与蝙蝠身上检测到的冠状病毒的亲缘关系较近。自 MERS–CoV 被人类发现后，与其相近的冠状病毒序列已陆续在非洲、亚洲、欧洲、美洲的蝙蝠身上检测到，这表明与 MERS–CoV 相近的病毒已广泛存在于蝙蝠中。有研究者将在埃及墓蝠的粪便中分离出的病毒 RNA 样本与从沙特阿拉伯首例 MERS 患者身上提取到的病毒 RNA 进行比对，显示核苷酸 100% 同源。

尽管蝙蝠可能是 MERS–CoV 的动物源头，但蝙蝠不太可能直接将病毒传染给人，因为人与蝙蝠的直接接触是有限的，可能还须借助其他动物作为中间宿主。因此，在阿拉伯半岛的家畜，例如牛、羊和骆驼等，被怀疑是此病毒的可能来源。关于该推测的最初证据来自阿曼和西班牙单峰骆驼 MERS–CoV 抗体的检测，结果显示阿曼的 50（50/50）只骆驼和西班牙的 15（15/105）只骆驼 MERS–CoV 抗体均为阳性。此外，在埃及、约旦、沙特阿拉伯和阿拉伯联合酋长国的骆驼中均检测到了 MERS–CoV 抗体。目前已在很多国家和地区的单峰骆驼的血清中检测到 MERS–CoV 抗体。有研究者对巴基斯坦 2012—2015 年的 565 个单峰骆驼血清进行检测发现，39.5% 的单峰骆驼 MERS–CoV 抗体阳性。此外，他们对沙特阿拉伯的 67 个单峰骆驼冠状病毒的全基因组序列进行分析显示，MERS–CoV 已经在沙特阿拉伯的单峰骆驼中形成地方性流行，且病毒能够变异，单峰骆驼可同时携带 3 种冠状病毒，包括自 2014 年 12 月以来一直占主导地位的重组病毒，该重组病毒在 2015 年导致人类疫情。随着研究的深入，越来越多的证据表明单峰骆驼更可能是人感染 MERS–CoV 的来源。

2. MERS–CoV 病例及隐性感染者

MERS 在越来越多的家庭和医院内暴发，表明 MERS–CoV 能在人群中传播，因此认为 MERS 病例可作为传染源将其体内病毒传染给其他人。此外，经过汇总分析相关数据可以发现，MERS 流行暴发存在很多非典型病例——轻症甚至是无临床症状，说明此病毒的传染源还包括隐性感染者。

（二）传播途径

1. 动物 – 人传播

目前 MERS 疫情中出现的传播途径主要有动物 – 人和有限的人 – 人两种模式。其中动物 – 人的模式主要见于散发病例，主要途径可能是通过接触感染病毒骆驼鼻腔和眼睛的分泌物、粪便，吸入气溶胶、飞沫以及饮用生骆驼奶等。

该模式在中东地区较多见，研究人员曾对沙特阿拉伯的骆驼养殖场和屠宰场工人进行采样检测，发现 8.7% 的工人体内含有 MERS–CoV 抗体，说明他们曾经被 MERS–CoV 感染过，但并没有出现严重的症状。另外，2013 年 11 月死于 MERS 的一名 44 岁沙特男子的调查结果也印证了这一传播模式。研究者经流行病学调查发现，该男子发病前曾与家中饲养的患病骆驼有密切接触，男子为患病骆驼治疗 7 d 后出现了严重的呼吸系统感染症状，送医院治疗无效死亡。医院经实验室检测后确诊为 MERS，从患病男子身上分离出 MERS–CoV，在他家里的患病骆驼身上也分离到 MERS–CoV，经对两者进行基因同源性比对，发现它们具有一致性。因此，可以确定 MERS 致死病例是与患病骆驼密切接触而被感染，动物 – 人的传播途径是 MERS 从动物跨越物种传染到人类的重要环节。

2. 人 – 人传播

有限人 – 人模式是 MERS 疫情扩散传播的主要形式，常见于病例与家庭成员、病例与医护人员之间，特别是医护人员防控措施做不到位的情况下。这种传播模式的主要传播途径包括感染者的分泌物、粪便、吸入气溶胶以及飞沫等。

有限人 – 人传播的聚集性疫情在沙特阿拉伯、英国、法国、突尼斯、意大利和阿联酋等国已有相关报道。MERS–CoV 的人 – 人传播首次发生在 2012 年 11 月沙特利雅得的一起家庭聚集性疫情，3 例确诊病例中有 2 例病例可能为首发病例的二代病例，提示人 – 人传播的可能性。随后，英国报道了一起 MERS 家庭聚集性疫情，首发病例在沙特阿拉伯旅行感染后将病毒传染给其两个家庭成员。尽管相关的聚集性疫情研究提示 MERS–CoV 存在人 – 人传播的可能，但是这种传播是有限的、非持续的，且超过 50% 的二代病例的感染来源均发生于医疗机构。2012 年 4 月，在约旦第二大城市扎尔卡市最大的公立医院重症监护病房暴发一起 MERS 疫情，起因是 2012 年 4 月 4 日收治的 1 例患重症肺炎的 25 岁大学男生导致 10 名医务人员和 2 名家属感染，该病例和 1 名 40 岁女护士死亡，当时病因不详，后经实验室证实为感染 MERS–CoV。2015 年韩国 MERS 疫情也是以一个到中东地区旅游后的人感染 MERS–CoV 为起点，该人回国后在国内 4 家医院就诊过程中将病毒传播，导致聚集性疫情的发生。沙特阿拉伯对 402 例 MERS 感染病例的统计资料显示，医务人员感染者占 27%，57.8% 无症状或症状轻微。由此表明，MERS–CoV 已具备有限的人传人能力，但无证据表明该病毒具有持续的人传人能力。该病毒的一个特点是病毒只影响一个相对较少的人数，一个 40 万或 50 万人口的区域很可能只有 500 例病例。病毒的传播能力似乎并不是很强，除非存在密切接触，比如在没有保护的情况下向感染病人提供治疗，否则该病毒不易在人与人之间传播。因此，防止动物将 MERS–CoV 传染给人，以及做好 MERS 病例的家庭和医院内的防控是防止该病毒扩散传播的关键。

（三）易感人群

目前认为传染源与带 MERS–CoV 的骆驼有关，因此与骆驼有密切接触的人群（饲养人员、农场工人、屠宰场工人和兽医等）感染可能性较大，赴中东旅游接触了骆驼或其分泌物、饮用未消毒骆驼奶的游客也有可能感染。与病例有密切接触的医务人员、家属感染 MERS–CoV 的风险均较高。

另外，对现有感染 MERS 病例研究显示，病例的平均年龄为 50 岁，76% 的 MERS 病例至少存在一种基础疾病，包括慢性肾衰、糖尿病、心脏病等，其中死亡病例与其他 MERS 病例比较，他们的基础疾病患病率更高（86.8% vs 42.4%，$P < 0.001$）。因此，患有糖尿病、慢性肺部疾病、肾衰或者免疫力低下的人群也被认为是感染 MERS-CoV 的高风险人群。目前 MERS 发病机制的相关的研究较少，人类对 MERS 的易感性及慢性基础疾病对其的影响，仍有待进一步挖掘。

四、预防和控制措施

（一）世界卫生组织针对 MERS 的防控措施

1. 监测与信息共享

WHO 鼓励所有成员国加强重症急性呼吸道感染（severe acute respiratory infection，SARI）的监测，并对任何异常的 SARI 或肺炎病例进行仔细回溯；要求成员国向 WHO 通报或确认所有可能病例或确诊病例；还鼓励各国提高对 MERS 的认识，并为旅客提供信息。

2. 控制医院感染

医院感染防控措施对预防卫生保健机构内可能出现的 MERS-CoV 传播至关重要。向 MERS 疑似或确诊病例提供医护服务的卫生保健机构应当采取适当措施，减少将病毒从感染患者传给其他患者、医务人员和探访者的危险。应当针对医务人员开展感染防控技能教育和培训，并定期更新知识。2015 年 6 月 4 日，WHO 更新的《在对 MERS 病例进行医护过程中的感染预防与控制指引》特别强调了医疗机构的防控措施。WHO 建议将疑似病例和确诊病例收入通风效果良好的单间病房或预防空气传播的病房隔离。对于护理疑似或确诊病例的医务人员，除了标准防护措施外，应加强接触传播和飞沫传播防护措施。如果开展引起气溶胶的开创性操作，需实施空气传播防护措施。

3. 安全旅行

下面的建议用以降低旅行者和与旅行相关的工作人员（包括运输人员和地勤人员）被病毒感染的风险，并增加旅行者疾病的自我报告。

（1）风险告知。告知患有基础疾病（如糖尿病、慢性肺部疾病、免疫缺陷等）并前往中东地区的旅行者，旅行将增加其患病的风险，包括 MERS；告知出境旅行者和旅行团一般旅行卫生预防措施信息，包括流感和腹泻等疾病相关信息，以降低感染的风险。

（2）保持良好的个人卫生。这是一项重要的预防措施，包括经常用肥皂和清水洗手（手不明显脏时，可采用手搓）；坚持食用好的食物，避免食用未煮熟的肉或在不卫生条件下制作的食物，并在吃水果和蔬菜前恰当清洗。

（3）咨询与宣传。为所有准备前往中东地区的旅行者提供可用的健康咨询信息，并将这些材料放在重要的位置（如旅行社或出发地点）。可采用不同类型的信息传播方式将信息传达给旅行者，如在飞机和船只上播报健康警报、挂横幅、送小册子，在国际入境口岸播放广播公告等。旅行咨询信息应包括 MERS-CoV 的最新信息和如何避免疾病的旅行指导。

建议那些出现明显急性呼吸道疾病并伴有发热和咳嗽（严重到足以干扰一般日常活动）的旅行

者减少与他人接触；咳嗽或打喷嚏时用纸巾遮住口鼻，用后将纸巾丢进垃圾箱并洗手；如果不能做到，咳嗽或打喷嚏时应对着自己上衣的袖子，而不是手；还应尽快向医务人员报告。建议从中东地区旅行归来的旅行者，回来后2周内若发现有明显急性呼吸道疾病并伴有发热和咳嗽（严重到足以干扰一般日常活动）应立刻就医，并通知当地的卫生部门。建议曾密切接触过从中东地区归来且出现明显急性呼吸道疾病并伴有发热和咳嗽（严重到足以干扰一般日常活动）的旅行者的人群，如果接触后出现类似症状，要报告给当地卫生部门并进行MERS–CoV检测。

（4）提高医务人员防护意识。提醒医务人员和医疗机构注意从中东地区回来且伴有急性呼吸道疾病的旅行者感染MERS–CoV的可能性，特别是那些有发热、咳嗽和肺器质性疾病（肺炎或急性呼吸窘迫综合征）的患者。如果临床表现可能为MERS，应根据WHO的病例定义开展MERS–CoV检测，并采取感染防控措施。临床医师也要意识到免疫功能不全患者可能出现非典型表现。

（二）欧洲疾病预防控制中心（ECDC）组织针对MERS的防控措施

ECDC认为必须对国际旅行者进行监测；迅速采取措施控制医源性感染，这对防止更大范围的传播有关键意义。在医院内系统落实感染防控措施对阻断传播和预防医源性感染聚集性发病十分重要。早期发现少量呼吸道感染输入性病例的挑战在于要能询问出病例的旅行史，并对所有出现症状的急性呼吸道感染病例采取足够的感染防控措施。

（三）我国针对MERS采取的预防控制措施

在2012年9月WHO首次通报新型冠状病毒感染疫情后，我国由国家卫生和计划生育委员会组织专家制定了《新型冠状病毒感染疫情防控方案（试行）》（卫办疾控发〔2012〕125号），强调要加强病例监测排查、报告、管理和救治，做好院内感染控制。开展密切接触者管理、风险沟通、技术人员培训和实验室生物安全等防控措施。2013年新型冠状病毒感染更名为中东呼吸综合征后，国家卫生计生委于同年9月6日下发《中东呼吸综合征疫情防控方案（第一版）》（国卫办疾控发〔2013〕17号）。2015年6月，韩国发生MERS暴发疫情且有病例输入我国后，国家卫生计生委再次下发《中东呼吸综合征疫情防控方案（第二版）》（国卫办疾控发〔2015〕34号），将有韩国暴露史的呼吸道感染病例列入MERS排查对象，同时加强了对密切接触者的管理措施。韩国病例发病后前往我国广东省惠州市，广东省和惠州市政府及各有关部门积极地采取各项应急防控措施：积极隔离救治患者；在现有条件和基础上进一步加强和完善收治医院的院内感染防控措施，严格做好个人防护；全面搜索密切接触者，根据暴露情况进行分类管理，对已经离境的密切接触者，将信息分别通报给相关国家和地区；及时公开发布信息通报，消除市民恐慌；加强出入境检验检疫，机场及海关对所有疫区的入境人士提高警戒级别。目前广东省对MERS疫情的防控策略是基于风险评估，根据可疑发热病人发病前14 d的流行病学史，如中东或韩国等MERS流行地区的暴露情况、与确诊或可疑病人的接触情况、与密切接触者的接触情况、与已发生或正在发生MERS疫情的医院的暴露情况等对其进行分类，根据分类结果进行相应的管理措施。同时，不同类别应由不同级别的疾病预防控制机构进行检测排查。

（四）MERS－CoV 疫苗的研制

近年来 MERS–CoV 的研究发展迅速，已经有多项 MERS–CoV 的专利申请，包括人源的 MERS–CoV RBD 的核酸序列、抗 MERS–CoV S 蛋白单克隆抗体以及 RBD–Fc 融合蛋白等。MERS–CoV 抗体研究取得很大进步。一些研究报道的骆驼 / 人嵌合的重链抗体（HcAbs）在血清中有较长的半衰期，并保护小鼠免受致命的攻击。也有研究者在高产酵母中表达的新型纳米抗体与 MERS–CoV RBD 具有高亲和力，能够阻断 MERS–CoV RBD 与受体的结合，完全保护 HuDPP4 小鼠免受致命的 MERS–CoV 攻击。迄今为止，已有 20 多种中和抗体（neutralizing antibody，NAb）被研究，大多是靶向 RBD 中和表位，有 6 种是靶向 NTD 中和表位，在体内或体外实验中证明了其对 MERS–CoV 的中和作用，为抗体药物与疫苗研发、防止 MERS–CoV 感染提供了理论依据和思路。DNA 疫苗和病毒载体疫苗的研究已经取得很大进展，迄今为止有 3 个疫苗候选者 GLS–5300、MVA–MERA–S 和 MERS001 进入临床试验 I 期。其他类型的疫苗如改良的 mRNA 疫苗，应用前景较好。MERS–CoV 亚单位疫苗可能集中在优化免疫途径、注射剂量以及相关佐剂的合理使用。另外，须对检测试剂和检测方法进行标准化，包括以病毒或假病毒为基础的中和抗体实验。据报道，在缺乏佐剂的情况下，SARS–CoV 疫苗诱导的 Th1 反应不足导致嗜酸性细胞免疫病理反应，这种担忧在 MERS–CoV 疫苗中同样存在。目前已经研究了多种佐剂，如 alum、MF59、Matrix–M1、CpG 和 Poly（I：C），可以增加 NAbs 滴度和改善肺嗜酸性免疫病理，表明佐剂可用于 MERS–CoV 疫苗研究，以提高免疫原性和安全性。包括 MERS–CoV 在内的高致病性冠状病毒的出现引起了人们的关注，制定全球疾病预防和控制策略刻不容缓。充分利用基因工程技术，研制安全、高效的 MERS–CoV 疫苗或其他新型病毒免疫制剂对预防、控制 MERS 疫情蔓延具有重要实际意义。

参考文献

[1] 李立明. 流行病学：第 2 卷 [M]. 3 版. 北京：人民卫生出版社, 2014.

[2] 赵春惠. 实用 SARS 学 [M]. 北京：人民卫生出版社, 2003.

[3] 薛广波. 实用消毒学 [M]. 北京：人民军医出版社, 1986.

[4] 中华人民共和国卫生部. 医疗机构消毒技术规范：WS/T 367—2012[S]. 北京：中国标准出版社, 2012.

[5] 周旭. SARS 冠状病毒分子病毒学特性研究概况 [J]. 微生物学免疫学进展, 2003, 31（04）：79-87.

[6] 万谟彬. 严重急性呼吸综合征的暴发流行及流行病学特征 [J]. 中华急诊医学杂志, 2003（08）：571-572.

[7] 叶冬青. 流行病学进展 [M]. 北京：人民卫生出版社, 2017.

[8] 梁晓晖, 毛宗福. 全球健康案例分析 [M]. 北京：科学出版社, 2019.

[9] 曾毅, 汤洪洋. 中东呼吸综合征（MERS）最新研究进展 [J]. 医学动物防制, 2016, 32（02）: 167-170, 174.

[10] 朱凤琴, 李刚. 中东呼吸综合征 [J]. 临床内科杂志, 2016, 33（02）: 91-93.

[11] 曾丽连, 陆靖, 黄琼, 等. 中东呼吸综合征传播特征及防治措施研究进展 [J]. 中国病毒病杂志, 2017, 7（06）: 465-471.

[12] 张萌, 旷翠萍, 邓登红, 等. 中东呼吸综合征的发现、流行特征和防控措施 [J]. 华南预防医学, 2015, 41（04）: 312-317.

[13] DROSTEN C, GUNTHER S, PREISER W, et al. Identification of a novel coronavirus in patients with severe acute respiratory syndrome[J]. New England Journal of Medicine, 2003, 348（20）: 1967-1976.

[14] TSANG K W, PO P L, OOI G C, et al. A cluster of cases of severe acute respiratory syndrome in Hong Kong[J]. New England Journal of Medicine, 2003, 348（20）: 1977-1985.

[15] DEMMLER G J, LIGON B L. Severe acute respiratory syndrome （SARS）: a review of the history, epidemiology, prevention, and concerns for the future[J]. Seminars in Pediatric Infectious Diseases, 2003, 14（03）: 240-244.

[16] SETO W H, TSANG D, YUNG R W H, et al. Effectiveness of precautions against droplets and contact in prevention of nosocomial transmission of severe acute respiratory syndrome （SARS） [J]. The Lancet, 2003, 361（9368）: 1519-1520.

[17] OMRANI A S, AL-TAWFIQ J A, MEMISH Z A. Middle East respiratory syndrome coronavirus （MERS-CoV）: animal to human interaction[J]. Pathogens and Global Health, 2015, 109（08）: 354-362.

第七章 临床诊断和治疗

2020 年 8 月 18 日，国家卫生健康委员会印发了最新的《新型冠状病毒肺炎诊疗方案（试行第八版）》，本章以该版指南为基准并进行了适当的说明及补充。

第一节 临床特点

新冠肺炎患者的临床表现并不具有特异性，尤其在流感等其他呼吸系统疾病流行的时候，需要加以辨别。

一、临床表现

新冠病毒具有高传染性，人群普遍易感，发病年龄主要集中在 30 ～ 79 岁。患者感染后最常见的临床表现为发热、咳嗽、乏力，其他临床表现有鼻塞、流涕、肌痛、腹泻、厌食、胸闷、咽痛、咯血、恶心呕吐等。此外，有文献报道嗅觉及味觉障碍并不少见，需要引起我们的重视。轻症患者可仅表现为低热、轻微乏力、嗅觉和味觉障碍等，而无明显肺炎表现。重症患者会出现典型缺氧的临床表现，多表现为呼吸困难和胸闷，严重者病情进展快，迅速出现急性呼吸窘迫综合征（acute respiratory distresssyndrome，ARDS）、脓毒症休克、难以纠正的代谢性酸中毒、凝血功能障碍及多器官功能衰竭等并发症。儿童患者感染后病情相对较轻或症状不典型，可仅表现为消化道症状或反应差，呼吸急促。另外还有少数患者在感染后没有明显的临床症状，称为无症状感染者。

预后方面，年轻、合并基础疾病少的患者预后较好；老年、存在慢性基础疾病、妊娠晚期、围产期、肥胖等患者预后较差。极少数儿童患者可于恢复期出现多系统炎症综合征（multisystem inflammatory syndrome in children，MIS–C）。MIS–C 是指包括心脏、肺和肾脏在内的器官肿胀的疾病，这部分患者大多会在恢复期出现类似川崎病表现、中毒性休克综合征、巨噬细胞活化综合征等。主要临床表现为发热伴皮疹、非化脓性结膜炎、黏膜炎症、低血压或休克、凝血障碍、急性消化道症状等。患儿一旦发生 MIS–C，病情会迅速恶化。

二、实验室检查

（一）一般检查

大部分患者在发病早期可见外周血淋巴细胞计数减少，白细胞总数正常或减少，C反应蛋白（C reactive protein，CRP）和血沉升高，部分患者可出现肝酶、乳酸脱氢酶、肌酶、肌红蛋白、肌钙蛋白和铁蛋白增高，降钙素原（procalcitonin，PCT）一般正常。重型/危重型患者可见 D-二聚体升高、外周血淋巴细胞及血小板进行性减少、炎症因子升高。

（二）新冠肺炎特殊检查

可行新冠病毒核酸检测及血清学检测。

（三）胸部影像学

早期患者胸部 CT 可呈现肺部多发小斑片影及间质改变，以肺外带为主。随着病情加重，CT 可进一步表现为双肺多发磨玻璃影、浸润影，严重者会出现肺实变，而胸腔积液比较少见（图 7-1）。

研究发现，胸部 CT 对新冠肺炎的诊断具有较高的敏感性及特异性，因此对疑似患者进行初筛时可选择胸部 CT 检查作为可靠的辅助手段，并且胸部 CT 还可用于判断新冠肺炎的严重程度和进展情况。如果临床疑似新冠肺炎患者的核酸及抗体检测结果为阴性，但影像学结果高度疑似新冠肺炎，应尽快对其进行隔离。

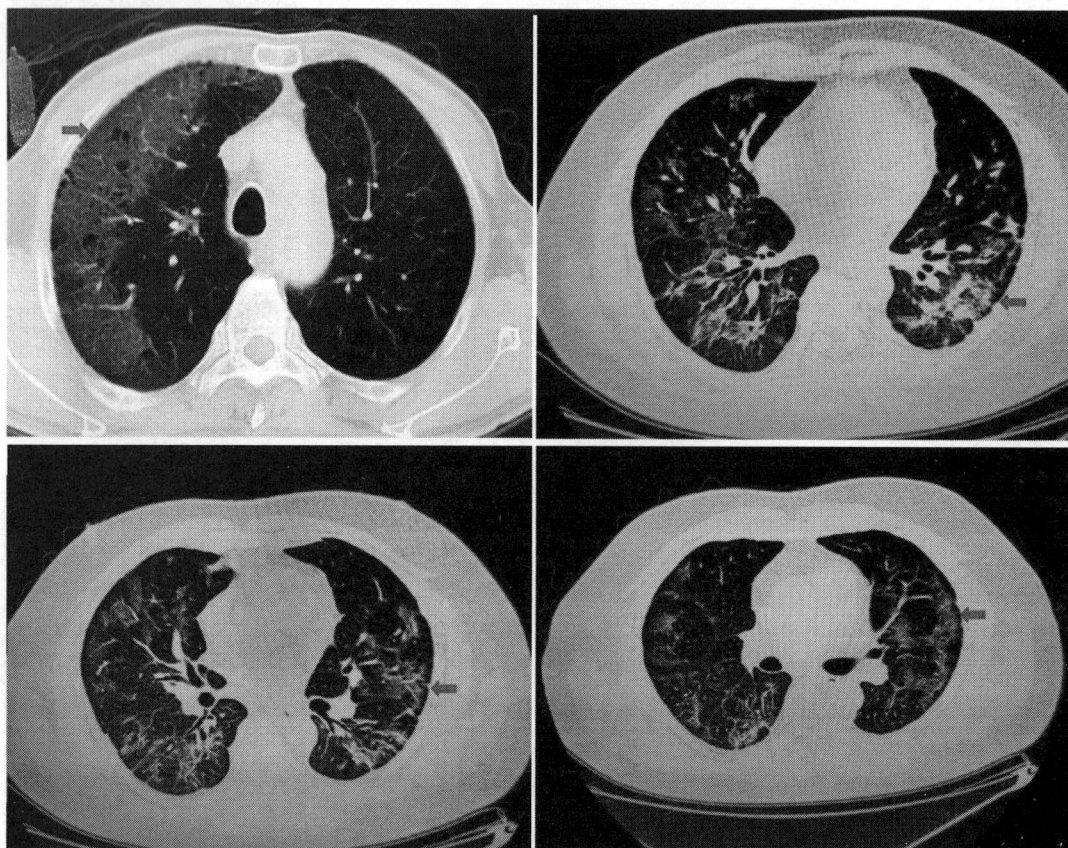

图 7-1　新冠肺炎典型 CT 征象

第二节 临床分型及高危人群

新冠肺炎的诊断应结合流行病学史、临床表现、实验室检查进行综合判断。

一、临床分型

根据患者的临床表现以及疾病的严重程度可分为以下四型：

（一）轻型

患者临床症状表现轻微，影像学检查未见新冠肺炎表现。

（二）普通型

患者具有发热、呼吸道症状等临床表现，影像学检查可见新冠肺炎表现。

（三）重型

1. 成人重型

成人符合以下任何一条即可视为重型：

（1）出现气促，呼吸频率 ≥ 30 次 /min。

（2）在静息状态下，吸空气时指氧饱和度（percutaneous oxygen saturation，S_PO_2）≤ 93%。

（3）动脉血氧分压（PaO_2）/吸氧浓度（FiO_2）≤ 300 mmHg（1mmHg ≈ 0.13 kPa，下文不再换算）；在高海拔（海拔 1000 m 以上）地区需根据公式 $PaO_2/FiO_2 \times$ [760/ 大气压（mmHg）] 对 PaO_2/FiO_2 进行校正。

（4）患者的临床症状呈进行性加重，肺部的影像学检查显示 24 ~ 48 h 内病灶明显进展＞50%。

2. 儿童重型

儿童符合下列任何一条即为重型：

（1）持续高热超过 3 d。

（2）出现气促（＜ 2 月龄者，呼吸频率 ≥ 60 次 /min；2 ~ 12 月龄者，呼吸频率 ≥ 50 次 /min；1 ~ 5 岁者，呼吸频率 ≥ 40 次 /min；＞ 5 岁者，呼吸频率 ≥ 30 次 /min），并且需除外发热和哭闹的影响。

（3）在静息状态下，吸空气时 S_PO_2 ≤ 93%。

（4）出现辅助呼吸（三凹征、鼻翼扇动）。

（5）出现嗜睡、惊厥等意识障碍现象。

（6）喂养困难或拒食，存在脱水征。

（四）危重型

符合下列情况之一即为危重型：

（1）出现呼吸衰竭，且需进行机械通气。

（2）出现休克症状。

（3）合并其他器官功能衰竭，需入住重症加强护理病房（intensive care unit，ICU）进行监护治疗。

二、重型／危重型高危人群

（1）年龄＞65岁的老年人。

（2）患有心脑血管疾病（包含高血压）、慢性肺部疾病（中度至重度哮喘、慢性阻塞性肺疾病）、慢性肾脏疾病、慢性肝脏疾病、糖尿病、肿瘤等基础疾病者。

（3）免疫功能缺陷者（例如艾滋病患者、长期使用免疫抑制药物导致机体处于免疫功能减退状态的患者等）。

（4）肥胖者：体质指数（body mass index，BMI）＞30 kg/m²。

（5）晚期妊娠女性和围产期女性。

（6）重度吸烟者。

三、重型／危重型早期预警指标

（一）成人

有下列指标变化应警惕病情出现恶化。

（1）低氧血症或呼吸窘迫呈进行性加重。

（2）氧合指标恶化或乳酸呈进行性升高。

（3）外周血淋巴细胞计数呈进行性降低或外周血炎症标记物（如白介素 –6、CRP、铁蛋白等）呈进行性上升。

（4）D– 二聚体等凝血功能相关指标出现明显升高。

（5）胸部影像学检查显示肺部病变有明显进展。

（二）儿童

存在以下情况应警惕病情出现恶化。

（1）呼吸频率加快。

（2）精神反应差、嗜睡等意识障碍现象。

（3）乳酸呈进行性升高。

（4）CRP、PCT、铁蛋白等炎症标记物出现明显升高。

（5）影像学检查显示双侧或多肺叶浸润、胸腔积液或短期内病变迅速进展。

（6）有基础疾病者（如先天性心脏病、呼吸道畸形、支气管肺发育不良、异常血红蛋白、重度营养不良等）、免疫缺陷或免疫功能低下者和新生儿。

第三节　鉴别诊断

一、流感

流感是流感病毒所导致的急性呼吸道传染性疾病。二者临床表现类似，都可出现发热、乏力等症状，通过流行病学调查、影像学检查及病原学检测可进行鉴别诊断。

二、上呼吸道感染

轻型患者需与其他病毒引起的上呼吸道感染相鉴别。根据流行病学调查结果和鼻咽部症状和体征，结合外周血常规和病原学检测可做出临床判断。

三、其他已知病毒性肺炎及肺炎支原体感染

主要与腺病毒、呼吸道合胞病毒等其他已知病毒性肺炎及肺炎支原体感染相鉴别，对疑似病例要尽可能采取快速抗原检测和多重 PCR 核酸检测等方法，对常见呼吸道病原体进行检测。

四、非感染性疾病

针对各种原因如皮肌炎、风湿性疾病等继发的间质性肺疾病，可以结合病程长短、暴露因素、有无典型肺外表现、血清学检查和影像学表现等进行综合分析以鉴别。

五、川崎病

当儿童患者出现皮疹、黏膜损害时需注意排除川崎病诊断。新冠肺炎所导致的儿童 MIS-C 在青少年和 5 岁以上儿童多见，相较川崎病患者年龄更大，引发的炎症反应和心肌损伤更严重，心血管系统受累的风险更高。

第四节　并发症

肺炎是新冠病毒感染最常见的并发症，其他并发症包括消化系统损伤、心脏损伤、血管内皮病变及凝血功能异常、肝肾功能异常、肌炎及横纹肌溶解、休克等。

一、肺炎

新冠病毒可侵犯肺实质（支气管黏膜上皮和 Ⅱ 型肺泡上皮细胞），造成弥漫性肺部损伤和渗出性肺泡炎。电镜下，在新冠肺炎患者的支气管黏膜上皮和 Ⅱ 型肺泡上皮细胞胞质内可见新冠病毒颗

粒。免疫组化染色结果显示部分支气管黏膜上皮、肺泡上皮细胞以及巨噬细胞呈新冠病毒抗原免疫染色阳性。新冠病毒损伤亦可累及肺内血管，可见肺血管炎、肺血栓，肺组织易见灶性出血，引起原发性病毒性肺炎，多数患者可继发细菌和（或）真菌感染。重症患者多在发病 1 周后出现呼吸困难和低氧血症，严重者可快速进展为急性呼吸窘迫综合征（ARDS），出现呼吸衰竭。

二、消化系统损伤

消化系统损伤主要表现为呕吐、腹泻等消化道症状，重症患者可出现脱水。食管、胃肠黏膜上皮及粪便中可检测出新冠病毒，粪便成为另一种病毒传播媒介，增加了新冠病毒传播风险。应注意其污染环境从而造成接触传播或气溶胶传播。

三、心脏损伤

心脏损伤主要表现为心肌炎、心包炎，可见肌酸激酶、肌钙蛋白升高，心电图、心脏超声等可出现异常表现。心脏损伤的出现预示着患者预后不良，缺血性心脏疾病的出现显著增加了死亡风险。

四、血管内皮病变及凝血功能异常

在新冠肺炎患者中，血管内皮的损伤并不少见。有研究表明，将近 20% 的新冠肺炎患者会出现凝血功能异常，几乎所有的重型、危重型患者均存在凝血功能紊乱，其中部分患者可出现病情突然恶化，D– 二聚体显著升高，甚至出现猝死。相关研究表明，血管内皮损伤和血小板活化可能是新冠肺炎相关凝血病变的重要病理生理因素。死亡患者的病理解剖证实了上述发现：肺小细动脉内和（或）主要脏器微血管可见数量不等的微血栓形成。基于此，大量的研究发现静脉血栓栓塞症（venous thomboembolism，VTE）在新冠肺炎患者中并不少见，特别是在入住 ICU 的患者中，发生率可超过 20%，显著高于去年同期入住 ICU 的患者（约 6%），同时我们还需特别警惕的是肺栓塞（pulmonary embolism，PE）的出现。

五、肝肾功能损伤

肝肾功能损伤常见于重型 / 危重型新冠肺炎患者，肾功能损伤可表现为尿常规异常、肌酐及尿素氮升高，肝功能损伤可表现为转氨酶升高、白蛋白减少、乳酸脱氢酶升高。肝、肾功能损伤的出现预示着患者预后不良。

六、肌炎和横纹肌溶解

肌炎和横纹肌溶解为少见的并发症，症状多表现为肌痛、肌无力等，实验室检查可发现血清肌酸激酶、肌红蛋白升高等。

七、休克

主要表现为低血压、组织灌注不足和多器官功能衰竭。

八、其他

部分患者出现嗅觉、味觉减退或丧失，一些患者发生皮疹、非化脓性结膜炎，重症患者可出现难以纠正的代谢性酸中毒；极少数患者还可出现中枢神经系统受累以及肢端缺血性坏死、巨噬细胞活化综合征等表现。

第五节　治疗

新冠肺炎目前尚无特效药物，疫苗已进入临床实验阶段，但疫苗的具体功效仍需要更多的循证医学证据支持。

一、治疗场所的选择

需要根据患者病情确定相对应的治疗场所。无论是疑似病例还是确诊病例，均应在具备有效隔离及防护条件的新冠肺炎定点医院进行隔离治疗，对于疑似病例应单人单间隔离治疗，而确诊病例则可多个患者收治在同一病室；重症病例救治医院需要具备呼吸道传染病防护条件并成立本医院医疗救治工作组，选派技术骨干参与医疗救治工作；重症患者应当尽早收入 ICU 治疗。

二、一般治疗及护理措施

病毒感染后，机体抗病毒免疫反应被激活，释放肿瘤坏死因子、白介素 –1、白介素 –6 等大量细胞因子，过度激活炎症反应，进一步导致患者出现发热、呼吸困难、低氧血症、ARDS，甚至多器官功能衰竭（multiple organ failure，MOF）等病理生理改变和临床表现。应激状态还可导致能量消耗增多。有研究测定了机械通气患者的静息能量消耗（resting energy expenditure，REE），发现机械通气患者的 REE 比预计值增高 20% ~ 30%，合并 ARDS 患者的 REE 是预计值的 1.5 ~ 2.0 倍。重症患者（重型和危重型）常伴有严重代谢紊乱和营养不良，治疗复杂。所以，营养治疗非常重要，关系到治疗的转归，也是重症新冠肺炎的基础治疗。重症患者应尽早启动肠内营养，对于高流量、无创 / 有创机械通气的患者，在肠内营养基础上可加补充性肠外营养（parenteral nutrition，PN）及全肠外营养。

最新的《新型冠状病毒肺炎诊疗方案（试行第八版）》指出：患者应卧床休息，加强支持治疗，保证充分能量摄入；注意水、电解质平衡，维持内环境稳定；密切监测生命体征、指氧饱和度等。《新型冠状病毒肺炎重型、危重型病例诊疗方案（试行第二版）》建议，重型新冠肺炎患者应根据营养风险筛查 2002（nutritional risk screening 2002，NRS 2002）评分进行营养状态评估，尽早启动肠内营养。

NRS 2002 评分是一种经济、简单、高效和高敏感的营养风险筛查工具。通常，NRS 2002 ≥ 3 分营养风险高，这种类型患者最有可能从早期积极的营养治疗中获益；而对于 NRS 2002 < 3 分的低营养风险、基础营养状况正常的轻型、普通型患者，推荐入院第 1 周内不需要特别给予营养治疗。需要注意的是：新冠肺炎患者在入院初次评估时，NRS 2002 的评分普遍 < 3 分，然而，随着病情进展和抗病毒等治疗的开展，在入院 3 ~ 5 d 后逐渐出现消化道症状，患者摄入减少、能量丢失，这时候患者的 NRS 2002 评分逐渐升高，因此，不能仅仅依据入院时的营养风险评估就认为患者不需要营养支持治疗。建议新冠肺炎住院患者应定期、动态进行营养风险筛查，一旦发现评分 ≥ 3 分，应立即给予干预。

此外，根据患者的病情，监测血、尿常规等检验和胸部影像学等检查及时调整患者的治疗方案，有条件者可行细胞因子检测。及时给予有效的氧疗措施在新冠肺炎患者的治疗中是非常重要的，详情可参阅下文。合理使用抗菌药物，特别是联合使用广谱抗菌药物。

对于患者的护理措施，应当根据患者病情明确护理重点。应密切观察重症患者的生命体征、意识状态及血氧饱和度，每 4 h 测量并记录体温，并且同时对患者进行心理评估，做好心理护理。

三、抗病毒治疗

虽然目前仍未发现对新冠病毒有效的抗病毒药物，但一些药物经临床观察研究显示可能具有一定的治疗作用。

（一）干扰素

干扰素可增强宿主的免疫应答反应，《新型冠状病毒肺炎诊疗方案（试行第八版）》推荐成人可试用 α - 干扰素（500 万 U 或相当剂量），加入灭菌注射用水 2 ml，每天 2 次，雾化吸入，疗程不超过 10 d。研究表明，接受干扰素治疗的新冠肺炎患者 28 d 的总死亡率明显低于未使用组，早期给药可显著降低死亡率。干扰素应规范应用，因为不恰当的治疗可能会加重呼吸道疾病，造成缺氧甚至肺水肿，需进一步进行疗效与安全性的观察。

（二）洛匹那韦 / 利托那韦

洛匹那韦 / 利托那韦（lopinavir/ritonavir，LPV/r）是人类免疫缺陷病毒（HIV）蛋白酶抑制剂。在冠状病毒中主蛋白酶是病毒复制的关键酶，SARS-CoV 主蛋白酶和新冠病毒主蛋白酶的蛋白序列相似度超过 90%，而 LPV/r 与 SARS-CoV 有结合位点，因此 LPV/r 可作为潜在的治疗新冠肺炎药物。然而，有的研究表明，在重症新冠肺炎患者中，LPV/r（每次 400 mg/100 mg，每天 2 次）和标准治疗组在改善病情及病情恶化速度方面无明显差异；但 LPV/r 组患者恶心、呕吐、腹胀、腹泻等胃肠道不良反应显著增加。基于现有的循证医学证据，不推荐单独使用洛匹那韦 / 利托那韦。

（三）利巴韦林

利巴韦林（ribavirin）是一种具有广谱抗病毒作用的嘌呤核苷类似物，主要用于治疗呼吸道合胞病毒感染以及与干扰素联合使用治疗丙型肝炎。新冠肺炎疫情暴发后，体外试验证明利巴韦林可在人体细胞株中抑制新冠病毒的活性，从而发挥抗病毒作用。近期研究表明利巴韦林（400 mg/次，每12 h一次，静脉输注）联合 LPV/r 可以减少轻型及普通型患者的住院时间及加快病毒的清除。《新型冠状病毒肺炎诊疗方案（试行第八版）》推荐利巴韦林（成人 500 mg/次，每日 2 ~ 3 次静脉输注，疗程不超过 10 d）与干扰素（剂量同上）或洛匹那韦/利托那韦（成人 200 mg/50 mg/粒，每次 2 粒，每日 2 次）联合应用。

（四）氯喹和羟氯喹

氯喹（chloroquine）目前广泛应用于治疗疟疾和自身免疫性疾病，也可作为一种广谱抗病毒药物。现有研究表明氯喹在治疗新冠肺炎患者中易出现心脏、视力等多器官损害的副作用。羟氯喹在全世界范围内广泛用于新冠肺炎患者的治疗，但基于多个多中心的随机临床实验结果（羟氯喹无明显受益），不推荐羟氯喹在新冠肺炎患者中使用。《新型冠状病毒肺炎诊疗方案（试行第八版）》推荐磷酸氯喹用于 18 ~ 65 岁成人。体重大于 50 kg 者，每次 500 mg，每日 2 次，疗程 7 d；体重小于 50 kg 者，第 1、2 天每次 500 mg，每日 2 次，第 3 ~ 7 天每次 500 mg，每日 1 次。

（五）阿比多尔

阿比多尔（abidol）是一种高选择性血凝素抑制剂，为非核苷类广谱抗病毒药，可作用于多种 DNA 和 RNA 病毒，主要抑制流感病毒脂质囊膜与宿主细胞的接触、黏附及融合，从而阻断病毒复制。在体外细胞实验中，阿比多尔还可抑制 SARS–CoV、出血热病毒等的活性。另外，阿比多尔兼具干扰素诱导作用，可激活巨噬细胞免疫应答及调节炎症因子水平，从而降低宿主炎症反应。推荐成人 200 mg/次，每天 3 次，疗程不超过 10 d。

（六）瑞德西韦

瑞德西韦（remdesivir）是一种核苷类似物，具有抗病毒活性，尚未在任何国家获得批准上市，其安全性和有效性也未被证实。在体外和动物模型中，证实了瑞德西韦对 SARS 和 MERS 的病毒病原体均有活性，它们属于冠状病毒，且与新冠病毒在结构上非常相似，因此可能为一种潜在的治疗药物。但是在近期的临床试验中，瑞德西韦（第 1 天 200 mg 静脉输注，随后每天 100 mg 静脉输注，每次静脉输注应 30 ~ 60 min）在治疗新冠肺炎患者的效果上存在差异：一个研究表明瑞德西韦可以加快患者康复，减少死亡率，但另两个研究（一个研究因患者招募困难被迫中止，另一个研究是在重症患者中进行的）表明瑞德西韦无明显临床受益。瑞德西韦是否在某些特定人群中获益需要更多的循证医学证据支持。基于这些证据，在临床中需谨慎使用瑞德西韦，密切观察患者的反应。

在临床治疗中需严密监测药物的不良反应、掌握药物的禁忌证以及与其他药物的相互作用等问题。在病程早期可应用具有潜在抗病毒作用的药物，建议重点应用于有重症高危因素及有重症倾向的患者。抗病毒药物不应同时使用 3 种以上，当出现不可耐受的毒副作用时应停止使用相关药物。

四、VTE 的预防及治疗

正如前文所述，VTE 是新冠肺炎患者常见的并发症，因此在住院的新冠肺炎患者中采取 VTE 预防措施是非常必要的。推荐所有新冠肺炎住院患者均应进行 VTE 风险评估，内科住院患者可采用 Padua 风险评估，总分≥4 分为高危患者，<4 分为低危患者；外伤或手术患者可采用 Caprini 风险评估，≥2 分即为中危及以上患者（风险评估只是参考，具体需结合临床实际情况进行综合考虑）。

（一）一般预防措施

（1）状态评估不需要住院的新冠肺炎患者不需要抗凝治疗。

（2）加强患者血栓的风险意识和健康教育。

（3）发热、合并胃肠道症状（包括腹泻、纳差等）的患者，注意失水情况发生，嘱多饮水，在卧床休息的同时，鼓励患者定时在床旁活动。

（4）远程医疗和（或）家庭国际标准化比值（international normalized ratio，INR）检测可降低患者和医护人员接触新冠肺炎的风险，同时确保适当的抗凝治疗。

（二）出血风险评估

鉴于抗凝治疗的主要并发症是出血，因此还需同时对患者的出血风险进行评估。对于出血风险高或有活动性出血但需要抗凝的患者，建议：①积极纠正出血原因；②机械预防，比如间歇充气加压泵、分级加压弹力袜等，机械预防应该持续整个住院期间或直到出血危险因素去除；如果要使用间歇充气加压泵，应对医务人员进行规范化的培训。

（三）VTE 的预防

（1）推荐经状态评估需要住院的新冠肺炎患者进行抗凝治疗。具体建议为：① BMI < 30 kg/m^2、不需高流量鼻导管吸氧或机械通气的住院患者：标准预防剂量的低分子肝素（low molecular weight heparin，LMWH）或磺达肝癸钠；②需要高流量鼻导管吸氧或机械通气，不伴附加血栓形成的风险的患者：每天 2 次标准预防剂量的 LMWH；③ BMI ≥ 30 kg/m^2，无高流量鼻导管吸氧或机械通气的需求但伴附加血栓形成的风险的患者：每天 2 次标准预防剂量的 LMWH；④病情危重、需要体外膜肺氧合、显著的炎性因子风暴和（或）高凝状态、不明原因的导管血栓形成：标准治疗剂量的 LMWH，在多器官功能衰竭或消耗性凝血障碍患者中应重新评估剂量。

（2）LMWH 用药剂量需结合患者具体情况进行调整，但是肾功能不全患者慎用。对严重肾功能不全患者，可以使用普通肝素。对于肌酐清除率 < 30 ml/min 的患者，应根据患者病情及状态，采用普通肝素 200 ~ 500 U/（kg·d），皮下注射。

（3）新冠肺炎住院患者的 VTE 预防不建议采用口服抗凝药如华法林或新型口服抗凝药（如利伐沙班等），因为该类药物会造成患者凝血参数大幅度波动，增加患者出血风险，同时还需考虑与其他药物之间的相互作用。

（4）因急性疾病住院的患者在出院后90 d内患VTE的风险增加。因此，考虑在出院后使用监管批准的方案延长血栓预防的时间是合理的。（例如，低分子肝素可放在首位，口服抗凝药也可以考虑）。

（5）新冠肺炎患者特别是重症患者存在进行性血小板减少，因此在应用肝素时，需要与肝素诱导的血小板减少症（heparin–induced thrombocytopenia，HIT）相鉴别。

（四）VTE的治疗

若发生血栓栓塞事件，可按照相应指南进行抗凝治疗，可参照《中国血栓性疾病防治指南》《肺血栓栓塞症诊治与预防指南》及欧洲心脏病协会近期发布的相关指南进行治疗。

新冠肺炎患者，尤其是入住ICU的患者，VTE特别是PE发病率高，应引起高度重视。原则上住院的新冠肺炎患者都需进行VTE的预防，以LMWH为主，不建议口服抗凝药。鉴于抗凝治疗的主要并发症是出血，因此还需同时对患者的出血风险进行评估。抗凝过程中，注重患者主诉症状，应注意有无口腔出血、黏膜出血等。

五、免疫治疗

免疫治疗（immunotherapy）是指针对机体低下或亢进的免疫状态，人为地增强或抑制机体的免疫功能以达到治疗疾病目的的治疗方法。

（一）康复者恢复期血浆

最新的随机临床试验表明在重症患者中应用康复者恢复期血浆可以加快患者恢复及病毒的清除。因此推荐康复者恢复期血浆用于病情进展较快、重型、危重型患者或其他经临床专家评估需要输注的患者。恢复期血浆应来自好转出院超过2周的确诊患者，推荐输注特异性IgG抗体效价 ≥ 1∶640的血浆。通常输注剂量为200 ~ 500 ml（4 ~ 13 ml/kg），在前15 min，恢复期血浆输血量约为10 ml，随后在密切监测下增加到约每小时100 ml。基于病人容量超负荷的风险及耐受性，可适当调整输注速度。详情参考《新型冠状病毒肺炎康复者恢复期血浆临床治疗方案（试行第二版）》。

（二）静注新冠肺炎人免疫球蛋白

免疫球蛋白（immunoglobulin）指具有抗体活性的蛋白。适用于病情进展较快的普通型和重型患者。普通型输注剂量为20 ml，重型为40 ml，可隔日再次输注，总次数不超过5次。

（三）托珠单抗

托珠单抗（tocilizumab，TCZ）是重组人白介素–6（interleukin–6，IL–6）单克隆抗体，可与可溶解型和膜结合型IL–6受体特异性结合，抑制IL–6介导的信号转导。研究显示在新冠肺炎患者中IL–6与炎症反应密切相关，并且IL–6升高的患者预后较差，在重型/危重型患者中应用托珠单抗可以减轻患者的炎性反应，改善患者的预后，因此推荐应用于实验室检测IL–6水平升高者。具体用法：首次剂量4 ~ 8 mg/kg，0.9%生理盐水稀释为100 ml，静脉输注。首次给药疗效不佳者，可于首剂应用12 h后追加应用一次（剂量同前），累计给药次数最多为2次，单次最大剂量不超过

800 mg。对该药物存在过敏反应或处于结核活动期等患者禁用。

六、糖皮质激素治疗

糖皮质激素（glucocorticoid）是由肾上腺皮质中束状带分泌的一类类固醇激素，主要为皮质醇（cortisol），具有调节糖、脂肪、蛋白质的生物合成和代谢的作用，还具有抑制免疫应答、抗炎、抗毒、抗休克作用。糖皮质激素在新冠肺炎患者中的使用是存在争议的：一些研究表明糖皮质激素可以减少死亡率，而另一些研究发现糖皮质激素反而增加了死亡率。但是在某些特殊类型如伴有 ARDS 的患者中糖皮质激素是有益的。不同类型的糖皮质激素的效果也是不同的，近期的研究表明，在需要氧疗的住院患者中，地塞米松可以改善患者的预后。糖皮质激素的类型、使用剂量、开始使用的时机及持续时间等都会显著影响疗效。

因此，最新的《新型冠状病毒肺炎诊疗方案（试行第八版）》指出：对于氧合指标进行性恶化、影像学进展迅速、机体炎症反应过度激活的患者，酌情短期内（一般建议 3 ~ 5 d，不超过 10 d）使用糖皮质激素，建议剂量相当于甲泼尼龙 0.5 ~ 1.0 mg/（kg·d）。应当注意较大剂量糖皮质激素由于免疫抑制作用，可能会延缓对病毒的清除。另外，当患者的 CRP > 100 mg/L，铁蛋白 > 900 μg/L，D–二聚体 > 1500 μg/L 时，可以采用甲泼尼龙（第 1 天 250 mg，随后第 2 ~ 5 天，每天 80 mg，静脉输注）联合托珠单抗治疗。

近期有研究显示糖皮质激素［1 ~ 2 mg/（kg·d）］并未延长病毒的清除时间及影响外周血淋巴细胞数目，但会延长患者的住院时间，这应该引起注意。另一方面，还需要注意糖皮质激素的升血糖作用，研究已经表明既往无糖尿病病史的新冠肺炎患者入院时的高血糖与不利的住院结果密切相关。既往或新诊断的糖尿病患者可能在糖皮质激素使用后加重高血糖状态，因此应该谨慎使用糖皮质激素并密切监测患者血糖状态。

七、重型 / 危重型治疗

对于重型 / 危重型患者，应尽早进行积极的干预：治疗基础疾病，积极防治并发症，预防继发感染，及时进行器官功能支持。中医与西医相结合，可使得患者加快度过窗口期。

（一）呼吸支持

1. 气道管理

新冠肺炎患者尸检病理报告显示，患者小气道内可见大量黏稠分泌物，可阻碍正常肺通气并导致气道不通畅，因此加强气道的管理是非常重要的。可采用以下措施：①气道的湿化：建议采用主动加热湿化器，有条件的可使用环路加热导丝保证湿化效果；②患者如痰液较多，建议使用密闭式吸痰，必要时气管镜吸痰；③积极进行气道廓清治疗，如振动排痰、高频胸廓振荡、体位引流等；④不过度脱水，保持正常的水合作用；⑤应当在血氧饱和度和血流动力学稳定的情况下，尽早及规范地开展呼吸康复。

2. 鼻导管或面罩吸氧

伴有轻度 ARDS（200 mmHg < PaO_2/FiO_2 ≤ 300 mmHg）的患者应立即给予鼻导管或面罩吸氧，短时间（1 ~ 2 h）密切观察，若呼吸窘迫和（或）低氧血症无改善，应使用经鼻高流量氧疗（high-flow nasal cannula oxygen therapy，HFNC）或无创正压通气（non-invasive positive pressure ventilation，NIPPV）。

3. 经鼻高流量氧疗或无创正压通气

氧合指数（PaO_2/FiO_2）< 200 mmHg 时应给予 HFNC 或 NIPPV。在无禁忌证的情况下，建议接受 HFNC 或 NIPPV 的患者同时实施俯卧位通气，即清醒俯卧位通气，俯卧位通气时间应大于12 h。新冠病毒传染性较强，医务人员需穿戴防护用具，行动操作不便，因此实施俯卧位无创正压通气难度更大、风险更高，且新冠肺炎患者小气道痰液阻塞常见，因此应在清除气道分泌物的基础上给予呼吸支持。对存在未缓解的颅内高压、不稳定脊髓损伤、血流动力学不稳定、腹内压增高、妊娠、开腹术后、俯卧位 NIPPV 不耐受患者及缺乏正压通气经验的团队禁止实施俯卧位 NIPPV。使用 NIPPV 时会加剧患者的焦虑、恐惧等情绪，护理人员应与患者充分沟通并取得配合后方可操作。在与患者交流时应重视手势、眼神等交流方式，提高患者的依从性。

在临床中，部分患者使用 HFNC 或 NIPPV 失败的风险高，需要密切观察患者的症状和体征。如果患者在短时间（1 ~ 2 h）治疗后病情无改善，特别是同时接受俯卧位治疗后，氧合仍无改善，或呼吸频数、潮气量过大或吸气努力过强等，往往提示 HFNC 或 NIPPV 疗效不佳，应及时进行有创机械通气（invasive mechanical ventilation，IMV）治疗。

4. 有创机械通气

IMV 为经口、鼻或气管切口插入气管导管连接呼吸机对患者进行通气支持。早期恰当的 IMV 治疗是重型 / 危重型新冠肺炎患者重要的治疗手段，因为延误气管插管，带来的危害会更大。一般情况下，PaO_2/FiO_2 < 150 mmHg，应考虑气管插管，实施 IMV。但鉴于重型 / 危重型新冠肺炎患者低氧血症的临床表现不典型，不应单纯把 PaO_2/FiO_2 是否达标作为气管插管和 IMV 的指征，而应结合患者的临床表现和器官功能情况实时进行评估。因此建议及时准确评估，避免反复评估、等待，减少紧急气道管理，实施"关口前移"，由经验丰富的气道管理专家，以计划插管方式进行临床管理。

IMV 时应实施肺保护性机械通气策略，即小潮气量（4 ~ 8 ml/kg 理想体重）和低吸气压力（平台压 < 3 kPa）进行机械通气，以减少呼吸机相关肺损伤。对于中重度 ARDS 患者，或 IMV 吸氧浓度（FiO_2）> 50% 时，可进行肺复张治疗，并根据肺复张的反应性及程度，决定是否反复进行肺复张。应注意部分新冠肺炎患者肺可复张性较差，应避免过高的呼气末正压通气（positive end expiratory pressure，PEEP）导致气压伤。IMV 可配合俯卧位通气，推荐每天进行 12 h 以上。

5. 体外膜肺氧合

体外膜肺氧合（extracorporeal membrane oxygenation，ECMO）是体外生命支持技术的一种，可以部分或完全替代患者的心肺功能，使心肺得以充分休息，从而为原发病的诊治争取时间。但由于 ECMO 操作难度大、危重型患者自身条件差、上机风险高等因素限制了 ECMO 技术的广泛开展。ECMO 在新冠病毒导致的 ARDS 的治疗中已有成功的案例报告，但整体效果并不理想，其病死率波动在 33%~92%，ECMO 的效果除受病例选择影响外，还与所在医院的自身条件密切相关。《新型冠状病毒肺炎诊疗方案（试行第八版）》推荐的 ECMO 使用建议如下：

（1）ECMO 启动时机：在最优的机械通气条件下（FiO$_2$ ≥ 80%，潮气量为 6 ml/kg 理想体重，PEEP ≥ 500 Pa，且无禁忌证），并且保护性通气和俯卧位通气效果不佳，并符合以下之一，应尽早考虑评估实施 ECMO：① PaO$_2$/FiO$_2$ < 50 mmHg 超过 3 h；② PaO$_2$/FiO$_2$ < 80 mmHg 超过 6 h；③动脉血 pH 值 < 7.25 且 PaCO$_2$ > 60 mmHg 超过 6 h，且呼吸频率 > 35 次/min；④呼吸频率 > 35 次/min 时，动脉血 pH 值 < 7.2 且平台压 > 3 kPa；⑤合并心源性休克或者心脏骤停。

符合 ECMO 指征，并且无禁忌证的危重型患者，应尽早启动 ECMO 治疗，延误时机，可导致患者预后不良。

（2）ECMO 模式选择：仅需呼吸支持时选用静脉 – 静脉方式 ECMO（VV–ECMO），该模式是临床上最为常用的方式；需呼吸和循环同时支持则选用静脉 – 动脉方式 ECMO（VA–ECMO）；当 VA–ECMO 出现头臂部缺氧时可采用静脉 – 动脉 – 静脉方式 ECMO（VAV–ECMO）。实施 ECMO 后，应严格实施保护性通气策略。推荐初始设置：给予小潮气量（4~6 ml/kg 理想体重），驱动压 < 1.5 kPa，平台压 ≤ 2.5 kPa，PEEP：0.5~1.5 kPa，呼吸频率 4~10 次/min，FiO$_2$ < 50%。对于氧合功能难以维持或吸气费力、双肺重力依赖区实变明显或需要积极气道分泌物引流的患者，可联合俯卧位通气。因为儿童心肺代偿能力较成人弱，对缺氧的反应更为敏感，需要应用比成人更加积极的氧疗和通气支持策略，指征应适当放宽。使用 ECMO 后不推荐常规应用肺复张。

（3）体外膜肺氧合技术的撤离：① VV–ECMO 的撤离：若患者的肺功能已恢复，包括影像学及呼吸力学等监测指标改善，可考虑进入撤机流程。② VA–ECMO 的撤离：若患者心功能恢复，考虑撤离 ECMO，每 3~4 h 降低 1 L 的流量，若患者流量在 1 L/min 以下仍能维持循环稳定，混合静脉血氧饱和度 > 65%，动脉血氧饱和度 > 90%，超声提示射血分数超过 25%，可考虑撤离 ECMO。观察一段时间，若患者生命体征稳定，可考虑拔除动静脉置管，这样可有效降低撤机后循环不稳定、再次动静脉置管的风险。

（4）并发症：经 ECMO 辅助患者在治疗期间可能发生多种并发症。研究表明，成人 ECMO 最常见的并发症为肾功能不全、感染所致的脓毒血症及出血。故应严格掌握上机指征、明确介入时机，通过超声等评估手段积极预防并发症，一旦发生及时处理，将患者风险降到最低。

（二）循环支持

危重型患者可合并休克，首先应进行充分的液体复苏，之后合理使用血管活性药物，密切监测患者血压、心率和尿量的变化，以及乳酸和碱剩余。必要时进行血流动力学监测如中心静脉导管测压等，指导输液和血管活性药物使用，改善组织灌注。

（三）抗凝治疗

参阅本节第四部分"VTE 的预防及治疗"。

（四）糖皮质激素治疗

参阅本节第六部分"糖皮质激素治疗"。

（五）急性肾损伤和肾替代治疗

重症病例可合并急性肾损伤，应积极寻找病因，如低血流灌注和药物等因素。在积极纠正病因的同时，应注意维持水、电解质、酸碱平衡。连续性肾替代治疗（continuous renal replacement therapy，CRRT）的指征包括严重酸中毒、高钾血症、利尿剂无效的肺水肿或水负荷过多。

CRRT 不仅仅是肾脏支持，也是危重患者全身多脏器支持的基础。CRRT 是否可用于重型/危重型新冠肺炎患者细胞因子风暴早中期治疗目前仍然是饱受争议的，CRRT 虽然有细胞因子清除、二氧化碳清除等多方面作用，但同时也存在药物丢失需要加大剂量、微量元素丢失、导管相关性感染、出血事件、血栓（患者属于高风险人群）、护理强度受限等相关并发症。另外，有研究表明 ECMO 与 CRRT 联用可以促进患者恢复，但都是个别案例报道，需要进一步循证医学证据的支持。

CRRT 没有统一的标准，并存的基础疾病、发病阶段、CRRT 的方式选择等均与 CRRT 的疗效密切相关。在新冠肺炎的救治中需要根据患者的客观需求，遵循个体化原则，决定 CRRT 治疗时机与方式。

（六）血液净化治疗

血液净化系统包括血浆置换、血浆/全血吸附、灌流、血液/血浆滤过、双重血浆分子吸附系统等，在新冠肺炎患者中主要作用为清除炎症因子，阻断"细胞因子风暴"，从而减轻炎症反应造成的机体损伤，可用于重型/危重型患者细胞因子风暴早中期的救治。

（七）儿童及妊娠妇女

儿童重型/危重型病例可酌情考虑应用静脉注射用丙种球蛋白（intravenous immunoglobulin，IVIG）。如果儿童出现 MIS-C，其治疗原则是多学科合作，尽早抗炎、纠正休克和出凝血功能障碍、脏器功能支持，必要时抗感染治疗。有典型或不典型川崎病表现者，与川崎病经典治疗方案相似：以 IVIG、糖皮质激素及口服阿司匹林等治疗为主。妊娠合并重型/危重型患者应积极终止妊娠，剖宫产为首选。

（八）恢复期患者血浆

参阅本节第五部分"免疫治疗"。

（九）中医药学

参阅本节第九部分"中医药学"。

在临床实践中，有些患者根据临床分型达不到重型/危重型的标准，但这类患者高龄，基础疾病较多（＞1 种），新冠病毒引起的病情可能不重，但基础疾病导致的病情危重，对于这类患者也应归类至重型/危重型患者进行救治。

八、其他治疗措施

（一）心理疏导

新冠肺炎患者常存在焦虑恐惧情绪，应当加强心理疏导，推荐中西医相结合。

（二）肠道微生态调节剂

消化道症状如腹泻等在新冠肺炎患者中并不少见，因此合理应用肠道微生态调节剂是必要的。对于重症患者，已经有研究证明在这些患者中存在肠道菌群失调，表现为菌群的结构改变，丰富度及多样性下降。菌群失调致肠屏障功能损伤，导致肠腔内的有害物质不断逸出到肠外组织，引起肠道细菌或毒素移位、肠源性感染、全身炎症反应综合征、多器官功能障碍等问题，对机体造成"二次打击"。肠道菌群变化对呼吸系统影响显著，在危重症患者中，肠道细菌可通过肠–肺轴等途径，造成肺部感染。因此需要维持肠道微生态平衡，预防继发细菌感染。推荐重型/危重型患者在 48 h 内启动早期肠内营养（early enteral nutrition，EEN），并应用合适的生态制剂如益生菌等。对于轻型及普通型的患者，根据情况可适当应用生态制剂。

（三）间充质干细胞

十多年来，间充质干细胞（mesenchymal stem cells，MSCs）在受损器官和组织中的再生作用已经被证明。MSCs 具有抗炎和免疫抑制活性，可被认为是一种潜在的、即时的抗病毒治疗。间充质干细胞治疗目前仍在临床试验阶段，但已经有预实验显示其可以改善新冠肺炎患者的预后。因此对于药物治疗效果不佳的重型/危重型新冠肺炎患者，可以考虑使用 MSCs 治疗。

（四）阿奇霉素

阿奇霉素用于新冠肺炎患者治疗的结果在多个回顾性的研究中存在矛盾，因此，临床上对于阿奇霉素的应用是充满争议的。近期的循证医学证据表明阿奇霉素并不能改善临床结果，并且阿奇霉素联合羟氯喹显著增加了死亡风险。此外新冠肺炎患者心肌损伤并不少见，阿奇霉素存在潜在的心脏毒性，可能会加重心脏的损害。因此，不推荐阿奇霉素在新冠肺炎患者中使用。

（五）康复治疗

随着时代的发展，康复治疗在疾病的治疗中越来越凸显出其重要的作用。因此，最新的《新型冠状病毒肺炎诊疗方案（试行第八版）》指出："重症患者早期应接受康复介入：针对新冠肺炎患者呼吸功能、躯体功能以及心理障碍，积极开展康复训练和干预，尽最大可能恢复体能、体质和免疫能力。"关于康复，许多方案已经给我们带来了启示：国家卫生健康委员会下发了《新型冠状病毒肺炎出院患者康复方案（试行）》；中国康复医学会结合抗击疫情一线专家的意见，先后撰写了两版新冠肺炎患者呼吸康复指导意见；世界中医药学会联合肺康复专业委员会也发布了《新型冠状病毒肺炎中医康复专家共识（第一版）》，各个地区及省份也有相应的康复指南，如《2019 新型冠状病毒肺炎患者呼吸康复指导意见（第二版）》。

（六）潜在的治疗药物

1. 秋水仙碱（colchicine）

秋水仙碱是最初萃取于百合科植物秋水仙的种子和球茎的一种植物碱，在风湿性疾病及肿瘤方面应用较多。近期，多个回顾性队列研究显示秋水仙碱可以改善新冠肺炎患者的预后。另外一个来自希腊的多中心、随机的临床实验也证实秋水仙碱（初始口服负荷剂量 1.5 mg，60 min 后 0.5 mg，然后每日 2 次，每次 0.5 mg，口服）对住院的新冠肺炎患者是有益的，但需要注意消化道的副作用，如腹泻等。

2. 芦可替尼（ruxolitinib）

芦可替尼是一种 JAK1/2 抑制剂，经美国及欧洲食品药品监督管理局批准用于治疗真性红细胞增多症和骨髓纤维化。因 JAK 通路与炎症风暴密切相关，是一种潜在的新冠肺炎的治疗药物。近期的临床试验显示：芦可替尼（口服，每次 5 mg，每天 2 次）可以加快患者的恢复速度。此外还有研究显示初始高剂量的芦可替尼（前 48 h 每次 20 mg，每天 2 次，然后转为每次 5 mg，每天 2 次维持治疗 14 d 左右）可以改善肺功能，提高出院率。但其副作用如贫血、泌尿系统损害、血小板减少等在研究中是常见的，这需要引起我们的重视，其临床价值还需要进一步的循证医学证据验证。

九、中医药学

中医药学是我国古代科学的瑰宝，是融预防、治疗、康复为一体的整体医学，从古至今，在传染性疾病的防治上发挥着重要的作用。在过去几千年同疫病斗争过程中，许多经典著作，如张仲景的《伤寒杂病论》、孙思邈的《千金要方》、吴又可的《温疫论》等系统地总结了中医药防治传染病的基础理论、方剂药物、技术方法和临床实践，凝结了古人对疫病防治规律不断探索、思考与总结的智慧。近代，中医药在民国初期杭州时疫流行、绥远鼠疫暴发、2003 年 SARS 中均发挥了重要作用。此次新冠肺炎属于中医"疫"病范畴，病因为感受"疫戾"之气，主要涉及的病理因素有"湿、毒、热、瘀、虚"。因各地气候、湿度及患者病情、体质等差异，应根据具体情况进行辨证治疗。

（一）医学观察期

患者出现乏力伴胃肠不适，推荐解表化湿、理气和中药物，如藿香正气胶囊（丸、水、口服液）；病程迁延、湿毒郁久化热（乏力伴发热），推荐疏风宣肺、清热解毒药物，如金花清感颗粒、疏风解毒胶囊（颗粒）、连花清瘟胶囊（颗粒）。

（二）临床治疗期

在临证中要根据患者湿与热的轻重程度恰当使用清热药物清肺排毒，国家卫生健康委办公厅推荐清肺排毒汤（国中医药办医政函〔2020〕22 号）。

1. 轻型

轻型患者多伴轻微的发热、鼻塞伴有咽痛或咽痒、乏力、舌苔薄白腻或微黄、脉浮等一系列外感表现。治宜以解表散寒、清肺祛湿为法。

（1）寒湿郁肺证：①临床表现：发热、乏力、咳嗽、咳痰、周身酸痛、胸紧憋气、纳呆、恶心、呕吐以及大便黏腻不爽。舌质淡胖齿痕或淡红，苔白厚腐腻或白腻，脉濡或滑。②推荐处方：寒湿疫方。

（2）湿热蕴肺证：①临床表现：不发热或低热、微恶寒、头身困重、肌肉酸痛乏力、干咳痰少、咽痛、口干不欲多饮，或伴有胸闷脘痞，无汗或汗出不畅，或见呕恶纳呆，便溏或大便黏滞不爽。舌淡红，苔白厚腻或薄黄，脉滑数或濡。②推荐处方：槟榔 10 g、草果 10 g、厚朴 10 g、知母 10 g、黄芩 10 g、柴胡 10 g、赤芍 10 g、连翘 15 g、青蒿 10 g（后下）、苍术 10 g、大青叶 10 g、生甘草 5 g。③服法：每日 1 剂，水煎 400 ml，分 2 次服用，早晚各 1 次。

2. 普通型

普通型患者湿毒迅速化热，上熏肺金，多伴发热、干咳、胸痛、肌肉疼痛、乏力、舌红等表现。治宜以利湿化浊、清热解毒为法。

（1）湿毒郁肺证：①临床表现：发热，咳嗽痰少，或有黄痰，憋闷气促，腹胀，便秘不畅。舌质暗红，舌体胖，苔黄腻或黄燥，脉滑数或弦滑。②推荐处方：宣肺败毒方

（2）寒湿阻肺证：①临床表现：低热，身热不扬，或未热，干咳，少痰，倦怠乏力，胸闷，脘痞，或呕恶，便溏。舌质淡或淡红，苔白或白腻，脉濡。②推荐处方：苍术 15 g、陈皮 10 g、厚朴 10 g、藿香 10 g、草果 6 g、生麻黄 6 g、羌活 10 g、生姜 10 g、槟榔 10 g。③服法：每日 1 剂，水煎 400 ml，分 2 次服用，早晚各 1 次。

3. 重型

毒为一种特殊的致病物质形成的致病因子，毒随邪入，邪盛酿毒，传变迅速，并能使人体产生急、危、重证候，正如《金匮要略心典》所言："毒，邪气蕴结不解之谓。"本阶段对于重型患者而言属于疫毒内传，致使热郁胸膈、扰动心神，甚则邪毒闭肺、肠道炽结。患者多伴有高热、神昏、胸闷、气喘、便秘等里热气滞症状，一般尚无呼吸欲绝、脉微欲脱等危重征象。

（1）疫毒闭肺证：治宜以通腑泻热、清肺解毒为法。①临床表现：发热面红，咳嗽，痰黄黏少，或痰中带血，喘憋气促，疲乏倦怠，口干苦黏，恶心不食，大便不畅，小便短赤。舌红，苔黄腻，脉滑数。②推荐处方：化湿败毒方。

（2）气营两燔证：治宜以清气凉营、息风开窍为法。①临床表现：谵语神昏，视物错睹，大热烦渴，喘憋气促，或发斑疹，或吐血、衄血，或四肢抽搐。舌绛少苔或无苔，脉沉细数，或浮大而数。②推荐处方：生石膏 30 ~ 60 g（先煎）、知母 30 g、生地 30 ~ 60 g、水牛角 30 g（先煎）、赤芍 30 g、玄参 30 g、连翘 15 g、丹皮 15 g、黄连 6 g、竹叶 12 g、葶苈子 15 g、生甘草 6 g。③服法：每日 1 剂，水煎服，先煎石膏、水牛角后下诸药，每次 100 ~ 200 ml，每日 2 ~ 4 次，口服或鼻饲。④推荐中成药：血必净注射液、喜炎平注射液、热毒宁注射液等。功效相近的药物根据个体情况可选择其中一种，也可根据临床症状联合使用两种。中药注射剂可与中药汤剂联合使用。

4. 危重型

当治疗不及时，则易转入危重期，预后不良。患者如正气不敌邪可能出现邪盛正弱、内闭外脱。

内闭外脱则神昏、烦躁、喘憋加重、唇发绀、面色暗、手足灼热或逆冷、舌紫暗、苔黄厚干、脉浮大无根。治宜以豁痰开窍、回阳救逆为法。

（1）推荐处方：人参15 g、黑顺片10 g（先煎）、山茱萸15 g，送服苏合香丸或安宫牛黄丸。若出现机械通气伴腹胀便秘或大便不畅者，可用生大黄5～10 g。出现人机不同步情况，在使用镇静和肌松剂的情况下，可用生大黄5～10 g和芒硝5～10 g。

（2）推荐中成药：血必净注射液、醒脑静注射液、热毒宁注射液等。功效相近的药物根据个体情况可选择一种，也可根据临床症状联合使用两种。中药注射剂可与中药汤剂联合使用。

（3）重型和危重型中药注射剂推荐用法：中药注射剂的使用应遵照药品说明书从小剂量开始、逐步辨证调整的原则，推荐用法如下：①病毒感染或合并轻度细菌感染：喜炎平注射液、热毒宁注射液、痰热清注射液。②高热伴意识障碍：醒脑静注射液。③全身炎症反应综合征伴或不伴多脏器功能衰竭：血必净注射液。④免疫抑制：参麦注射液、生脉注射液。

5. 恢复期

虚为正气虚，发病之初即有正气虚。病邪内陷日久，气血津液受耗，容易致虚。恢复期即指患者疫毒邪气已基本去除，正气尚未完全恢复的愈后阶段。湿邪留滞则妨碍脾胃运化的恢复，表现为纳差等一系列虚弱表现。

（1）肺脾气虚证：治宜以补脾胃、益肺气为法。①临床表现：气短，倦怠乏力，纳差呕恶，痞满，大便无力，便溏不爽，舌淡胖，苔白腻。②推荐处方：法半夏9 g、陈皮10 g、党参15 g、炙黄芪30 g、炒白术10 g、茯苓15 g、藿香10 g、砂仁6 g（后下）、甘草6 g。③服法：每日1剂，水煎400 ml，分2次服用，早晚各1次。

（2）气阴两虚证：治宜以益气养阴为法。①临床表现：心悸，汗多，纳差，乏力，气短，口干，口渴，低热或不热，干咳少痰。舌干少津，脉细或虚无力。②推荐处方：南北沙参各10 g、麦冬15 g、西洋参6 g、五味子6 g、生石膏15 g、淡竹叶10 g、桑叶10 g、芦根15 g、丹参15 g、生甘草6 g。③服法：每日1剂，水煎400 ml，分2次服用，早晚各1次。

（3）健脾化湿，补肺养阴：推荐光谷济生方（来自湖北省妇幼保健院光谷院区中医诊疗专家组）。方中生黄芪、党参、炙甘草补中益气；麦冬、五味子、芦根养阴生津和胃；苍白术、葛根、佩兰、枇杷叶化湿浊；神曲、青陈皮行气消食；丹参行气活血。各药配伍使用，以起滋养肺胃、解除余毒之功。

（三）非药物治疗

新冠肺炎患者通过益气健脾、补气养阴、化痰通络等方法，包括一些非药物疗法，如拔火罐、针灸、刮痧、食疗、心理治疗等可以帮助加快恢复。

1. 艾灸

艾灸是中国传统医学外治法的重要手段，大量临床研究已经证明，艾灸能双向调节人体各系统的功能，增进人体的抵抗力、促进代谢等，在呼吸系统功能的调节改善方面也有显著的疗效。在针灸施治期间，应严格遵守隔离、消毒的要求。2020 年 3 月 4 日，中国针灸学会印发的《新型冠状病毒肺炎针灸干预的指导意见（第二版）》根据病机演变规律，将针灸干预分为医学观察期、临床治疗期、恢复期三个阶段来进行，通过脏腑、经脉辨证，采取主穴为主，结合临床症状适当加减，坚持"取穴少而精"的原则，艾灸方法将根据实际情况按照方便操作、简单易行、安全有效的原则，酌情选用。现择取其二供读者参考：

（1）临床观察期：①目标：激发人体的正气与肺脾脏器功能，溃散分离和去除疫邪，使脏器御邪能力增强。②主穴：风门、肺俞、脾俞，合谷、曲池、尺泽、鱼际，气海、足三里、三阴交；每次每组穴位可选择 1～2 穴使用。③配穴：兼发热、咽干、干咳，配大椎、天突、孔最；兼呕恶、便溏、舌胖苔腻、脉濡，配中脘、天枢、丰隆；兼疲乏无力、食欲不振，配中脘、脐周四穴（脐中上下左右各旁开 1 寸）、脾俞；兼流清涕、肩背痛、舌淡苔白、脉缓，配天柱、风门、大椎。

（2）临床治疗期（确诊病例）：①目标：鼓动肺脾正气，保护脏器减少损伤，驱除疫邪，培土生金，截断病势，舒缓情绪，增强战胜病邪信心。②主穴：合谷、太冲、天突、尺泽、孔最、足三里、三阴交，大杼、风门、肺俞、心俞、膈俞，中府、膻中、气海、关元、中脘；轻型、普通型每次在第一、二组主穴中各选 2～3 穴；重型患者在第三组主穴中选 2～3 穴。③配穴：发热不退加大椎、曲池，或十宣、耳尖放血；胸闷气短加内关、列缺，或巨阙、期门、照海；咳嗽咳痰加列缺、丰隆、定喘；腹泻便溏加天枢、上巨虚；兼咳吐黄痰、黏痰、便秘，加天突、支沟、天枢、丰隆；兼低热或身热不扬，或未热，呕恶，便溏，舌质淡或淡红，苔白或白腻，加肺俞、天枢、腹结、内关。

2. 食疗

早在《周礼》一书中记载我国周代就有专门设置的"食医"，《金匮要略》《备急千金要方》皆有饮食宜忌专篇。在此次新冠肺炎疫情中，合理的营养膳食是新冠肺炎患者综合治疗措施的核心内容之一，尤其是在危重症患者中。2020 年 2 月 13 日，我国国家卫生健康委食品司发布了新冠肺炎防治营养膳食指导，供一般人群防控使用，主要包括以下 5 个方面的内容：①食物应多元化，主要以谷类为主；②应多吃果蔬、牛奶、大豆等；③对于鱼、禽、蛋、瘦肉等，应适量；④少盐少油，控糖限酒；⑤吃动平衡，健康体重。中医食疗与西医营养学既有相同之处，亦有不同。二者均重视食疗营养提高免疫力，提高患者的生活质量，延长寿命，降低病死率。但中医食疗讲求"因人及因地制宜"，应根据不同气候和不同人群体质特点制定不同的方案，一般而言，建议新冠肺炎患者食用有散寒健脾化湿功效的食材，如豆类、紫苏叶、陈皮、薏米、生姜等。随着新冠肺炎的常态化，应充分利用古人的智慧与当代最新的研究结果，将中医食疗学与西医临床营养学结合，共同用于新冠肺炎的防治。

3. 推拿

推拿指用手在人体上按经络、穴位以推、拿、提、捏、揉等手法来进行治疗，是一种"以人疗人"的方法。由于它的方法简便无副作用，且具有恢复体力、减轻疲劳、增强人体血液循环和提高人体抗病能力、调节脏腑、防病治病等功能，所以几千年来在我国不断地发展、充实和提高。老年人和儿童都是新冠肺炎的易感人群，与成年人相比免疫力相对较差，因此推拿可能是一种增强儿童及老年人免疫力，减小被感染后病情进一步发展的有效方式。《儿童新型冠状病毒肺炎小儿推拿干预专家共识（第一版）》指出：小儿推拿具有扶助正气、提高免疫力的施治优势。基于"未病先防、病后防复"的理论，对免疫力低下及易感的老人及儿童给予推拿干预，以防治新冠肺炎，或促进病后康复。全国各地及各级部门均有相应推拿指南，现选取其中一部分供读者参考：①补肺健脾化痰：肺俞、膏肓俞、脾俞、中府、膻中、列缺等，主要针对肺脾两虚者，临床表现为咳嗽有痰、气喘、胸闷、乏力便溏者；②补气温阳、顾护正气：气海、关元、足三里、命门、肾俞等，针对阳气亏虚者，临床表现为畏寒怕冷、全身困倦、舌淡、苔白者。

4. 养生功法

中医传统功法又称导引术，是祖国医学长期医疗实践的产物，具有动静结合、刚柔相济的特点，以有氧运动为主，简单易学，运动强度适中，适合所有年龄段人群习练，且切实有效，如八段锦、五禽戏、太极拳等极具中国特色的养生功法和锻炼方式。长期练习能够增强人体素质和抗病能力，具有调和气血、疏通经络、培育元气、鼓舞正气的作用。在新冠肺炎治疗中，中国传统功法也有不俗的表现。例如，上海中医药大学研究团队选取了中医传统功法中能够改善受损的心肺功能和免疫功能低下的动作，并通过合理编排、配伍，创编了一套功法——抗疫强身功。该功法共由七式组成，并且在武汉雷神山医院、湖北黄石市中医医院、湖北六七二中西医结合骨科医院等多家医院应用，习练者普遍反馈良好。现选取其中一式供读者参考：第三式（开合扩胸和气血）：双手交叉于胸前方，用力向前推掌，分向两边，水平向外展开，同时手掌向后旋，向左转头，回望左掌进行拉伸，维持 5 s，返回。整套动作重复 5 ~ 6 遍。

5. 其他治疗方式

（1）我国音乐文化源远流长，自古以来就有运用音乐治疗疾病的理论和病例，如《左传》提及"声亦如味"，认为音乐像药物一样也有其味，具有治病防病的作用。在有条件的情况下，新冠肺炎患者可于适宜分贝聆听五音乐曲，以舒缓情绪、调节情志。

（2）茶文化在中国五千年的传承和发展中早已融入中国人的骨子里，无论达官贵人还是平民百姓都爱喝茶，茶也在许多文学作品中都出现过。品茶可以使人心灵放松，并且自制茶饮，如乌梅、陈皮、黄芪、苍术、冰糖各 10 g，煮沸后去渣取液服用，可养阴生津、益气防感。

（3）"药补不如食补，药食同源。"根据病情，选择适当的药物和食物同食，既可治病，亦可防病。药膳糕点不仅具有药物的防治作用，又可通过舌尖上的享受使患者心情愉悦。

第六节　出院标准及出院后意见

新冠肺炎患者经治疗或隔离观察后，病情稳定，可考虑出院。

一、出院标准

（1）体温恢复正常持续3 d以上。

（2）呼吸道症状有明显好转。

（3）肺部影像学结果显示急性渗出性病变较之前明显改善。

（4）连续2次核酸检测结果阴性（呼吸道标本，采样时间至少间隔24 h）。

满足以上全部条件者可出院。

满足上述第（1）（2）（3）条标准的患者，但病毒核酸检测仍持续阳性、时间超过4周者，建议通过抗体检测、病毒分离培养等方法对患者的传染性进行综合全面评估后，判断其是否可以出院。

二、出院后意见

（1）出院后30～60 d，建议对患者进行抑郁症、焦虑症和创伤后应激障碍（post-traumatic stress disorder，PTSD）的常规筛查。而在此期间内是否需要对患者进行肺功能测试、胸部CT、经胸超声心动图、心肺运动测试等随访检查，应根据疫情的严重程度、医院是否超负荷、患者的病情等综合考虑后决定，如果医院超负荷，不推荐进行上述检查。

（2）患者出院后可根据患者的实际情况决定是否进行血清学检测来评估他们对感染的免疫应答。

（3）对于新冠肺炎患者的家属，应根据临床情况进行血清学检测来确定他们是否有轻度或无症状感染。

（4）重症医学的进步使得重症患者的生存率得到提高，但大多数重症患者会出现躯体、认知及心理精神等多方面的受损或障碍，这些损伤或障碍被概括为加强治疗后综合征（post-intensive care syndrome，PICS），应根据临床获益情况决定是否转诊到专门治疗PICS的多学科诊所。

（5）对于存在肺功能异常的出院患者，应根据其严重程度建议患者转诊或制订康复计划。

（6）建议患者出院后第2周、第4周到医院进行随访与复诊。

（7）建议患者出院后继续进行隔离和健康状况监测持续14 d，保持居住环境通风良好，减少与家人的密切接触，避免外出。

参考文献

[1] 中国康复医学会,中国康复医学会呼吸康复专委会,中华医学会物理医学与康复学分会心肺康复学组.2019 新型冠状病毒肺炎呼吸康复指导意见(第二版)[J].中华结核和呼吸杂志,2020,043(004):308-314.

[2] 石学敏,仝小林,孙国杰,等.新型冠状病毒肺炎针灸干预的指导意见(第二版)[J].中国针灸,2020,40(05):462-463.

[3] 国家卫生健康委员会办公厅,国家中医药管理局办公室.关于印发新型冠状病毒肺炎诊疗方案(试行第八版)的通知 [EB/OL].(2020-08-18)[2020-10-31].http://www.gov.cn/zhengce/zhengceku/2020-08/19/content_5535757.htm.

[4] 金镇雄,梁倩倩,张岩,等.从湿、热、毒、虚四阶段探讨中医药防治新型冠状病毒肺炎的精准施策 [J].上海中医药杂志,2020,54(8):1-4.

[5] BUITRAGO-GARCIA D, EGLI-GANY D, COUNOTTE M J, et al. Occurrence and transmission potential of asymptomatic and presymptomatic SARS-CoV-2 infections: a living systematic review and meta-analysis[J]. PLoS Medicine, 2020, 17(09): e1003346.

[6] CAO B, WANG Y, WEN D, et al. A trial of lopinavir-ritonavir in adults hospitalized with severe COVID-19[J]. New England Journal of Medicine, 2020, 382(19): 1787-1799.

[7] WANG X, LI X C, SHANG Y, et al. Ratios of neutrophil-to-lymphocyte and platelet-to-lymphocyte predict all-cause mortality in inpatients with coronavirus disease 2019(COVID-19): a retrospective cohort study in a single medical centre[J]. Epidemiology and Infection, 2020, 148: e211.

[8] FELDSTEIN L R, ROSE E B, HORWITZ S M, et al. Multisystem inflammatory syndrome in U.S. children and adolescents[J]. New England Journal of Medicine, 2020, 383(04): 334-346.

[9] ACKERMANN M, VERLEDEN S E, KUEHNEL M, et al. Pulmonary vascular endothelialitis, thrombosis, and angiogenesis in COVID-19[J]. The New England Journal of Medicine, 2020, 383(02): 120-128.

[10] WANG M L, CAO R Y, ZHANG L K, et al. Remdesivir and chloroquine effectively inhibit the recently emerged novel coronavirus(2019-nCoV)in vitro[J]. Cell Research, 2020, 30(03): 269-271.

[11] LI L, ZHANG W, HU Y, et al. Effect of convalescent plasma therapy on time to clinical improvement in patients with severe and life-threatening COVID-19: a randomized clinical trial[J]. JAMA, 2020, 324(05): 460-470.

第二部分

流行性感冒

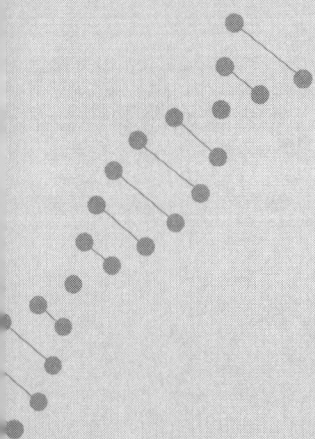

新型冠状病毒肺炎·流行性感冒防控

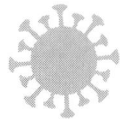

第八章　病原学

流行性感冒病毒（influenza virus）是流行性感冒的病原体，简称流感病毒。流感病毒在分类上属于正黏病毒科，是一种有包膜分节段的单负链 RNA 病毒。流感病毒分为 4 个型别，英文用 A 至 D 表示，中文用甲乙丙丁表示。流感病毒最常见的型别是甲型流感病毒（influenza A virus）。甲型流感病毒由于变异率高，能够反复发生大流行。仅在 20 世纪，就发生过 4 次流感大流行；21 世纪的 2009 年，又发生了新甲型 H1N1 亚型流感病毒的全球大流行，带来了巨大的生命和财产损失。流感病毒的变异速率较快，几乎每年冬、春季节都会发生流感病毒的季节性流行。流感病毒宿主范围广泛，除感染人类之外还可以感染多种哺乳动物以及鸟类。流感病毒的宿主特异性不严格，流感病毒的跨物种传播可能会导致不同宿主来源的病毒毒株发生基因重配。流感病毒不同型别毒株间的基因重配在新型流感病毒毒株的产生中有重要作用，是新型流感病毒的起源之一，与流感每间隔 30 ～ 50 年发生一次的全球大流行密切相关。

流感病毒在人体内主要引发呼吸道感染，疾病名称为流行性感冒，简称流感。流感患者以发热等全身性症状为主，呼吸道症状通常比较轻微，流感患者可能伴有包括肺炎在内的多种并发症。单纯的流感病毒感染属于自限性疾病，从发病到痊愈的自然病程为 7 ～ 10 d，流感患者预后大多良好，后遗症罕见；若流感患者并发肺炎或细菌感染等并发症，病程将大幅度延长，病情也较为危重，甚至危及患者生命。

第一节　病毒结构和分类

一、病毒结构

流感病毒是一种有包膜的单负链 RNA 病毒（–ss RNA virus），病毒粒子直径 80 ～ 120 nm，从内向外可以分为 3 个层次，即核衣壳、包膜和刺突。

流感病毒的核衣壳由病毒核酸和蛋白质构成，包含病毒的遗传物质（核糖核酸）和由病毒基因组编码的功能蛋白以及结构蛋白。流感病毒的核酸是分节段的单负链 RNA，病毒核酸与病毒自身编码的核蛋白（N）相结合，形成较为稳定的结构。病毒核酸与 N 蛋白结合后，又与病毒核酸聚合酶联系在一起，形成核糖核蛋白体复合体（ribonucleoprotein complex，RNP）。流感病毒的聚合酶由 3 个亚基组成，这 3 个亚基分别是 RNA 聚合酶碱性蛋白 1（ploymerase basic protein 1，PB1），RNA 聚合酶碱性蛋白 2（ploymerase basic protein 2，PB2），RNA 聚合酶酸性蛋白（ploymerase acidic protein，PA）。

流感病毒的包膜分为内外两层，内层包膜由病毒自身的基质蛋白（MP1 蛋白）组成，外层包膜则来自宿主细胞的膜结构成分。流感病毒的包膜表面分布着多条离子通道，离子通道的长度贯穿病毒包膜内外两层，这种离子通道由病毒自身编码的 MP2 蛋白组成。

流感病毒表面有两种刺突，分别是血凝素（hemagglutinin，HA）和神经氨酸酶（neuraminidase，NA）。

流感病毒血凝素是异源六聚体，由 3 个 HA1 亚基和 3 个 HA2 亚基组成。血凝素可以分为上面膨大的球部和杆状的基底部。球部由 3 个 HA1 亚基构成，内层结构以若干反向排列的 β−片层组成，围绕成一个活性腔，是流感病毒同宿主细胞表面的唾液酸受体结合的部位，外层包括若干个高变异环区，是流感病毒主要的抗原表位所在；血凝素基底部主要由 HA2 亚基构成，结构上以 α−螺旋为主，同流感病毒包膜与宿主细胞融合有关，也是流感病毒保守性抗原的所在区域。

流感病毒的神经氨酸酶是同源四聚体，每个 NA 单体都可以分为球状的头部和细长的颈部两个部分。NA 单体的头部是催化活性部位，主体结构是由 6 组 β−片层结构相互缠绕形成的桶状构型，桶的内壁是具有酶活性的催化中心；NA 单体的颈部柔韧性较高，相邻的 NA 单体颈部相互缠绕为柱状，用于将神经氨酸酶固定在病毒包膜上。

二、基因组及其表达产物

流感病毒的遗传物质是单链的核糖核酸，英文缩写是 RNA，因此流感病毒被归为 RNA 病毒。单链 RNA 分子可以分为正链和负链两种情况，正链和负链的划分依据是将序列与指导病毒蛋白质合成的信使 RNA（mRNA）序列相比较，与 mRNA 序列相同的链为正链，与 mRNA 反向互补的链为负链。流感病毒的基因组在转录过程中，是直接以自身核酸序列为模板合成 mRNA，因此流感病毒的单链基因组序列与转录产物 mRNA 反向互补，流感病毒自身的核酸属于单负链 RNA。流感病毒的基因组不是线性连续的，而是若干个节段。甲型和乙型流感病毒是 8 个节段，丙型和丁型流感病毒则是 7 个节段。

甲型和乙型流感病毒的基因组 RNA 分成 8 个节段（segment），根据各节段编码的主要蛋白分别为 PB1，PB2，PA，HA，N，NA，基质蛋白（matrix protein，MP）和 NSP。丙型和丁型流感病毒基因组分为 7 个节段，同甲型流感病毒相比缺少 HA 和 NA 节段，增加了血凝素酯酶融合蛋白（hemagglutinin esterase fusion，HEF）节段。

甲型流感病毒基因组共编码 13 个表达产物，其中 *PB1* 节段编码 3 个蛋白（PB1，PB1–F2 和

N40），*PA*、*MP* 和 *NS* 分别编码 2 个蛋白，依次为 PA、PA–X，MP1、MP2，NS1 和 NS2，其余 4 个节段各编码 1 个蛋白，即 HA、NA、N 和 PB2。PB1、PB2 和 PA 三个蛋白组成病毒 RNA 聚合酶，参与病毒复制和表达，并进一步和 N 蛋白以及病毒核酸构成核蛋白复合体（RNP）。MP1 蛋白是病毒包膜内层的主要成分，MP2 蛋白是病毒表面的离子通道，同病毒复制活动有关，对病毒毒力的影响日益受到重视。NA 和 HA 构成病毒的刺突，是病毒表面最重要的两个抗原蛋白。这 8 个产物是构成病毒体的基本成分，故属于病毒结构蛋白。其他蛋白属于非结构蛋白，其中 NS1 和 NS2 可能参与 mRNA 转录过程，PB1–F2 蛋白可以破坏宿主细胞的线粒体，同流感病毒诱导的细胞凋亡有关。PA–X 是流感病毒新近发现的第 13 种表达产物，在甲型流感病毒各亚型中广泛存在，通过反向遗传学构建不含 PA–X 的突变毒株，结果发现 PA–X 缺失毒株对小鼠的毒力较野生株强，且更易于引发宿主的免疫反应。

PA–X 由 *PA* 节段编码，是在 *PA* 节段的信使 RNA 在翻译过程中发生移位而产生的另一种翻译产物。PA 与 PA–X 相比，从 N 末端开始的前 191 个氨基酸相同，从 192 位氨基酸残基开始出现差异，即 PA–X 的 C 端氨基酸序列与 PA 不同。PA–X 的 C 末端与 PA 有差别的氨基酸序列长度在不同的毒株中不一样，约 75% 的毒株 PA–X 突变 C 端长度 61 aa，约 25% 的毒株 PA–X 突变 C 端长度 41 aa。PA–X 的产生过程是，*PA* 的开放阅读框向下游移动 1 个核苷酸，导致阅读框移码突变。以甲型 H1N1 亚型流感病毒为例，PA 蛋白的开放阅读框长度为 2148 bp，含 716 个密码子，第 191 至 193 位密码子的核酸序列是（5′ → 3′）：UCC–UUU–CGU；在翻译过程中，在加下划线的尿嘧啶（U）处可以发生核糖体移码（Ribosomal Frameshift）现象，由此产生两种表达产物，其中之一是全长度的 PA 蛋白，另一种产物是 PA–X，PA–X 蛋白第 191 至 193 位密码子的核酸序列是（5′ → 3′）：UCC–UUC–GUC。PA–X 的核酸序列编码区与 *PA* 相比，加了下划线的尿嘧啶在翻译过程中有可能被核糖体忽略掉，从而导致两种翻译产物。

核糖体移码现象的内在机制是：某些 mRNA 序列会在局部形成不稳定的二级结构，干扰了核糖体在 mRNA 链上的移动过程。这导致核糖体在翻译过程中可能会在 mRNA 的特定位置向上游或下游"错误"地移动 1 个核苷酸，而不是像通常情况下那样，每次都向下游移动 3 个核苷酸（3 个核苷酸刚好是 1 个密码子长度，对应产物序列上的 1 个氨基酸残基）。由于这些局部的二级结构不够稳定，导致核糖体在对应位置发生正确移动和错误移动的概率相近，从而形成两种不同的表达产物。核糖体移码现象在病毒界广泛存在，除了流感病毒的 PA–X 蛋白之外，在星状病毒和冠状病毒的表达过程中也发现过此类现象及产物，甚至在某些噬菌体中也存在核糖体移码现象。

三、流感病毒分类

根据国际病毒分类委员会（ICTV）将流感病毒分类归属为正黏病毒科（Orthomyxoviridae），流感病毒向下被划分为流感病毒 α 至 δ 属，每个属各只有一个病毒种，即甲型至丁型流感病毒（influenza A，B，C&D virus）。这 4 种流感病毒的区分依据是流感病毒的核蛋白 N 和基质蛋白

MP 抗原性差异，病毒型别的中文名称是甲、乙、丙、丁型流感病毒。甲型流感病毒变异速度快，不同毒株间差异较大，因此又将甲型流感病毒区分为若干亚型。根据血凝素 HA 的抗原性，将甲型流感病毒分为 H1 ~ H18 共 18 种亚型；根据神经氨酸酶 NA 可以将流感病毒划分为 N1 ~ N11 共 11 种亚型。值得注意的是，HA 和 NA 亚型的组合不是随机的，也就是甲型流感病毒的亚型总量远没有 18×11=198 种之多。人间传播的甲型流感病毒常见的亚型包括 H1N1、H3N2 和 H2N2 亚型等；鸟类感染的甲型流感病毒常见亚型包括 H9N2、H5N1 和 H7N9 亚型等；猪感染的甲型流感病毒常见亚型包括 H1N1、H1N2 和 H3N2 亚型等。乙型、丙型和丁型流感病毒变异性较小，不再区分亚型。乙型流感的常见毒株可以分为两大系列，即维多利亚系和山形系，对应的英文名称是 Victoria Strain 和 Yamagata Strain。

由于世界各地流感病毒分离到的毒株数量较多，为避免混淆，方便学术交流，WHO 对流感病毒的毒株命名提供了统一规范，其一般格式为：型别 / 宿主（人流感病毒可忽略）/ 分离地点 / 毒株编号 / 年份 / 亚型（可忽略）。例如 A/Puerto Rico/8/1934 代表的含义：甲型流感病毒，以人为宿主，分离自波多黎各，编号 8，分离年份为 1934 年。该株流感病毒简称 PR8 毒株，它是甲型 H1N1 亚型流感病毒的代表性毒株，广泛用于全球流感监测网络的各个参比实验室。

四、抵抗力

流感病毒在体外环境中的抵抗力不强，其原因在于流感病毒的颗粒是有包膜的，且病毒体中的糖蛋白比例较高。在室温下裸露的流感病毒颗粒很快就会失去传染性。流感病毒不耐热，56 ℃约 30 min 灭活，100 ℃约数秒即可灭活。流感病毒对于干燥、日光、紫外线、甲醛和醇类消毒剂比较敏感。流感病毒若被痰液、唾液或粪便等有机物包裹时，由于得到了外来物质的保护，具有较强的抵抗力，能够在寒冷以及潮湿的条件下存活较长时间。流感病毒在干燥的灰尘中可以存活 2 周，在 0 ~ 4 ℃可以存活若干周，在冷冻肉类中可以存活数月。流感病毒耐寒能力较强，在 –70 ℃以下或者冻干状态下可以长期保持活性。

第二节　抗原变异

一、抗原构成

流感病毒的表面抗原主要有血凝素和神经氨酸酶两种，此外还包括离子通道 M2 蛋白的外露区以及流感病毒从宿主细胞夺取的外层包膜成分。流感病毒的内层抗原包括病毒包膜内层的基质 M1 蛋白和包裹病毒核酸成分的核蛋白 N。流感病毒的中和抗原表位主要位于血凝素，即针对血凝素所含表位的抗体能够保护宿主细胞免于被流感病毒感染。神经氨酸酶也是流感疫苗的有效成分。

在流感病毒的各种表达产物中，血凝素是病毒表面最主要的中和抗原，是甲型流感病毒划分亚型的依据之一，对流感病毒的宿主范围也有重要影响。在流感病毒的组装阶段，流感病毒的血凝素前体 H0 在中段偏 C 端处裂解，原 N 端和中段成为 HA1 亚基，原 C 端成为 HA2 亚基。由 3 个 HA1 亚基和 3 个 HA2 亚基组成的异源六聚体是成熟的血凝素分子。HA1 亚基组成血凝素的外层结构，变异性相对较高；HA2 亚基则包埋在血凝素分子内，序列和结构相对保守。

血凝素是流感病毒最重要的中和抗原，但流感病毒的血凝素变异速率较快，每年都需要重新制备当年流行毒株的流感疫苗。研发保守性流感病毒疫苗是疫苗行业多年来的追求，但直到特异性中和性单克隆抗体制备技术成熟后才取得一定进步。目前已知人流感病毒血凝素杆部第 538 ~ 558 残基所形成的螺旋 A 是人流感病毒保守性抗原表位，也是多种人流感病毒保守性中和抗体的结合部位。该区域同甲型毒株不同亚型之间的特异性联系较小，目前研发中的保守性抗体大多结合在此位点。

二、变异机制

甲型流感病毒的变异性较强，这是甲型流感能够反复发生大流行的生物学基础。根据分子生物学的中心法则，蛋白质是由核酸序列（基因）编码合成的。病毒作为一种生物必须服从中心法则，因而病毒的进化首先是病毒核酸的进化，从核酸序列的角度来理解流感病毒的进化历史是很自然的。但应当注意到，影响流感病毒宿主特异性的关键是病毒的表型，特别是病毒蛋白质的结构和功能，因此蛋白质氨基酸序列的变化是病毒变异的根本基础。

（一）基因突变

从核酸角度看，甲型流感病毒的变异性有两个来源，即基因突变和节段重配。

首先，流感病毒的基因突变频率较高。流感病毒是一种 RNA 病毒，而哺乳类或鸟类宿主细胞不提供以 RNA 为模板的 RNA 聚合酶，因此流感病毒基因组的复制必须依赖于病毒自身编码的 RNA 聚合酶。流感病毒的 RNA 聚合酶缺少 $3' \rightarrow 5'$ 外切酶活性，不能在序列合成之后进行校对，导致流感病毒基因组复制的差错率较高。其次，流感病毒核酸序列的高变异性，一方面限制了流感病毒各个节段的长度，另一方面促进了流感病毒的快速进化。如果不考虑流感病毒的跨物种重配事件，单纯计算人类宿主发生季节性流感流行对应的毒株变异，则流感病毒的分子进化速度为每位点每年 $5 \times 10^{-4} \sim 8 \times 10^{-3}$ 个核苷酸。流感病毒不同节段的分子进化速率不同，*HA* 和 *NA* 节段的进化速率最高，*MP*、*N* 和 *NS* 节段其次，*PB*1、*PB*2 和 *PA* 节段最慢。流感病毒的基因突变带来了病毒抗原性的漂移，与每年发生的季节性流行相对应。

（二）抗原性漂移与抗原性转变

根据流感病毒表面抗原变化幅度的大小，可以将流感病毒的变异分为两个层次，即抗原性漂移和抗原性转变。当流感病毒表面个别抗原表位发生突变时，称为抗原性漂移；当流感病毒表面抗原发生重大改变甚至产生新的亚型时，称为抗原性转变。流感病毒的抗原性漂移同季节性流感关系密切，而一旦流行毒株发生抗原性转变则存在演变为大流行乃至全球大流行的可能。

流感病毒的抗原蛋白主要包括神经氨酸酶和血凝素 2 种，这 2 种蛋白的小幅度变化都能引起抗原性漂移。这里所谓的小幅度变化是指集中在血凝素球部高变区的氨基酸位点突变，通常情况下5～10个氨基酸残基的变化就足以构成血凝素表面1～2个抗原表位的变化；进而导致人群中部分个体留存的血清抗体失去中和作用，相应的个体对流感病毒的易感性显著上升，很可能成为下一年度的季节性流感患者。以德国黑森州1999年分离到的流感优势毒株A/HES/13/99为例，该毒株与1998年（上一年度）流行毒株A/Sydney/5/97相比，在血凝素的氨基酸序列上有8个残基发生了变异，分别位于第57、137、142、144、172、192、194和226号氨基酸残基（氨基酸残基编号以A/Sydney/5/97毒株为基准）。

流感的抗原性转变是指流感病毒的抗原发生重大变化，这里的抗原不仅包括血凝素或神经氨酸酶，也包括流感病毒的MP1、MP2和N蛋白乃至其他蛋白产物。以2013年在我国发生的人感染甲型H7N9亚型禽流感病毒的来源为例，这是由于流感病毒不同节段发生重配导致流感病毒抗原性转变的典型事件。这次人感染甲型H7N9亚型禽流感病毒起源于一次病毒三源重配事件，其中HA节段来自欧亚地区野鸟中流行的H7亚型流感病毒（H7N7和H7N3），NA节段来自欧亚地区野鸟中流行的N9亚型流感病毒（H2N9和H11N9），其他节段来自野鸟和家禽中流行的H9N2亚型流感病毒。这次流感病毒重配事件发生在2012年冬季至2013年春季之间，这些不同毒株的混合容器可能是野鸟或家禽。人群中流行的甲型流感毒株以H1N1亚型和H3N2亚型为主，这两类毒株与H7N9亚型相比，表面蛋白的同源性仅有70%～80%，对应的氨基酸残基突变位点高达上百个。人群中既往存在的抗季节性流感抗体面对H7N9亚型流感病毒几乎是完全无效的，人群对新型流感毒株普遍的易感状态给疾病防控工作带来了巨大压力。

（三）节段重配

流感病毒基因组不同的节段之间可能发生重配。流感病毒是一种分节段的病毒，不同节段之间的地位相对独立，当两种毒株同时感染了一个宿主时，两个毒株可能交换获得对方的一个或几个节段，从而形成一株重新组合了两个亲本毒株不同节段的病毒，这被称为病毒重配事件。病毒重配事件可以发生在同种宿主不同亚型间的毒株间，也可以发生在不同种类宿主的不同亚型的毒株间，是流感病毒产生新亚型的重要机制，也是流感病毒抗原性转变的产生机制，与流感大流行及禽流感跨物种感染人类密切相关。

第三节　致病性

流感病毒可以感染多种宿主，除人以外还可以感染猪、马、狗、猫和雪貂等哺乳动物以及鸟类。甲型流感病毒的宿主特异性不强，同一亚型的甲流毒株可能同时感染不同宿主；而乙型和丙型流感病毒的宿主特异性较强，未见跨物种传播的报道。

一、病理学特征

（一）人感染流感病毒

人感染流感病毒的临床表现同主要由鼻病毒引起的普通感冒存在较大区别，鼻病毒感染主要表现为呼吸道症状，而流感病毒感染的全身症状更加明显。流感病毒一般条件下只能在宿主呼吸道上皮细胞中复制，流感病毒几乎不能在呼吸道之外的人体组织或器官发生感染。流感病毒除了感染呼吸道上皮组织细胞之外，还可以感染宿主的巨噬细胞和树突状细胞等。流感病毒在宿主的上呼吸道和下呼吸道内都能发生感染，但病情轻重存在较大的个体差异。流感病毒的上呼吸道感染以呼吸道卡他症状和黏膜炎症为主，病情严重时可能出现黏膜水肿。流感病毒的下呼吸道感染以细支气管阻塞、肺泡壁增厚和炎性细胞浸润为主，病情进展迅速者很容易发展为病毒性肺炎，严重时足以危及患者生命。流感病毒引发的细支气管和肺泡壁损伤通常伴随着坏死性改变，通过支气管灌洗或组织活检很容易证实此类病变。流感病毒带来的呼吸道上皮细胞损伤通常是可逆的，呼吸道结构损伤与修复几乎同时在感染过程中存在，因流感受损的支气管和肺泡组织通常能够在患者康复后一个月左右恢复正常生理功能。如果感染过程中没有并发症，则流感患者康复后极少存在后遗症。一般哺乳动物感染流感病毒后的病理变化与人类似。

（二）禽流感病毒

鸟类感染禽流感病毒后表现为精神萎靡、头部水肿、伴脚鳞出血或腹泻等，若在养殖场内暴发流行，往往在短时间内引起大批禽只死亡。流感病毒的不同毒株对于鸟类的致病力存在较大差异，根据动物静脉接种毒株后的病死率分为高致病性和低致病性毒株两类。根据世界粮农组织的建议，将流感病毒接种 4 ~ 8 周龄健康家禽后 10 d 内的病死率作为区分毒株致病性的依据，病死率达到或超过 75% 的毒株为高致病性禽流感毒株，病死率低于该界值的毒株为低致病性禽流感毒株。

二、常见并发症

流行性感冒本身具有自愈性，流感的并发症是导致患者健康受损乃至死亡的重要原因，有必要加以简要阐述。流感的并发症包括三种情形，即肺内并发症、肺外并发症和基础疾病并发症。

流感的肺内并发症是指肺炎，包括流感病毒直接导致的肺炎和在流感病情进展期间伴发其他病原体的肺炎，例如细菌、真菌或支原体肺炎等。根据美国流感监测数据，因为流感而住院治疗的患者中 70% ~ 80% 是因为伴发肺炎才住院治疗的。我国在 2009 年全球流感大流行期间的流行病学调查也支持类似的结论。

流感的肺外并发症不多，具体类型包括中耳炎、无菌性心肌炎、雷耶综合征、吉兰－巴雷综合征和中毒性休克综合征等。流感的肺外并发症是病毒与宿主相互作用的结果，同宿主的种族因素存在关联。我国以及亚裔人群中流感患者极少出现肺外并发症，欧美的白种人发生流感肺外并发症的概率相对较高。雷耶综合征也称瑞氏综合征，是病毒感染后的神经系统并发症，主要见于 14 岁以下的儿童，表现为退热之后出现恶心、呕吐，进而嗜睡、昏迷和惊厥等，肝大而无黄疸，脑脊液检查一般正常。雷耶综合征的发病机制不清楚，可能与病毒感染后阿司匹林等非类固醇类抗炎药的不当使用有关。流感患者有一定机会发生外周神经系统损伤，主要表现为急性感染性脱髓鞘性多发性神经根炎症（也称为吉兰–巴雷综合征）。

流感的基础疾病并发症是指患有慢性基础疾病者在流感病情进展期间，原有慢性疾病的病情加重或发生相关并发症。例如慢性肾炎患者感染流感病毒之后，很容易并发细菌感染或在流感治疗期间肾脏功能进一步受损，继发或并发肾脏功能衰竭，乃至进展为尿毒症。原本患有冠心病者在感染流感病毒后，因为发热或呼吸困难等流感症状，可能加重心脏负担，导致心肌缺血，甚至引起心力衰竭。孕妇感染流感病毒之后不仅可能发生早产或流产，还有可能对胎儿在子宫内的发育形成不良影响。年龄因素与慢性基础疾病存在显著关联，老年人群中罹患心脑血管和肝肾等实质性器官慢性疾病的比例较高，因此流感病毒对老年人群健康的威胁比较大。由于基础疾病并发症导致的死亡病例在流感流行过程中占据了较大比例，这部分患者在卫生统计中是否纳入流感病死率存在一定争议。我国统计流感病死率时原则上只考虑由流感病毒感染直接导致的死亡病例，部分欧美发达国家还会将慢性基础疾病在流感病程内加重而引发的死亡病例纳入流感病死率统计范畴。

三、致病机制

流感病毒感染人体时，几乎只能在呼吸道上皮细胞内复制，病毒通过破坏呼吸系统功能和启动一系列全身性炎症反应损害人体健康。流感病毒感染时的临床表现可以区分为呼吸道症状和全身症状两类。大多数流感患者的呼吸道症状比较轻，而全身症状比较重。

流感的呼吸道症状包括上呼吸道和下呼吸道的炎症表现，具体症状包括鼻塞、流涕、咽痛、咳嗽、咳痰、喘息、胸痛和呼吸困难等。流感的全身症状主要有发热、乏力、肌肉酸痛和精神萎靡等。流感患者呼吸道症状的成因在于病毒在呼吸道黏膜上皮细胞内复制而引发的炎症反应，在组织病理学上表现为黏膜水肿、分泌物增多、细支气管增厚和肺泡壁损伤等，在病理生理学上可以表现为限制性和阻塞性通气困难、气道反应性升高和肺泡内血氧交换受阻等。

流感患者的全身症状不是流感病毒向体内各器官扩散所致，而是由被病毒感染的呼吸道组织细胞大量释放的炎症因子和细胞因子带来的全身性反应。人类感染流感病毒之后，呼吸道分泌物中可以检出的炎症因子包括但不限于 IFN–α、IFN–γ、IL–6、IL–8、IL–10 和 TNF–α 等，从血液中可以检出的炎症因子包括 IL–1、IL–6 和 TNF–α 等。大部分炎症因子的浓度与流感患者的临床症状轻重程度存在正相关，过高的炎症因子水平对应着患者体内较高的病毒载量，可能提示患者的预后不良。这些细胞因子和炎症因子的分泌是由流感病毒在宿主呼吸道上皮细胞内复制所引发的，虽然这种现象背后的分子生物学以及信号转导通路尚不够清晰。目前已知流感病毒血凝素可以激活宿主细胞的 NF–κB 通路，进而上调一部分细胞因子的表达水平。流感病毒的神经氨酸酶可以通过激活宿主细胞的 TGF–β 上调 TNF 和 IL–1 的表达水平。流感病毒不同型别或亚型的毒株诱发宿主机体产生细胞因子和炎症因子的能力各有不同，例如甲型 H5N1 亚型流感病毒与甲型 H1N1 亚型流感病毒相比，前者诱发宿主机体产生促炎症性细胞因子的能力更强。流感病毒感染虽然会给患者带来全身性的炎症因子水平变化，但很少发生所谓"炎症因子风暴"或免疫系统功能紊乱的现象。

第四节　免疫反应

一、自然病程

流感病毒通过呼吸道传播，人感染流感病毒后的临床特征是呼吸道症状轻，全身中毒性症状重，常表现为突发高热、畏寒、头痛、乏力、全身酸痛等，个别患者伴有流涕、干咳。若无继发感染，一般 7 ~ 10 d 自愈。儿童、老年人或免疫缺陷者感染流感病毒后容易继发细菌性感染，导致病情迁延不愈甚至危及生命。

流感病毒在体内复制后随呼吸道分泌物排出，不仅可以通过接触或飞沫传播，甚至可能形成微生物气溶胶传播。流感患者从呼吸道排出病毒颗粒的数量随时间而呈现有规律的变化。一般来说，流感患者在发病前 1 d 开始从呼吸道排出具有感染性的病毒颗粒（可能具备传染性），病毒排出量在发病后 1 ~ 2 d 达到顶峰，随后逐渐下降，在临床症状完全消失后的 24 h 内停止排出病毒颗粒。流感病毒感染后宿主的早期免疫反应以固有免疫为主，病程后期出现特异性免疫反应。宿主抗流感病毒的特异性免疫（获得性免疫）反应，包括体液免疫和细胞免疫两个方面。裸鼠实验表明缺少 T 细胞和 B 细胞的动物无力对抗流感病毒感染，病情迁延不愈并最终导致极高的病死率，这提示特异性免疫对于机体清除流感病毒而言是必不可少的。

二、固有免疫

固有免疫也称为非特异免疫，因为这类免疫反应不是针对特定种类或型别的病原体，而是在一定程度上具有广谱抗感染的效果。固有免疫是包括人类在内的大多数动物对抗病原体感染的第一道防线，固有免疫应答包括模式识别、干扰素等免疫反应相关通路激活和细胞抗感染反应这三个主要阶段。流感病毒感染过程中，宿主的固有免疫主要在流感的潜伏期和感染前期起作用，固有免疫是特异性免疫的产生基础，两者之间是继承与发展的关系，而不是相互替代。

在固有免疫的模式识别阶段，宿主体内参与识别流感病毒的模式识别受体包括 Toll 样受体、RIG–I 样受体和 NOD 样受体等。Toll 样受体是比较庞大的受体蛋白质家族，参与识别流感病毒的 Toll 样受体分子主要是 TLR3 和 TLR7，TLR2 和 TLR4 也参与。TLR3 受体主要在呼吸道上皮细胞中表达，TLR3 受体识别的配体是双链 RNA 分子，TLR3 受体激活后通过 IRF3 和 NF–κB 通路启动 IFN 表达等后续的免疫反应。TLR7 受体主要在树突状细胞内表达，TLR7 受体识别的配体是单链 RNA 分子，TLR7 受体被激活后通过 IRF7 和 NF–κB 通路启动 IFN 等炎症因子表达。实验证明上调 TLR2 和 TLR4 受体表达有助于改善动物的抗流感免疫反应，背后的机制中已知流感病毒的血

凝素能够激活 TLR4 受体。RIG–I 样受体识别的配体是磷酸化的 RNA 分子，而流感病毒核酸的 5'
端恰好是磷酸化的。RIG–I 样受体被激活后通过 IRF3、IRF7 和 NF–κB 通路上调 IFN 表达水平。
NOD 样受体识别的配体是流感病毒的 M2 蛋白，M2 蛋白是流感病毒核衣壳表层的离子通道。NOD
受体被激活后将通过半胱氨酸天冬氨酸特异性蛋白水解酶前体 –1（procaspase–1），促进相关细胞
释放炎症因子如 IL–18 和 IL–1β 等。

　　干扰素（IFN）是固有免疫反应中非常重要的信号分子。病原体激活免疫系统内的各种模式识
别受体之后，启动了多种信号转导通路，其中大多数通路都包括了上调干扰素的表达水平。干扰素
可以启动机体内多种抗感染的效应分子，其中与抗流感免疫相关的分子至少包括蛋白激酶 R（protein
kinase R，PKR）、寡腺苷酸合成酶（oligoadenylate synthetase，OAS）、核糖核酸酶 L（ribonuclease L，
RNase L）、MX 蛋白和干扰素诱导跨膜蛋白（interferon-induced transmenbrane protein，IFITM）等。
这些效应分子在细胞抗流感病毒免疫反应中都发挥了非常重要的作用。

　　PKR 的主要作用是促进真核细胞转录因子 eIF2Alpha 的磷酸化，进而关闭蛋白质的生物合成，
这将有助于抑制流感病毒在细胞内的复制过程。RIG–I 样受体被流感病毒 RNA 激活之后，可以直
接启动 PKR 作为抗流感的效应分子。OAS 可以激活 RNase L，RNase L 可以直接降解来源于病毒
的 RNA 分子。干扰素可以激活 OAS 分子。流感病毒的 NS1 蛋白则具有抑制 RNase L 活性的作用，
NS1 蛋白是流感病毒对抗宿主细胞固有免疫系统的武器之一。MX 蛋白属于发动蛋白超家族（dynamin
super family），是干扰素诱导的一种 GTP 酶。MX 蛋白同流感病毒的 N 蛋白之间存在较强的相互
作用，MX 蛋白能够通过与 N 蛋白结合，干扰流感病毒 RNP 的功能，起到抑制流感病毒复制的作用。
IFITM 是固有免疫过程中效应分子之一，IFITM 能够干扰流感病毒穿入宿主细胞膜的过程。IFITM
基因敲除动物对流感病毒更加敏感。

　　在固有免疫反应中，一部分免疫细胞也参与了抗流感病毒的免疫反应。这些细胞包括巨噬细胞、
中性粒细胞、树突状细胞和 NK 细胞等。这些细胞的作用主要是非特异性地吞噬和裂解被流感病毒
感染的宿主细胞，分泌炎症因子和趋化因子等。巨噬细胞和树突状细胞还具有抗原提呈细胞的作用，
向负责特异性免疫（获得性免疫）反应的淋巴细胞提供加工后的抗原肽，起到沟通固有免疫和获得
性免疫的桥梁作用。机体的获得性免疫反应分为体液免疫和细胞免疫两个领域。

三、体液免疫

　　体液免疫主要是指人类或动物血清中存在的抗体，这些抗体能够特异性地中和相应病原体的感
染性。流感病毒表面最重要的中和抗原是血凝素，抗血凝素抗体具备在体外阻止流感病毒感染宿主
细胞的能力，属于中和抗体。宿主血清内的抗神经氨酸酶抗体有助于减缓流感病情进展，但很难完
全中和流感病毒感染宿主细胞的能力。流感病毒自然感染过程中，人体或动物血清内抗 M2 蛋白抗
体浓度不高，向流感病毒感染的动物注射抗 M2 蛋白单抗有助于缩短流感病程。抗流感病毒 N 蛋白
抗体在体外没有中和作用，但动物实验中注射抗 N 蛋白抗体则有助于减轻流感症状。传统上认为抗

流感病毒抗体是毒株特异性的，流感病毒不同亚型之间的交叉免疫反应水平很低，但近年来随着抗流感免疫机制研究不断走向深入，发现了少数例外情况，如个别人员体内存在广谱的抗流感病毒抗体，某些人接种季节性流感疫苗之后出现了抗罕见亚型流感病毒毒株的抗体。

在病情的不同阶段，抗流感病毒的抗体类型呈现有规律的变化。在流感病情的中期，血清抗体以 IgM 抗体为主，病程末期以及康复后的血清抗体以 IgG 抗体为主，呼吸道黏膜分泌的抗体以 IgA 为主。人类抗流感病毒的体液免疫在康复后可以持续较长的时间，即抗流感 IgG 抗体和记忆性 B 细胞可以在人体内持续数年乃至数十年。但流感病毒的血凝素和神经氨酸酶等表面抗原变异速度非常快，以至于人群中每年总会有部分个体无法对新近流行的流感病毒毒株保持较强的免疫记忆，这种人群免疫力的消长现象与季节性流感的反复出现紧密相关。

四、细胞免疫

细胞免疫是免疫系统不可或缺的组成部分，细胞免疫与体液免疫之间存在紧密联系。宿主抗流感免疫过程中，多种免疫细胞都参与了与病情进展相应的各个环节。目前已经清楚参与抗流感免疫的免疫细胞类型至少包括 $CD4^+$ T、$CD8^+$ T 和 I 型 NKT 细胞（iNKT）等。

$CD4^+$ T 细胞是辅助性的 T 细胞，也是连接细胞免疫和体液免疫的重要桥梁。$CD4^+$T 细胞能够识别流感病毒表面的多种抗原，包括但不限于神经氨酸酶、血凝素、基质蛋白和核蛋白。$CD4^+$T 细胞被激活之后通常可以促进 $CD8^+$ T 细胞的增殖分化，$CD8^+$ T 被激活后可以直接杀伤被病毒感染的靶细胞。$CD8^+$ T 细胞缺陷型小鼠感染流感病毒的实验结果说明，$CD4^+$ T 细胞激活后还可以依靠刺激 B 细胞分泌抗体而实现清除体内流感病毒的目的。$CD4^+$ T 细胞被抗原激活后能够协助刺激 B 细胞分化增殖，加速 B 细胞转化为浆细胞，后者进而在体内合成特异性抗体。$CD4^+$ T 细胞依赖的 B 细胞激活现象在多种病原体感染后都有可能出现，不仅限于流感这一种疾病。

$CD8^+$ T 细胞是非常重要的杀伤性 T 细胞，$CD8^+$ T 细胞被激活之后分化为 CTL。CTL 杀伤靶细胞是特异性的，CTL 通过自身的 TCR 受体特异性识别体细胞表面提呈的 HLA 限制性抗原表位，若两者能够发生特异性结合则启动后续的杀伤效应。CTL 的杀伤效应至少有两种，其一是通过穿孔素或 Fas/FasL 途径直接杀伤靶细胞；其二是分泌炎性细胞因子，募集其他类型的免疫细胞到病灶附近。CTL 识别的抗原表位是被宿主体细胞提呈至细胞膜表面的病毒蛋白片段，因此 CTL 识别的抗原表位不仅包括流感病毒的表面抗原如血凝素和神经氨酸酶，也包括流感病毒的内在抗原如基质蛋白和核蛋白等。流感病毒的表面抗原变异幅度较大，而内在抗原蛋白相对保守。因此宿主体内某些 CTL 具备广谱的抗流感病毒免疫效应。虽然人体内有这些广谱的抗流感免疫细胞存在，人群在整体上却没有表现出针对流感病毒的广谱免疫能力，这种现象有待于通过系统生物学范式构建全面的抗流感免疫模型来解释。

I 型 NKT 细胞是近年来发现的一类免疫细胞，其特征是细胞表面同时表达 NK 细胞受体和 T 细胞受体的淋巴细胞，缩写为 iNKT 细胞。iNKT 细胞是体液免疫和细胞免疫的中介途径之一，抗流感病毒的 iNKT 细胞在抗感染免疫中发挥了重要作用。iNKT 细胞缺陷型转基因小鼠被流感病毒感染后的病死率显著高于野生型，用药物刺激 iNKT 细胞水平可以有效抑制小鼠体内的流感病毒载量。

流感病毒感染后，宿主的超敏反应有可能受到抑制，这在临床研究和动物实验中都曾有发现。这个现象提示流感病毒对机体免疫系统存在某种抑制效应，详细的分子机制尚不十分清楚，暂时也不能采用病毒疗法治疗过敏性疾病。

第五节　流感病毒的跨物种传播机制

一、流感与物种屏障

通常情况下，同一株病毒只能在一种宿主体内完成整个复制周期并具有传染性；同一株病毒很少同时具备感染多个宿主物种的能力，这种病毒类型与宿主种类逐一对应的现象被称为病毒传播的物种屏障。例如，腺病毒可以感染多种哺乳动物，包括人、猿猴、猪、狗和牛等，但不同动物感染的腺病毒极少在不同种类的宿主之间发生跨物种传播，腺病毒在传播过程中体现出明显的物种屏障现象。流感病毒的宿主屏障不够严格，特别是甲型流感病毒的宿主屏障比较薄弱，经常出现同一株甲型流感病毒能够同时感染两种甚至更多种宿主的现象。例如，2003 年出现的人感染甲型 H5N1 亚型禽流感病毒和 2013 年出现的人感染甲型 H7N9 亚型禽流感病毒，都是原本感染禽类宿主的甲型流感病毒特定毒株突破物种屏障，获得感染人类的能力，最终实现病毒跨物种传播的典型事件。

二、受体分型

在流感病毒的 13 种表达产物中，已经明确血凝素 HA 对宿主范围有比较明确的限制作用。流感病毒受体主要是宿主细胞膜上的唾液酸糖蛋白或者唾液酸糖脂，该受体同流感病毒表面的血凝素蛋白结合并介导病毒的黏附过程。大多数禽流感病毒和马流感病毒的血凝素蛋白主要结合唾液酸 α–2,3 半乳糖苷，但是人流感病毒和雪貂流感病毒主要结合唾液酸 α–2,6 半乳糖苷。在通常情况下，不同亚型的流感病毒主要感染具有特定唾液酸结合位点的宿主。在流感病毒跨物种传播过程中，血凝素蛋白上唾液酸结合位点的变异起到了非常重要的作用。

流感病毒的血凝素在合成之后需要经过蛋白酶加工，把血凝素从同源三聚体切割成为具有生物活性的异源六聚体，而这种蛋白裂解酶来自宿主细胞。宿主细胞内参与流感病毒血凝素裂解过程的蛋白酶可以分为两类，一类是识别单个氨基酸残基的蛋白酶，例如精氨酸蛋白酶；另一类是识别特定氨基酸序列（若干个氨基酸残基按照特定顺序组合）的蛋白酶，识别特定氨基酸序列的蛋白酶在切割血凝素分子时通常需要钙离子辅助。流感病毒血凝素裂解位点及其上下游近邻残基的序列组成对该毒株在特定宿主或细胞内复制的能力存在重大影响，例如已知在甲型 H5N1 亚型禽流感病毒的血凝素裂解位点附近引入多个碱性氨基酸残基能够显著提高该毒株对哺乳动物的致病性。

流感病毒的其他表达产物对流感病毒的宿主范围也有影响。因为病毒从受感染的细胞释放需要神经氨酸酶 NA 切除唾液酸，所以 HA 与 NA 各自的受体结合和受体解离之间必须平衡。病毒的聚合酶负责病毒 RNA 的复制和转录，在病毒的复制过程中起关键作用，对病毒的宿主范围也有影响。例如，很多禽流感病毒可以感染小鼠细胞，但在其中无法复制，这与聚合酶（PB1、PB2 和 PA）的特定氨基酸有关，将禽流感病毒的 N、PA 或 PB2 蛋白的关键位点诱变为人源位点后，所得的突变株可以在小鼠体内造成持续感染。Yuki Furuse 等对 M1 和 M2 蛋白的分析表明，这两个蛋白编码区虽然在同一个节段内，在流感病毒进化中是相对独立的，并且同流感病毒的宿主范围相关。

三、候鸟迁飞与猪混合器假说

鸟类是流感病毒最大的毒株多样性来源地，甲型流感病毒中几乎所有已知的亚型都可以在鸟类样品中分离到。鸟类根据活动规律可以分为留鸟和候鸟两大类。常年固定在同一个较小的地理区域内生活，不会因为季节变化而迁移的鸟类称为留鸟，常见的留鸟包括麻雀、乌鸦和喜鹊等；随不同季节在地理距离较远的栖息地之间周期性迁徙的鸟类称为候鸟，常见的候鸟包括燕子、天鹅和野鸭等。候鸟迁飞路途通常比较远，最近的迁徙也有数百千米，最长的迁飞距离可达上万千米。受限于地理和气候因素，候鸟迁飞的路径不是随机的，而是被自然因素限制在若干条迁飞通道（路径）附近。全球候鸟迁飞路径有 8 条，即大西洋迁徙线、黑海至地中海迁徙线、东非至西亚迁徙线、中亚迁徙线、东亚至澳大利亚迁徙线、美洲至太平洋迁徙线、美洲至密西西比迁徙线和美洲至大西洋迁徙线。全球候鸟迁飞路径的汇集地是北极圈周边地区，这与野生鸟类标本中流感病毒的基因丰度吻合。禽流感在鸟类中的流行存在与人流感类似的季节性流行特点，且与当地候鸟迁徙时间存在显著的相关性。

流感病毒从鸟类到哺乳动物的传播过程需要某种动物作为中介。目前认为这个问题的关键是不同物种呼吸道细胞表面受体的限制性。动物呼吸道黏膜上皮表达的唾液酸糖蛋白根据侧链的结构可以分为两大类，即唾液酸 α–2,3 半乳糖苷和唾液酸 α–2,6 半乳糖苷。这两种侧链分子是流感病毒黏附至宿主细胞时必需的受体，在流感病毒颗粒一侧与血凝素相结合。大多数动物的呼吸道上皮内的唾液酸糖蛋白都是以上述两种侧链里的某一种侧链为主，例如人类呼吸道上皮细胞以表达唾液酸 α–2,6 半乳糖苷为主，而鸟类则以唾液酸 α–2,3 半乳糖苷为主。在流感病毒常见的众多宿主里，猪的呼吸道上皮细胞是很特别的。猪的鼻腔和支气管上皮同时表达唾液酸 α–2,3 半乳糖苷和唾液酸 α–2,6 半乳糖苷这两种侧链，而猪的肺上皮则主要表达唾液酸 α–2,3 半乳糖苷。因此，猪的呼吸道细胞能够同时结合禽流感病毒和人流感病毒，且以上呼吸道感染为主，因此，猪很容易成为不同来源流感病毒的混合容器。

自 2009 年起流行的甲型 H1N1 亚型流感病毒不仅是一次流感病毒重配事件，也是一个以猪为混合器的病毒跨物种传播案例。2009 年的甲型 H1N1 亚型病毒流行株来源于一次三源重配事件，病毒的混合器很可能是猪，再由猪传播到人。2009 年的甲型 H1N1 亚型病毒流行株各节段的宿主来源依次是 PB2：从禽到猪；PB1：从人到猪；PA：从禽到猪；HA：猪；NA：猪；N：猪；MP：猪；

NS：猪。猪不仅可以感染甲型流感病毒，还可以感染乙型和丁型流感病毒，猪作为病毒混合器推进流感病毒快速进化的作用应该得到疾病防控部门的重视。

四、历史上的流感跨物种传播事件

在 20 世纪 90 年代末之前，对于流感病毒的跨物种传播的研究和报道都比较少，尤其是禽流感病毒感染人的案例，只有若干个案报道。自 1996 年起，禽流感病毒跨物种感染人的事件层出不穷。1997 年，我国香港特区报道高致病性甲型 H5N1 亚型禽流感病毒人间感染和传播案例，6 名患者死亡。1999 年，我国报告甲型 H9N2 亚型高致病性禽流感病毒感染人的病例 7 例。2003 年，荷兰报告甲型 H7N7 亚型高致病性禽流感病毒感染人的病例 89 例。自 2003 年春季起，甲型 H5N1 亚型高致病性禽流感病毒在我国南方部分省份以及东南亚国家大规模暴发流行，先后报告了数百例该毒株跨物种感染人的案例，甚至可能出现了有限的人际间传播案例，所幸这次跨物种传播事件以扑杀染病家禽数量过亿为代价得到了有效控制。2013 年，我国出现了甲型 H7N9 亚型禽流感病毒通过家禽跨物种感染人的事件，在此期间还出现了有限的人传人事件。通过及时在白羽肉鸡等家禽中大面积接种禽流感疫苗，经济损失控制在社会可以接受的范围内，最终扑灭了此次甲型 H7N9 亚型禽流感病毒跨物种传播疫情，成为人间传染病防控关口前移的一个范例。

参考文献

[1] KNIPE D M, HOWLEY P M. Fields virology[M]. 6th ed. Philadelphia: Wolters Kluwer/Lippincott Williams & Wilkins, 2013.

[2] YOUNG S A, WIEDBRAUK D L, HODINKA R L, et al. Clinical virology manual[M]. 5th ed. Washington, D.C.: American Society for Microbiology Press, 2016.

[3] DE VRIES E, DU W J, GUO H B, et al. Influenza A virus hemagglutinin-neuraminidase-receptor balance: preserving virus motility[J]. Trends in Microbiology, 2019, 28（01）: 57-67.

[4] JIANG C, YAO X G, ZHAO Y L, et al. Comparative review of respiratory diseases caused by coronaviruses and influenza A viruses during epidemic season[J]. Microbes and Infection, 2020, 22（06-07）: 236-244.

[5] WILLE M, HOLMES E C. The ecology and evolution of influenza viruses[J]. Cold Spring Harbor Perspectives in Medicine, 2020, 10（07）: a038489.

[6] WU N C, WILSON I A. Structural biology of influenza hemagglutinin: an amaranthine adventure[J]. Viruses, 2020, 12（09）: 1053.

第九章　流行特征

第一节　流行概况

早在公元前 412 年的古希腊时代，希波克拉底就记录了一场可能为流感所引起的疫情。15 世纪初，"流感"这一词汇成为意大利人描述传染病的术语。18 世纪，英国和法国也开始使用"流感"这一术语。首次对流感主要特征较为准确的描述出现在 1562 年的英国爱丁堡流感。流感最早的世界性大流行发生于 1580 年的夏天，从亚洲开始，经过欧洲、非洲，最后传播至美洲。18—19 世纪有明确记录的流感大流行发生了 7 次，其中发生在 1742—1743 年间的流感大流行涉及了 90% 的东欧人，而 1889—1894 年间席卷西欧的"俄罗斯流感"，其特点是发病范围广、死亡率高。

一、全球流行概况

20 世纪以来，流感发生了 5 次世界性大流行，分别是 1918 年"西班牙大流感"（H1N1）、1957 年"亚洲流感"（H2N2）、1968 年"香港流感"（H3N2）、1977 年"俄罗斯流感"（H1N1）和 2009 年新甲型 H1N1 流感。这 5 次流感大流行均由甲型流感病毒引起，每次流感的全球大流行都会给人类带来巨大的灾难。

（一）1918 年"西班牙大流感"（H1N1）

"西班牙大流感"是由甲型 H1N1 亚型流感病毒引起的，流行共持续了约 2 年，这是目前所记录的最大一次流感大流行，被称为"人类史上最大的瘟疫"。本次流感的起源尚不明确。1918 年初"西班牙大流感"作为一种原因不明的呼吸系统疾病首先在美国的底特律、南卡罗来纳和圣昆丁监狱暴发。同年 5 月，西班牙马德里首次报道了本国流感疫情暴发，因此本次流感得名"西班牙大流感"。此次流感暴发正值第一次世界大战期间，随着军队的调动，疫情蔓延，迅速跨越大西洋和太平洋，9—11 月席卷全球。

"西班牙大流感"共有 3 波流行：第一波是 1918 年春季，此时流感症状相对温和，死亡率较以往仅有轻微上升；第二波发生在 1918 年秋冬季，此时的病毒可能在法国的战壕里发生了变异，引发的流感症状较为严重，发病率和病死率均显著升高；第三波是第二年的春天，死亡率中等。这次流感大流行期间，估计全球累计患病人数超过 5 亿人，约占当时全球人口五分之一。许多文献对此次流感的死亡病例数进行估计，有 2000 万 ~ 5000 万人死于本次大流感，且大多数死亡发生在第二波疫情期间。

"西班牙大流感"疫情与以往流感疫情不同，其特点是：①病死率高。此次流感病毒的毒力很强，病死率高达 2.5%，而过去的流感造成的病死率不超过 0.1%。"西班牙大流感"流行期间，15 ~ 34 岁年龄组的流感和肺炎的病死率比过去高出 20 倍。②死亡高度集中在 20 ~ 40 岁年龄组的青壮年，而不是老年人和儿童。本次流感大流行 99% 的超额死亡发生在 65 岁以下人群，年龄别死亡率曲线呈"W"形，这与一般季节性流感呈现的"U"形曲线显著不同（图 9–1）。出现这种情况的原因据目前推测，一是老年人口过去曾经历过流感的流行，体内已有抗体，所以对本次流感具有一定的抵抗力；二是青壮年免疫系统较好，在消灭病毒的过程中，所引起的免疫系统过度反应，可能会导致人体组织或器官受损甚至死亡。③涉及的范围广，影响严重。此次流感大流行通过北美洲蔓延到了欧洲、亚洲、非洲、南美洲以及南太平洋地区。在印度的死亡率最高，达 5%。

本次"西班牙大流感"，仅美国就有约 28% 的人口受到波及，67 500 名美国人被流感夺去了生命，这一人数是死于第一次世界大战人数的 10 倍之多，美国人的人均寿命因为此次流感下降了 10 岁。

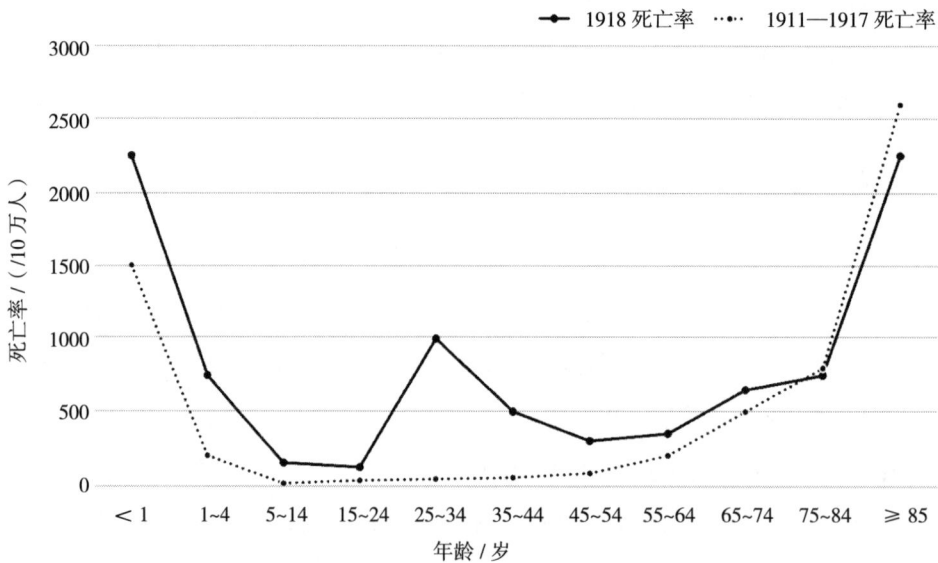

（改编自 Potter, 2003）

图 9–1　1911—1918 年西班牙大流感的年龄别死亡率

（二）1957 年"亚洲流感"（H2N2）

在"西班牙大流感"大流行后的近 40 年中，甲型 H1N1 亚型流感病毒演变成了引起季节性流感的主要毒株，只是地方性流行和小规模的暴发。直到 1957 年 2 月，由 H2N2 亚型流感病毒引起的流感迅速在中国内地和香港，以及日本、东南亚地区传播，随后陆续蔓延至澳大利亚、欧洲、非洲、美洲。仅短短的 6 个月时间，便引发了全球性的大流行。本次流行起源于亚洲，因此被称为"亚洲流感"。引起本次流感大流行的 H2N2 亚型病毒是由当时流行的 H1N1 病毒与禽流感 H2N2 亚型病毒重配形成的，其中 *HA*、*NA* 以及 *PB*1 基因来自禽流感病毒，其他的 5 个基因来自 H1N1 亚型流感病毒。

与 1918 年流感大流行相比，1957 年全球已建立了初步的流感监测系统，流感病毒的实验室检测能力显著提高，医疗水平明显提升以及抗生素的使用，减少了继发细菌感染引起的死亡，因此，"亚洲流感"的严重程度比"西班牙大流行"稍低。此次"亚洲流感"共造成全球总死亡人数超过 100 万人，估计最高病死率约为 6.7‰，死亡病例多为儿童和老年人，另外患有慢性基础疾病者病死率也较高。

（三）1968 年"香港流感"（H3N2）

"亚洲流感"后，甲型 H2N2 亚型流感毒株在人群中逐步演变成季节性流感。1968 年 7 月，香港地区出现了新的流感病毒 H3N2 亚型，随后的 2 周约有 50 万人感染，感染持续了数周。8 月，感染传播至中国台湾、越南等地，同时越战中美军返美将病毒带回了美洲，这在一定程度上促进了流感的扩散和传播。1969 年初又相继传播至法国、南美和南非等地。由于此次全球性的流感大流行最早出现在香港地区，由此得名"香港流感"。该亚型是由当时流行的人流感病毒 H2N2 亚型与 H3 禽源病毒通过重配而来，其中 *HA* 以及 *PB*1 基因源于禽流感病毒，其他 6 个节段来自季节性流行的 H2N2 亚型流感病毒。

"香港流感"经历了 2 个流行高峰：第一波为 1968—1969 年冬春季流行于美国，在此期间美国的人群感染率为 30% ~ 40%，有超过 56 000 人死亡，死亡病例占全国总死亡人数的 70%；第二波流行发生于 1969—1970 年的冬春季，死亡病例主要来自欧洲及亚洲地区。"香港流感"的总死亡数在 50 万 ~ 100 万人，全球的超额死亡率仅 1.7/ 万人。此次流感的严重程度远远低于 1918 年的"西班牙大流行"和 1957 年的"亚洲流感"，可能是由于 H3N2 病毒的 N2 来源于人群中流行的 H2N2 亚型病毒，人群对其具有一定的交叉免疫力。

（四）1977 年"俄罗斯流感"（H1N1）

1977 年 H1N1 亚型流感病毒重新出现在人群中，先在苏联传播，继而蔓延至世界各地，史称"俄罗斯流感"。本次流感病毒亚型是 1957 年之前在人群中流行的 H1N1 亚型。该病毒如何重新出现在人群中的机制并不明确，但是由于 H1N1 亚型是 20 年前流行过的毒株，因此大多数的成年人体内都具有抗体，所以本次流感大流行几乎仅限于儿童和青少年，而且感染相对温和，高峰时的周发病率在 7 ~ 14 岁年龄组少年和儿童中大约为 13%。WHO 的报告中并没有将本次流感列为流感大流行，仅称之为较大规模的流行。

（五）2009 年新甲型 H1N1 流感

21 世纪第一次流感大流行发生于 2009 年 3 月底，当时美国加利福尼亚州从 1 名流感样患者的鼻咽拭子中检测到亚型不确定的甲型流感病毒，随后美国疾病预防控制中心确认了该毒株为新甲型 H1N1 流感病毒。几乎同一时间，墨西哥也确认本国暴发流感疫情，而新甲型 H1N1 亚型流感病毒就是引起此次流感疫情的病原体。在几周的时间内，流感疫情迅速从墨西哥和美国传至 30 多个国家和地区，2009 年 6 月 WHO 宣布此次流感疫情进入全球大流行阶段。截至 2009 年 10 月，本次新甲型 H1N1 流感疫情波及几乎全球所有的国家和地区。引起本次疫情的这种新甲型 H1N1 流感病毒是一种由猪流感、禽流感和人流感病毒基因重配形成的动物源病毒，与 1977 年以来造成季节性流感疫情的 H1N1 亚型病毒的基因组截然不同，因此全球绝大多数人对该病毒缺乏免疫力，且当时所使用的流感疫苗也不能提供有效的保护。

2009 年的新甲型流感大流行也呈现出多个流行波，但不同地区流行波出现的时间有所不同：墨西哥分别在 2009 年的春、夏和秋季发生了 3 个明显的流行波；北美其他地区则呈现出春夏季和秋季 2 个流行波；欧洲出现与北美完全不同的 2 个流行波，即 2009 年春季时较为温和，并在夏季时疫情逐渐消失，但是随着 9 月开学季的到来迎来了更为严重的第二波疫情；而我国只出现 1 个流行波，即 2009 年 5 月国内出现首例输入病例后，直到 8 月中旬均以输入病例为主，呈低水平流行，8 月以后疫情呈快速上升趋势，并在国内广泛传播，11—12 月达到流行波，之后疫情呈下降趋势，2010 年 1 月流感的活动强度接近往年的同期水平（图 9–2）。

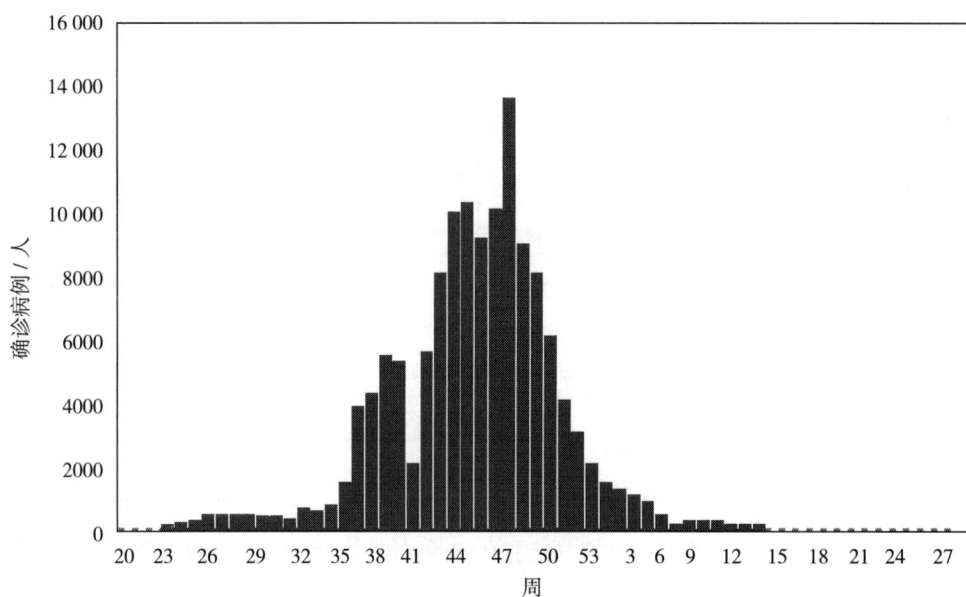

（改编自中国 CDC，2010）

图 9–2　2009—2010 年中国疾病预防控制中心确诊流感病例的监测数据

WHO 于 2010 年 8 月 10 日宣布此次流感大流行疫情结束。此次流感大流行是目前为止最为温和的一次，全球共造成 20% ~ 30% 的人群感染，其中 10% ~ 15% 的人群发病，死亡人数超过 28 万，死亡病例多为有基础疾病的人。在此次流感大流行后，甲型 H1N1 流感与甲型 H3N2 亚型流感和乙型流感病毒共同在人群中呈季节性流行。

二、我国流行概况

自 1953 年起至今，我国发生的中等以上的流感流行和病毒变异情况与世界流感流行相似，分别也经历了 H1N1、H2N2、H3N2 和新甲型 H1N1 流感病毒流行。1953—1999 年，我国共发生大、中、小规模的流感流行共 17 次（表 9-1）。

表 9-1 1953—1999 年中国流感流行情况与病毒亚型

流行年份	流行地区	流行规模	病毒亚型
1952—1953	华北、东北	中	H1N1
1956	华东、华南	中、小	H1N1
1957—1958	全国	大	H2N2
1963—1964	全国（北方）	中	H2N2
1964—1965	东北	中、小	B
1965—1966	全国（南方）	中	H2N2
1967	北方	中、小	H2N2
1968—1970	全国	大	H3N2
1972	全国	中	H3N2
1973	南方	中、小	B
1974—1975	全国（北方）	中	H3N2
1977	南方	中	H3N2
1979—1980	华北、西北	中	H3N2
1981	南方	中	H1N1
1985—1986	华北、西北	中、小	H3N2、H1N1
1997—1998	香港	小	H5N1
1998—1999	华北	中	H3N2

（李立明，2003）

综合我国流感流行的具体情况，其具有如下特点：①不可预见性，流行间隔无规律性可循，流行发生与否主要取决于病毒变异和人群相应的免疫状态；②新亚型出现后，人群普遍易感，流行的范围广，发病率高，且各年龄组发病率不同；③季节性流感的时间分布与世界范围内不同：在世界范围内，温带和寒带的流感多发生在冬春季，热带和亚热带则常在夏季流行；我国南方可出现夏季和秋冬季两个流行高峰，北方有明显的冬春季流行高峰；④国内外流行的病毒抗原性基本一致，而且由于人群免疫屏障的阻力，亚型内变异株的传播不如新亚型刚出现时那样明显和迅速，流行规模也较小；⑤自 1977 年 H1N1 再现后，甲型 H3N2、新甲型 H1N1 流感病毒和乙型流感病毒在人群中共存，在不同时间和地区的人群中轮流作为流行优势毒株，但多数为局部暴发。在不同国家，甚至同一国家的不同地区，不同型（甲型和乙型）以及不同亚型（H3N2 和 H1N1）所占的比例差别也很大。

第二节　流行特征

流感是由流感病毒引起的一种重要的急性呼吸道传染病，至今仍在世界范围内严重危害人类健康。流感病毒因其抗原性易变，传播迅速，每年均可引起季节性流行，在学校、托幼机构和养老院等人群聚集的场所可暴发。每年流感季节性流行在全球可导致 300 万～500 万重症病例，有 25 万～50 万人死于流感。孕妇、婴幼儿、老年人和慢性基础疾病患者等高危人群，患流感后出现严重疾病和死亡的风险较高。

一、超额死亡率

流感流行时，虽然发病率较高，病死率却很低，一般不超过 0.1‰。但在流感大流行时，病死率和死亡率均增高。流感的超额死亡率是指由于流感流行所造成的超过预期的死亡率，即流感流行高峰期的观察死亡率与非流行期死亡率基线之差。研究中多采用数学模型方法建立死亡率基线，比较流行期间死亡率与死亡率基线之差，计算流感的超额死亡率用来估计其流行导致的疾病负担，由此计算出的绝对死亡数则称为"超额死亡人数"。流感大流行时，流感的确诊通常是基于临床症状的临床诊断而不是实验室诊断，因此在数值上难以直接计算出流感大流行造成的疾病负担，所以超额死亡率和超额死亡人数常用来评估流感流行的严重程度、时间变化的规律及其在不同人群和地区的流行特征，从而指导流感疫苗的应用等。2010—2012 年间，广州市的全人群流感和肺炎因新甲型 H1N1 流感造成的年平均超额死亡率为 4.0/10 万人，65 岁及以上人群的超额死亡率显著高于全人群。另外，超额死亡与流感流行强度之间关系密切，在新亚型或新变种流行时常伴随较多的超额死亡，每次流行主要侵犯的年龄组也与超额死亡有关。美国在 1968—1976 年间，因为 H3N2 流感的 6 次流行导致的超额死亡人数共计 103 900 人，其中 72.8% 为 65 岁以上的老人；而乙型流感主要侵犯的人群为儿童，故乙型流感的超额死亡人数较少。

二、地区分布

流感在世界各地均可发生，但各地之间的发病率却存在较大差异。这种地区分布的差异与很多因素相关，其中比较主要的因素包括病毒抗原的变异、人群密集程度、交往频度、传染源数量、人群免疫状况及防疫措施等。

（一）流感在不同国家间的分布

全球流感的流行强度在不同国家差异较大，很主要的一个原因是病毒抗原的差异。WHO 按地区对全球划分并对流感毒株的类型及亚型进行监测，监测数据显示不同地区引起流感的病毒类型及亚型存在显著差异。

即使同属于亚洲地区，各个国家之间流行的流感优势病毒类型及亚型也存在差异，如2017年2—9月，孟加拉国、柬埔寨、印度、马尔代夫、缅甸、尼泊尔、菲律宾、斯里兰卡等国家，甲型H1N1流感病毒流行活跃；而在中国香港，甲型H3N2亚型流感病毒占据了流行优势；同时在新加坡、泰国检测到的主要流感病毒毒株为甲型H1N1亚型、甲型H3N2亚型和乙型流感三种病毒。

（二）流感在同一国家的不同地区的分布

流感在一些国家的不同地区的分布也存在明显的差别，一项涉及约13亿人流感特征的大规模流行病学研究［数据来源于中国公共健康科学中心提供的流感监测系统，包括了全国31个省（自治区、直辖市）的流感病例数和死亡人数、流感的发病率和死亡率以及患者数据］显示：2005年1月1日至2015年12月31日，中国共报告流感病例1 173 640例，死亡病例107例；平均年发病率为8.0/10万人，31个省（自治区、直辖市）的流感发病率范围在（1.0～21.3）/10万人。从地理位置上看，2005—2015年中国流感显著高发的地区是北方的河北省、南方的广东省以及西北地区的甘肃省和宁夏回族自治区，另外北京市和上海市的发病率也超过10.0/10万人。而发病率明显偏低的省份或地区为东北地区的黑龙江省、吉林省和辽宁省以及华东地区的山东省（表9-2）。

表9–2 2005—2015年中国31个省（自治区、直辖市）流感发病及死亡情况

地区	新发病例/人	死亡病例/人	年发病率/（/10万人）	病死率/（/10万人）
安徽	46 097	7	6.9	15.2
北京	24 520	14	12.2	57.1
重庆	28 679	3	9.1	10.5
福建	38 841	2	9.7	5.1
甘肃	46 009	1	16.1	2.2
广西	36 981	4	7.1	10.8
广东	178 109	11	16.3	6.2
贵州	34 101	2	8.5	5.9
海南	3962	0	4.2	0
河北	165 917	4	21.3	2.4
河南	87 911	8	8.5	9.1
黑龙江	4271	2	1.0	46.8
湖北	50 166	3	8.0	6.0
湖南	70 308	7	9.9	10.0
吉林	4900	1	1.6	20.4

地区	新发病例 / 人	死亡病例 / 人	年发病率 / (/10 万人)	病死率 / (/10 万人)
江苏	30 117	3	3.5	10.0
江西	46 138	2	9.5	4.3
辽宁	8063	0	1.7	0
内蒙古	12 622	3	4.7	23.8
宁夏	11 313	1	16.5	8.8
青海	2697	1	4.4	37.1
山东	30 024	4	2.9	13.3
山西	32 568	1	8.5	3.1
陕西	27 755	2	6.7	7.2
上海	22 950	1	10.0	4.4
四川	32 304	4	3.6	12.4
天津	10 075	5	7.3	49.6
西藏	2616	0	8.1	0
新疆	12 053	2	5.1	16.6
云南	27 032	7	5.4	25.9
浙江	44 541	2	7.7	4.5
全国	1 173 640	107	8.0	9.1

（Sun，2019）

（三）流感的城乡分布特征

一般流感的流行是先城市后农村，先平原后山区，沿交通线发展。如 1957 年的"亚洲流感"，在我国第一个流行高峰就是以城市为主的地区传播，病死率约为 0.1‰，而 1957—1958 年冬季 H2N2 病毒又在我国的农村引起了第二波流行，病死率要比第一波高，死亡多发生于幼儿和老年人。1968 年的"香港流感"大流行在我国也存在同"亚洲流感"类似的流行情况，即 H3N2 流感病毒引发的 1968 年夏季的第一个流行高峰以城市地区传播为主，随后 1970—1971 年第二个流行高峰就以农村地区传播为主。

流感的地区分布还与一些自然因素，如气温、经度、纬度、雨量、光照、气压等相关，同时这些因素也与流感发生的季节有关。

三、时间分布

（一）季节性

不同纬度地区，流感的季节性流行有着不同的特征。在温带地区，流感大多呈现明显的冬春季流行高峰。北半球的温带地区每年活动的高峰常在1—2月，南半球温带地区每年的活动高峰出现在5—9月。而在热带或亚热带地区，尤其是亚洲，流感流行的季节性不是特别明显，而是呈现高度多样化，既存在半年或全年周期性流行，也存在全年的循环，一年内通常会在秋冬季和夏季出现两次高峰。

流感大流行期间，高峰期可能改变。图9-3为2006—2009年流感相关儿童死亡时间（周）分布图。如图所示，2006—2009年流感相关的儿童死亡多发生在每年的冬春季，呈现季节性升高的特点。2009年21—33周有一个明显的高峰，与既往的季节性特点明显不同，此为2009年新甲型流感大流行所致。所以季节性特征的变化预示着流行因素发生变化，可能形成流感的暴发或流行。

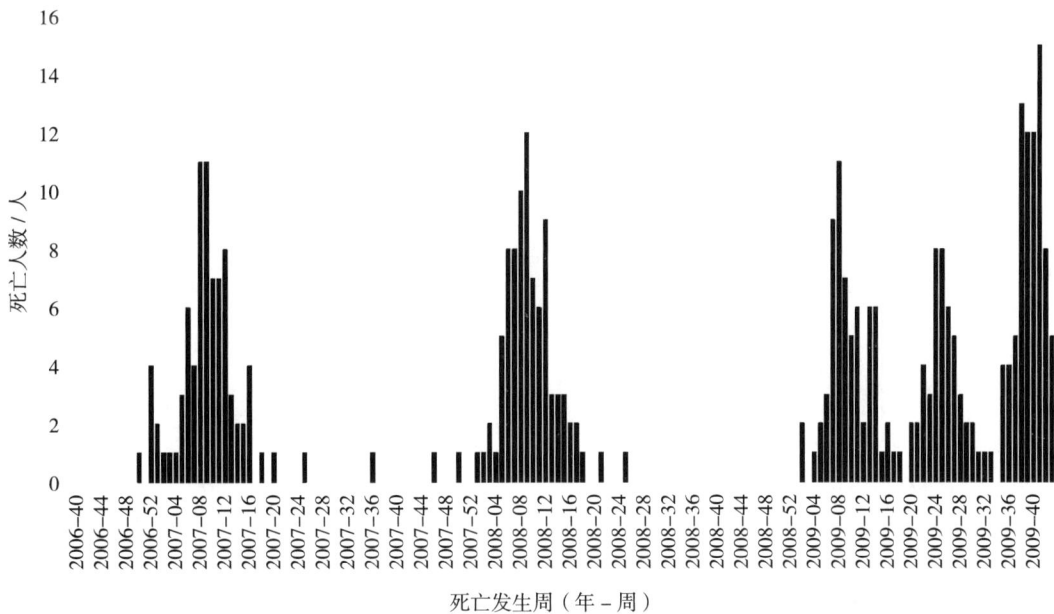

（改编自WHO，2009）

图9-3 2006—2009年流感相关儿童死亡的时间分布（周）

我国北方每年流感活动高峰一般发生在当年11月底至第二年的2月底，而南方除冬季活动高峰外，还有一个夏季（5—8月）的活动高峰。2005—2011年对中国30个省（自治区、直辖市）的定点医院实验室每周确诊的甲型流感和乙型流感的报告，以及关于人口统计、流动模式、社会经济和气候因素（气候因素是流感季节性的最强预测因子，包括最低气温、日照时数和最大降雨量）等数据的研究结果显示，我国不同区域流感季节性流行的特征为：甲型流感的年度周期性随纬度增高而增强，且呈多样化的空间模式和季节性特征，即北纬33°以北的北方省份（如北纬37.8°的山西省，

183

属北方温带省份，发生冬季季节性甲型流感和乙型流感流行），表现为冬季流行模式，呈现每年1—2月单一年度高峰；北纬27°以南的南方省份（北纬22.9°的广东省，属南亚热带省份，发生晚春甲型流感流行），呈现每年4—6月单一年度高峰；两者之间的中纬度地区（如北纬30.9°的湖北省，属中纬度亚热带省份，发生半年一次的甲型流感流行），呈现每年1—2月和6—8月的双周期高峰；而乙型流感在我国大部分地区呈单一冬季高发。

（二）周期性

由于甲型流感病毒抗原的变异性和人类对流感免疫的不持久性，导致流感流行呈现周期性。这种周期性流行与病毒亚型变异及人群免疫水平有关。从现有的资料来看，每次大流行之间的时间间隔均在10年以上。乙、丙型流感周期性不明显。

图9-4为以色列流感样病例发病率的周期性变化示意图，在1998—2009年的11年间流感的流行呈现出明显的周期性变化，在每年冬季流感出现一次较小的发病高峰，而每隔1～2年会出现一次较大规模的流行。这是因为每一次大规模流行后人群中免疫人数比例升高，发病率降低，当易感者累积到一定数量时，新的发病高峰便会再次出现。

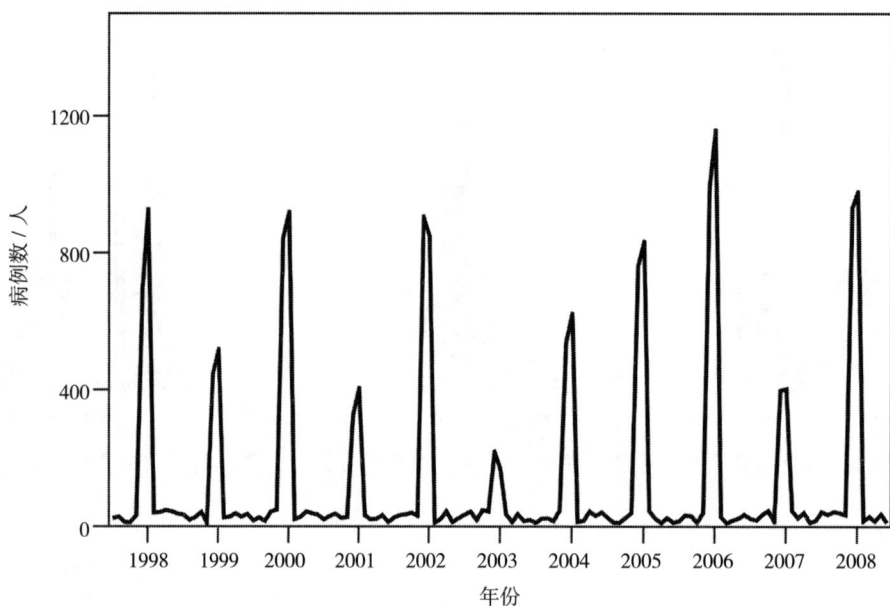

（改编自Amit，2012）

图9-4　1998—2009年以色列流感样病例周期性分布示意图

2005—2015年中国流行性感冒流行特征及趋势分析的结果显示，2009年流感病例首次激增，发病率高达15.0/10万人（图9-5）。在经历了2009年的高峰之后，2010年和2011年流感年发病率分别下降到4.8/10万人和4.9/10万人。此后，流感年发病率逐年上升，2014年流感发病率最高（15.9/10万人）。2009—2015年的平均发病率是2005—2008年的3倍，年变化率为13.6%，这表明2005—2015年流感发病率呈上升趋势。研究期间，中国2005—2015年31个省（自治区、直辖市）

的流感年发病率呈现三个趋势：①吉林省、辽宁省、河北省、河南省、福建省、江西省、上海市、山西省、安徽省、广东省、青海省等 11 省（直辖市）发病率呈明显上升趋势；②流感平均发病率仅在中国西南部下降；③ 2005—2015 年，其他省份的发病率基本保持稳定。

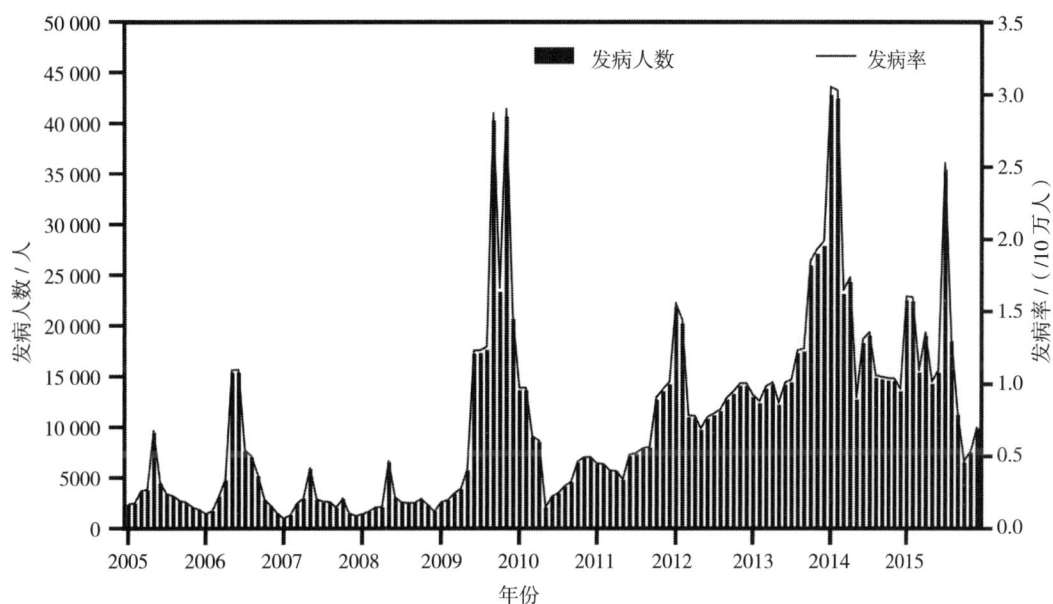

（改编自 Sun，2019）

图 9-5　2005—2015 年中国流感的发病情况

（三）长期变异

流感的长期变异主要表现在流感病毒的抗原转换，其结果往往导致世界性大流行。如对 2015—2020 年我国和澳大利亚主要的流感病毒类型及亚型的监测结果显示：总体而言，我国乙型流感的流行强度低于甲型流感，但在部分地区和部分年份（2019 年冬及 2020 年春季）乙型流感的流行强度高于甲型流感。而澳大利亚 2016 年和 2018 年乙型流感病毒引起的流感强度要高于甲型。

四、人群分布

（一）性别

流感发病率在不同性别之间没有明显的差异。但 2009—2015 年中国流感监测系统数据的研究结果显示：在所有年龄组中，男性流感发病率均高于女性。男性和女性的年发病率在 2009 年和 2014 年的两个时间点达到峰值（图 9-6）。

（二）年龄

流感的年龄分布一般特征为：各年龄组人群均可发病，但不同年龄组间的流行却存在明显差别，其中儿童感染率最高，老年人、婴幼儿、慢性病患者、孕妇等高危人群的流感并发症发生率、住院率和死亡率最高。当新亚型流感大流行时，常常呈现青壮年发病率最高，学龄儿童发病率和感染率也较高，但重症和死亡病例常发生在低年龄组中。而一般流行时，流感的发病率在儿童及老年人中较高。

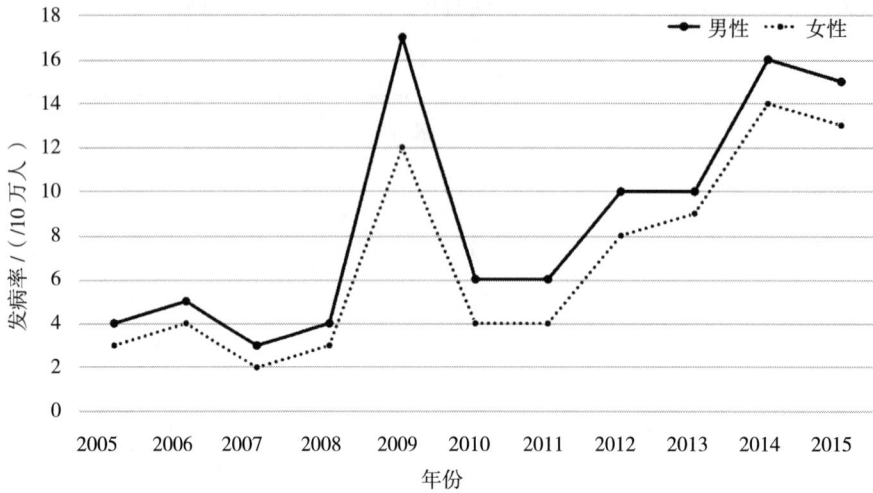

（改编自 Sun，2019）

图 9-6　2005—2015 年中国不同性别的流感年发病率

根据对全球 32 个流感疫苗接种随机对照队列中未接种疫苗人群的流感罹患率的统计，成年人中流感的罹患率为 4.4%，65 岁以上人群为 7.2%。2005—2015 年中国流感的监测数据显示：0 ~ 14 岁人群的年发病率高于 15 ~ 85 岁人群（图 9-7）。中国最新一项研究结果显示：2010—2011 流感季至 2014—2015 流感季，全国每年约有 8.8 万例流感相关的呼吸系统疾病的超额死亡，占呼吸系统疾病全部死亡的 8.2%，全年龄组的超额死亡率为 6.5/10 万人年，年龄标化率为 5.9/10 万人年；60 岁及以上人群流感相关的超额死亡数占全人群的 80%，其超额死亡率显著高于 60 岁以下人群 38.5/10 万人年 vs 1.5/10 万人年。

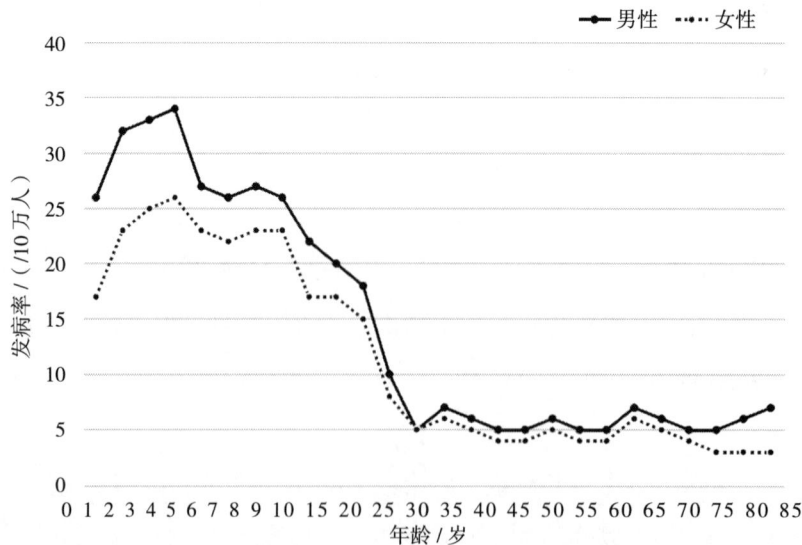

（改编自 Sun，2019）

图 9-7　2005—2015 年中国不同年龄组的流感平均发病率

每年流感流行季节，儿童流感罹患率为 20% ~ 30%；而在某些发病率高的流行季节，儿童流感年感染率可高达 50%。有报道显示：18 岁以下儿童流感罹患率约为 22.5%，而成年人流感罹患率约为 10.7%。北京市 2017—2018 年季节流感感染率和发病率研究显示：0 ~ 4 岁和 5 ~ 14 岁年龄组发病率最高，分别为 33.0% 和 21.7%。

（三）职业

在 2005—2015 年中国流感监测系统数据中，1 173 640 名流感患者具有职业资料，职业构成包括学生、农民、儿童、工人、服务人员（包括商业服务、育儿月嫂和保姆、公共场所工作人员）、医务人员、教师和其他职业。不同职业的流感发病及死亡数见表 9-3，其中发病人数最多的学生，而死亡病例数最多的为其他职业人群。

表 9-3　2005—2015 年中国流感不同职业的发病及死亡构成

职业	流感病例 / 例	职业构成比 /%	流感死亡 / 例	死亡构成比 /%
学生	366 176	31.2	7	6.5
农民	321 578	27.4	34	31.8
儿童	289 889	24.7	19	17.8
工人	24 646	2.1	4	3.7
服务人员	12 910	1.1	2	1.9
医务人员	9389	0.8	1	0.9
教师	7042	0.6	0	0.0
其他	142 010	12.1	40	37.4
合计	1 173 640	100	107	100

（Sun，2019）

医务人员在日常诊疗活动中接触流感患者的机会较多，因而感染流感病毒的风险高于普通人群。1957—2009 年全球 29 项研究的 Meta 分析结果显示：未接种流感疫苗的医务人员每季节实验室确诊的流感发病率为 18.7%，是健康成年人的 3.4 倍。香港地区 2009 年新甲型流感流行期间，2.6% 的医务人员确诊感染。

（四）其他特殊人群

与同龄健康成年人相比，慢性基础疾病患者感染流感病毒后，更易出现严重疾病或死亡，其流感相关住院率和超额死亡率更高。2013—2014 年北半球流感季，40% 的流感相关住院病例患有慢性基础疾病。

流感对孕妇的健康危害较严重。美国一项孕妇流感死亡负担的研究显示，孕晚期孕妇流感相关死亡率最高，约为 3.1/100 万活产。对我国 2009 年新甲型流感大流行期间的住院病例研究发现，孕妇仅占育龄妇女人口数的 3%，但死亡病例中 20% 为孕妇。

有时集体免疫状态的不同和变化以及毒株的变异情况，也会影响流感人群的分布。

参考文献

[1] 李立明. 流行病学 [M]. 3 版. 北京：人民卫生出版社, 2014.

[2] 耿贯一. 流行病学 [M]. 2 版. 北京：人民卫生出版社, 1996.

[3] 詹思延. 流行病学 [M]. 8 版. 北京：人民卫生出版社, 2017.

[4] 詹思延. 流行病学 [M]. 7 版. 北京：人民卫生出版社, 2012.

[5] 任瑞琦, 周蕾, 倪大新. 全球流感大流行概述 [J]. 中华流行病学杂志, 2018, 39（08）：1021-1027.

[6] 中国疾病预防控制中心. 中国流感疫苗预防接种技术指南（2019—2020）[EB/OL].（2019-10-16）[2020-10-30]. http://www.chinacdc.cn/jkzt/crb/bl/lxxgm/jszl_2251/201910/t20191016_206297.html.

[7] SUN S S, FU C J, CONG J, et al. Epidemiological features and trends of influenza incidence in mainland China: a population-based surveillance study from 2005 to 2015[J]. International Journal of Infectious Diseases, 2019, 89: 12-20.

[8] YU H J, ALONSO W J , FENG L Z, et al. Characterization of regional influenza seasonality patterns in China and implications for vaccination strategies: spatio-temporal modeling of surveillance data[J]. PLoS Medicine, 2013, 10（11）：e1001552.

[9] HUPPERT A, BARNEA O, KATRIEL G, et al. Modeling and statistical analysis of the spatio-temoral patterns of seasonal influenza in Israel[J]. PLoS ONE, 2012, 7（10）：e45107.

[10] BARRY J M. The site of origin of the 1918 influenza pandemic and its public health implications [J]. Journal of Translational Medicine, 2004, 2（01）：3.

[11] SHARRAR G R. National influenza experience in the USA, 1968-69[J]. Bull World Health Organ, 1969, 41（03）：361-366.

[12] VIBOUD C, GRAIS R F, LAFONT B A, et al. Multinational impact of the 1968 Hong Kong influenza pandemic: evidence for a smolderding pandemic[J]. Journal of Infectious Diseases, 2005, 192（02）：233-248.

[13] Centers for Disease Control and Prevention（CDC）. Swine influenza A（H1N1）infection in two children-southern California, March-April 2009[J]. Mmwr Morbidity & Mortality Weekly Report, 2009, 58（15）：400-402.

[14] MERLER S, AJELLI M, PUGLIESE A, et al. Determinants of the spatiotemporal dynamics of the 2009 H1N1 pandemic in Europe: implications for real-time modelling[J]. PLoS Computational Biology, 2011, 7（09）：e1002205.

第十章 流行过程

流行过程是指传染病在人群中连续传播的过程，主要包括病原体从传染源排出，经过一定的传播途径，侵入易感者机体而形成新的感染，并不断发生、发展的过程。流感的流行过程必须具备传染源、传播途径和人群易感性三个环节。

第一节 传染源

一、病人

流感病人是主要的传染源，常见潜伏期为 1 ~ 4 d，平均潜伏期为 2 d。多数既往健康的成年人感染流感病毒后，在潜伏期末，即出现症状前 24 ~ 48 h 即可排出病毒，排毒量在发病后 24 h 内可达到高峰，至发病后 5 ~ 7 d 均可排出病毒，具有传染性。通常住院的成人流感患者可在发病后持续排毒 3 ~ 7 d（平均为 5 d）或更长时间，排毒量较大；低年龄儿童在发病时的排毒量通常与成人相同，但排毒量下降较慢，排毒时间要更长些；婴幼儿流感患者中的长期排毒者较为常见，通常可持续排毒 1 ~ 3 周；老年人和 HIV 感染者等免疫功能低下或免疫缺陷人群清除病毒的能力较差，排毒时间会更长。

近年有研究表明，排毒量和排毒时间与流感患者的病情轻重成正比，而且流感的某些症状又有利于病毒的排出与扩散。通常，重症病例的排毒量大、排毒时间长、传染性强，其作为传染源的意义最大，因此，对重症病人进行住院或居家隔离治疗，可显著降低流感传播的风险；轻症病人虽然排毒量小、排毒时间短，但因其活动范围大、危害程度大，其作为传染源的作用亦不容忽视。另外，有的流感患者排毒量极大，排毒时间更长，特别是有早期咳嗽症状时可能是最危险的传播者，这就是所谓的超级传播者。理论上在病毒变异较大时，超级传播者较多；反之，变异较小时，其超级传播者也较少。

二、隐性感染者

隐性感染者虽无临床症状，但仍能排出流感病毒，虽然排毒量小，但其活动不受限制，活动范围大，因此，其作为传染源的作用亦不容忽视。如1953年美国阿拉斯加北端发生的流感暴发流行，即是外地的流感隐性感染者乘飞机到达此地后而引起当地易感人群感染所致。

三、动物传染源

流感病毒宿主广泛，属人畜共患的动物疫源性疾病，其中与人关系密切的有鸟类（如家禽、野禽）和哺乳动物（如猪、马）等宿主。流感病毒广泛分布于世界范围内的许多家禽（如鸡、鸽子、鹌鹑、鸭、鹅等）和野禽（如各种候鸟和海鸟等）中，其中鸡和鸭感染流感症状较为严重，危害较大，特别是从野鸭体内分离到的病毒比其他禽类多。哺乳动物（如猪、马）可作为流感病毒的感染宿主，其在感染期间具有一定的传染性。目前尚无马流感传染给人的报道，而鸡、猪与人接触较为密切，因此，有禽流感和猪流感感染人的病例报道。

某些禽流感病毒已跨种属屏障引起人类感染。1997年我国香港人感染禽流感H5N1疫情被证实与同期当地高致病性禽流感H5N1禽间疫情的暴发有关。病死禽是多数人感染禽流感H5N1病例中的传染源，当时18人被鸡流感病毒感染，有6人死亡。同样，2003年荷兰禽流感（H7N2）暴发并直接传染给养殖工作者和兽医，导致1人死亡。另有研究证实，禽流感病毒H7N9、H9N2亚型也能够传染给人。

接触感染或病死猪会发生猪流感病毒向人传播。1976年1月初，美国新泽西州某兵营中有流感暴发，在病毒分离的毒株中，有5株与猪型流感病毒（H1N1）非常相似，其中1株分离自1名肺炎死亡病例，另有8例双份血清证实有猪型抗体升高，由此可见，该兵营中实际发生的是一次与猪型流感病毒有关的流感暴发。2009年，在墨西哥和美国等地先后发生人感染猪流感，该病毒的毒株由猪流感病毒、禽流感和人流感三种流感病毒的基因片断共同组成，是一种新型猪流感病毒，可以人传人。世界卫生组织用"A（H1N1）型流感"来指代这次人感染猪流感疫情，我国将其称为"甲型H1N1流感"。

第二节　传播途径

一、空气传播

流感主要经空气飞沫传播。流感病毒可由传染源通过咳嗽、打喷嚏、谈话等方式使排出的呼吸道分泌物散布于空气中，飞沫可被易感者直接吸入沉降到呼吸道，也可传播至周围人群的口腔、鼻腔或眼睛中引起感染。

通常流感病毒能在外环境中保持几分钟至几小时的活性，此时具有一定的传染性。有研究者对飞沫进行了细致研究并指出，传染源在说话或咳嗽时，可喷出几十个至几百个飞沫，多时可达 2 万个，而打一次喷嚏则可喷出 100 万个大小不等的飞沫。被传染源喷出的飞沫能喷射 4.6 m 远，甚至一个喷嚏能使飞沫以 167 km/h 的速度在 1 s 内喷射 6 m 远。

二、接触传播

流感可通过口腔、鼻腔、眼睛等处黏膜直接或间接接触传播，接触流感患者的呼吸道分泌物、体液和被流感病毒污染的物品（如餐具、毛巾等）也能引起感染。

间接接触传播是由于流感病毒会吸附在门把手、开关、纸币等人接触到的各种物体表面，使得接触者通过手与污染物接触，将病毒转移到手上，造成手污染，并进一步通过手和眼接触、手和口接触或者手和鼻腔接触等方式使外环境污染物体上的流感病毒感染到体内。流感病毒在外界保持传染性的时间长短与环境因素有关。通常，流感病毒在物体表面可存活 5 min ~ 17 d，其中在坚硬无孔的固体表面（如塑料或金属）可生存 1 ~ 2 d；在干燥的纸质材料上可生存 15 min；在皮肤表面则仅能生存 5 min。但是，如果有黏液保护，流感病毒生存时间可长达 17 d，在这段时间内接触这些物体表面便会造成感染。

人感染禽流感主要是通过直接接触受感染或受污染的环境而致。如流感病毒感染禽类，感染部位可包括消化道，在禽类的粪便中可检出大量的病毒颗粒。人类可通过密切接触受流感病毒（特别是禽流感 H5N1 亚型）感染的家禽或家禽的粪便而感染。

第三节　人群易感性

一、易感人群

人群作为一个整体对传染病的易感程度称为人群易感性。人对流感病毒普遍易感，男女之间易感性没有差别。感染流感后，很快产生特异性抗体，病后虽然有一定的免疫力，但流感病毒较易发生变异，致使人群重新变得易感而反复发病。各型流感病毒之间无交叉免疫，不同亚型间仅有部分交叉免疫。

新生儿因免疫功能尚未发育成熟，加之母体通过胎盘传给新生儿的抗体较少，因此新生儿的易感性高，感染后症状重、病死率高。婴幼儿以及中小学生由于体内抗体水平较低，因此也容易感染流感病毒。老年人由于经历过各种亚型病毒的多次攻击，可能存在不同亚型间的部分交叉免疫。但老年人的免疫功能已经衰退，抗病能力降低，且患有慢性疾病的老年人感染后往往病情加重，甚至导致死亡。因此，如果按年龄组的病死率绘制曲线图，其曲线图则与英文字母"U"相似，即婴幼儿、老年人病死率较高，青壮年病死率较低。

二、高危人群

（一）暴露高风险人群

机关、企事业单位、商场、医院、敬老院、学校、幼儿园、居住小区等人口密集的地方是流感病毒容易暴发流行的场所，而在这些场所工作、学习、生活的人员常为高危人群，尤其是服务行业人员。服务行业人员每天需接待许多顾客，这其中难免有流感患者或隐性感染者，而这两种人都可以排出流感病毒，因此服务行业人员更易被传染。

与畜禽有密切接触的屠宰场员工、养殖场员工、食品加工厂员工以及零售商、批发商等人群，与患者有密切接触的家属、医护人员、疾病预防控制人员，与病毒样本有密切接触的医学检验人员及科学研究人员，与流感病毒暴发现场应急处置相关的卫生行政人员、卫生清洁人员、公共安全人员等都较易发生流感病毒感染。

（二）重症高风险人群

下列人群感染流感病毒较易发展为重症病例，属于高危人群，应给予高度重视。

（1）妊娠期妇女。孕妇感染流感病毒后，症状更易倾向于重症，且有较高的病死率，因此可列为高危人群。

（2）伴有以下疾病或状况者：慢性呼吸系统疾病、心脑血管系统疾病（高血压除外）、肾病、肝病、血液系统疾病、神经系统及神经肌肉疾病、代谢及内分泌系统疾病、免疫功能抑制（包括应用免疫抑制剂或 HIV 感染等致免疫功能低下）患者，以及集体生活于养老院或其他慢性病疗养机构的被看护人员、19 岁以下长期服用阿司匹林者。

（3）肥胖者。体质指数（body mass index，BMI）> 30 的肥胖者为流感的高风险人群。

（4）年龄< 5 岁，其中年龄< 2 岁者更易发生严重并发症。

（5）65 岁以上的老年人。老年人因免疫功能衰退，形成抗体速度减慢，抗体滴度降低，而且老年人易患慢性气管炎，气管长期有慢性炎症，使局部抵抗力下降，故易发生流感，并且症状重，常发展成肺炎。

第四节　影响流行过程的因素

传染源、传播途径和人群易感性是流感流行的三个基本环节，这三个环节相互依赖、协同作用，共同影响流感的流行。其中任何一个环节的变化都可能影响到流感的流行和消长，同时这三个环节又受到自然因素和社会因素的影响和制约。

一、自然因素

（一）气候因素

流感是一种具有明显季节性的呼吸道传染病，温度、湿度、气压、降雨量等气候因素均能影响流感的发生和流行，其中温度和湿度尤为重要。

通常气候因素会从病原体、疾病的传播途径和宿主三方面对流感产生影响。气候对病原体方面的影响：流感病毒在低温干燥的气候环境中存活时间延长、传播范围变广，导致人感染流感病毒的机会增加。流感主要通过空气飞沫传播和接触传播，而低温或阴雨天气下人群室外活动减少，室内接触率增加，进而导致流感更易流行，由此表现出与气候的相关性。人群免疫力也受气候因素影响，人在低温干燥环境下吸入冷空气会导致呼吸道黏膜纤毛活动减弱、排泄异物功能减退、呼吸系统的防御能力降低，导致免疫力降低，促进流感的发生与流行。

湿度和温度对流感病毒的存活和传播以及宿主的免疫力等均有重要影响。通常湿度过低会引起人体鼻、咽喉以及气管等呼吸道干燥不适，导致免疫力降低，容易遭受病毒的侵袭。已有研究证明，连续数小时吸入低湿度空气会降低鼻黏膜湿度，减弱宿主的抗感染能力。另外，较轻的可吸入性颗粒物在干燥的环境中可长时间悬浮在空气中，增加了与易感者接触的可能性，而高湿度环境又可延长外界病毒的存活期。英国《新科学家》网站报道，美国纽约西奈山医学院研究小组进行了一项动物试验，该试验让数百只豚鼠在不同的温度和湿度下接触同一种人流感病毒，结果显示，在室温下，流感的传播在湿度相对较低（20% ~ 30%）时达到高峰，湿度为 50% 左右时流感不易传播，湿度超过 80% 时基本不传播。

温度是一个比湿度更重要的影响因素。在湿度一定的条件下，温度为 5 ℃时动物易患流感，而温度较高时流感病毒则无法侵入。某研究者用豚鼠生物试验探究了温度对甲型流感病毒传播的影响，结果发现，甲型流感病毒在气温为 5 ℃时传播可能性大于 20%，气温上升至 30 ℃时传播可能性很小。有研究者探讨了香港地区流感高峰与温度间的关系，结果显示当周平均气温低于 20 ℃，尤其是低于 15 ℃时，有较大的风险出现流感高峰。也有研究者对深圳市 2003—2007 年流感样病例（influenza-like illness，ILI）和气候条件的关系进行了研究，得出主要气候因素（气温、相对湿度、周平均气压、平均最高气温、最低气温和最小相对湿度）均与流感样病例显著相关的结论。另有研究者采用面板数据模型分析的方法，从时间和空间上描述了 2009—2014 年山东省流感的发病情况，分析了其与气候因素的关系，并得出流感发病与气候因素具有不同相关性的结论。同期周平均气温与流感样病例就诊比（ILI%）呈负相关关系（IRR：0.989，95%CI：0.988 ~ 0.990），即温度每降低 1 ℃，流感样病例就诊比增加 1.1%；周平均风速（IRR：0.992，95%CI：0.988 ~ 0.996）和周累积日照时数（IRR：0.997，95%CI：0.994 ~ 0.999）增加，不利于流感的发生。这可能是由于风速增加，加速了空气流通，不利于病毒颗粒聚集和下沉，降低了流感传播的风险；而累积日照时数增加则会影响流感病毒在环境中的存活时间。

（二）大气污染物

有研究表明，大气污染物（如 PM2.5、PM10、SO_2、CO、NO_2 和 O_3 等）的浓度也会影响流感样病例的发生风险。某研究者利用滞后非线性模型先行探讨了 2014—2017 年宜昌市气候因素对流感样病例的影响，而后又将温度和湿度作为校正因子代入污染物模型中，得出大气污染物对人群流感样病例具有短期效应，并存在滞后作用和累积作用，不同污染物在年龄和季节的分层分析中所产生的效应存在差异。

（三）自然灾害

在洪灾、地震、台风等自然灾害发生时，灾民生活条件恶化，其饮食等受到影响，自然环境遭到破坏，蚊虫滋生，病原体传播，进而导致人群暴露于多种危险因素中，抵抗力下降，各种病原体乘虚而入，此时易导致流感的暴发流行。

（四）动物性因素

有研究指出，动物是对人传播流感病毒的根源，也是基因重配出现新亚型的根源。如1999—2000年在意大利发生的一起禽流感病毒暴发事件，对感染的各环节进行分析，均表明此次疫情与受感染禽类有关。

此外，候鸟的跨境迁徙增加了禽流感疫情传入的风险。候鸟的迁徙可将地理上处于遥远位置的病毒带到当地，改变了当地病毒的生态平衡，进而发生新的病毒感染。如在2005年4月，中国青海湖迁徙的数千只斑头雁中发生了禽流感，随后的夏秋季节，在斑头雁整个迁徙的沿线人感染H5N1禽流感暴发。

二、社会因素

除自然因素外，流感的发生与流行还受到人口密度、居住环境、城市化、人口流动、军队调动、国际贸易、旅游业、生态环境、卫生条件、卫生习惯以及防疫措施等诸多社会因素的影响。

人口密度大、居住拥挤，增加了人与人之间接触的机会，使流感的传播易于实现。由于学校人群密集、空间相对局限、人员流动性大等，流感暴发常集中在中小学和托幼机构。

城市化使流感的传播更为迅速。大城市人口密集，容易受到流感病毒的侵袭，且传播更具威慑力，一旦发生流感病例，极有可能造成大规模的传播，从而导致流感的暴发流行。从我国流感流行规律看，其多数暴发于城市。当流感病毒抗原变异，新的亚型出现时，流感大流行的第一波往往也发生在城市。

随着交流合作的增加、交通运输的发展以及交通的现代化，乘坐交通工具（如飞机、汽车、火车和轮船等）成为跨地区流感传播的主要方式。而运输速度的不断加快、全球旅游业的急剧发展以及人口流动的快速增加，也使得流感的传播更为便捷和迅速，由此也加剧了流感的全球性蔓延。美国的一项研究发现，在一架有流感传染源的飞机上，飞机通风系统被关闭几小时后，飞机上72%的乘客会受到传染，飞机上封闭的空气流动系统加速了流感的扩散。对既往航空旅行中的流感发病数据统计分析后发现，由于流感病毒可通过空气飞沫传播，因而在空气流通差的环境中易感者更易于感染流感病毒，航空旅行在流感全球传播的过程中起着至关重要的作用。

大规模的军队调动也是人群流感暴发的主要原因之一。通过军队调动，可迅速将病毒从一地传播到另一地，从而扩散开来。第一次世界大战是1918年全球流感传播的主要因素之一，而1968年全球的流感传播也与参加越战的美国士兵从越南返回美国时将病毒带回美国有关。

生态环境的改变，打破生态平衡状态，会导致新的病毒感染。如目前的围湖造田或者垦荒，将原本无人居住的自然环境转变为人口活动区。城镇化建设也是大规模地将人口稀少的农田转变为人口高度密集的城镇化地区，由此原生态中的病毒就获得了感染人群的机会，并在人群中引起新的流感暴发流行。

政府或国际组织的相关政策或管理措施以及对流感预防与控制的重视程度直接影响其流行与蔓延。流感是一个世界性问题，目前尚缺乏有效控制流行的措施，一旦流感病毒出现新的亚型，各国均难以幸免，因此，应做好全球应对流感大流行的准备。WHO 于 2011 年通过了关于大流行性流感的防范框架，其中涵盖了 WHO 协调大流行性流感的防范和应对等 14 个要点。1952 年 WHO 成立了全球流感监测和应对系统，负责监测流感、评估大流行性流感的风险并协助采取防范措施。我国政府也密切跟踪全球流感疫情动态，健全了网络直报、哨点、舆情等多渠道监测网络，并且还通过大数据技术，开展了疫情分析研判和风险评估，这对有针对性地指导疫情防控起到了积极作用。接种流感疫苗可以降低接种者感染流感的机会或者减轻流感症状，已成为全球公认的预防和控制流感的有效手段之一。因为流感病毒具有变异性，每年流行的流感病毒型别会有不同，需要接种的疫苗成分也不同，并且即使以往接种过流感疫苗，疫苗产生的抗体也会随着时间而降低，因此需要每年接种流感疫苗。我国政府制定了相应的接种政策，并取得了良好的成绩，如通过接种流感疫苗的科普教育，提高了群众接种流感疫苗的意识；通过降低重点人群疫苗接种的费用，提高了疫苗接种率；通过鼓励在学校、幼儿园等单位组织开展集中接种，提高了儿童疫苗的接种率等。我国政府对流感传染源进行着严格的管理，可以有效控制流感的扩散。我国政府在《全国流行性感冒防控工作方案（2020 版）》中指出，应引导流感病人合理就医、分级诊疗；提高高危人群及时就诊率，在减少重症和死亡发生的同时也降低其作为传染源的作用；要充分发挥家庭医生的作用，指导轻症患者居家隔离治疗，减少传播的风险。在流感流行期间禁止聚集，可以减少相互接触的机会，防止流感的蔓延。某研究者研究了 2009 年加拿大阿尔伯塔地区甲型 H1N1 流感流行与学校停课的相关性，并得出学校停课可使学龄儿童流感的传播概率降低，显著减缓流感流行的发展速度的结论。最后，政府加大对易感人群的健康教育，加强良好卫生习惯的宣传和倡导（如规范佩戴口罩、保持手卫生、强调咳嗽礼仪等），切实做好个人防护，对预防和控制流感的发生与流行均会起到重要作用。

参考文献

[1] 詹思延. 流行病学 [M]. 8 版. 北京：人民卫生出版社，2017.

[2] 詹思延. 流行病学 [M]. 7 版. 北京：人民卫生出版社，2012.

[3] 曹务春. 流行病学 [M]. 3 版. 北京：人民卫生出版社，2015.

[4] 耿贯一. 流行病学 [M]. 2 版. 北京：人民卫生出版社，1996.

[5] 卢洪洲, 张志勇. 流行性感冒 [M]. 上海：复旦大学出版社, 2010.

[6] 郭潮潭. 流行性感冒 [M]. 北京：科学出版社, 2010.

[7] 王伟. 2009—2014 年山东省流感样病例流行特征及其与气象因素关系研究 [D]. 济南：山东大学, 2016.

[8] 廖青. 2014—2017 年宜昌市大气污染物对流感样病例的短期效应研究 [D]. 武汉：华中科技大学, 2019.

[9] EARN D J D, HE D H, LOEB M B, et al. Effects of school closure on incidence of pandemic influenza in Alberta, Canada[J]. Annals of Internal Medicine, 2012, 156（03）：173-181.

第十一章 实验室检测

流感的临床表现不典型，与其他呼吸道疾病相似，所以确诊需要结合实验室的检测结果。用于实验室检测的方法很多，常用的检测方法有流感病毒的聚合酶链式反应（polymerase chain reaction，PCR）检测、病毒的分离培养、基因组序列测定和血清学检测方法等。

第一节 标本的采集、处理及运输

一、标本种类

用于流感病毒实验室检测的标本有呼吸道标本、血清标本、粪便标本、组织标本和尸检标本等。呼吸道标本包括鼻拭子、咽拭子、鼻咽抽取物、深咳痰液等，常用于流感病毒的核酸检测及病毒分离。血清标本采集急性期（发病后 7 d 内）或恢复期（发病后 2 ~ 4 周）血清，用于检测其抗体效价，是流感诊断的主要方法之一，也可用于职业暴露人群中禽流感病毒感染状况的监测。粪便标本常用于核酸检测及病毒分离。组织标本、尸检标本常用于病毒分离或其他实验研究。

二、采集方法

（一）呼吸道标本

呼吸道标本包括鼻拭子、咽拭子、鼻咽抽提物、鼻洗液、咽漱液等。最佳采集时间为发病后的前 3 d，不超过 7 d。采集疑似人高致病性禽流感病例和不明原因肺炎病人呼吸道标本时，采集人员需以生物安全 BSL-3 标准防护；一般流感样病例，呼吸道标本的采集以 BSL-2 标准防护。

（二）血清标本

用于诊断目的的血清标本应该包括急性期和恢复期双份血清。急性期血样应尽早采集，可在采集病毒分离标本的同时采集，但不能晚于发病 7 d 后。恢复期血样则在发病后 2 ~ 4 周采集。为避免其他成分干扰，应采集空腹血。

无菌条件下采集的血清可置 4 ℃存放 1 周，非无菌条件下采集的或存放超过 1 周的血清需

放 –20 ℃或以下环境中保存。应尽量避免反复冻融。

（三）粪便标本

采集粪便标本时挑取新鲜排泄的湿便约 5 g 放入采样管中，旋紧盖口，用体积分数为 75% 的乙醇消毒采样管表面，然后置于标本袋中。采集死禽粪便标本或禽流感疑似病例急性期粪便标本时，应以 BSL–3 标准进行防护。

（四）组织标本

可以采集大块组织标本，也可以采集小块组织标本。大块组织，每块剪成 5 ~ 10 g，分装于 50 ml 旋盖管内；小块组织（＜ 5 g）放于装有 1 ~ 2 ml 采样液的采样管内。用体积分数为 75% 的乙醇消毒采样管表面，然后置于标本袋中。大块组织可立即于 –70 ℃或以下环境中速冻。在采样液中的小块组织如能在 48 h 内运到实验室，以 4 ℃条件转运。采集禽流感疑似病例组织标本时，应以 BSL–3 标准进行防护。

（五）尸检标本

尸检标本每一采集部位分别使用不同消毒器械，以防交叉污染。每种组织应多部位取材，各部位应取 20 ~ 50 g，淋巴结取 2 个，分别置于 50 ml 无菌旋盖管中。尸检标本对于病原学研究非常重要，应尽量多采集。大块组织，每块剪成 5 ~ 10 g，分装于 50 ml 旋盖管，用体积分数为 75% 的乙醇消毒采样管表面，然后置于标本袋中。组织可立即于 –70 ℃或以下速冻。采集人 / 禽流感疑似病例尸检标本时，应以 BSL–3 标准进行防护。

三、标本保存和运输

（一）标本的保存

1. 呼吸道标本的存储条件

呼吸道标本应尽快进行检测，24 h 内可置于 4 ℃保存，24 h 内无法检测则应置于 –70 ℃或以下保存（如无 –70 ℃保存条件，则于 –20 ℃冰箱暂存）。

2. 血清标本的存储条件

血清标本宜低温或冷冻保存。不同温度条件下血清标本适于检测的项目见表 11–1。

表 11–1 不同温度保存的血清标本适于检测项目

保存温度	血清抗体效价测定	病毒核酸检测	病毒分离
–70 ℃	可保存	可保存	可保存
–20 ℃	可保存	可保存	不推荐
4 ℃	可保存	可保存	＜ 4 d
室温	＜ 7 d	＜ 7 d	不推荐

3.粪便标本的存储条件

粪便标本适于冷冻或低温保存。不同温度保存的粪便标本适于检测的项目见表11-2。

表 11-2 不同温度保存的粪便标本适于检测项目

保存温度	病毒核酸检测	病毒分离
–70 ℃	可保存	可保存
–20 ℃	可保存	不推荐
4 ℃	可保存	＜ 4 d
室温	＜ 7 d	不推荐

4.组织标本和尸检标本

组织标本和尸检标本可置 –70 ℃或液氮中长期保存。

（二）标本的包装及运输

根据《人间传染的病原微生物名录》规定，流感病毒的临床标本及病毒培养物等运输包装分类属于 B 类，对应的联合国编号为 UN3373，但甲型 H2N2 亚型病毒应提高防护等级，WHO 建议使用 A 类 UN2814 包装。对于高致病性禽流感病毒，仅病毒培养物为 A 类 UN2814，其他标本使用 B 类包装即可。

无论 A 类还是 B 类包装，均应将采集的标本装入有"生物安全"标识的密封袋内密封，标本送检单需要单独装入另外一个密封袋中，将两个密封袋按照生物安全有关要求进行包装。采集的标本由专业人员专人运送。市内短途运送加冰保冷即可，长途运送需加干冰运输。

四、标本接收

标本送到实验室后，由专人记录收样日期、送检单位名称、核对并记录送检标本编号是否与送检单相同。

五、标本处理

临床采集标本送至实验室后，须经处理后再进行核酸检测及病毒的分离接种。

（1）拭子标本。应先将拭子头在管壁反复挤压保证细胞充分脱落，或充分振荡，并注意气溶胶的污染。

（2）鼻咽抽取液标本。用干净灭菌的毛细吸管在无菌条件下反复吹打收集的溶液，以便打碎黏液，置 4 ℃待其自然沉淀 5 ~ 10 min，取上清液备检。

（3）痰液标本。如果痰液未收集于采样液中，可在检测前加入 2 ~ 3 ml 采样液，或加入等体积的痰消化液使痰液化。

（4）粪便标本。取黄豆粒大小的粪便标本加入含 900 μl 的标本处理液中，涡旋震荡 3 次，每次 10 s，室温静置 10 min，8000 r/min 离心 5 min，取上清液备检。

（5）组织标本。取肺组织标本放至平皿中，用灭菌生理盐水清洗肺组织 2 ~ 3 遍，研磨成组织悬液，配制成 10% ~ 20% 的组织悬液，2000 r/min 离心 10 min，加入抗生素，取上清液备检。

如原始采样液中未加入抗生素，应在标本接种前补加。在采样液中可加入庆大霉素（终浓度为 1 mg/ml）、制霉菌素（终浓度为 50 U/ml）、青 / 链霉素（终浓度：青霉素 G 100 U/ml，硫酸链霉素 100 μg/ml）。加入抗生素混匀后置 4 ℃过夜或 4 ℃作用 2 h 后进行接种。

第二节　标本检测

一、PCR 检测

PCR 检测技术以其高特异性和敏感性、操作简单、快速的特点，逐渐成为临床诊断和疾病监测的重要方法，可为疑似流感病毒感染病例诊断提供依据，为流感病毒的型别和亚型的鉴定提供技术方法。目前常用于流感病毒检测的 PCR 方法为常规 RT–PCR 和实时荧光 RT–PCR 检测。

在进行 PCR 实验前需对标本进行处理。流感病毒为 RNA 病毒，所以标本 RNA 质量对 PCR 检测结果有很大影响，推荐使用经过确认和验证过的 RNA 提取方法。目前常用自动化核酸提取仪和手工核酸提取试剂盒。

由于 PCR 检测灵敏度高，因此必须采取一些预防污染的措施，以避免假阳性结果的出现。设置好恰当的阳性对照和阴性对照，避免结果误判。

（一）常规 RT－PCR 检测

RT–PCR 原理是将提取的总 RNA，以其中的 mRNA 作为模板，加入引物利用逆转录酶反转录成 cDNA，再以 cDNA 为模板进行 PCR 扩增而获得目的基因的方法。PCR 扩增后需对产物进行电泳检测，与 Marker 条带比对分析结果。注意引物要根据流感病毒流行的情况不断进行更新。

（二）荧光实时 RT－PCR 检测

荧光实时 RT–PCR 方法无须进行电泳，在 RT–PCR 反应体系中加入荧光基团（常用探针方法），利用探针荧光信号积累实时监测整个 PCR 进程，最后通过标准曲线对呼吸道样本、粪便和病毒分离培养物等进行定性分析。鉴定甲型和乙型流感病毒使用通用型引物和探针，鉴定流感病毒的亚型则使用亚型特异性引物和探针。注意引物要根据流感流行情况不断进行更新。

（三）生物安全级别要求

实验室操作应当遵守生物安全实验室的有关规定。疑似高致病禽流感病例标本的裂解需在 BSL–2 级生物安全实验室操作，采取 BSL–3 标准防护；核酸提取及加 RNA 模板可在 BSL–2 级实验室生物安全柜内操作。季节性流感病毒在 BSL–2 实验室操作。

二、病毒的分离培养

病毒分离培养是流感病毒病原学监测的基础，是流感病毒检测最经典的方法，但是操作耗时且技术要求高。目前多采用犬肾细胞（Madin-Darby canine kidney，MDCK）和鸡胚进行流感病毒的分离，生成的毒株可以用于疾病的诊断、疫苗的制备、基因组的测序等其他基础理论研究。通过鸡胚分离的流感毒株与原始标本的抗原性和基因特性可能会有所不同，而通过 MDCK 细胞所分离的流感病毒与原始标本相似，但是目前全球主要使用鸡胚进行流感疫苗生产，MDCK 细胞分离的病毒在很多国家尚未批准用于疫苗生产，因此鸡胚分离仍然发挥着举足轻重的作用。核酸检测流感病毒阳性的标本最好在 24 h 内利用状态良好的 MDCK 细胞和（或）鸡胚进行病毒分离。

流感病毒细胞分离培养时要每日观察细胞病变情况。流感病毒所致细胞病变的特征是细胞肿胀圆化，细胞间隙增大呈网状，细胞核固缩或破裂，严重时细胞部分或全部脱落。当 75% ~ 100% 的细胞出现病变时进行收获，即使无细胞病变也应该于第 7 天收获。用红细胞凝集抑制试验的方法进行流感病毒的鉴定。标本接种后阴性标本需盲传 1 次；对于血凝效价 HA < 8 的细胞分离物，进行 10^1 ~ 10^3 稀释后，再感染细胞继续进行细胞传代，直至 HA ≥ 8 时才能利用红细胞凝集抑制试验的方法进行病毒的鉴定。经连续传代 2 次以上，HA < 8 者，可以用核酸检测方法鉴定分型。

流感病毒的鸡胚分离培养操作都应遵守生物安全规定，严格执行标准操作规程和废弃物管理规定。鸡胚进行病毒分离培养时，每天检查鸡胚生长情况，24 h 内死亡的鸡胚被认为是非特异死亡，应弃去。接种标本后的鸡胚，一般甲型流感病毒培养 2 d，乙型流感病毒培养 3 d。鸡胚在收获前应置 4 ℃过夜或至少放置 4 h，也可 –20 ℃放置 1 ~ 2 h。用无菌镊子撕破鸡胚气室蛋壳，推开鸡胚尿囊膜，分别吸取鸡胚尿囊液和羊水置于离心管中，3000 r/min 离心 5 min 去除血液和细胞后进行红细胞凝集试验。没有红细胞凝集现象的标本，应再进行鸡胚盲传 1 次。对于 HA < 8 的鸡胚分离物进行 10^1 ~ 10^3 稀释后，继续进行鸡胚传代，HA ≥ 8 时才能利用血凝抑制方法进行病毒的鉴定。经连续传代 2 次后 HA < 8 者，可以用核酸检测方法鉴定分型。

病毒分离操作应严格按照生物安全规程的要求进行。H5、H7 亚型高致病性禽流感病毒，H2N2 亚型流感病毒的 MDCK 细胞分离在生物安全 BSL-3 实验室进行，其余流感病毒的 MDCK 细胞分离在生物安全 BSL-2 实验室进行。禁止在同一实验室、同一时间处理和接种未知临床标本和已知病毒。禁止在同一实验室、同一时间处理接种采自不同动物的标本。动物标本（如猪、禽等）必须与人的标本分开保存。

三、流感病毒的基因组测序

由于流感病毒的 RNA 聚合酶保真度很低，缺乏 5' → 3' 外切酶活性，所以在基因组转录过程中容易错配发生抗原变异。通过测序技术可以实时追踪新的突变位点，及时发现新的流感病毒亚型，并做出预警，为流感大流行提供技术支撑。基因测序技术从最初的一代测序到近些年发展很快的高通量测序，目前已广泛应用于流感监测和基础性研究中。

一代测序，即双脱氧末端终止法或 Sanger 测序法，此方法拥有较长读长和极高准确率，并可在极短的时间内完成测序，能够及时发现流感病毒的变异。Sanger 测序法的原理是在测序反应体系液中同时加入 4 种脱氧核苷酸三磷酸（deoxy-ribonucleoside triphosphate，dNTP）和 4 种 2,3- 双脱氧核苷三磷酸（dideoxy-ribonucleoside triphosphate，ddNTP），利用 DNA 聚合酶来延伸结合在待测序列模板上的引物，ddNTP 会随机地代替 dNTP 参加反应，一旦 ddNTP 加入了新合成的 DNA 链，延伸就会停止。这样每合成一个碱基都有概率合成终止，因此就产生了一系列具有共同起始点，但相差一个碱基的 DNA 片段。可通过高分辨率变性凝胶电泳进行检测，从而获得可见的 DNA 碱基序列。

高通量测序技术是测序发展史上的一个里程碑，它可以一次对几十万至上百万条的 DNA 分子进行测序，使得对全基因组进行更细致的分析成为可能，因此也叫深度测序。

流感病毒一代测序的难点在于流感病毒有多种亚型，且病毒变异速度快，使用的特异性引物往往不能扩增出变异的病毒。二代测序技术无需使用特异性引物，以高通量为主要特点，同时也解决了一代测序不能够完成的混合标本的测序问题。近些年高通量测序技术发展很快，目前应用于流感 / 禽流感的常规监测、流感暴发疫情和病原学的基础研究。由于测序成本较高、操作复杂，所以高通量测序还未广泛应用于临床流感病毒的感染诊断。

四、流感病毒的血清学检测

（一）红细胞凝集及红细胞凝集抑制试验

红细胞凝集抑制试验是常用的一种鉴定流感病毒型 / 亚型及分析流感病毒血凝素抗原性变异的试验方法，也可以用于对一般人群抗体水平的检测和疫苗效果的评价等方面，具有成本低、大批量筛查的特点。

流感病毒表面的 HA 蛋白，含有识别和结合宿主细胞表面受体的结构，能使一些特定的红细胞发生凝集现象。当红细胞和病毒按适当的比例混合后，由于病毒的作用使红细胞发生凝集，此为凝集现象，含有特异的抗流感病毒 HA 蛋白的抗血清，能抑制红细胞凝集现象的出现，即抗体与病毒结合后，可以使 HA 不能吸附于红细胞表面的受体上，此为红细胞凝集抑制（hemagglutination inhibition，HAI）。

用于 HAI 试验的标准参照血清必须及时更新，鉴定流感病毒型 / 亚型的抗血清应包括当年的国际疫苗株或国内流行代表株的抗血清，可以用羊、鸡、雪貂、兔等实验动物的抗血清。HAI 试验中所用的血清必须经特殊处理以去除非特异性抑制素及非特异性凝集素。所谓抑制素是指各种动物血清、体液、组织液中所含与红细胞表面受体相似的物质，它们能与红细胞受体一起竞争性地被病毒表面 HA 所识别和结合。在 HAI 试验中，去除非特异性抑制素常用的方法有霍乱滤液清除法、过碘酸钾清除法等。去除非特异性凝集素是向 20 体积经受体破坏酶（receptor destroying enzyme，RDE）处理后的血清中加入 1 体积的纯血细胞，在 2 ~ 8 ℃孵育 1 h 后，吸出血清上清液做 2 倍稀释，加入 50 μl 红细胞悬液，室温静置 30 ~ 60 min，观察试验结果，如果红细胞沉积，证明血清中非特异性凝集素去除干净。

不同种类的红细胞凝聚时间和凝集形状不同，见表 11-3。因此，应根据所用红细胞的不同而相应调整实验条件。

表 11-3 流感病毒红细胞凝集试验各项条件比较

红细胞	火鸡	豚鼠	人 "O" 型血
终浓度	0.5%	0.5%	0.5%
孔底部形状	V 形	U 形	U 形
孵育时间	25 ~ 30 min	45 ~ 60 min	45 ~ 60 min
红细胞沉积形状	细胞沉积呈点状，倾斜时细胞向下流呈泪滴状	细胞沉积呈环状	细胞沉积呈环状

流感病毒红细胞凝集抑制试验一般用 4 个血凝单位的病毒量，血凝现象完全被抑制时血清的最高稀释度的倒数为红细胞凝集抑制效价。如果待检抗原与标准参照抗血清有交叉抑制，但与一种型 / 亚型的标准参照抗血清抑制效价大于其他型 / 亚型参照抗血清 4 倍以上时，便可以判定为此种亚型的流感病毒。

H5、H7 亚型高致病性禽流感病毒，H2N2 亚型流感病毒的操作需要在 BSL-3 实验室中进行，其余流感病毒的操作需要在 BSL-2 实验室中进行。

（二）微量中和试验

微量中和试验是一种敏感性高、特异性强的血清学方法，用于测定血清中的病毒特异性中和抗体水平。中和试验原理是病毒特异性抗体中和病毒，从而阻止病毒感染细胞。以完全阻止病毒感染细胞的血清稀释倍数的倒数定义为病毒中和抗体滴度。中和试验敏感性高于血凝抑制试验，主要应用于禽流感病毒亚型中和抗体水平的检测，例如，职业暴露人群血清学监测中血凝抑制试验阳性标本的复核。由于人群中普遍缺乏抗禽流感病毒的特异性抗体，所以在常规监测中检测单份血清即可反映人群的免疫状况，如果用于诊断可疑病例，则需要同时检测急性期和恢复期双份血清的中和抗体滴度，若恢复期血清抗体滴度高于急性期血清抗体滴度的 4 倍即可诊断。

病毒中和试验是一个相当复杂的过程，参与中和反应的因素有病毒、抗血清和细胞，这些因素的变化都会影响中和试验结果，因此需要对中和试验的整个过程进行质量控制，每次测定必须设立阴性和阳性血清对照、阳性和阴性细胞对照，并对病毒使用剂量进行测定。

流感病毒的中和试验也要在相应生物安全级别实验室进行。由于需要纯化高滴度的病毒，所以 H5 和 H7 亚型高致病性禽流感病毒、H2N2 亚型流感病毒的操作需要在 BSL-3 实验室中进行，其余型别流感病毒的操作需要在 BSL-2 实验室中进行。

（三）其他血清学检测方法

1. 单放射免疫扩散溶血技术（single radial hemolysis technique，SRH）

SRH 是一种简便、可靠、重复性好、特异性强、敏感性高的血清抗体测定方法，不受血清中非特异性抑制素的影响，可以对大量血清标本进行检测。该方法已用于全国职业暴露人群血清学监测。

抗原的制备和血清灭活根据所从事病毒的种类在相应的生物安全级别实验室进行，SRH 检测在 BSL–2 实验室进行操作。

2. 蛋白质印迹法（western blot，WB）

WB 主要用于禽流感监测中疑似禽流感病人血清中 H5、H7N9 抗体的检测，在红细胞凝集抑制试验和微量中和试验两种经典方法中的一种检测阳性的复核试验时或建立新的检测方法时采用。其基本原理是通过特异性抗体对凝胶电泳处理过的细胞或生物组织样品进行着色，通过分析着色的位置和着色深度获得特定蛋白质在所分析的细胞或组织中表达情况的信息。

检测疑似高致病性人禽流感病人和不明原因肺炎病人血清时，血清分装和灭活需要在 BSL–3 实验室操作，血清灭活后可在 BSL–2 实验室操作。

3. 酶联免疫吸附试验（ELISA）

ELISA 主要用于禽流感监测，与蛋白质印迹法一样是一种辅助的禽流感检测方法。ELISA 基本原理是标本中的抗原或抗体与固相载体表面的酶标记的相应抗体或抗原反应，并通过底物与酶的反应来反映标本中的抗原或抗体的量。

检测疑似人高致病性禽流感病人和不明原因肺炎病人血清标本时，血清标本的灭活处理需要在 BSL–3 实验室操作，操作人员需以 BSL–3 标准进行防护。血清灭活后的检测实验需在 BSL–2 实验室操作，操作人员需以 BSL–2 标准进行防护。

参考文献

[1] 国家卫生健康委员会. 流行性感冒诊疗方案（2019 年版）[EB/OL]. （2019-11-13）[2020-10-31]. http://www.nhc.gov.cn/yzygj/s7653p/201911/a577415af4e5449cb30ecc6511e369c7/files/75a810713dc14dcd9e6db8b654bdef79.pdf.

[2] 韩雪清. 各型流感的流行与防控 [M]. 北京 : 科学出版社，2016.

[3] 刘洪波，钟创越. 流感病毒感染的免疫和分子诊断技术进展 [J]. 华夏医学，2017, 30（04）: 129-132.

[4] 中国国家流感中心. 全国流感监测技术指南（2017 年版）[EB/OL]. （2017-09-30）[2020-10-31]. http://ivdc.chinacdc.cn/cnic/zyzx/jcfa/201709/P020170930331067634607.pdf.

[5] 中国疾病预防控制中心. 职业暴露人群血清学和环境高致病性禽流感监测方案(2011 年版)

[EB/OL].（2011-08-15）[2020-10-31]. http://www.chinaivdc.cn/cnic/fascc/201708/W0201 70809291138509112.pdf.

[6] 中国疾病预防控制中心. 国家流感中心标准操作规程（修订版）[EB/OL].（2007-03-19） [2020-10-31]. http://ivdc.chinacdc.cn/cnic/zyzx/syssc/201605/t20160520_129703.htm.

[7] IULIANO A D, ROGUSKI K M, CHANG H H, et al. Estimates of global seasonal influenza-associated respiratory mortality: a modelling study[J]. The Lancet, 2018, 391（10127）: 1285-1300.

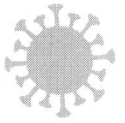

第十二章　防控策略和措施

目前《中华人民共和国传染病防治法》将流行性感冒纳入丙类传染病管理，但由于流感病毒变异速度快，每年都暴发流行；一旦流感病毒发生节段重配而产生新亚型毒株时，就可能引起全球大流行。为了减轻流感给社会带来的疾病负担，应该分别针对流感大流行和季节性流行的特点，采取有效的防控策略和措施。

第一节　全球及我国应对大流行的战略

当甲型流感病毒出现新亚型或显著变异的毒株且能在人际间有效传播时，人群对其普遍缺乏免疫力，可短时间内在全球迅速传播，引起流感大流行。流感大流行期间发病人数骤增，危重症和死亡数也明显增多。因此全球各国有必要在 WHO 等国际组织的协调下制定统一有序的流感防控战略，预警并控制流感大流行给人类健康和社会经济秩序带来的威胁。

一、全球应对流感大流行的战略

为降低流感大流行给人类社会所带来的危害，各国在 WHO 协调下致力于应对准备计划的制订和完善，先后制订了《流感大流行应对计划》《国际卫生条例（2005）》《2019—2023 年第十三个工作总规划》《大流行性流感防范框架》《2019—2030 年全球流感战略》，以加强全球的流感大流行防备工作，抗击流感对人类健康产生的威胁，并改进所有国家的季节性流感预防和控制措施。

防范框架汇集了成员国、企业、其他利益相关方以及 WHO，是实施流感大流行准备和应对的全球性途径，其主要目标为改善和增强流感病毒数据共享，以及在未来的流感大流行当中，为需要的国家提供更有预见性、更高效、更公平的渠道来获取疫苗和药物。全球流感战略是 WHO 为流感制定的最全面和最具影响力的战略，提出 4 项战略目标及若干行动计划，目标是预防季节性流感，控制流感从动物向人类传播，并为下一次流感大流行做好准备，在 2030 年前研发出更有效的预防、发现、控制和治疗流感的全球工具，增强各国应对流感的能力。

2018 年 11 月 1 日，在深圳召开的"亚太流感防控学术大会暨 1918 西班牙大流感百年纪念"上，

国内外流感 / 禽流感研究领域知名专家、学者共同倡议将每年的 11 月 1 日设立为"世界流感日"，以加强政府和民众对流感的防控意识，加快科技创新和基础研究，促进流感通用疫苗、新型抗流感病毒药物的研发及使用。

二、我国流感防控策略及防控工作方案

我国的流感防控主要采取加强流感监测、推广流感疫苗接种、合理使用抗流感病毒药物、做好暴发调查和控制以及对个人防护措施的普及宣传等综合策略。我国 2005 年发布《卫生部应对流感大流行准备计划与应急预案（试行）》，2011 年发布了《国家流感大流行应急预案》，阐述了应对准备阶段、应急响应阶段和恢复评估阶段的策略，以及每一级响应的启动条件和响应措施。2013 年人感染 H7N9 禽流感在我国暴发流行，我国应对 H7N9 禽流感的经验和独创的措施，大大提升了我国应对流感大流行的能力。

流感防控工作具有长期性、复杂性和艰巨性。2017 年，我国流感疫情明显高发，局部地区出现暴发流行。为进一步加强流感防控工作，有效应对流感疫情，我国于 2018 年制定了《全国流行性感冒防控方案（试行）》。2020 年新型冠状病毒全球大流行，为做好新冠肺炎常态化疫情防控背景下的流感防控工作，切实降低新冠肺炎疫情与流感叠加流行的风险，我国又制定了《全国流行性感冒防控工作方案（2020 年版）》，按照党政主导、部门协作、动员社会、全民参与的工作机制，坚持预防为主、防治结合、中西医协同、依法科学、联防联控的防控策略，实施"强化监测预警、免疫重点人群、推进多病共防、规范疫情处置、落实医疗救治、广泛宣传动员"等具体措施，指导各地全面开展流感防控，减少重症和死亡，保护人民群众身体健康和生命安全。

方案要求：①充分认识做好流感防控对于推动新冠肺炎疫情防控的重要意义，将其作为风险防范和民生建设的重要内容，切实加强组织领导，完善工作机制，统筹安排部署，密切部门协作，强化分类指导，严格督促检查，狠抓措施落实，保障物资供应，突出抓好重点场所、重点人群、重点环节和重点时段的疫情防控；②强化疫情监测预警，加强分析研判和风险评估，规范疫情处置：密切跟踪全球流感疫情动态，健全网络直报、哨点、舆情等多渠道监测网络，强化流感监测工作，提高监测网络敏感性和准确性，充分发挥大数据技术作用，开展疫情分析研判和风险评估，推进重点地区流感分级预警机制，有针对性地指导疫情防控；③加大健康宣传教育力度，推动流感疫苗接种和多病共防：各地要充分认识保持良好卫生习惯和健康生活方式等"社会疫苗"在流感、新冠肺炎等呼吸道传染病防控中的重要作用，广泛开展健康教育，指导公众科学认识和预防流感，提高防护意识和健康素养；④制定流感疫苗接种政策，改进预防接种服务，降低疫苗接种费用，提高疫苗接种率；⑤加强培训，提高医疗救治能力和水平：提高基层医务人员流感早期识别、诊断和治疗能力，要充分发挥基层医疗机构的"守门人"作用，引导公众合理就医，要按照"四集中"原则合理调配医疗资源，实施分级诊疗、规范治疗，推进呼吸道多病原的检测，发挥中医药的特色优势，提高疗效，控制重症发生率，降低病死率；⑥规范预检分诊、发热门诊工作流程，严格落实医院感染防控措施，

做好医患防护，严防院内感染发生；⑦及时发布流感防控信息，加强国际交流合作：要通过多种方式，及时准确通报流感疫情和防控工作情况，发布健康提示和就医指南等信息，科学指导群众防护流感和合理就医；加强流感舆情收集、分析和研判，及时回应流感防控工作的不实传言；加强与世界卫生组织和有关国家开展流感防控合作与交流，共享防控信息，交流防控经验，宣传防控成效。

第二节 监测网络

流感是第一个全球监测的传染病。由于流感病毒的高度变异和流感大流行的不确定性，流感防控面临诸多挑战，监测是预防和控制流感的关键策略。在 WHO 协调下，大部分国家都建设了流感监测机构或网络，成为全球健康的基础设施之一。

一、全球流感监测网络

1952 年 WHO 建立全球流感监测网（Global Influenza Surveillance Network，GISN），2011 年 5 月更名为全球流感监测与应对网络（Global Influenza Surveillance and Response System，GISRS）。GISRS 的主要职责是实时监测各地区的流感活动水平和流行趋势，以便及时对流感流行、大流行发出预警；监测各地区流感病毒变异情况，每年推荐新的疫苗株用于流感疫苗生产；监测流感病毒耐药性水平，为抗病毒药物的使用提供科学依据；研发并随时更新流感检测试剂等。GISRS 日益发展壮大，现已拥有 114 个国家的 144 个国家流感中心（National Influenza Center，NIC）、5 个疫苗监管核心实验室、5 个 WHO 流感参比和研究合作中心和 1 个 WHO 动物流感生态学研究合作中心，其完善的传染病监测和应对技术体系，成为全球流感防控和应对流感大流行的重要技术力量和预测预警等信息交流平台。全球流感监测网络产出的各类报告通过 WHO 下属的 FluNet 网站公开发表，各成员单位测定的流感病毒核酸序列数据则自愿通过德意志联邦食品与农业部主办的 GISAID 网站向外界公开。

二、我国流感监测网络

我国早在 1952 年就开始流感病毒研究工作，1954 年成立第一个流感实验室，1957 年成立了中国国家流感中心（Chinese National Influenza Center，CNIC），2000 年建立了中国流感监测网络（8 家网络实验室和 31 家流感监测哨点医院）；2005 年流感监测网络扩大到覆盖 31 个省（自治区、直辖市）的 63 家网络实验室和 197 家哨点医院，2008 年底增加至 84 家网络实验室。2009 年甲型 H1N1 流感大流行发生后，中国流感监测网络进一步扩大到所有的地市级和部分县级，共有 408 家网络实验室和 554 家哨点医院，成为全球最大的流感监测网络，为全球流感监测和防控提供技术支持。2010 年 10 月，CNIC 成为 WHO 流感参比和研究合作中心，是发展中国家唯一一个，也是全球第 5 个 WHO 流感参比和研究合作中心，我国自此进入了全球流感监测领导者行列，提高了在流感防控方面的国际地位和话语权。

中国流感监测 60 余年，流感监测网络快速发展，日益完善，实验室检测能力和水平明显提高，监测质量迅速提升。我国的流感监测网络成功应对 2009 年甲型 H1N1 亚型流感大流行，有效应对甲型 H5N1 亚型、甲型 H7N9 亚型等人感染禽流感疫情，及时发现甲型 H10N8 亚型、甲型 H7N4 亚型等世界首例罕见新亚型禽流感病毒感染人的病例，并为其他国家和地区提供了试剂和技术培训等。流感监测网络为我国和全球流感防控做出了巨大贡献，全面提升了公共卫生系统对新发传染病的防控和预测预警能力，已发展成为我国新发突发传染病病原的早期发现体系之一。

第三节　监测

我国对流行性感冒的监测工作从中华人民共和国成立初期就已开展，但工作内容不够系统和完整。自国家流感中心成立以来，我国流感监测工作逐渐走向规范化和制度化。目前，我国流感监测工作按照《全国流感监测方案（2017 年版）》执行。《全国流感监测方案（2017 年版）》明确规定了开展监测的目的、内容、工作要求和组织管理方式。

一、监测目的

（1）实时监测流感活动水平和流行趋势。

（2）实时追踪流感病毒变异，及时发现新型流感病毒，并做出预警。

（3）为全球及我国流感疫苗株的推荐及抗病毒药物的使用提供依据。

（4）为流感大流行的准备和应对提供技术支撑。

二、监测对象

流感监测的对象包括流感样病例和暴发疫情。流感样病例，即发热（体温 ≥ 38 ℃），伴咳嗽或咽痛之一者。流感样病例暴发疫情，指一个地区或单位短时间出现异常增多的流感样病例。

三、监测内容

（一）流感样病例监测

国家级流感样病例监测哨点医院和流感监测网络实验室均全年开展流感样病例监测。综合医院在所有内科门诊、内科急诊、发热门诊和（或）儿内科门诊、儿内科急诊开展流感样病例的监测。儿童医院在所有儿内科门诊、儿内科急诊和（或）发热门诊开展流感样病例的监测。哨点医院监测诊室的医务人员，按照流感样病例的定义，每天按科室登记各年龄组的流感样病例数和门急诊病例就诊总数，由哨点医院主管科室每日收集、汇总后，于每周一 24 时前将本院各监测诊室数据录入"中国流感监测信息系统"。

流感监测网络实验室收到哨点医院采集的标本后，要在 3 个工作日内利用核酸检测方法进行流感病毒亚型或系鉴定。各网络实验室对不能明确区分型别或亚型的毒株和阳性标本须在48 h内送至国家流感中心，对发现的新亚型（或疑似新亚型）的毒株和阳性标本应当立即送国家流感中心复核检测。从采样日期起30 d内报送至国家流感中心及省级流感参比中心。

（二）流感样病例暴发疫情监测

一周内，在同一学校、托幼机构或其他集体单位出现10例及以上流感样病例，疫情暴发单位应及时以电话或传真等方式向所属地县级疾病预防控制机构报告。县级疾病预防控制机构接到报告后，应立即进行疫情核实。经核实确认的暴发疫情，应通过"中国流感监测信息系统"报告疫情事件的相关信息。

一周内，在同一学校、托幼机构或其他集体单位出现30例及以上流感样病例，或发生5例及以上因流感样症状住院病例（不包括门诊留观病例），或发生2例以上流感样病例死亡，经县级疾病预防控制机构核实确认后，应当在2 h内通过突发公共卫生事件管理信息系统进行报告。

暴发疫情的标本信息应与疫情事件进行关联，并按照要求做好进程报告和结案报告。疫情发生地疾病预防控制机构负责采集流感样病例的鼻咽拭子标本，必要时可采集急性期和恢复期双份血清标本。每一起暴发疫情一般应当采集10份左右鼻咽拭子标本（如果现症病例在10例以下的，应当尽量全部采样）。

流感监测网络实验室收到暴发疫情标本后，要求在24 h内利用核酸检测方法进行流感病毒亚型或系的鉴定，检测结果在检测完成后24 h内上报"中国流感监测信息系统"。发现流感病毒新亚型或疑似新亚型，应当立即上报，同时将相关毒株和阳性标本送省级流感参比中心和国家流感中心复核检测。

四、工作要求

为了保证全国流感监测工作的顺利进行，提高数据和样品采集的延续性，避免漏检和遗落重要数据，监测方案对参与流感监测工作的各级卫生技术服务机构设置了工作量和工作内容的最低要求。

每家哨点医院根据病人就诊情况采集流感样病例标本：南方省份每周10 ~ 40份，全年平均达到每周20份；北方省份4—9月每月20份，10月至次年3月每周平均20份。

每个网络实验室每年报送的流感毒株数量不低于30株，流行季节每月不少于5株，并避免毒株采样时间集中。

省级流感参比中心负责在10个工作日内对辖区内网络实验室报送的季节性流感毒株进行复核鉴定，对HA（血凝）滴度≥8的毒株利用血凝抑制试验方法进行复核鉴定，对HA＜8的毒株进行核酸分型／亚型鉴定，并将复核结果及时录入"中国流感监测信息系统"。各省级流感参比中心每年至少选取20%的流感毒株并使用国家流感中心统一提供的参考抗原和参考血清进行抗原性分析，流行季节每月至少开展1次，并至少对其中30株流感毒株进行基因特性分析和耐药性分析。

国家流感中心的实验室负责非省级流感参比中心辖区内的网络实验室报送毒株的复核鉴定，通过"中国流感监测信息系统"进行反馈；选择网络实验室报送的部分毒株开展抗原性和耐药性监测工作，并通过《中国流感监测周报》向监测网络反馈；选择网络实验室报送的部分毒株进行基因特性分析，序列数据每周提交至"中国流感病毒基因序列数据库"；统一制备、分发参考抗原与参考血清等试剂，协助省级流感参比中心具备和提升流感病毒抗原性、基因特性分析以及耐药性分析能力；每年开展流感疫苗接种者和一般人群血清学调查。

五、组织管理

全国流感监测网络由各级卫生行政部门和技术实施单位两部分组成。技术实施单位由流感样病例监测哨点医院和各级疾病预防控制中心组成，按照统一领导、分级管理、分类指导、科学有序的原则开展流感监测工作。各级卫生行政部门负责组织、协调、督导、考核、评估本辖区的流感监测工作。中国疾病预防控制中心负责全国流感监测工作的协调和管理，负责全国流感监测和暴发疫情处置的技术培训和指导。省级疾病预防控制中心负责本省份流感监测工作的具体组织实施和管理，提供足够的经费和人员配备等保障条件。流感监测网络实验室所在的市及县（区）级疾病预防控制中心负责具体组织实施本辖区的流感监测工作。流感样病例监测哨点医院按要求设置监测诊室，明确监测工作日常管理科室，按要求报告流感样病例监测数据，开展流感样病例标本采集、保存和运送工作。

六、背景解读

我国现行的流感监测体系采用了以哨点医院为主的被动监测设计，这是根据我国卫生系统工作现状和流感病毒传播规律做出的折中选择。流感监测体系大致分为三种数据来源：其一是哨点医院，其二是传染病网络直报系统，其三是学校症状监测系统。这三个来源中，最主要的数据来源是哨点医院。不同监测数据来源对流感疫情的响应速度和能力有差别，有文献认为学校症状监测系统对季节性流感暴发流行的响应速度快于传染病网络直报系统，而网络直报系统又快于哨点医院。哨点医院虽然对流感疫情的响应速度偏慢，但以哨点医院为基础的监测系统能够做到长期而连续地收集流感资料，且容易在哨点医院建设相应的中心实验室，利于随时开展流感病毒新发毒株的分离鉴定和基因测序，为上级防疫部门提供更为丰富的数据和资料。从整体上看，以哨点医院为核心的流感监测体系能够体现出较高的投入产出比，适用于我国现阶段的经济发展水平和社会管理成本要求。

第四节　预防措施

流感传播速度快，暴发疫情能够在短时间内造成较为严重的社会影响，因此流感的预防非常重要。我国一般采用预防接种、药物预防、引导良好的个人卫生习惯等综合性预防措施。

一、预防接种

每年接种流感疫苗是预防流感及其并发症的最有效的措施，可以显著降低接种者罹患流感和发生严重并发症的风险。流感疫苗属于二类疫苗，公民自愿、自费接种，一般在流感流行高峰前 1 ~ 2 个月（9、10月是流感疫苗接种的最佳时机）接种当年的流感疫苗，如果疫苗株与流行株匹配，疫苗保护率可达 70% ~ 90%。推荐对重点和高风险人群，如医务人员，养老机构、长期护理机构、福利院等人群聚集场所的脆弱人群及员工，托幼机构、中小学校、监所等重点场所人员，60 岁以上老年人，6 月龄至 5 岁儿童，特定慢性病患者，6 月龄以下婴儿的家庭成员和看护人员，孕妇等优先接种。

二、药物预防

神经氨酸酶抑制剂是治疗甲型和乙型流感的特效药物。发病后 48 h 之内应用抗流感病毒药物能显著降低流感重症发生率和病死率。抗病毒药物应在医生的指导下使用。抗生素对流感无效，流感患者不要滥用抗生素。抗病毒药物或中药可作为预防药物，但药物预防不能代替疫苗接种，只能作为没有接种疫苗或接种疫苗后尚未获得免疫能力的重症流感高危人群的紧急临时预防措施。

三、引导良好的个人卫生习惯

良好的个人卫生习惯是预防流感的重要手段，日常防护措施可有效减少流感的感染和传播。其包括：常开窗通风，勤洗手；咳嗽或打喷嚏时，用纸巾、毛巾等遮住口鼻；均衡饮食，适量运动，充足休息等；流感流行季节，尽量避免去人群聚集场所，避免近距离接触流感样症状患者；出现流感样症状后，患者应居家隔离观察，不带病上班、上课，接触家庭成员时戴口罩，减少疾病传播；流感样症状患者去医院就诊时，患者及陪护人员要戴口罩，避免交叉感染。

第五节　流感样病例暴发疫情及处置

我国和世界各地一样，经常发生流感样病例暴发疫情，并且疫情多发生在学校等聚集场所，及时发现和处理流感样病例暴发疫情对于及早做出大流行预警、控制疫情蔓延具有重要意义。为此，国家多次颁布相关指南，旨在规范流感样病例暴发疫情的处置和管理，提高各级机构对流感样病例暴发疫情的处置能力，做到早发现、早报告、早处置，及时采取各项防控措施，减少续发病例，缩小暴发规模，保障公众健康和公共卫生安全。

一、流感样病例暴发相关定义

流感样病例指出现发热（体温 ≥ 38 ℃），伴咳嗽或咽痛之一者。出现发热的时间应在本次急性发热病程内，体温认定包括患者自测体温和医疗机构检测体温。流感样病例暴发指同一地区或单位在较短时间内出现异常增多的流感样病例。

二、流感样病例暴发疫情的发现与报告

疫情暴发单位发现达到预警指标的流感样病例暴发疫情后，应及时进行报告。

（一）疫情事件

一周内，在同一学校、托幼机构或其他集体单位出现10例及以上流感样病例，疫情暴发单位应及时以电话或传真等方式向所属地县（区）级疾病预防控制机构报告，县（区）级疾病预防控制机构接到报告后，应立即进行疫情核实。经核实确认后，通过"中国流感监测信息系统"报告疫情事件的相关信息、样本的采样信息和实验室检测结果。

（二）突发公共卫生事件

一周内，在同一学校、托幼机构或其他集体单位出现30例及以上流感样病例，或发生5例及以上因流感样疾病住院的病例（不包括门诊留观病例），或发生2例以上流感样病例死亡，经县（区）级疾病预防控制机构核实确认后，应当在2 h内通过突发公共卫生事件管理信息系统进行报告；所有实验室确诊和临床诊断病例均要进行个案网络直报，在突发公共卫生事件报告管理信息系统中进行个案病例的关联，并做好进程报告和结案报告。

三、暴发疫情的调查

疾病预防控制机构接到报告后，应迅速赶赴现场，对疫情暴发情况进行全面的流行病学调查，做出正确的判断，并采取相应的措施，防止暴发的进一步扩大，具体内容包括：

（一）流行病学调查

1.核实诊断

接到疫情报告后，属地疾病预防控制机构应立即根据流感样病例定义进行核实是否为流感样病例暴发。疾病预防控制机构人员可以根据病例的临床表现、实验室检查与流行病学资料相互结合进行综合分析并做出判断。

2.疫情发生单位基本信息与相关因素调查

疾病预防控制机构人员需要收集的信息与相关因素主要包括集体单位名称、地址、报告人、联系方式、疫情波及人数；单位部门分布情况；卫生条件以及生产活动形式；单位近2周考勤记录、因病缺勤情况；事件发生前1周及事件发生后集体活动情况；环境状况（通风、一般清洁状况）等。必要时可开展专项调查，收集影响疾病传播的相关因素，评估疫情的严重程度和发展趋势。

如暴发疫情单位为学校，则需要收集全校名册及学校平面图、示意图，各班级的学生分布情况，学校教学方式（全日制、夜校和寄宿情况），学生或教师近2周内因病缺勤、缺课情况以及学校宿舍的环境状况等。

3. 病例搜索

疾病预防控制机构、乡镇卫生院（社区卫生服务中心）相关专业人员通过查阅晨（午）检记录、缺勤（缺课）记录、医务室或医疗机构就诊记录，以逐个部门或班级调查等方式主动搜索流感样病例。如 2017 年 12 月，我国某地乡镇小学发生流感样疫情暴发，调查人员立即到学校对首发病例进行现场流行病学调查及采样，同时了解到该学生班级还有其他学生出现流感样症状。根据此信息，流调人员对首发病例所在班级、该校医院、请假缺课和出现流感症状的学生及家长进行深入调查，主动搜索流感样病例，从而发现了更多的病例。

4. 个案调查

我国《流感样病例暴发疫情处置指南（2018 年版）》规定，疾病预防控制机构需要按照"流感样病例调查一览表"和"流感重症和死亡病例个案调查表"对流感样病例进行个案调查。调查内容主要包括基本信息如姓名、年龄、性别、身高、职业、住址等；住院日期和诊断情况；既往史如肺部疾病、心脑血管疾病、代谢性疾病等慢性病史，育龄期妇女怀孕史以及季节性流感疫苗接触史等；临床表现、治疗、并发症及转归情况等。通过个案调查，疾病预防控制机构可以得到疾病发病的第一手资料，为疫情暴发提供分析基础，同时也为探索病因提供线索。

5. 流行病学分析

利用流行病学调查资料，分析病例的三间分布特征以及病例（尤其是重症或死亡病例）的发病、就诊、病情进展和转归情况，结合已采取的控制措施，综合评估疫情的影响，评价处理措施的效果，分析疫情发展趋势，从而有针对性地制定调查策略和控制措施。

6. 疫情追踪

暴发疫情处理期间，疫情暴发单位需要向属地疾病预防控制机构报告本单位每日新增病例数。疾病预防控制机构要及时更新"流感样病例暴发疫情监测报告"。必要时，疾病预防控制机构对新发病例进行调查核实，及时、准确掌握和评估疫情趋势，调整防控措施。疫情的追踪应至少持续到事件结束后 1 周。

（二）样本采集

对于达到报告标准的流感样病例暴发疫情，疫情发生地疾病预防控制机构须采集暴发疫情病例样本。采样对象为发病 3 d 以内的流感样病例，采集的样本类型包括流感样病例的咽拭子或鼻咽拭子。采样时需要注意：采集发病 3 d 内的呼吸道标本，优先采集新发病例的呼吸道标本；应均衡选择采样对象，避免集中在同一部门或班级、宿舍，重症病例和死亡病例标本尽量全部采集；每起暴发应采集至少 10 份的呼吸道标本（如果现症病例不足 10 例，应全部采样）；采集标本时操作要规范细心，严防标本间交叉污染，要做好自我保护；采集标本要有一定力度，采集部位准确、到位；标本采集后应在 2 ~ 8 ℃的条件下，48 h 内运送至对应的流感监测网络实验室。

（三）样本检测

目前关于流感样病毒的实验室检测方法包括 RT-PCR、Real-time PCR 以及流感病毒分离鉴定等。

其中 RT-PCR 及 Real-time PCR 法用于检测流感病毒等多种呼吸道病毒核酸，方法快速灵敏，是疫情暴发实验室检测的首选方法。病毒分离是流感诊断的金标准，但是该方法检测周期较长，不适合对流感样病例暴发疫情的快速排查。

我国《流感样病例暴发疫情处置指南（2018 年版）》规定，流感监测网络实验室收到暴发疫情标本后，要求在 24 h 内利用核酸检测方法进行流感病毒亚型鉴定，具备流感病毒分离能力的网络实验室要进一步对流感病毒核酸检测阳性标本进行病毒分离。

（四）疫情性质判断原则

暴发疫情的性质应结合病例的临床、流行病学和实验室检测结果进行综合分析判断。

四、暴发疫情处置措施

发生暴发疫情后，各部门应采取相应的预防控制措施，控制疫情进一步发展。

（一）病例管理

对有症状者劝其就医或居家休息，避免参加集体活动和进入公共场所。待体温恢复正常、流感样症状消失 48 h 后或根据医生建议可正常上课或上班。如 2015 年我国某市高校在 9 月 18—29 日累计出现发热学生 105 人，其中甲型 H1N1 流感确诊病例 5 例。当地疾病预防控制中心对全校师生开展测温筛查，对全部发热者采取隔离治疗措施，其中 5 名甲型 H1N1 流感确诊病例在该市传染病医院隔离观察治疗，另对密切接触者 218 人进行集中隔离观察。

（二）强化监测

疾病预防控制机构应指导辖区内的医疗机构做好流感样病例监测报告；指导学校、托幼机构、养老机构强化每日晨（午）检、因病缺勤登记制度；发现流感样病例短期内异常增多，及时向主管部门和当地疾控中心报告；根据医疗机构、学校、托幼机构及其他信息来源的报告情况进行综合分析，评估疫情趋势，发现流感暴发苗头时及时预警。

（三）环境和个人卫生

注意保持教室、宿舍、食堂等场所的环境清洁，定期打扫卫生，勤开窗通风；注意个人卫生，勤洗手，咳嗽和打喷嚏时用纸巾或袖子遮住口、鼻，出现流感样症状后或接触病人时要戴口罩。

（四）健康教育

可以通过宣传画、板报、折页、广播、电视、互联网等宣传卫生防病知识，增强人们对于流感防治知识的认识与掌握。

（五）药物治疗

对于实验室确诊的流感重症病例和出现流感样症状的慢性病患者、老年人等流感高危人群，尽早（最好在 48 h 内）给予神经氨酸酶抑制剂进行抗病毒治疗。

（六）其他措施

对于一些高危人群，如慢性病患者、老年人、婴幼儿等，在流感样病例暴发期间，应尽量减少或避免参加集体活动。可根据实际情况，减少或停止学校和单位的集体活动，尽可能减少和避免与发病学生、员工接触，必要情况下可根据专家建议采取停课、放假等措施。出现以下情况之一的班级经评估可实施停课：①该班级当天新发现流感样病例达 5 例及以上；②该班级现症流感样病例达 30% 及以上；③1 周内发生 2 例及以上实验室确诊流感住院或死亡病例（不包括门诊留观病例）。停课期限一般为 4 d，停课期限届满后，经评估确定是否复课。

五、疫情评估与总结

发生流感样病例暴发疫情时，当地卫生健康行政部门应当根据疫情形势，组织相关部门开展评估，达到突发公共卫生事件标准时，应按相关预案及时启动相应的应急响应机制，连续 1 周无新发病例，可判定为暴发疫情结束。结束后 1 周内，负责疫情处置的疾病预防控制机构要对疫情处置情况进行总结，内容包括疫情报告的及时性、信息的完整性、处置的规范性等。

第六节　疫苗

流感病毒因抗原性易变，传播迅速，每年均可引起季节性流行，因此有必要采取针对性的防控手段。接种流行性感冒病毒疫苗（即流感疫苗）是预防流感最有效的手段之一，可以有效减少流感相关疾病带来的危害。

一、疫苗种类

根据疫苗的主要成分，流感疫苗分为减毒活疫苗、全病毒灭活疫苗、裂解疫苗、亚单位疫苗和核酸疫苗等。流感疫苗中的减毒活疫苗和全病毒灭活疫苗包含完整的病毒核衣壳，而裂解疫苗、核酸疫苗和亚单位疫苗等仅包含病毒的一部分蛋白质或者核酸成分。按照疫苗所含流感毒株的数量，流感疫苗分为单价、双价、三价和四价疫苗，目前市售的人用流感疫苗是三价或四价疫苗，单价和双价流感疫苗只有兽用品种。人用三价流感疫苗含 3 个毒株，即 A（H3N2）亚型、A（H1N1）亚型和 B 型毒株的一个系；四价流感疫苗含 4 个毒株，即 A（H3N2）亚型、A（H1N1）亚型和 B 型 Victoria 系以及 Yamagata 系。根据生产工艺，流感疫苗可分为基于鸡胚培养、基于细胞培养和重组流感疫苗。根据剂型划分，流感疫苗除了用于肌肉注射的常规剂型之外，国外还上市了针对特定人群的高抗原含量灭活流感疫苗、佐剂疫苗、鼻喷接种疫苗以及皮内接种疫苗等。

由于流感病毒变异速度比较快，当疫苗株与流行株之间差异过大时，疫苗无法起到良好的预防效果，因此需要汇总全球各地流感监测结果，分析流感病毒演化趋势，研判和推荐下一年度的流感病毒疫苗候选毒株。WHO 下辖的流感病毒监测网络覆盖南北半球的大多数国家，发挥了预测流感病毒暴发流行和分子进化分析的核心作用。WHO 每年发布两次流感病毒疫苗推荐组分表，分别针对南北半球的流行趋势。WHO 推荐的 2020 — 2021 年度北半球基于鸡胚生产的三价流感疫苗组分为：A/Guangdong–Maonan/SWL1536/2019（H1N1）pdm09 类似株、A/Hong Kong/2671/2019（H3N2）类似株和 B/Washington/02/2019（Victoria 系）类似株。四价流感疫苗组分包含 B 型毒株的两个系，为上述 3 个毒株及 B/Phuket/3073/2013（Yamagata 系）类似株。

我国现已批准上市的流感疫苗有三价灭活流感疫苗（IIV3）、四价灭活流感疫苗（IIV4）和三价减毒活疫苗（LAIV3）。根据国家药监局网站和疫苗批签发信息，2020 — 2021 年度流感季我国有 9 家厂家供应流感疫苗。本季节供应流感疫苗的厂家及其产品信息见表 12–1。

表 12–1　2020—2021 年度国内批签发的流感疫苗类型、规格

流感疫苗	厂家	疫苗类型	规格
三价灭活疫苗	华兰生物疫苗股份有限公司	裂解	0.5 ml/0.25 ml
	深圳赛诺菲巴斯德生物制品有限公司	裂解	0.5 ml/0.25 ml
	长春生物制品研究所有限责任公司	裂解	0.5 ml/0.25 ml
	上海生物制品研究所有限责任公司	裂解	0.5 ml
	北京科兴生物制品有限公司	裂解	0.5 ml/0.25 ml
	中逸安科生物科技股份有限公司	亚单位	0.5 ml
	大连雅立峰生物制药有限公司	裂解	0.5 ml/0.25 ml
三价减毒活疫苗	长春百克生物科技股份公司	减毒活疫苗	0.2 ml
四价灭活疫苗	华兰生物疫苗股份有限公司	裂解	0.5 ml
	长春生物制品研究所有限责任公司	裂解	0.5 ml
	江苏金迪克生物技术股份有限公司	裂解	0.5 ml
	北京科兴生物制品有限公司	裂解	0.5 ml
	武汉生物制品研究所有限责任公司	裂解	0.5 ml

数据来源：中国食品药品检定研究院（https://www.nifdc.org.cn/nifdc/fwzn/ppjpqf/index.html）。

二、接种对象

每年接种流感疫苗是预防流感最有效的措施。目前，流感疫苗在我国大多数地区属于非免疫规划疫苗，没有特定的接种对象，公民自费、自愿接种，但建议老人、儿童及高风险人群等优先接种。

（一）疫苗种类及适用年龄组

我国上市销售的三价灭活疫苗有裂解疫苗和亚单位疫苗，可用于 ≥ 6 月龄人群接种，包括 0.25 ml 和 0.5 ml 两种剂型；三价减毒活疫苗为冻干制剂，用于 3 ~ 17 岁人群，每剂次 0.2 ml；四价灭活疫苗为裂解疫苗，可用于 ≥ 36 月龄人群接种，只有 0.5 ml 一种剂型。0.25 ml 剂型含每种组分血凝素 7.5 g，适用于 6 ~ 35 月龄婴幼儿；0.5 ml 剂型含每种组分血凝素 15 g，适用于 ≥ 36 月龄的人群；0.2 ml 剂型含 A（H3N2）亚型和甲型 H1N1 两种减毒病毒滴度各不低于 6.9 lg EID50（50% egg infectious dose，EID50），含B（Victoria）系减毒病毒滴度不低于6.4 lg EID50。对可接种不同类型、不同厂家疫苗产品的人群，可自愿接种任一种流感疫苗，无优先推荐。

（二）建议优先接种人群

流感疫苗安全、有效。原则上，接种单位应为≥6月龄的所有愿意接种疫苗且无禁忌证的人提供免疫服务。往年，我国推荐孕妇、6月龄～5岁儿童、60岁及以上老年人、慢性病患者等流感高风险人群和医务人员为优先接种人群。结合2020年新冠肺炎疫情形势，为尽可能降低流感的危害和对新冠肺炎疫情防控的影响，推荐按照优先顺序对重点和高风险人群进行接种。

1. 医务人员

新冠肺炎大流行期间的流感疫苗使用，应优先考虑保护医务人员，包括临床救治人员、公共卫生人员、卫生检疫人员等。医务人员接种流感疫苗既可预防个人因感染流感导致工作效率低下或缺勤影响医疗机构运转，又可有效避免传染流感给同事或患者，保障和维持医疗机构的正常接诊和救治能力。

2. 养老机构等人群聚集场所脆弱人群及员工

对养老机构、长期护理机构、福利院等人群聚集场所脆弱人群及员工接种流感疫苗，可降低此类集体场所聚集性疫情发生的风险，减少新冠肺炎疫情排查难度和工作量，同时降低老年人群罹患流感及感染后发生严重临床结局的风险。

3. 重点场所人群

托幼机构、中小学校的教师和学生，监狱机构的在押人员及工作人员等是容易发生流感和新冠肺炎疫情的重点人群，对此类场所人群接种流感疫苗，可降低人群罹患流感风险和流感聚集性疫情的发生，减少新冠肺炎疫情排查难度和工作量。

4. 其他流感高风险人群

其他流感高风险人群包括60岁及以上的居家老年人、6月龄至5岁儿童、特定慢性病患者、6月龄以下婴儿的家庭成员和看护人员，以及孕妇或准备在流感季节怀孕的女性。应降低此类高危人群罹患流感及感染后发生严重临床结局的风险。

（1）60岁及以上的居家老年人。患流感后死亡风险最高，也是新冠病毒感染后重症和病死的高危人群，是流感疫苗接种的重要目标人群。虽然较多证据表明，现有流感疫苗在老年人中的效果不如青年人，但疫苗接种仍是目前降低老年人罹患流感的最有效手段。

（2）6～23月龄的婴幼儿。患流感后出现重症的风险高，流感住院负担重，应优先接种流感疫苗。疫苗在该年龄组的效果高度依赖于疫苗株与循环毒株的匹配程度。

（3）2～5岁儿童。流感疾病负担也较高，但低于2岁以下儿童。该年龄组儿童接种流感疫苗后，其免疫应答反应通常优于2岁以下儿童。

（4）慢性病患者。心血管疾病（单纯高血压除外）、慢性呼吸系统疾病、肝肾功能不全、血液病、神经系统疾病、神经肌肉功能障碍、代谢性疾病（包括糖尿病）等慢性病患者，患有免疫抑制疾病或免疫功能低下者，患流感后出现重症的风险很高，应优先接种流感疫苗。

（5）6月龄以下婴儿的家庭成员和看护人员。由于现有流感疫苗不可以直接给6月龄以下婴儿接种，该人群可通过母亲孕期接种和对婴儿的家庭成员和看护人员接种流感疫苗，以预防流感。

（6）孕妇或准备在流感季节怀孕的女性。国内外大量研究证实，孕妇罹患流感后发生重症、死亡和不良妊娠结局的风险更高，国外对孕妇在孕期任何阶段接种流感疫苗的安全性证据充分，同时接种疫苗对预防孕妇罹患流感及通过胎传抗体保护6月龄以内婴儿的效果明确。但由于国内缺乏孕妇接种流感疫苗的安全性评价数据，所以，我国上市的部分流感疫苗产品仍将怀孕列为禁忌证。为降低我国孕妇罹患流感及严重并发症的风险，建议孕妇或准备在流感季节怀孕的女性接种流感疫苗，孕妇可在妊娠任何阶段接种。

三、接种效果

（一）免疫原性、效力和效果

免疫原性是指抗原能够刺激机体形成特异抗体或致敏淋巴细胞的能力，评价指标主要为病毒株特异性HI抗体水平和血清抗体阳转率，评价结果会受接种者年龄、免疫功能和接种前抗体水平的影响。疫苗的效力通常是指其在上市前随机对照试验（randomized controlled trial，RCT）中理想条件下的有效性；疫苗的效果则指其在人群中实际应用的有效性。评价流感疫苗效力和效果的结局指标主要包括血清抗体水平、阳转率、实验室确诊流感、急性呼吸道疾病或流感样病例就诊、流感和肺炎相关住院或死亡等。

目前，我国供应的流感灭活疫苗，其接种后A（H3N2）、A（H1N1）亚型和B/Yamagata、B/Victoria系的HI抗体阳转率、HI抗体几何平均滴度（geometric mean titers，GMT）平均增长倍数和血清抗体保护率均达到有关标准，具有较好的免疫原性。此外，我国还批准上市了一种鼻喷三价减毒活疫苗（LAIV3）。减毒活疫苗（LAIV）在婴幼儿、学龄儿童的免疫反应较成年人好，具有良好的免疫原性。

1. 健康成人

灭活流感疫苗在健康成人中免疫原性良好。在健康成人中，根据随机对照试验的系统综述估计，接种灭活流感疫苗可预防59%（95%CI：51%～66%）的实验室确诊流感；当疫苗株和循环株匹配时，接种灭活流感疫苗可减少42%（95%CI：9%～63%）的流感样病例（ILI）就诊。

2. 孕妇

国外多项研究提示，妊娠期接种流感疫苗具有良好的免疫原性。妊娠期接种流感疫苗，既可保护孕妇，降低孕期患流感、孕期发热、子痫前期、胎盘早破的风险，也可通过胎传抗体保护6月龄内无法接种流感疫苗的新生儿免于罹患流感。

3. 儿童

（1）流感病毒灭活疫苗（inactivated influebza vaccine，IIV）。6月龄以上儿童按推荐的免疫程序接种三价灭活流感疫苗（IIV3）后对流感病毒感染有保护作用。9 岁以下儿童首次接种 IIV3 时，接种 2 剂次比 1 剂次能提供更好的保护作用，低龄儿童首次接种流感疫苗应接种 2 剂，才能获得最大程度的保护。研究提示，四价灭活流感疫苗（IIV4）对 B 型流感的免疫原性优于 IIV3。儿童接种流感疫苗还能对其他人群起到间接保护作用。另外，接种流感疫苗还可以减少抗生素的使用。

（2）减毒流感活疫苗（live attenuated influenza vaccine，LAIV）。一项 2016—2017 年流行季在我国东部地区 3 ~ 17 岁儿童中开展的随机、双盲、对照试验评价了 LAIV3 的效力，结果发现疫苗对所有亚型流感的效力为 62.5%（95%CI：27.6% ~ 80.6%），对 A（H3N2）亚型流感的效力为 63.3%（95%CI：27.5% ~ 81.5%）。除对实验室确诊流感有保护效果外，一项随机对照试验提示，LAIV3 可减少 21%（95%CI：11% ~ 30%）的发热性疾病，也可减少 30%（95%CI：18% ~ 45%）的中耳炎。

4. 学生

开展基于学校的流感疫苗接种可有效减少学龄儿童流感感染的发生。2014—2015 年，北京市基于中小学校流感集中发热疫情的研究表明，在确诊流感的学生中，接种流感疫苗的学生与未接种的学生相比，出现 38 ℃以上发热的风险显著减低（R_0：0.42，95%CI：0.19 ~ 0.93）。同时，学生接种流感疫苗还可减少由于罹患流感导致的缺勤缺课。流感流行季，小学生、中学生接种流感疫苗可以减少由于罹患流感导致缺勤的人数。

5. 老年人

我国一项对 1998—2008 年流感疫苗效果研究的 Meta 分析发现，针对老人的队列研究，流感疫苗对 ≥ 60 岁老年人的流感样疾病的预防效果为 53%（95%CI：20% ~ 72%）。接种流感疫苗还可降低老年人流感相关并发症发生率，减少流感相关住院及死亡。多项研究表明，老年人接种标准剂量的流感疫苗所产生的抗体水平、保护效力和保护效果与年轻人比较相对较低。与接种标准剂量流感疫苗相比，老年人接种高剂量流感疫苗可产生较高水平的流感抗体，对于预防流感确诊感染具有相对较好的保护效力，同时对预防流感确诊感染、流感相关就诊、住院和死亡具有相对较好的保护效果。

6. 慢性基础疾病患者

接种 IIV3 可以减少慢性阻塞性肺疾病（chronic obstructive pulmonary disease，COPD）和慢性支气管炎的急性感染和住院。流感疫苗对成年哮喘患者有较好的免疫原性；哮喘患者接种流感疫苗能够有效减少流感感染和哮喘发作。流感疫苗在心脑血管疾病患者中免疫原性良好，能够保护心脑血管疾病患者减少流感感染。冠心病患者接种流感疫苗后，可以减少急性冠脉综合征（acute coronary syndromes，ACS）患者的心血管不良事件发生率，降低其住院风险和与心脏病相关的死亡率，减少 ACS 患者与流感有关的直接和间接医疗成本，符合成本效益。

7. 医务人员

医务人员接种流感疫苗不仅可保护自身健康，还可有效减少将病毒传给流感高危人群的机会，并维持流感流行季节医疗服务的正常运转。两项系统综述结果显示：与流感病毒匹配良好的季节性流感疫苗，医务人员的疫苗效力高达 90%。研究提示，接种流感疫苗不仅可减少医务人员的缺勤率和实验室确认的流感发病率，还可降低患者死亡率。国内研究结果也证实，医务人员接种流感疫苗可以减少缺勤、ILI 发病和呼吸系统疾病的发病与就诊，降低心脑血管疾病和糖尿病的就诊率。

（二）免疫持久性

人体对感染流感病毒或接种流感疫苗后获得的免疫力会随时间衰减，衰减程度与人的年龄、身体状况和疫苗抗原等因素有关。临床试验的证据提示，接种灭活流感疫苗对抗原类似毒株的保护作用可维持 6 ~ 8 个月。接种一年后血清抗体水平显著降低，但部分毒株的保护作用持续时间可更长。为匹配不断变异的流感病毒，WHO 在多数季节推荐的流感疫苗组分会更新一个或多个毒株，疫苗毒株与前一季节完全相同的情况也存在。为保证接种人群得到最大程度的保护，即使流感疫苗组分与前一季节完全相同，鉴于多数接种者抗体滴度已显著下降，因此不管前一季节是否接种流感疫苗，仍建议在当年流感季节来临前接种。

流感疫苗需要每年接种。疫苗效果研究证实了重复接种的必要性。据香港特别行政区对 2012—2017 年连续 5 个季节儿童住院病例中流感疫苗效果的分析估计，流感疫苗接种后每个月效果下降 2% ~ 5%，接种后 0.5 ~ 2 个月时疫苗效果估计为 79%（95%CI：64% ~ 88%），至接种后 7 ~ 9 个月时疫苗效果仅余 45%（95%CI：22% ~ 61%）。此外，一项系统综述比较了连续两个季节接种、仅本季节接种、仅上一季节接种和两个季节均未接种的流感疫苗效果，结论支持无论上一季节接种状态如何，本季节都应重新接种流感疫苗。

（三）成本效果、成本效益

接种流感疫苗能有效减少流感相关门（急）诊、住院和死亡人数，继而降低治疗费用，产生明显的经济效益。一项系统综述总结了全球 51 项流感疫苗接种卫生经济学评价的结果，发现其中 22 项研究（分别有 12、8 和 2 项研究评估儿童、老年人和孕妇接种流感疫苗的成本效果）认为接种流感疫苗可节省成本；13 项研究的成本效果＜1 万美元或成本效益比接近 1（常用的成本效果评价标准：当成本效果比小于所在国家人均 GDP 时，认为干预措施极具成本效果；当成本效果比为 1 ~ 3 倍人均 GDP 时，认为干预措施具有成本效果；当成本效果比＞3 倍人均 GDP 时，干预措施不具有成本效果）；13 项研究的成本效果为 1 万 ~ 5 万美元或者成本效益比＜6；3 项研究的成本效果＞5 万美元。绝大部分研究认为儿童接种流感疫苗可节省成本或具有成本效果，在老年人和孕妇中接种流感疫苗具有较好的成本效果。从全社会的角度来看，对儿童、孕产妇、高危人群和医务人员开展流感疫苗接种具有成本效果。

我国一项模型研究从全社会角度估计了全国及各区域（北方、东北、西北、东部、中部、南方和西南地区）老年人三价灭活流感疫苗免费接种项目的成本效果，并测算了疫苗成本阈值（即具有成本效果的人均免疫接种成本上限，包括疫苗、冷链运输和储存、接种服务等）。该研究以全国及各省的流感相关健康和经济负担、人口年龄结构、基础疾病患病情况、疫苗保护效果、就医行为等参数为基础，以 1 倍人均 GDP（USD 8840）为支付意愿阈值。研究结果显示，在全国范围内，与自费接种相比，免费接种项目平均每年可减少 19 812（95%*UI*：7150 ～ 35 783）例流感相关 ILI 门急诊就诊，9418 例（3386 ～ 17 068）流感相关严重急性呼吸道感染住院，以及 8800 例（5300 ～ 11 667）流感相关呼吸道疾病的超额死亡。

我国尚无研究评估接种 LAIV 的卫生经济学效果。美国一项传播动力学模型评估了 2 ～ 8 岁儿童接种 LAIV 和 IIV 的成本效果，结果提示：当 LAIV 和 IIV 疫苗效果分别为 83% 和 64% 时，接种 LAIV 具有成本效果；但该结果高度依赖于两种疫苗的效果差异，当 IIV 疫苗效果超过 LAIV 时，则接种 IIV 更具有成本效果。而法国基于传播动力学模型的研究显示，接种四价 LAIV 平均每年可避免 613 例流感相关死亡，每获得一个生命年需多支付 18 001 欧元，低于支付意愿阈值（31 000 欧元），具有成本效果的概率为 98%。

（四）安全性

流感疫苗自从 20 世纪 40 年代问世以来，经过了全病毒灭活疫苗、减毒活疫苗、裂解疫苗和重组疫苗等多个发展阶段的完善与进步，免疫保护效果不断提升，不良反应不断下降。流感疫苗的生产与使用挽救了无数患者的生命，是人类医学进步的标志性成果之一。目前上市销售的流感疫苗常见的不良反应主要表现为局部反应（接种部位红晕、肿胀、硬结、疼痛、灼烧感等）和全身反应（发热、头痛、头晕、嗜睡、乏力、肌痛、恶心、呕吐、腹痛、腹泻等），通常是轻微的，并在几天内自行消失，极少出现重度反应。在人群中接种流感疫苗在内的各类成熟疫苗，不仅是必要的，也是安全的。

参考文献

[1] 李超，任瑞琦，周蕾. 世界卫生组织和中国在流感大流行应对准备计划方面的发展及现状 [J]. 中华流行病学杂志，2018, 39（08）：1032-1035.

[2] 王大燕. 中国流感监测网络的发展与展望 [J]. 中华流行病学杂志，2018, 39（08）：1036-1040.

[3] 中国疾病预防控制中心. 流感预防控制技术指导意见（2008 版）[J]. 中华流行病学杂志，2008, 29（11）：1141-1143.

[4] 高福. 流感百年：推进流感防控和研究全球合作，中国在行动 [J]. 中华实用儿科临床杂志，2019, 34（02）：81-82.

[5] 国务院应对新型冠状病毒肺炎疫情联防联控机制综合组. 关于印发全国流行性感冒防控工作方案（2020 年版）的通知 [EB/OL].（2020-09-29）[2020-10-31]. http://www.gov.cn/xinwen/2020-09/29/content_5548086.htm.

[6] 中国疾病预防控制中心. 中国流感疫苗预防接种技术指南（2020—2021）[EB/OL].（2020-09-10）[2020-10-31]. http://www.chinacdc.cn/jkzt/crb/bl/lxxgm/jszl_2251/202009/

W020200911453959167308.pdf.

[7] BISSET A T, HOYNE G F. Evolution and adaptation of the avian H7N9 virus into the human host [J]. Microorganisms, 2020, 8（05）: 778.

[8] RONALD E. Why is temperature sensitivity important for the success of common respiratory viruses?[J]. Reviews in Medical Virology, 2020: e02153.

[9] ESTRADA L D, SCHULTZ-CHERRY S. Development of a universal influenza vaccine[J]. The Journal of Immunology, 2019, 202（02）: 392-398.

[10] NACHBAGAUER R, KRAMMER F. Universal influenza virus vaccines and therapeutic antibodies[J]. Clinical Microbiology and Infection, 2017, 23（04）: 222-228.

[11] TANNOCK G A, KIM H, XUE L M. Why are vaccines against many human viral diseases still unavailable; an historic perspective?[J]. Journal of Medical Virology, 2020, 92（02）: 129-138.

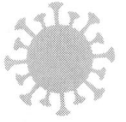

第十三章　两种重要的流感

第一节　甲型 H1N1 亚型流感

一、病原学

甲型 H1N1 亚型流感病毒是甲型流感病毒众多进化分支当中的一个亚型，其血凝素的类别为 H1 型，神经氨酸酶的类别为 N1 型，因此被命名为 H1N1 亚型。甲型 H1N1 亚型流感病毒是最早被人类认识到的流感病毒种类，历史上第一批分离到的流感病毒毒株就属于 H1N1 亚型（例如 1934 年分离到的 PR8 毒株）。甲型 H1N1 亚型流感病毒的病原学特征与其他亚型的流感病毒相比，主要区别在于神经氨酸酶和血凝素两种表面抗原的氨基酸序列构成，其他病原特征基本相同，此处不再赘述。

值得一提的是 1918 年西班牙大流感毒株的资料来源，这些资料反映了人类生物学研究技术的进步。1918 年，电子显微镜尚未发明出来，当年也没有毒株分离培养鉴定所必需的一系列实验技术。根据历史文献记载，科学家首次发现流感病毒要等到 1933 年。1918 年大流感毒株的研究工作可以被称为病毒界的考古学研究，毒株来源包括两类：其一是 1918 年大流感流行期间保存的病理学标本，其二是阿拉斯加等地永久冻土带中低温保存的流感患者遗体。从组织病理标本里通常只能获得病毒基因组的残片，完整的西班牙大流感病毒基因组来自永久冻土带里埋藏的患者遗体。

二、流行特征

近年来甲型 H1N1 亚型流感病毒在我国和境外其他国家主要表现为季节性流行，以散发病例为主，也有聚集性暴发病例报道。现从描述性流行病学的角度对甲型 H1N1 亚型流感的时间、空间与人群分布规律进行简要介绍。

（一）时间分布

甲型 H1N1 亚型流感病毒的季节性传播是该类毒株在时间分布方面最显著的特征。甲型 H1N1

亚型流感病毒的流行强度与人群自身免疫水平的消长存在密切关系。每年发生的季节性流感过程中，甲型 H1N1 亚型流感病毒始终占有一席之地。季节性流感发生在每年的冬春季，北半球的流感高发时间一般从每年的 11 月开始，到第二年的 4 月结束。因此北半球各国疾病防控部门对季节性流感的监测季节一般从每年的 10 月开始，到第二年的 5 月结束。

（二）空间分布

从空间上看，甲型 H1N1 亚型流感病毒的季节性流行遍及全球，除了南极洲之外几乎覆盖了全球主要的国家和地区。在季节性流感的 3 个主要毒株，即甲型 H1N1 亚型毒株、甲型 H3N2 亚型毒株和 B 型流感病毒毒株之间，哪一个毒株能够成为优势毒株随地区而异，同一个地区的不同年份之间也存在优势毒株的演化更替现象。

甲型 H1N1 亚型流感病毒不仅每年都在各地暴发季节性流行，还曾经发生过两次全球大流行，造成了比较严重的生命和财产损失。在病毒学历史上，由甲型 H1N1 亚型流感病毒引发的 1918 年全球流感大流行是值得记述的一次重要事件，范围波及全球各大洲的主要国家。1918 年大流感的累积感染率约占总人口的三分之二，病死率约为 2.5%。

2009 年起，甲型 H1N1 亚型流感病毒开启了第二轮全球大流行过程，对应的毒株在我国被简称为"新甲型流感病毒"，英文名称是 A（H1N1）pdm09。世界卫生组织在 2009 年 6 月将全球流感大流行风险警告级别提至最高等级第六级，即宣布全球流感大流行已经发生。根据美国疾病预防控制中心估算，2009 年流行的新甲型 H1N1 亚型流感病毒在美国造成的总感染人数约 6100 万人，死亡病例数不小于 3 万例。由于各大国都及时在国民中进行了新甲型 H1N1 亚型流感病毒疫苗的紧急接种，2009 年发生的新甲型 H1N1 亚型流感病毒全球大流行在一定程度上受到了遏制。2009 年之后，新甲型 H1N1 亚型流感病毒成为各地季节性流感的优势毒株，并延续至今。

（三）人群分布

甲型 H1N1 亚型流感病毒在全球范围内流行的过程中，感染者的性别差异不明显。甲型 H1N1 亚型流感病毒感染者的年龄分布并不均匀：青壮年发病率较高，但临床表现通常较轻；婴幼儿和老年人群的发病率相对不高，但临床表现较为严重。从疾病负担的角度分析，甲型 H1N1 亚型流感病毒的季节性流行给学龄前儿童和老年人群带来的健康威胁比较突出，对青壮年人群的健康威胁仅在医务工作者等特定职业人群中较为明显。

三、流行过程

除了每年都出现的季节性流行之外，甲型 H1N1 亚型流感病毒还曾经发生过全球大流行。流感的流行过程可以分为传染源、传播途径和易感人群这三个环节。

（一）传染源

甲型 H1N1 亚型流感病毒的传染源是病人和隐性感染者。甲型 H1N1 亚型流感病毒的隐性感染者虽然在通常的流行病学调查中很难发现，但是通过对报告病例数的时空分布特征构建数学模型，可以发现隐性感染者在流感传播过程中发挥了重要作用。

虽然甲型 H1N1 亚型流感病毒的溯源研究曾经把鸟类和猪纳入了该毒株的起源宿主，但目前尚不能认定鸟类或者猪可以成为该毒株在人际间持续传播的源头。

（二）传播途径

甲型 H1N1 亚型流感病毒的传播途径与其他型别的流感病毒相同，即分为飞沫传播、直接接触传播和间接接触传播三类。飞沫传播受外环境因素影响比较大，阴凉潮湿的天气和密闭空调房间是飞沫传播的理想环境。直接接触导致病毒传播在日常生活中是经常发生的现象。

（三）易感人群

甲型 H1N1 亚型流感病毒的易感人群涵盖范围比较广泛，不局限于特定的性别、种族、宗教信仰、生活方式或者居住区域。既往病史对于特定个体是否容易感染流感病毒存在影响，通常认为流感患者康复后，对于同一个类别的流感病毒毒株具有免疫力，免疫力持续时间从一年至数年不等。例如在 2009 年发生的新甲型 H1N1 亚型流感病毒全球大流行期间，80 岁以上高龄老年人中的发病率和病死率反而比较低，这可能与 1918 年发生的西班牙大流感（同属于甲型 H1N1 亚型）带来的免疫记忆有关。从人群角度看，人群的抗甲型 H1N1 亚型流感病毒免疫水平存在季节性更替。每一轮季节性流感暴发流行期间，人群中的抗体水平都会上升，在暴发流行末期开始下降，在第二轮暴发前夕下降到低谷。流感大流行的间隔时间从 30 ~ 50 年不等，这个间隔恰好也是 1 ~ 2 代人的更替时间。这提示新生人口的加入提高了人群对流感病毒的易感性。

四、影响流行的因素

影响甲型 H1N1 亚型流感病毒流行的因素包括内因与外因两个层次。流感病毒发生季节性流行的内在因素是病毒变异与人群免疫水平之间的消长关系，包括病毒和人群两方面的因素。病毒因素是指病毒自身的变异性，流感病毒的变异速度比较快，而且流感病毒基因组是分节段的，容易发生重组和重配事件。流感病毒的抗原性漂移与每年发生的季节性流感密切相关，而病毒重配事件带来的抗原性转变则是流感大流行的潜在推手。人群的抗流感免疫水平始终处于动态变化的过程中，病毒和宿主的相互作用日夜不停。随着新生人口的加入和既往感染者免疫力的消退，人群抗流感免疫水平在每一次流行过程结束后都会处在一个下降水平。当人群免疫水平降到低谷的时候，季节性流感高峰就会出现。通过数学建模能够对流感的季节性流行过程进行较为满意的模拟，有助于深入理解病毒感染与人群免疫水平之间的互动关系。

甲型 H1N1 亚型流感病毒传播还会受到外部因素即环境因素的重要影响。这里所说的环境因素包括自然环境和社会环境两个层次。自然环境中，气候条件和大气污染物水平对流感病毒传播的影响已经比较明确，寒冷潮湿的天气和空气中较高的细颗粒物浓度是流感病毒流行与传播的危险因素。社会环境因素里，人口数量、居住密度、空间相邻性和经济活动水平对流感传播都有影响。人口数量多、居住密度大、空间相邻性强、经济活动频繁都是流感季节性流行乃至暴发的危险因素。

五、预防策略和措施

甲型 H1N1 亚型流感病毒给人群带来的健康威胁较为显著，对此需要贯彻以预防为主的综合性措施。甲型 H1N1 亚型流感病毒的预防措施主要分为一般性措施和特异性措施两种。一般性措施是指适用于各类呼吸道传染病防控的卫生学策略，包括在流感高发季节强化哨点医院监测、及时发现疫情并进行处理，以及针对疾病传播的具体途径采取对应的卫生学措施。

由于甲型 H1N1 经飞沫传播，因此建议儿童和老年人等高危人群避免参与人群聚集活动，及时处置院内感染事件和聚集性暴发病例。

甲型 H1N1 经过直接和间接接触传播，推广六步洗手法、在公共场所普及消毒洗手液等措施有助于阻断直接接触传播。间接接触很容易被人忽视，因此必须强化医院、公共交通和旅店业等人员密集场所的环境消毒工作，避免因为公用洁具、公共空间、公用电梯、门把手和公用生活物品污染导致的流感病毒传播。大力开展爱国卫生运动，加强健康宣教，提升群众预防呼吸道传染病的思想认识。

甲型 H1N1 亚型流感病毒防控的特异性措施是接种流感疫苗，特别是针对高危人群的疫苗接种工作。我国的流感疫苗接种采用自愿接种的形式，在实践工作中疫苗产能应向儿童和老年人等高危人群适当倾斜。流感疫苗的具体组成是由世界卫生组织推荐的，具体过程是根据上一年度的监测数据推测下一年度全球流感病毒变异趋势，选择 2 ~ 3 株流感病毒作为下一年度的疫苗用毒株。毋庸置疑，对流感病毒未来的变异趋势进行绝对正确的预测是不可能的，但通过严格而广泛的流感病毒感染监测，以大量流感毒株的鉴定和测序结果为基础，很有可能获得相对满意的预测效果。总之，甲型 H1N1 亚型流感病毒的防控策略必须贯彻以预防为主的方针，以改善人群卫生习惯为主，疫苗接种为辅。

第二节　人感染高致病性禽流感

禽流感（avian influenza，AI）是禽流行性感冒的简称，主要是指由禽流感病毒引起的一种动物传染病。其通常情况只在禽类中流行，一般情况下不感染人类，少数发生在低等哺乳类动物中。人感禽流感是由禽流感病毒感染人类导致的急性传染病。禽流感病毒属于甲型流感病毒，由于种属屏障，禽流感病毒高度针对特定物种，只有在偶然的情况下会跨越物种屏障感染人类。禽流感病毒可以通过基因突变与重配引发抗原漂移与转换，形成能够在人间持续传播的新型流感病毒。由于人类普遍缺乏对禽流感新型毒株的免疫力，所以可导致禽流感在人间发生大流行。迄今发现可以感染人类的禽流感病毒有 H5N1、H5N2、H5N6、H7N1、H7N2、H7N3、H7N7、H7N9、H9N2、H10N7 和 H10N8 等亚型，其症状表现各不相同，主要表现为呼吸道症状。

根据鸟类感染流感病毒后的病死率高低，可以将各种禽流感毒株分为高致病性禽流感、低致病性禽流感和非致病性禽流感。甲型 H5N1 和 H7N9 亚型禽流感病毒曾经跨物种感染人类而引发了广泛的社会关注，但这两种毒株对家禽的致病性存在较大区别。甲型 H5N1 亚型禽流感病毒对家禽而言是高致病性毒株，而甲型 H7N9 亚型禽流感病毒对家禽而言则是低致病性毒株。因此，有必要对人感染禽流感的病原学和流行病学特征进行研究，了解该病的致病机制、传播规律和发展演化，这对于疾病的科学防控和预警预测都具有重要的公共卫生意义。

一、病原学

（一）甲型 H5N1 亚型禽流感

1. 形态结构

甲型 H5N1 禽流感病毒粒子呈球形、多形性，直径为 80 ~ 120 nm，有包膜，其病毒包膜主要由基质蛋白 M1、跨膜蛋白 M2、双层脂质膜、刺突组成，其刺突长 10 ~ 14 nm，分为 HA 蛋白及 NA，二者比例为 4 : 1。病毒粒子含有 1%RNA，5% ~ 8% 糖类，20% 脂质，70% 蛋白。病毒核心含有螺旋状的 RNP，它由 N，3 种 RNA 聚合酶 PB1、PB2、PA 以及分节段单负链 RNA（-ssRNA）组成。

2. 基因组结构

甲型 H5N1 禽流感病毒的基因组包括 8 个单股、负链 RNA 节段，8 个核酸节段分子比为 1 : 1，位于病毒壳粒内部。目前发现甲型流感病毒编码 13 种蛋白，即 PA、PA-X、PB1、PB1-N40、PB1-F2、PB2、N、HA、NA、M1、M2、NS1 和 NS2。

3. 抵抗力

甲型 H5N1 对乙醚、氯仿、丙酮等有机溶剂敏感；对热也比较敏感，65 ℃加热 30 min 或煮沸（100 ℃）2 min 以上可灭活；对低温抵抗力较强，在 4 ℃粪便中可存活 30 d 以上，在 37 ℃粪便中可存活 6 d。

（二）甲型 H7N9 亚型禽流感

1. 形态结构

甲型 H7N9 病毒颗粒本身呈球形或椭圆形，直径在 80 ~ 120 nm 之间。病毒颗粒的膜由脂质双层组成，脂质双层是由宿主细胞的细胞膜组成的。嵌入脂质膜的糖蛋白称为 HA 和 NA。脂质膜的内部是蛋白衣壳，里面装有病毒基因组。

2. 基因组结构

甲型 H7N9 禽流感病毒属于甲型流感病毒，其基因组为 8 个分节段的负链 RNA，分别为 *PB*2（2280 nt）、*PB*1（2274 nt）、*PA*（2151 nt）、*HA*（1683 nt）、*N*（1497 nt）、*NA*（1398 ~ 1413 nt）、*M*（982 nt）以及 *NS*（838 nt）。与 H5 亚型禽流感病毒一样，H7 亚型禽流感病毒可根据对鸡致病性的不同分为低致病性 H7 亚型禽流感病毒和高致病性 H7 亚型禽流感病毒。2013 年在中国地区暴发的新型重配 H7N9 禽流感病毒的病原的 8 个基因节段均为禽源。但与以前禽类中分离到的 H7N9 不同，其表面蛋白基因 *HA* 与 *NA* 分别来自 A/ duck/Zhejiang/12/2011（H7N3）类似株以及 A/wild bird/Korea/A14/2011（H7N9）类似株，6 个内部基因与 A/brambling/Beijing/16/2012（H9N2）类似株高度同源。

3. 抵抗力

甲型 H7N9 禽流感病毒对热敏感，56 ℃ 30 min，65 ℃ 10 min 或 70 ℃以上作用 1 min 可杀灭病毒。紫外照射 30 min 或 pH 值＜ 2 时作用 30 min 均可使病毒完全灭活。消毒剂次氯酸钠及乙醇均可灭活 H7N9 禽流感病毒。

二、流行特征

（一）甲型 H5N1 亚型禽流感

1. 地区分布

自 1997 年在香港确诊人感染高致病性 H5N1 禽流感病毒后，此病引起全球的高度关注。2003 年，人感染 H5N1 再次在东南亚国家出现后，至今一直都散在发生，并播散到欧洲、非洲等地区。2003 年到 2014 年 1 月，在世界范围内有阿塞拜疆、孟加拉国、柬埔寨、中国、吉布提、埃及、印度尼西亚、伊拉克、巴基斯坦、土耳其、缅甸、尼日利亚、老挝、泰国、越南、加拿大等 16 个国家报告 650 例确诊病例，其中 386 例死亡（埃及、印度尼西亚和越南三国的病例占所有病例的比例超过 60%）。我国北京、湖南、安徽、辽宁、福建、新疆、湖北、上海、广东、广西、贵州等 11 个省（自治区、直辖市）相继发现并确诊了 45 例人感染高致病性禽流感 H5N1 病例，其中 30 例死亡。2015 年到 2020 年 7 月 10 日，世界范围内共 5 个国家（孟加拉国、埃及、尼泊尔、中国和印度尼西亚）报告 160 例确诊病例，其中 48 例死亡。

2. 时间分布

人感染病例全年均有发病，但主要集中在冬季，即温带地区的 12 月至次年 3 月。人感染 H5N1 禽流感病例的发生常与禽中 H5N1 禽流感的流行和暴发相关。但在禽类中大规模 H5N1 禽流感疫苗的接种会造成动物中没有疫情而发生人感染病例的情况。

3. 人群分布

人群目前对 H5N1 禽流感病毒普遍易感。目前感染确诊病例有以下特点：①年龄分布。对 WHO 报告的 860 例 H5N1 病例进行分析，发现大多数人感染 H5N1 禽流感病例为既往体健的儿童和年轻人。患者年龄范围为 1 ~ 80 岁，平均年龄大约为 20 岁。②性别分布。男女均可发生感染。在印度尼西亚，男性患者占 61%；而在我国，男性患者占 38%。这可能是暴露和感染机会不同所致。③职业差异。直接或间接接触病死禽类（如屠宰、扑杀、掩埋、准备食物等）的职业暴露人员发病率高。

截至 2015 年 3 月，我国感染 H5N1 禽流感病例 51 例，具体年龄和性别分布情况如表 13-1 所示。

表 13-1　我国人感 H5N1 高致病性禽流感病例人群分布

年龄组/岁	男/人	女/人	合计（构成比/%）
0～5	1	2	3（6）
6～14	3	3	6（12）
15～29	9	11	20（39）
30～49	10	8	18（35）
50～64	2	1	3（6）
＞65	1	0	1（2）
合计	26	25	51（100）

（二）甲型 H7N9 亚型禽流感

1. 地区分布

世界范围内，在 2013 年以前中国未曾报道过 H7 亚型禽流感病毒感染人的病例，但全球其他国家和地区报道的人感染 H7 亚型禽流感病毒病例超过 100 人，波及荷兰、意大利、加拿大、美国以及英国等国家。而我国自 2013 年 2 月在上海首次出现人感染 H7N9 病毒病例以来，迄今为止，共发生过 5 次流行。据中国疾病预防控制中心统计，从 2003 年 2 月至 2019 年 6 月，H7N9 亚型禽流感作为一种严重的人畜共患病，已造成 1568 人感染、616 人死亡（病死率为 39%）。

从 2013 年开始至今，疫情的地区分布呈现由中国东部逐渐往南部再往北部发展的趋势。第 1 个流行季中的病例主要来源于上海、江苏和浙江等地。第 2 个流行季的主要发病地区逐渐向中国南部迁移，广东省的疫情较为严重，仅 2014 年 1 月和 2 月期间，报告病例数就高达 50 例以上。第 2 个和第 3 个流行季的发病范围更倾向于往小城市和农村地区扩散。第 4 个流行季中，北部地区的疫情不断加重，同时被感染的范围也在逐渐扩大。辽宁和天津两地是第 4 个流行季中新增的感染地区。在第 5 个流行季中，农村地区发病人数所占比例持续上升，H7N9 禽流感疫情由城市向农村转移，由东部、南部向西部、北部转移，表明 H7N9 禽流感疫情范围扩大。总的来看，人感染 H7N9 禽流感主要聚集在长三角和珠三角地区，且主要集中在浙江、江苏和广东等地区。

2. 时间分布

目前，人感染 H7N9 禽流感已经历了 5 个流行季，并且呈现明显的季节性，该病主要发生在冬春季，并且每次流行高峰过后，在夏季总会出现散发病例，冬季和春季病例明显多于夏季。相比前 4 个流行周期（2013 年 2 月至 2016 年 8 月），第 5 个流行周期 H7N9 禽流感疫情开始较早、强度大、持续时间长、病例数多，是迄今为止最大的一个流行季（2016 年 9 月至 2017 年 9 月）。2017 年 2 月，广东省检测出 H7N9 禽流感病毒对人具有高致病性。自第 5 次疫情结束以来，报告的病例明显减少，2017 年 10 月至 2019 年 6 月期间仅有散在病例出现。由于 H7N9 禽流感存在明显的季节性，故建议相关部门应在每年的冬、春两季予以重视。

3. 人群分布

人感染 H7N9 禽流感男性患者比例（68.4%）高于女性（30.7%）。患者年龄跨度大，最小的 2 岁，最大的 90 岁。以老年人为主，年龄中位数为 61 岁。轻症病例、重症病例以及死亡病例的平均年龄分别为 27.6 岁、52 岁以及 62 岁，提示老年人一旦感染 H7N9 禽流感，其临床症状要比青少年更为严重，这可能与个体的免疫力有关。人感染 H7N9 禽流感多发于涉禽职业人员和接触 H7N9 患者的医务人员，这提示我们涉禽人员和医务人员要做好防护工作。

三、流行过程

（一）甲型 H5N1 亚型禽流感

1. 传染源

被 H5N1 亚型禽流感病毒感染的宿主均可成为潜在的传染源，使人感染高致病性禽流感。禽类和哺乳动物可以作为 H5N1 亚型禽流感病毒的动物宿主，比如鸡、（野）鸭、猪和狗等。人感染高致病性 H5N1 亚型禽流感病毒的主要传染源为感染 H5N1 禽流感病毒的病禽及其排泄物。感染 H5N1 的病禽的呼吸道分泌物、唾液和粪便中均含有大量的病毒，而且该病毒排出体外后，可以在低温水中存活数天至数周。目前，人感染高致病性 H5N1 亚型禽流感病例大多数都是偶然感染病例，只有在长时间密切接触的情况下才可能导致有限的人传人。

2. 传播途径

目前，主要的传播途径是通过禽类传染到人，偶尔发现长时间的密切接触会导致有限的人传人。多数证据表明人感染禽流感的途径为禽 - 人传播、环境 - 人传播和母婴垂直传播，人与人之间不能有效持续地传播，不能排除粪 - 口途径传播的可能性。

3. 易感人群

一般人群对 H5N1 病毒普遍缺乏抗体，且无性别差异，因而普遍易感。任何年龄均可感染患病，H5N1 病毒主要感染年轻人和儿童，年龄中位数 18（0.3 ~ 86.0）岁，偏向 15 ~ 29 岁的人群。

（二）甲型 H7N9 亚型禽流感

1. 传染源

2013 年中国首次发现的人感染 H7N9 亚型禽流感病毒是一种新型的重配病毒。病毒基因序列及流行病学调查结果表明，病例临床标本分离到的病毒与病例所暴露的禽类及禽类相关环境检测到的 H7N9 病毒序列高度同源。活禽市场可能是人感染 H7N9 禽流感病毒的主要场所，鹌鹑和鸡可能是人感染新型 H7N9 禽流感病毒的主要来源。

目前，从我国先后报道的 14 起家庭聚集性疫情中发现并分离到的病毒序列高度同源，故不排除人作为传染源的可能。在病人的咽拭子和深部呼吸道标本中均能分离到病毒。同时呼吸道分泌物也可通过飞沫成为传染源，理论上存在人作为传染源的可能。但从目前对全国已确诊的人感染 H7N9 病例的上千名密切接触者的观察结果表明，该病毒不具备持续的人间传播能力。因此，感染新型 H7N9 禽流感病毒的患者作为传染源的意义仍有限。

2. 传播途径

（1）主要传播途径：人感染 H7N9 亚型禽流感主要是通过接触被感染的家禽或其排泄物等所致。现有研究表明，80% 以上的病例在发病前有活禽相关暴露史。因此，目前该病毒最主要的传播途径为活禽到人，但不排除亲缘关系间有限的人与人密切接触传播。从家庭聚集性疫情来看，继发病例曾经有密切接触首发病例的分泌物等行为，所以接触病人呼吸道分泌物也可能是该病的传播途径之一。

（2）空气传播尚未证实：甲型流感通过空气途径（飞沫传播或气溶胶传播）才能在人群中传播，从而发生大流行。但 2013 年以前，禽来源的 H7 亚型禽流感不能在哺乳动物中实现空气传播。科学家们研究发现，2013 年出现的新型 H7N9 亚型禽流感病毒可以在哺乳动物之间实现空气传播，但传播效率低于季节性流感和大流行流感。

3. 易感人群

对全国患 H7N9 亚型禽流感的病例进行人群特征分析后发现，年龄大于 60 岁的人群占病例总数的一半，男性患者占病例总数的 60% 以上。同时根据流行病学研究分析得出，具有禽类暴露史、患有肺部基础疾病以及免疫基础疾病是发病的危险因素。由此推断，老年男性、有基础疾患的人群和禽类相关职业人群是本病的易感人群。

四、影响流行的因素

人感禽流感的发生和流行，受生物因素（如病毒毒力、致病能力、适应能力、基因型别、变异和进化等）、自然因素（如温度、湿度、紫外线等）和社会因素（如人口密度、经济文化水平、禽类养殖和销售方式、交通情况等）的影响，这些因素相互影响、相互作用，从而产生不同的流行形式。

五、预防策略和措施

（一）预防策略

人感禽流感作为一种动物源性传染病，主要在禽类中流行，偶然情况下可以通过接触禽类或禽类污染物等方式跨种属感染人类。在人类中人感禽流感的发病呈散在分布，人与人传播效率低，具有一定的家族聚集性。目前依据《中华人民共和国传染病防治法》规定，人感染高致病性禽流感属于乙类传染病，应严格进行管理。因此，人感禽流感的预防策略应尽可能从避免接触传染源、保持禽类健康、注意个人与社会生活环境的卫生以及接种禽流感疫苗等多个方面采取综合措施。同时，从事禽类工作或应对禽流感暴发的相关人员应遵循生物安全和感染控制措施，比如适当使用个人防护设备，并注意手卫生。此外，建议疾病预防控制中心每年应对涉及禽流感暴发的相关人员进行季节性流感疫苗接种。

政府应着力营造禽类养殖和销售的良好模式，同时，对病毒变异进行实时监测是预防控制的基础。通过对病毒监测，可以了解其分布、变异以及药物敏感性等方面的特性，为风险评估、制定应对措施以及临床治疗提供科学依据。

（二）预防措施

1. 家禽免疫接种

禽流感病毒主要在禽类中传播，并可以通过重配和突变等方式产生新的亚型。因此，给家禽进行免疫接种尤为重要。我国采取的免疫接种策略是控制禽流感病毒在家禽中间的传播，这种措施比捕杀病禽更加经济有效。目前家禽免疫接种效果良好，但由于无法在野生鸟类中开展禽流感疫苗的预防接种，所以尚不能从自然界彻底根除甲型 H5N1 或 H7N9 亚型禽流感病毒。

2. 高危人群与公众预防

从事禽类相关职业的人员是禽流感病毒感染的高危人群。身患慢性病和具有活禽市场暴露史是感染 H7N9 禽流感病毒的危险因素。加强对公众禽流感防控知识的宣传，有助于降低禽流感感染风险，尤其应该加强涉及禽类相关工作人员的防护知识宣传从而切断传播途径。此外，H7N9 与高致病性禽流感 H5N1 不同，其仅导致禽类发生轻微疾病。因此应反复强调：即使与外表健康的禽类接触也应该采取个人防护措施。

由于人感禽流感目前仍处于高度散发状态，对于公众来讲，预防的重点应远离病死禽、野禽及其污染物品，并养成良好的健康行为习惯。比如公共场合要注意呼吸卫生和手卫生，在咳嗽、打喷嚏之前，用清洁的手绢或纸巾遮掩口鼻；饭前、饭后、便后，以及处理动物或者动物排泄物后，应用肥皂或酒精洗手液洗手；同时应该保证充足的睡眠、均衡的营养以及适当的体育锻炼，增强体质。

3. 社会环境的改善

人感染 H7N9 禽流感病例流行病学调查结果显示，大多数病人都直接或间接与活禽市场有过接触。水禽、旱禽、家畜的混养，以及活禽批发零售的市场模式，可能为禽流感病毒之间的基因重组创造条件，促使新型流感病毒的产生。一旦病毒发生变异适应人体，就会造成人类流感大流行。因此规范活禽交易市场管理及改善社会环境，是预防和控制禽流感重大疫情发生和传播的重要因素。

我国采取了一系列措施控制 H7N9 禽流感的暴发，比如实行集中养殖、集中屠宰、集中运输以及改革生鲜禽销售模式，能最大程度地降低禽流感病毒重组和感染人类的风险；同时将可持续的活禽市场管理措施作为优先考虑的防控措施，如定期休市、活禽不过夜、涉水和非涉水禽类分隔销售等。

4. 人感染禽流感疫苗

当前，人们使用季节性流感疫苗（预防甲型 H1N1 亚型 pdm2009 毒株、甲型 H3N2 亚型和乙型流感）不能诱导产生针对禽流感病毒（甲型 H5N1 亚型、H7N9 亚型等）的交叉抗体。随着反向遗传学技术等实验方法的进步，用禽流感病毒的 HA 和 NA 基因替换传统季节性流感疫苗毒株的相应节段，可在短时间（数周内）制备出安全可用的新型疫苗候选毒株，现有的兽用禽流感疫苗正是采用类似的技术路线开发而来的。2009 年发生流感全球大流行时，已经采用类似的基因工程技术实现了新型流感疫苗的快速开发与生产。

对人群抗体水平进行调查，结果表明人群普遍缺乏对甲型 H7N9 亚型禽流感病毒的交叉抗体。截至 2017 年，已有多个甲型 H7N9 亚型流感疫苗备选株通过了 WHO 安全性评价，可用于疫苗研发。在此基础上，甲型 H7N9 亚型流感灭活疫苗、减毒活疫苗以及重组疫苗均已取得较好的研究结果。部分制药企业也先后提交疫苗临床试验申请。但由于甲型 H7N9 亚型流感不能在人际间发生持续传播，该疫苗的三期临床试验无法开展，所以目前没有供人类接种的甲型 H7N9 亚型流感病毒疫苗销售。

参考文献

[1] 叶冬青. 流行病学进展：第 13 卷 [M]. 北京：人民卫生出版社，2017.

[2] 李立明. 流行病学：第 2 卷 [M]. 3 版. 北京：人民卫生出版社，2015.

[3] 夏时畅，龚震宇，陈恩富，等. 禽流感防控手册 [M]. 北京：人民卫生出版社，2014.

[4] 翟新验，刘林青，李婷，等. H5 亚型高致病性禽流感病毒流行特点及其防控 [J]. 中国兽医杂志，2020, 56（02）：5-8.

[5] 王琦梅，刘社兰，陈恩富. 人感染 H7N9 禽流感流行病学研究进展 [J]. 中华预防医学杂志，2017, 51（02）：183-187.

[6] WU P, PENG Z B, FANG V J, et al. Human infection with influenza A（H7N9）virus during 3 major epidemic waves, China, 2013-2015[J]. Emerging Infectious Diseases, 2016, 22（06）：964-972.

[7] LIU B, HAVERS F, CHEN E F, et al. Risk factors for influenza A（H7N9）disease-China, 2013[J]. Clinical Infectious Diseases, 2014, 59（06）：787-794.

[8] TONG S X, ZHU X Y, LI Y, et al. New world bats harbor diverse influenza A viruses[J]. PLoS Pathogens, 2013, 9（10）：e1003657.

[9] QIN Y, HORBY P W, TSANG T K, et al. Differences in the epidemiology of human cases of avian influenza A（H7N9）and A（H5N1）viruses infection[J]. Clinical Infectious Diseases, 2015, 61（04）：563-571.

[10] BAO C J, CUI L B, ZHOU M H, et al. Live-animal markets and influenza A（H7N9）virus infection[J]. The New England Journal of Medicine, 2013, 368（24）：2337-2339.

[11] COWLING B, JIN L M, LAU E H Y, et al. Comparative epidemiology of human infections with avian influenza A H7N9 and H5N1 viruses in China: a population-based study of laboratory-confirmed cases[J]. The Lancet, 2013, 382（9887）：129-137.

[12] RIEL D, MUNSTER V J, WIT E, et al. H5N1 virus attachment to lower respiratory tract[J]. Science, 2006, 312（5772）：399.

[13] LE Q M, KISO M, SOMEYA K S, et al. Avian flu: isolation of drug-resistant H5N1 virus[J]. Nature,

2005, 437（7062）: 1108.

[14] ZHANG Z J, XIA Y, LU Y, et al. Prediction of H7N9 epidemic in China[J]. Chinese Medical Journal, 2014, 127（02）: 254-260.

[15] WANG X, FANG S S, LU X, et al. Seroprevalence to avian influenza A（H7N9）virus among poultry workers and the general population in southern China: a longitudinal study[J]. Clinical Infectious Diseases, 2014, 59（06）: e76-83.

第十四章 临床诊断和治疗

第一节 临床特点

一、临床表现

流感的致病性与机体所感染的病毒类别有关，机体的免疫状况与感染之间也有密切关系，因此个体间的临床表现也不尽相同。

流感通常起病急骤，前驱症状以发热、咽痛、肌痛为主，体温常在 24 h 内迅速达到高峰，即 39 ~ 40 ℃，出现寒战、畏寒，随后可出现干咳、鼻塞、流涕、打喷嚏、胸骨后不适、颜面潮红、眼结膜充血、流泪等，并且多伴有乏力、食欲减退等全身症状。少见症状有咯血、复发性眼眶疼痛等。部分患者症状轻微或无流感症状。

老年流感患者的症状较轻，往往没有咽痛、肌肉酸痛等症状，甚至无发热，主要表现为纳差、头晕不适、乏力等，往往发现时已经病情危重。感染乙型流感病毒的儿童常以呕吐、腹痛、腹泻为主要临床表现，婴幼儿可有高热惊厥及拒奶等表现。

流感未并发肺炎者一般无明显阳性体征，并发肺炎的患者听诊可闻及啰音及异常呼吸音。在患病早期，有些患者可出现皮温升高伴皮肤干燥，年轻患者有时可出现颈部淋巴结轻度肿大。尽管有些患者有强烈的咽喉疼痛，但咽部检查时，通常无明显病变。部分病例还可诱发哮喘发作。

无并发症者病程呈自限性，多于发病 3 ~ 4 d 后逐渐退热且全身症状好转，但咳嗽和疲惫感恢复常需 1 ~ 2 周。

二、实验室检查

（一）血常规

白细胞水平通常正常或降低；合并细菌感染时外周血白细胞和中性粒细胞计数明显增多，病原菌以肺炎链球菌、金黄色葡萄球菌及流感嗜血杆菌为主。重症患者的淋巴细胞计数显著降低

（< 800 × 10³/L），其肺组织或分泌物标本培养病毒滴度高。

（二）血生化

可有丙氨酸氨基转移酶、天门冬氨酸氨基转移酶、肌酸激酶、乳酸脱氢酶、肌酐等升高，部分患者可出现低钾血症等电解质紊乱，重症患者可有血乳酸升高。

（三）动脉血气分析

重症患者可有氧分压、血氧饱和度、氧合指数的下降，伴酸碱平衡失调。

（四）脑脊液

中枢神经系统受累者，脑脊液中总细胞数和蛋白含量可正常或升高；急性坏死性脑病患者的典型表现为细胞数基本正常，蛋白增高。脑脊液 RT-PCR 或培养可见流感病毒。

（五）其他

在感染、炎症等应激状态下，血浆中 C 反应蛋白会快速增高；血液流变学也可发生改变，如红细胞沉降率升高。可进行病毒抗原、核酸、血清学抗体等检测。

三、影像学特征

并发肺炎者影像学表现为肺内斑片状、磨玻璃影、多叶段渗出性病灶，也可见血管扩张、支气管充气征、胸膜增厚等征象；进展快速者可很快发展为双肺弥漫的渗出性病变或实变，个别病例可有胸腔积液。典型的甲型 H1N1 肺炎的 CT 表现为弥散性或斑块状的磨玻璃样改变，伴或不伴实变灶，通常位于下叶。重症流感患者的斑片状或弥漫性的磨玻璃影或实变区域可迅速融合（图 14-1，图 14-2），经治疗好转后大约 3 周被吸收。

出现急性坏死性脑病时，CT 或 MRI 可见对称性、多灶性脑损伤，以双侧丘脑受累为特征，基底核、脑干均可受累。部分患者可出现弥散性脑皮质受累和弥散性脑水肿。

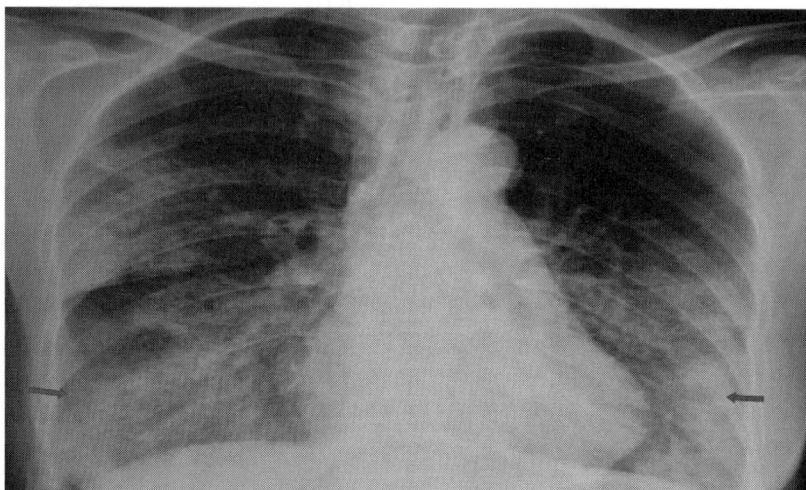

图 14-1 重症流感患者胸部 X 线片

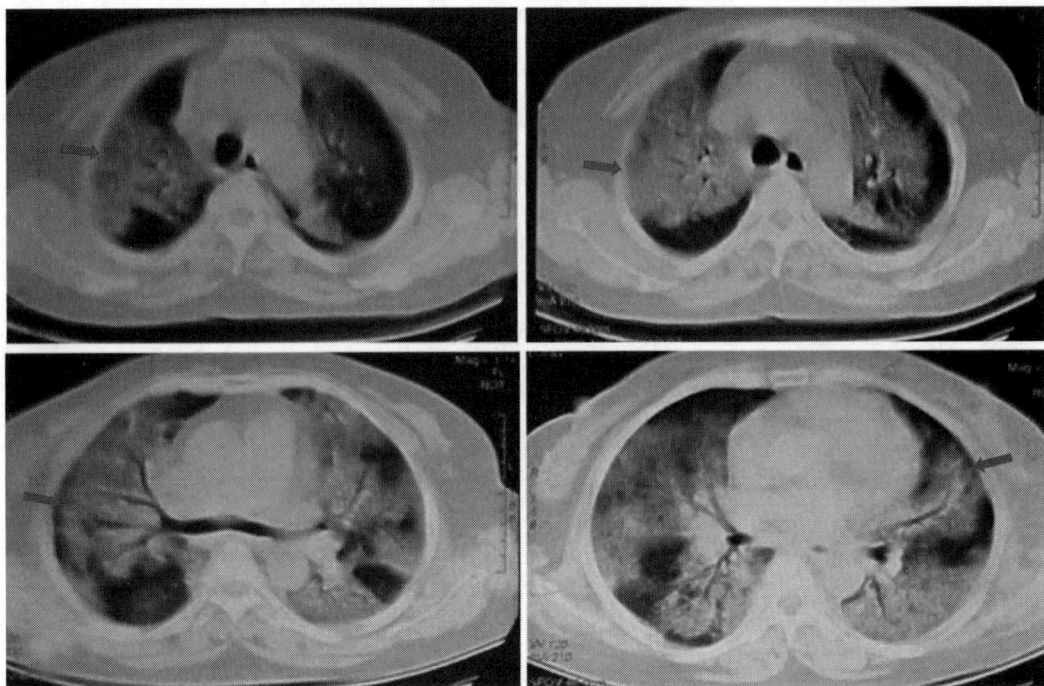

图 14-2　重症流感患者的胸部 CT 表现弥散状的磨玻璃影（箭头所示）

第二节　诊断标准及临床分型

对于急诊或门诊疑似流感病例的诊断，主要根据流行病学史、临床表现和病原学检查来进行。

一、诊断标准

（一）流感样症状病例

在流感流行季节，具有典型流感样临床表现，但无流行病学史及病原学检测结果者可归为此类诊断。

（二）临床诊断病例

有流感样临床症状及流行病学证据，并且排除其他引起流感样症状的疾病者可归为此类诊断。

在流感流行季节，有的患者只有发热，或无发热但是有呼吸道症状，特别是婴儿、学龄前儿童、老年人和免疫功能低下者可能不会出现发热等典型急性呼吸道症状。临床医生应对不典型症状患者，例如慢性心肺疾病（如慢性阻塞性肺疾病、心力衰竭等）急性恶化或已知流感并发症（如肺炎等）而入院的危重患者考虑为流感的诊断。

（三）确诊病例

有流感临床表现，符合一种及以上病原学检测结果：

（1）流感病毒核酸检测阳性。

（2）流感抗原检测阳性。

（3）流感病毒培养分离阳性。

（4）急性期和恢复期双份血清样本的流感病毒特异性 IgG 抗体水平呈现 4 倍或 4 倍以上升高。

二、重型和危重型

对于急诊或门诊发现的确诊病例，应积极对患者进行病情评估，结合患者的年龄、体质指数、基础疾病等信息判定患者是否为流感合并症的高危人群；并结合患者的检查、检验结果等评估患者的病情严重程度，以便评估患者是否需要住院治疗。

（一）重型

对于流感患者，出现以下情况之一者为重型病例：

（1）持续高热大于 3 d，伴有剧烈咳嗽，咳脓痰、血痰，或出现胸痛。

（2）呼吸困难和（或）呼吸频率＞ 30 次 /min。

（3）意识改变：反应迟钝、嗜睡、躁动及惊厥等。

（4）严重呕吐、腹泻，出现脱水表现。

（5）出现肺部并发症：肺炎。

（6）原有基础疾病明显加重。

（7）需住院治疗的其他临床情况。

（二）危重型

对于流感患者，满足以下情况之一的诊断为危重型病例：

（1）呼吸衰竭。

（2）急性坏死性脑病。

（3）脓毒性休克。

（4）多器官功能不全。

（5）出现其他需要进行监护治疗的严重情况。

第三节　鉴别诊断

一、新型冠状病毒肺炎

新冠病毒潜伏期多为 1 ~ 14 d，临床多以发热、乏力等为主要表现，部分患者可伴有鼻塞、流涕、咽痛等上呼吸道症状以及肌肉酸痛等全身症状。新冠肺炎与流感传染性均较强，临床表现基本相似，但目前来看新冠肺炎的死亡率显著高于流感。此外，新冠肺炎有着更高的 VTE 发生率，这点是需要引起我们注意的。根据患者的流行病学史并进一步结合病原学检查可明确鉴别。

二、普通感冒

与普通感冒相比,流感的全身症状较重,体温可达39 ℃以上,并伴有畏寒、寒战,全身肌肉酸痛,而普通感冒患者一般全身症状较轻,以上呼吸道卡他症状为主;此外,追问患者的流行病学史有助于鉴别:流感患者近期接触人员是否存在相似的临床表现;最后,病原学检测可协助鉴别:流感患者的流感病原学检测呈阳性,而普通感冒患者则为阴性。

三、急性病毒性咽喉炎

临床表现以局部咽喉症状为主,多表现为咽喉瘙痒、烧灼或异物感,可出现发热、咳嗽、咳痰等症状,查体可见咽喉部局限性充血、水肿,流感病原学检测可协助诊断。

四、急性咽扁桃体炎

以咽痛为主要表现,可伴有高热、畏寒,查体可见患者咽部和扁桃体充血、水肿,少数患者扁桃体可见黄色脓性分泌物。急性咽扁桃体炎以细菌感染为主,因此血细胞分析及病原学检测可协助鉴别诊断。

五、其他上呼吸道感染

在儿童中,流感还应与急性疱疹性咽喉炎及急性咽结膜炎相鉴别,后两者以局部症状为主,结合查体及流感病原学检测可协助鉴别。

六、急性气管－支气管炎

与流感相比,急性气管-支气管炎的全身症状通常较轻,以咳嗽、咳痰等为主要表现,可伴有发热。结合流行病学及病原学检测可协助诊断。

七、急性下呼吸道感染

当流感患者以呼吸道症状(咳嗽、咳痰等)为主要表现,伴或不伴发热及其他全身症状时,应考虑是否合并肺炎,并与其他病原体所致肺炎(如细菌、其他非流感病毒、非典型病原体等)相鉴别。结合患者临床表现及流行病学特点可做出初步判断,病原学检查可进一步协助诊断。

八、其他导致急性呼吸道症状的疾病

在流感活动期间,对于存在慢性心、肺疾病(如慢性阻塞性肺疾病、哮喘、心力衰竭等)的高危人群,一旦出现伴或不伴发热的急性呼吸道症状,应注意与流感相鉴别。结合患者病史及临床特点可做出初步诊断,病原学及其他心、肺功能检查可协助鉴别。

第四节　并发症

流感并发症最常出现在年龄大于 65 岁并伴有某些慢性基础疾病的患者中，比如并发心肺疾病、糖尿病或免疫抑制性疾病等。肺炎是最常见的并发症，其他并发症有神经系统损伤、心脏损伤、肾脏损伤、内分泌系统并发症、血液系统并发症、肌炎和横纹肌溶解、弥漫性血管内凝血（disseminated intravascular coagulation，DIC）、脓毒性休克等。

一、肺炎

流感病毒可引起原发性病毒性肺炎，重症流感患者容易并发细菌、真菌或其他病原体感染，严重者可出现 ARDS。

（一）原发性病毒性肺炎

原发性病毒性肺炎是一种严重的肺部并发症，临床特征主要表现为急性流感症状未缓解并进一步加重，伴有持续发热、咳嗽、呼吸困难和发绀等症状。影像学检查早期无明显体征，进行性加重后可出现片状弥漫磨玻璃样影。动脉血气提示低氧血症，呼吸道分泌物病毒学检测提示有大量病毒存在。原发性病毒性肺炎既可以在年轻患者中发生也可在伴有慢性基础疾病患者中发生，但伴有心脏疾病尤其是风湿性心脏病、二尖瓣狭窄的患者是最主要的易感人群。

（二）并发细菌、真菌等其他病原体感染

流感病毒感染后导致呼吸道上皮破坏和免疫作用受损，肺免疫环境发生了显著变化，肺泡巨噬细胞被早期消耗。由于这些细胞在许多细菌感染反应中起关键作用，因此它们的减少可能会导致并发细菌、真菌等其他病原体感染。继发细菌感染时最常见的病原体是肺炎链球菌，其次为金黄色葡萄球菌及流感嗜血杆菌；需特别注意的是，在重症肺炎中，耐甲氧西林金黄色葡萄球菌（methicillin-resistant staphylococcus aureus，MRSA）是最常见的继发细菌感染。另外，并发真菌感染特别是侵袭性曲霉病的发病率可高达 16%，死亡率为 47%～61%。可通过检测血清曲霉特异性抗原——半乳甘露聚糖（GM），痰和（或）气管吸出物的真菌培养，或通过支气管肺泡灌洗液（bronchoalveolar lavage fluid，BALF）的 GM 检测和病原体培养以明确诊断。

（三）ARDS

ARDS 是流感的一种严重并发症，主要是各种致病因素导致的炎症反应，引起肺泡上皮和微血管内皮细胞受损，导致上皮 – 内皮屏障的破坏。目前，流感病毒导致 ARDS 发生的机制尚不清楚。有的学者认为，流感病毒感染肺泡上皮细胞后，可直接损害上皮细胞，从而破坏上皮细胞的紧密连接，而受感染的上皮细胞可产生细胞因子，吸引炎症细胞如中性粒细胞和巨噬细胞等聚集，并激活邻近的内皮细胞；激活的内皮细胞和聚集的炎症细胞可进一步招募更多的炎症细胞浸润，炎症细胞导致活性氧和一氧化氮的产生，进一步破坏屏障。

二、神经系统损伤

神经系统损伤包括脑炎、脑膜炎、脑病、脊髓炎、吉兰-巴雷综合征等。虽然神经系统并发症在儿童中更为常见，但在成人中也逐渐开始被重视。

（一）流感相关脑炎/脑病（influenza-associated encephalopathy，IAE）

IAE 的主要特征是患者在感染流感病毒后几天内意识水平受损。最常见的神经系统症状是精神错乱和癫痫发作，主要包括急性坏死性脑病（acute necrotizing encephalophathy，ANE）、伴有双相性癫痫发作和晚期扩散的急性脑病（acute encephalophathy with biphasic seizures and late reduced diffusion，AESD）以及轻度脑炎/脑病伴可逆性脾脏病变（mild encephalitis/encephalopathy with a reversible splenial lesion，MERS）。ANE 通常是一种暴发性流感并发症，其特征是累及丘脑的多个脑部病变；AESD 的特征是双相病程、高热惊厥和 MRI 上的皮质下白质病变；而 MERS 流感相关性脑炎也可以演变成后部可逆性脑病综合征（posterior reversible encephalopathy syndrome，PRES），该病与 MRI 上的水肿区域有关，并可能在最初的病毒性症状和急性出血性白质脑炎（acute hemorrhagic leukoencephalitis，AHLE）后数天至数周内发生，其特征是白质迅速以及明显地脱髓鞘和发炎；急性坏死性脑病多见于儿童。

（二）吉兰-巴雷综合征（Guillain-Barré syndrome，GBS）

它是一种急性免疫介导的多发性神经病变，其特征是进行性对称肌无力，并伴有腱反射缺失。GBS 在流感患者中比较少见，多数 GBS 病例在初次感染后的 2～6 周内出现症状。目前尚不清楚与流感相关的 GBS 的确切机制，可能机制包括神经炎性脱髓鞘疾病、急性播散性脑脊髓炎（acute disseminated encephalomyelitis，ADEM）和横贯性脊髓炎。

三、心脏损伤

心脏损伤主要有心肌炎、心包炎，严重者可出现心力衰竭。此外，患者在感染流感病毒后，与心肌梗死、缺血性心脏病相关的住院及死亡风险会明显增加。

（一）心肌炎

根据症状、心肌酶升高和超声心动图检查的结果，可初步做出心肌炎的临床诊断。流感相关性心肌炎的临床表现多种多样，大多数患者在出现病毒感染症状后的第 4～7 天出现与心功能障碍相关的急性症状，包括胸痛、呼吸困难、晕厥、低血压和心律失常。流感相关的心肌炎的严重程度涵盖从无症状到出现严重症状，甚至危及生命。尽管认识到与流感有关的心血管并发症主要发生在有心脏症状的患者中，但有相关研究表明，很大一部分的流感患者可能遭受临床上未识别出的无症状心肌损伤。另外，在与流感有关的心肌炎中，也可出现许多心脏特异性并发症，包括心力衰竭、心律不齐、心包积液和心脏压塞。如果流感相关的心力衰竭出现并伴有严重血液动力学障碍，需要高级的心脏支持疗法。

（二）流感相关的缺血性心脏病（ischemic heart disease，IHD）

IHD目前认为是由炎症驱动的：流感病毒引发的全身促炎反应还伴有显著的促凝血作用，在急性冠状动脉综合征的发展中起着至关重要的作用。

四、肾脏损伤

肾脏损伤主要包括急性肾损伤、急性肾小球肾炎及急性肾小管间质性肾炎。流感患者中肾脏损伤的潜在致病机制是多种因素引起的。除了横纹肌溶解介导的肾脏损伤外，可能的机制还包括血容量不足引起的肾脏灌注减少或败血症所致肾血管扩张，从而导致急性肾小管坏死。

五、噬血细胞综合征

噬血细胞综合征（hemophagocytic syndrome，HPS）是一种危及生命的临床综合征，由特定的自身免疫状况、感染或恶性肿瘤引起，在流感患者中比较罕见，主要特征是巨噬细胞和组织细胞活化，导致大量细胞因子的分泌和血小板、红细胞以及淋巴细胞不受控制地被吞噬。

六、肌炎和横纹肌溶解

肌炎和横纹肌溶解为不常见的并发症，主要表现为肌痛、肌无力或无法站立，实验室检查可出现肌酸激酶（creatine kinase，CK）及肌红蛋白升高。其中横纹肌溶解症可通过肌红蛋白阻塞肾小管或直接损伤肾小管，引起肾血管收缩而导致肾衰竭。

七、弥散性血管内凝血

弥散性血管内凝血主要表现为出血、血栓栓塞，血小板及各种凝血因子、纤溶酶原含量降低。

八、脓毒性休克

脓毒性休克的主要表现为高热、低血压、组织灌注不足及多器官功能不全等。流感病毒感染可通过诱导大量的细胞因子反应来触发免疫系统的失调；这种细胞因子风暴可引起内皮损伤和功能障碍、凝血失调，进而改变微血管通透性，导致组织水肿并出现休克。

第五节　治疗

一、基本原则

（1）早发现、早报告、早诊断、早治疗，重视对危重症流感病例的积极救治，中西医并重，充分发挥中西医各自的优势。

（2）住院治疗标准（满足下列标准任意1条）：①基础疾病明显加重，如慢性阻塞性肺疾病、糖尿病、慢性心功能不全、慢性肾功能不全、肝硬化等；②符合重型或危重型流感诊断标准。

（3）非住院患者居家隔离时，应保持房间通风，佩戴口罩；注意充分休息，多饮水，多食用易于消化和富有营养的食品。对于儿童和老年患者，应密切观察其病情变化。

（4）高危人群感染流感病毒后病情进展较快，应尽早进行抗病毒治疗，减轻症状，减少并发症，缩短病程，降低病死率。

（5）避免盲目或不恰当使用抗菌药物，仅在有细菌感染的指征时使用抗菌药物。

（6）合理选用退热药物，儿童禁忌使用阿司匹林或含阿司匹林药物以及其他水杨酸制剂。

（7）辨证使用中医药。

二、对症治疗

合并其他病原体感染时应给予相应的抗感染治疗，发生高热者可给予物理降温治疗或应用解热药物。对咳嗽、咳痰严重者应该对症给予止咳祛痰药物。根据缺氧程度采用适当的方式进行氧疗，积极纠正患者的低氧血症。对重症患者要尽早进行抗休克、器官功能支持治疗，重视营养支持治疗，预防血电解质、酸碱平衡紊乱及多器官功能障碍综合征（multiple organ dysfunction syndrome，MODS）等严重的全身性疾病的出现。

三、抗病毒治疗

抗病毒治疗是流感治疗方案的基石，及早、规范、足量、足疗程的抗病毒治疗是保证治疗效果、预防不良预后和减少耐药毒株出现的关键。

（一）抗流感治疗时机及选择

对于以下疑诊或确诊的人群，无论近期是否有流感疫苗接种史，临床医生都应尽快开始启动抗病毒治疗，包括：①因流感而住院者；②出现严重或进展性疾病的门诊流感样症状或确诊患者；③流感并发症高风险的门诊患者。

（二）抗病毒药物

1. 神经氨酸酶抑制剂

神经氨酸酶抑制剂的作用机制：神经氨酸酶（NA）是流感病毒被膜上的一种糖蛋白，负责催化、水解流感病毒颗粒表面的唾液酸残基与宿主细胞表面糖基团之间结合形成的糖苷键，从而使得成熟的病毒颗粒脱离宿主细胞，感染新的宿主细胞，导致流感病毒在患者体内的传播扩散。而神经氨酸酶抑制剂主要通过竞争性结合NA的底物，阻断NA的活性，导致病毒颗粒在宿主细胞表面积聚，从而阻止它们扩散到邻近的细胞。

目前临床上常用的神经氨酸酶抑制剂主要有奥司他韦颗粒或胶囊、扎那米韦吸入剂和帕拉米韦氯化钠溶液、拉尼米韦吸入剂。

（1）奥司他韦。奥司他韦对甲型流感和乙型流感均有效。奥司他韦进入人体后，在胃肠道吸收后，经肝酯酶转化为活性成分——奥司他韦羧酸盐，然后定向分布至肺部、支气管、鼻窦、中耳等部位，但在中枢神经系统的血药浓度较低，代谢部位主要是在肾脏。

目前，奥司他韦在中国的批准适应证如下：可用于 1 岁及 1 岁以上儿童的甲型流感及乙型流感治疗，还可用于 13 岁及 13 岁以上人群的甲型流感及乙型流感的预防。

现有的临床证据表明，对于确诊病例，早期、规范、足剂量使用奥司他韦（首次症状出现的 48 h 之内，具体剂量详见表 14-1）可缩短流感患者的症状缓解时间，减轻患者的病情严重程度，降低下呼吸道感染等并发症的发生率及重症流感患者的死亡风险。循证医学证据表明，相比于未接受奥司他韦治疗的重症流感患者，在症状出现 48 h 之后给予奥司他韦治疗仍可降低重症患者的死亡风险。因此，对于重症患者，即便患者出现首发症状的时间超过了 48 h，也应推荐患者尽早接受抗病毒治疗。

表 14-1 NA 抑制剂的适应证及推荐剂量

药物	适应证	注意事项	人群		剂量
奥司他韦（持续治疗时间 5 d）	甲型流感和乙型流感的治疗，但乙型流感的临床应用数据相对较少	对于 H1N1 型流感存在耐药风险；胃肠道功能紊乱可能影响奥司他韦的治疗效果		0 ~ 12 个月	3.0 mg/（kg·次），1 日 2 次
			≥ 12 个月	≤ 15 kg	30 mg/次，1 日 2 次
				> 15 kg	45 mg/次，1 日 2 次
				> 23 kg	60 mg/次，1 日 2 次
				> 40 kg	75 mg/次，1 日 2 次
扎那米韦（持续治疗时间 5 d）	甲型流感和乙型流感的治疗	有导致支气管痉挛的风险，使用时应谨慎	≥ 5 岁		10 mg/次，1 日 2 次
帕拉米韦氯化钠注射液	重症、无法接受或对其他 NA 抑制剂治疗反应欠佳或耐药的甲型流感及乙型流感	老年患者使用需慎重；高剂量应用时注意监测心电指标	成人		300 ~ 600 mg，单次静脉滴注，病情严重者可选择每日 1 次，1 ~ 5 d 重复用药
			儿童		10 mg/（kg·次），单日最大用量 600 mg；病情严重者，可采用不超过 5 d 的连日给药

（2）扎那米韦。扎那米韦是一种经口吸入剂，吸入后 1～2 h 达到血药峰值，生物利用度较低，仅为 2%，约 90% 以原药的形式经肾脏排出体外。关于扎那米韦的适应证及用药情况，详见表 14-1，肝肾功能不全患者无须调整剂量。

扎那米韦还可静脉滴注，在 2009 年甲型 H1N1 暴发时，其被用于无法接受扎那米韦吸入或奥司他韦的患者，比如严重休克、接受机械通气、消化道出血或肠梗阻等患者。循证医学证据表明，静脉滴注扎那米韦与奥司他韦具有相似的疗效，安全性也相似，两组之间的死亡率没有显著差异，但目前中国还没有批准静脉滴注扎那米韦。

（3）帕拉米韦。帕拉米韦的作用机制与奥司他韦和扎那米韦的作用机制略有不同，因为该分子与 NA 的活性位点建立了多重相互作用。因此，帕拉米韦对奥司他韦和扎那米韦耐药的甲型和乙型流感病毒仍保持抗病毒活性。

帕拉米韦进入人体 2～4 h 后可达到血药峰浓度，在体内未进行降解，90% 以药物原型的形式排出体外。帕拉米韦治疗具体用药方案详见表 14-1。

（4）拉尼米韦。拉尼米韦作为一种新型 NA 抑制剂，与奥司他韦一样，作为一种前体药，吸入后在呼吸道被激活，转变成活体形式——辛酸拉尼米韦。临床试验表明：在减少流感症状持续时间和病毒脱落方面，拉尼米韦和奥司他韦的疗效相似。此外，研究还发现拉尼米韦对奥司他韦产生耐药的菌株也有效，目前，拉尼米韦还未在我国获批上市。

（5）特殊人群的用药指导。①肾功能不全患者。由于奥司他韦经过肾脏代谢，因此对于肌酐清除率（creatinine clearance rate，CCR）小于 60 ml/min 的肾功能不全患者需要调整用药剂量（表 14-2）。值得注意的是，奥司他韦在不接受透析治疗的晚期肾衰患者（r_{cc} < 10 ml/min）中的剂量及使用的安全性和有效性尚缺乏有效的临床数据支持，但在最新的英国公共卫生部指南中指出：对于此类患者可接受 1 次 30 mg 的奥司他韦治疗，但在临床使用中须谨慎。②肝功能不全患者。虽然奥司他韦需要经过肝酯酶代谢，但对于轻中度肝功能不全（Child-Pugh 评分≤ 9）患者无需调整治疗剂量，对于严重肝功能不全患者的剂量尚缺乏有效证据。③免疫功能低下患者。对于免疫功能低下的患者，如近期（6 个月之内）接受放化疗治疗的恶性肿瘤、身患严重的自身免疫性疾病、接受器官或骨髓移植且目前正在接受免疫抑制治疗、接受高剂量全身糖皮质激素治疗的患者，建议在流感症状出现的 48 h 之内接受奥司他韦治疗，每次 75 mg，每日 2 次，持续 10 d，但长期使用奥司他韦会增加该类患者耐药性的发生，因此对于此类患者应该注意观察药物的治疗效果，监测病毒耐药性。

表 14-2　肾功能不全患者奥司他韦的服用剂量

肌酐清除率 / (ml/min)	推荐剂量	疗程（首次症状出现 5 d 内）
> 60	无需调整	连用 5 d
31 ~ 60	30 mg/ 次，1 日 2 次	连用 5 d
11 ~ 30	30 mg/ 次，1 日 1 次	连用 5 d

2.M2 离子通道抑制剂

该药主要用于治疗甲型流感，包括金刚烷胺、金刚乙胺。但由于目前甲型流感病毒对该类药物存在广泛耐药性，因此不推荐该类药物用于流感治疗。

3. 阿比多尔

阿比多尔为血凝素抑制剂，可用于成人甲型流感及乙型流感的治疗。用量为每次 200 mg，每日 3 次，疗程 5 d。但由于该药物在我国临床应用数据有限，因此在选择该药物治疗流感时，需密切观察药物的疗效和不良反应。

4.RNA 依赖的 RNA 聚合酶抑制剂

甲型和乙型流感病毒 RNA 聚合酶是由 PA、PB1 和 PB2 三个亚基构成的蛋白质复合物，在流感病毒的转录复制中发挥着重要的作用。RNA 聚合酶抑制剂主要通过与 RNA 聚合酶的亚基相互作用，从而阻断流感病毒在宿主细胞体内转录复制的过程。目前临床主要有法维拉韦、巴罗沙韦和匹莫迪韦。

（1）法维拉韦（又称法匹拉韦）：可广泛抑制流感病毒复制，包括对 M2 离子通道抑制剂和 NA 抑制剂耐药的流感病毒。体外实验表明，法维拉韦和 NA 抑制剂具有协同作用。临床实验证实，和单药治疗相比，法维拉韦联合奥司他韦治疗可以加速 18 岁及以上严重流感住院患者的临床康复。法维拉韦尚缺乏儿童使用经验。因相关研究较少，用法用量尚缺乏充分给药的经验，在临床中应谨慎使用。推荐按说明书用药：空腹口服给药，发现流感症状后开始快速给药，通常成人疗程为 5 d。第 1 天，每次 1600 mg，每日 2 次；从第 2 天到第 5 天，每次 600 mg，每日 2 次。

（2）巴罗沙韦：于 2018 年被美国食品药品监督管理局批准上市，目前国内尚未获批。美国疾病预防控制中心指出：巴罗沙韦可用于流感症状出现 48 h 之内，12 岁及以上的无并发症的门诊流感患者或存在发生流感并发症风险的高危人群。由于缺乏临床数据，巴罗沙韦不推荐用于病情进展者、哺乳期和妊娠期女性、严重免疫功能低下者以及重症住院患者。

（3）匹莫迪韦：是一种甲型流感病毒 RNA 聚合酶 PB2 亚基抑制剂，对甲型流感病毒包括对金刚烷胺和 NA 抑制剂耐药的毒株都较为灵敏，对乙型流感病毒无效。目前匹莫迪韦在临床上的安全性和有效性尚缺乏有效的临床证据。

5.耐药

抗病毒治疗是流感治疗的基石，在流感患者的治疗过程中发挥着重要作用。目前，NA 抑制剂是流感的首要选择药物。监测数据表明，部分甲型 H1N1 流感病毒对奥司他韦产生耐药性，但对扎那米韦仍具有较高的敏感性。2012—2017 年全球流感监测数据表明，在季节性流感病毒中 NA 抑制剂的耐药检出率总体上呈现一个较低的水平（0.76%）。而我国 2018—2019 年的检测数据表明，我国对 NA 抑制剂的耐药突变株较少，流感流行季节的耐药发现率（0.08‰）显著高于非流行期（0.01‰），并且耐药菌株全部为甲型 H1N1 病毒。因此，在对流感患者，尤其是在流行季节期间，进行 NA 抑制剂治疗的同时，应积极评估患者的治疗反应，并对患者进行病毒亚型和耐药性评估。临床医师及相关人员可登录中国国家流感中心网站（http://ivdc.chinacdc.cn/cnic/）获取相关流感监测信息。

四、免疫治疗

近期的临床试验表明，与单纯接受标准治疗的流感患者相比，接受血浆治疗的患者严重不良事件更少，并且其死亡率也有明显的下降。近年多种血浆制品已在治疗流感的临床实验中进行测试，虽然这些产品安全并且有着良好的耐受性，但其展示出的疗效是不一致的。迄今为止，没有任何产品能始终如一地显示出比现有抗病毒药物更具有优势。尽管有实验证明，从恢复期血清中提取的流感病毒特异性抗体或从混合人血浆中提取的静脉注射免疫球蛋白制剂对流感患者是有益的，但缺乏强有力的循证医学证据，出于安全原因，目前不推荐将其作为流感常规治疗。但对于临床实验或抗病毒药物无效的患者，可考虑此治疗。

五、糖皮质激素治疗

糖皮质激素（glucocorticoid，GC）作为一种抗炎药物，在流感病毒严重感染的急性期被广泛使用，以减轻对宿主的免疫损伤，特别是在 ARDS 患者中，使用率为 50% ~ 80%。GC 可有效抑制肺组织炎症介质的产生和炎性细胞活化，减弱机体全身炎症反应状态，从而减轻肺损伤，提高氧合。2018 年美国传染病学会（Infectious Diseases Society of America，IDSA）流感指南推荐，除非有相关临床指征，否则不应使用激素治疗流感病例。基于 SARS 经验，我国学者推荐，对于重症流感患者，若满足以下情况时，可考虑早期使用 GC：①短期内肺部病变进展迅速，氧合指数 < 300 mmHg，且有进一步下降的趋势；②脓毒症合并肾上腺皮质功能不全。推荐方案：氢化可的松 200 mg/ 次，每日 1 次；甲泼尼龙 80 mg/ 次，每日 2 ~ 3 次。疗程 3 ~ 5 d，一般不超过 1 周。使用时应注意：短疗程、小剂量和个体化。

流感病毒感染的肺部在恢复期会出现异常的组织修复，病理表现为组织性肺炎，如不及时应用 GC 治疗可能导致肺间质纤维化。但需要注意的是，皮质类固醇的使用可能会提高 ICU 中重症流感患者的死亡率，故应谨慎使用激素。

六、呼吸 / 循环支持治疗

当重型 / 危重型流感患者出现低氧血症或呼吸衰竭时，需要密切监护其生命体征，及时给予相应的治疗，目前常用的一些呼吸 / 循环支持治疗包括常规氧疗、经鼻高流量氧疗（high flow nasal cannula，HFNC）、无创 / 有创正压通气及 ECMO 等。总体来讲，合并妊娠、糖尿病、高血压，大面积病变累及双侧肺或多肺叶的患者，机械通气的需求更高。

（一）鼻导管或面罩吸氧

当患者发生低氧血症（呼吸空气时 $PaO_2 < 60$ mmHg 或 $SpO_2 < 93\%$）时应首先考虑常规氧疗，如鼻导管、面罩等吸氧方式，并严密监测氧疗效果（如血氧饱和度、呼吸形式和生命体征等），若 1 ~ 2 h 后患者乏氧症状或指标无改善或恶化，应立即更换为其他呼吸支持治疗方式。

（二）经鼻高流量氧疗或机械通气

患者出现以下情况时可以选择 HFNC 治疗：轻中度低氧血症（100 mmHg ≤ PaO_2/FiO_2 < 300 mmHg）；无紧急气管插管指征；生命体征相对稳定，但患者接受规范化普通氧疗装置后仍不能纠正并且无法耐受无创正压通气。与标准氧疗相比，HFNC 减少了气管插管的需要，但对于严重高碳酸血症、血流动力学不稳定、多器官功能衰竭或精神状态异常的患者不推荐给予 HFNC 治疗。对于接受 HFNC 治疗的患者应进行密切监护，以防患者在短时间（约 1 h）内出现病情急剧恶化或没有改善。

当患者出现持续性低氧血症、伴 CO_2 潴留或酸碱平衡失调时，可选择无创正压通气治疗，无创正压通气可降低气管插管率，但其对于低氧性呼吸衰竭的疗效目前仍存在争议。如果上述所有呼吸支持治疗方式均难以纠正重症或危重症流感患者的呼吸衰竭，出现进行性加重的低氧血症、CO_2 潴留（$PaCO_2 > 45$ mmHg），或出现血液动力学不稳定、多器官功能衰竭或精神状态异常时不应接受无创正压通气治疗，建议立即给予患者气管插管行有创正压通气。对于接受有创机械通气的 ARDS 患者，根据美国胸科协会 / 欧洲重症医学会 2017 年制定的成人 ARDS 患者的机械通气指南，应当采取肺保护通气策略：①使用小潮气量（4 ~ 8 ml/kg）和低平台压通气（< 3.0 kPa）；②患者接受俯卧位通气应超过 12 h/d；③不推荐高频振荡通气（high frequency oscillation ventilation，HFOV）常规用于中重度 ARDS 患者；④推荐中重度 ARDS 患者接受较高水平的 PEEP；⑤建议成人 ARDS 患者接受肺复张（recruitment maneuvers，RM）。ARDS 患者预后较差，应密切关注其病情变化，采取相应的对症支持治疗。

（三）ECMO

ECMO 是一种新型的辅助治疗技术，可通过心肺旁路技术实现气体交换，降低呼吸机设定条件，减少呼吸机相关损伤及氧毒性损害，促进患者早期活动。在急性呼吸衰竭引起的顽固性低氧血症患者中，ECMO 可作为一种拯救性的手段引入治疗中。ECMO 可以进行完全的心肺功能替代（V–A ECMO，静脉 – 动脉模式）或者仅替代肺功能（V–V ECMO，静脉 – 静脉模式），V–V 模式可有效改善氧含量，提高组织氧代谢，减少器官损害，降低呼吸机相关肺损伤概率。接受 ECMO 治疗后，患者血气指标可得到明显改善，动脉二氧化碳分压（$PaCO_2$）水平下降，动脉氧分压（PaO_2）水平升高，氧合指数提高。应用 ECMO 后，患者的整体存活率并不高，这可能与 ECMO 治疗时机选择过晚、在接受 ECMO 之前有创通气的时间长以及发生呼吸机相关性肺炎有关。考虑到 ECMO 治疗的经济成本及风险均较高，如何在流感病毒相关的 ARDS 患者中选择合适的患者施予 ECMO 治疗，目前仍有较大争议。

（四）循环支持

重症患者可并发休克，首先应进行充分的液体复苏，之后合理地使用血管活性药物，密切监测患者血压、心率和尿量的变化，以及乳酸和碱剩余。必要时进行血流动力学监测如中心静脉导管测压等，指导输液和血管活性药物使用，可改善组织灌注。

七、其他治疗措施

（一）并发细菌／真菌感染的治疗

疑似或实验室已确诊的流感病例如果怀疑并发细菌感染，应进行调查并根据经验治疗，其中包括重症、在 3～5 d 抗病毒治疗后病情仍未改善，或好转后又恶化的病例。在重症流感性肺炎病例中并发其他病原体感染的比例可高达80%以上，其中以耐甲氧西林金黄色葡萄球菌为主（60%以上），其次为肺炎链球菌、铜绿假单胞菌等，除此之外还包括其他病毒及不典型病原体等。在流感患者中需要使用相应抗菌药物时，注意覆盖常见菌，根据药敏试验及时调整药物。

对流感并发真菌感染，尤其是并发曲霉菌的患者，首选推荐伏立康唑和艾沙康唑；难治性肺曲霉菌，或者伏立康唑和艾沙康唑不适用的患者，可选用泊沙康唑、多烯类（两性霉素 B 脂质体）及棘白菌素类（卡泊芬净）等。

（二）抗凝治疗

流感患者特别是重症患者会出现血液高凝状态，进而发展成急性肺栓塞。对流感患者进行预防性抗凝时需要权衡利弊，根据患者病情及状态进行抗凝治疗。

八、中医药学

中医药作为我国的传统医药，在防治流感方面具有重要的价值。在历次流感的治疗中，中医积累了丰富的经验，《伤寒论》《千金要方》《肘后备急方》《时病论》等中医论著为后世提供了丰富的抗疫经验。流感最近一次大的暴发流行在 2009 年，当时中医药已广泛参与流感的治疗。在近年来多次流感流行中，中医药均发挥了重要作用，同时也使医学工作者积累了丰富的临床实践经验。现有的临床研究表明，中药治疗在缓解症状、缩短住院时间以及减轻不良反应等方面具有一定的作用。在 2019 年 11 月 13 日，国家卫生健康委员会发布的《流行性感冒诊疗方案（2019 年版）》中就流感的中医学治疗提出了关于轻症、重症及恢复期的辨证治疗方案。

（一）轻症辨证治疗方案

1.风热犯卫

临床表现：发病初期发热或未发热，咽红不适，轻咳少痰，无汗，舌质红、苔薄或薄腻，脉浮数。

治法：疏风解表，清热解毒。

基本方药：银翘散合桑菊饮加减。

煎服法：水煎服，每剂水煎400 ml，每次口服200 ml，每日2次；必要时可日服2剂，每6 h口服1次，每次200 ml。

加减：苔厚腻加藿香10 g、佩兰10 g，咳嗽重加杏仁10 g、炙枇杷叶10 g，腹泻加黄连6 g、木香3 g，咽痛重加锦灯笼9 g、玄参15 g。若呕吐可先用黄连6 g、苏叶10 g水煎频服。

常用中成药：疏风解表、清热解毒类，如金花清感颗粒、连花清瘟胶囊（颗粒）、清开灵颗粒（胶囊、软胶囊、片、口服液）、疏风解毒胶囊、银翘解毒片、桑菊感冒片（冲剂）等。儿童可选儿童抗感颗粒、小儿豉翘清热颗粒等。

2.热毒袭肺

临床表现：高热，咳嗽，痰黏、咳痰不爽，口渴喜饮，咽痛，目赤，舌质红、苔黄或腻，脉滑数。

治法：清热解毒，宣肺止咳。

基本方药：麻杏石甘汤加减。

煎服法：水煎服，每剂水煎400 ml，每次口服200 ml，每日2次；必要时可日服2剂，每6 h口服1次，每次200 ml。

加减：便秘加生大黄（后下）6 g，持续高热加青蒿15 g、丹皮10 g。

常用中成药：清热解毒、宣肺止咳类，如连花清瘟胶囊（颗粒）、银黄类制剂等。儿童可选小儿肺热咳喘颗粒（口服液）、小儿咳喘灵颗粒（口服液）、羚羊角粉冲服。

（二）重症辨证治疗方案

1.毒热壅肺

临床表现：高热不退，咳嗽重，少痰或无痰，喘促短气，头身痛，或伴心悸、躁扰不安，舌质红、苔薄黄或腻，脉弦数。

治法：解毒清热，泻肺活络。

基本方药：宣白承气汤加减。

煎服法：水煎服，每剂水煎400 ml，每次口服200 ml，每日2次；必要时可日服2剂，每6 h口服1次，每次200 ml，也可鼻饲或结肠滴注。

加减：持续高热加羚羊角粉0.6 g（分冲）、安宫牛黄丸1丸，腹胀便秘加枳实9 g、元明粉6 g（分冲），喘促加重伴有汗出乏力加西洋参10 g、五味子6 g。

2.毒热内陷，内闭外脱

临床表现：神志昏蒙、淡漠，口唇爪甲紫暗，呼吸浅促，咯粉红色血水，胸腹灼热，四肢厥冷，汗出，尿少。舌红绛或暗淡，脉沉细数。

治法：益气固脱，清热解毒。

基本方药：参附汤加减。

煎服法：水煎服，每剂水煎 400 ml，每次口服 200 ml，每日 2 次；必要时可日服 2 剂，每 6 h 口服 1 次，每次 200 ml。也可鼻饲或结肠滴注。

（三）恢复期的辨证治疗方案

气阴两虚，正气未复。

临床表现：神倦乏力，气短，咳嗽，痰少，纳差，舌暗或淡红、苔薄腻，脉弦细。

治法：益气养阴。

基本方药：沙参麦门冬汤加减。

煎服法：水煎服，每剂水煎 400 ml，每次口服 200 ml，每日 2 次；必要时可日服 2 剂，每 6 h 口服 1 次，每次 200 ml。也可鼻饲或结肠滴注。

（四）妊娠期妇女及儿童的指导用药方案

（1）妊娠期妇女发病，治疗参考成人方案，避免使用妊娠禁忌药，治病与安胎并举，以防流产，并应注意剂量，终病即止。

（2）儿童用药可参考成人治疗方案，根据儿科规定调整剂量，无儿童适应证的中成药不宜使用。

参考文献

[1] 于学忠，陈玉国，赵晓东，等. 中国成人流行性感冒诊疗规范急诊专家共识 [J]. 中国急救医学，2019，39（10）：915-928.

[2] 王莹丽，蒋艳，朱瑞芳，等. 全球与中国流感病毒对 NAIs 耐药性趋势及特征 [J]. 中华医院感染学杂志，2020，30（02）：272-277.

[3] 国家卫生健康委员会. 流行性感冒诊疗方案（2019 年版）[EB/OL].（2019-11-13）[2020-10-31]. http://www.nhc.gov.cn/yzygj/s7653p/201911/a577415af4e5449cb30ecc6511e369c7/files/75a810713dc1 4dcd9e6db8b654bdef79.pdf.

[4] 卫生部医政司. 流行性感冒诊断与治疗指南（2011 年版）[J]. 国际呼吸杂志，2011，31（06）：401-409.

[5] 王梅，邱占军，陈宪海. 中医辨体论治流行性感冒的研究进展 [J]. 中国中医急症，2020，29（03）：558-561.

[6] 陆丽芳. 中医中药治疗及护理干预在对流行性感冒患者中应用效果分析 [J]. 现代医药卫生，2020，36（03）：355-358.

[7] MUTHURI S G, VENKATESAN S, MYLES P R, et al. Effectiveness of neuraminidase inhibitors in reducing mortality in patients admitted to hospital with influenza A H1N1pdm09 virus infection: a meta-analysis of individual participant data[J]. The Lancet Respiratory Medicine, 2014, 2（5）: 395-404.

[8] SHORT K R, KROEZE E J B V, FOUCHIER R A M, et al. Pathogenesis of influenza-induced acute respiratory distress syndrome[J]. The Lancet Infectious Diseases, 2014, 14（01）: 57-69.

[9] VOS L M, BRUNING A H L, REITSMA J B, et al. Rapid molecular tests for influenza, respiratory syncytial virus, and other respiratory viruses: a systematic review of diagnostic accuracy and clinical impact studies[J]. Clinical Infectious Diseases, 2019, 69（7）: 1243-1253.

[10] RODRIGO C, LEONARDI-BEE J, NGUYEN-VAN-TAM J S, et al. Effect of corticosteroid therapy on influenza-related mortality: a systematic review and meta-analysis[J]. The Journal of Infectious Diseases, 2015, 212（02）: 183-194.

[11] BULTER C C, VAN DER VELDEN A W, BONGARD E, et al. Oseltamivir plus usual care versus usual care for influenza-like illness in primary care: an open-label, pragmatic, randomised controlled trial [J]. The Lancet, 2020, 395（10217）: 42-52.

[12] WANG W, QIU B, LI Q, et al. CT onset of influenza A（H1N1）complicated with severe pneumonia in two typical cases[J]. Panminerva Medica, 2010, 52（04）: 355-359.

[13] CHOW E J, DOYLE J D, UYEKI T M. Influenza virus-related critical illness: prevention, diagnosis, treatment[J]. Critical Care, 2019, 23（01）: 214.

[14] OKUNO H, YAHATA Y, TANAKA-TAYA K, et al. Characteristics and outcomes of influenza-associated encephalopathy cases among children and adults in Japan, 2010-2015[J]. Clinical Infectious Diseases, 2018, 66（12）: 1831-1837.

[15] COOPER N J, SUTTON A J, ABRAMS K R, et al. Effectiveness of neuraminidase inhibitors in treatment and prevention of influenza A and B: systematic review and meta-analyses of randomised controlled trials[J]. BMJ, 2003, 326（7401）: 1235.

[16] HAYDEN F G, SHINDO N. Influenza virus polymerase inhibitors in clinical development[J]. Current Opinion in Infectious Diseases, 2019, 32（02）: 176-186.

[17] WANG W, CHEN H, LI Q, et al. Fasting plasma glucose is an independent predictor for severity of H1N1 pneumonia[J]. BMC Infectious Diseases, 2011, 11（01）: 104.

[18] LIU Y, CHEN H, SUN Y J, et al. Antiviral role of toll-like receptors and cytokines against the new 2009 H1N1 virus infection[J]. Molecular Biology Reports, 2012, 39（02）: 1163-1172.

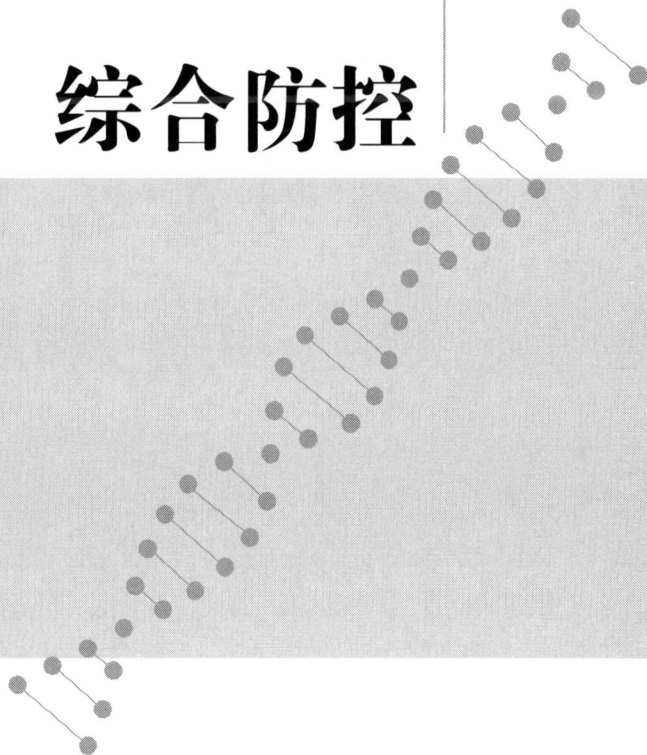

第三部分

综合防控

新型冠状病毒肺炎·流行性感冒防控

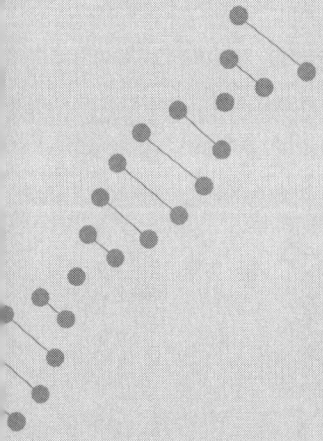

第十五章　医院感染防控

第一节　医院感染概述

医院作为提供医疗服务的机构，其专业性、复杂性和高风险性的特点使医院管理者时刻都要面对医疗质量和患者安全的考量。医学技术的不断进步，各种精密复杂仪器的广泛使用，大量介入性诊断、治疗方法的开展，放疗、化疗、抗生素的广泛使用，使医院感染在病原体、传播途径、易感人群等方面不断改变。医院环境微生物是导致患者和医务人员发生医院感染的直接原因。

此外，环境气候变化、人口寿命延长，各种慢性病、新发传染病等逐渐增加，容易合并各种感染，使疾病的诊断和治疗更加复杂，这一切都使医院感染日益复杂、严重。因此，医院感染已成为当今医学界十分重视的一个公共卫生问题。降低医院感染的发生、防止医院感染的暴发流行是现代医院质量管理的重要目标。

医院感染（hospital infection, HI；nosocomial infection，NI）又称获得性医院感染（hospital acquired infection，HAI），一般从广义和狭义两个方面来理解。广义定义是任何人员在医院活动期间遭受病原体侵袭而引起的任何诊断明确的感染或疾病，均称为医院感染。狭义定义为凡是住院病人在入院时不存在、也非已处于潜伏期的，而在住院期间遭受病原体侵袭而引起的任何诊断明确的感染或疾病，无论受感染者在医院期间或是出院以后出现症状，均称为医院感染。医院工作人员在医院内获得的感染也属于医院感染。

医院感染可按病原体来源、感染部位（表15-1）、感染的微生物种类等进行分类。其中，医院感染按其病原体来源可分为内源性感染和外源性感染两大类。内源性医院感染病原体来自患者体内或体表，大多数为在人体定植、寄生的正常菌群或条件致病菌，在正常情况下对人体无感染性，并不致病；在一定条件下，当它们与人体之间的平衡被打破时，可成为条件致病菌，引起各种内源性感染。外源性医院感染包括从病人到病人、从病人到医院职工和从医院职工到病人的直接接触感染，或通过物品对人体的间接接触感染，其病原体来自病人身体以外的地方，如其他病人、外环境等。因此，医院内的环境感染（如通过空气传播的感染）也属于外源性感染。

表 15-1　医院感染分类（按感染部位）

医院感染分类	内容
呼吸系统感染	上呼吸道感染 气管炎、气管支气管炎 肺炎 呼吸系统其他感染
泌尿系统感染	有症状的泌尿道感染 无症状菌尿症 泌尿系统其他感染（肾、输尿管、膀胱、尿道等）
消化系统感染	胃肠炎 胃肠道感染（食管、胃、大小肠、直肠） 肝炎 腹腔内感染（胆囊、胆管、肝、脾、腹膜、膈下组织或其他腹腔内组织） 婴儿坏死性肠炎
骨和关节感染	骨髓炎 关节或滑囊感染 椎间盘感染
中枢神经系统感染	颅内感染（脑脓肿、硬膜下/外感染、脑炎等） 脑膜炎或脑室炎 无脑膜炎性椎管内脓肿
心血管系统感染	动、静脉感染 心内膜炎 心肌炎或心包炎 纵隔感染
血液感染	经实验室证实的血液感染 临床败血症
生殖系统感染	子宫、附件、盆腔感染 外阴切口感染 阴道壁感染 生殖器其他感染（附睾、睾丸、前列腺等）
皮肤和软组织感染	皮肤感染 褥疮（浅层和深部组织感染） 软组织感染（坏死性筋膜炎、感染性坏疽、坏死性蜂窝组织炎、淋巴结/管炎、感染性肌炎） 烧伤组织感染 乳腺脓肿或乳腺炎 脐炎 婴儿脓疱病
手术切口感染	外科切口感染 外科切口的深部组织感染

续表

医院感染分类	内容
耳、鼻、咽、喉、口腔和眼的感染	耳感染（外耳炎、中耳炎、内耳炎、乳突炎） 副鼻窦炎 咽炎、喉炎 口腔部位感染 结膜炎球内感染
全身感染	多个系统或器官的感染 病毒感染 病毒性皮疹

一、危害及防控重要性

（一）危害

医院感染严重危害人的健康，占用大量的医疗资源，已成为预防控制传染病必须面对的一个重大课题。医院感染造成的危害概括起来主要有以下几个方面：

1. 增加患者痛苦

医院感染可导致患者原发疾病的疗效受到影响，降低治疗效果，影响医疗质量，严重者可引发并发症甚至死亡。例如手术后造成的创口感染，输血后引起的肝炎、艾滋病，器官移植后引起的感染性疾病均给患者带来了痛苦。2003年SARS患者恢复期可留下明显的后遗症，主要有肺部纤维化，可影响呼吸功能；有的出现骨坏死和骨质疏松。全球每年有数以万计的患者由于接受医疗服务时发生感染而使治疗、护理变得更加复杂，导致一些患者病情加重，有些患者出现长期残疾，还有些患者因此死亡。

2. 增加医疗负担

医院感染必然会延长患者住院时间，加重医疗护理工作的负担，影响床位周转使用，降低医疗工作效率。有研究人员曾采用1∶1病例对照配对方法对某三甲医院进行调查，结果显示，医院感染组患者平均住院时间为21.3 d，对照组平均9.7 d，因医院感染而致每例感染患者延长住院11.6 d。在我国目前医疗资源严重不足的情况下，院内感染除占用社会有限的医疗资源外，还大大增加了医疗护理的工作量。

医院感染延长了患者的住院时间，除住院的床位费用增加外，一些诊疗所需的检查、药物治疗也是必不可少的。如果医院感染的菌株是耐药菌株，则需要用更好的抗生素，费用高，将会增加个人及国家的经济负担，造成卫生资源的浪费。据统计，我国医院感染发生率为6%～8%，每年400多万人感染，经济损失近200亿人民币。这尚未包括医院感染所致的间接经济损失和因医院感染导致患者死亡所造成的后果。因此，如何有效地控制医院感染已经成为迫切需要解决的问题。

3. 妨碍新技术推广

医疗水平的提高，不同程度地损伤了人体防御系统，为病原的入侵打开了通道，医院感染也是妨碍许多现代先进技术的应用和进一步发展的重要原因。任何一项诊疗技术的应用，都面临医院感染问题。心外科、脑外科、器官移植等治疗技术推广面临的最大问题之一也是感染。

4. 影响医院社会形象

医院感染监测、控制、管理水平是衡量一个医院管理水平、技术水平和整体形象的重要指标之一。医院感染的发生，特别是医院感染暴发事件的发生会给医院带来严重的后果，影响医院的社会形象和声誉。发生医院感染事件，小则影响少数住院患者，如手术后创口感染或输血后的血源性感染，或由此引起医疗纠纷；大则可引起医院内流行，甚至波及社会，影响社会的安定和经济的发展。如2003年SARS早期在医院暴发引起公众的恐慌，2019年东台市人民医院发生血透丙肝感染，2020年10月青岛市胸科医院CT室污染导致新冠肺炎医院聚集性感染事件，除所在医院的信誉受到损害之外，在社会上也造成了不良的影响。

（二）防控重要性

作为一种相对特殊的感染和疾病发生形式，医院感染随着医院的形成而出现，随医院的发展而变化。医院感染不可能被消灭，但是通过预防和控制，可以降低医院内感染的发生率。

随着医疗技术的不断发展，大量介入性诊断、治疗技术普遍应用于临床，放疗、化疗及抗菌药物广泛应用，疾病谱的变化和人口老龄化程度不断提高，医院感染也发生了巨大变化。在感染宿主方面，由慢性非传染性疾病患者、老年人及儿童构成的易感人群队伍在迅速增加，医院感染的问题越来越突出。同时，随着生活水平的提高、知识的积累、法律意识的增强，人们对疾病知识的掌握、对治疗方法的了解、对医院运作模式的熟悉和对自身关爱程度的提高，患者和家属对医疗过程和医疗安全的关注度越来越高。医院感染问题也越来越受到医务人员、患者、患者家属和全社会的重视，尤其2020年我国多起新冠肺炎医院感染事件的发生，使得预防与控制医院感染这一工作尤显重要。此外，医院感染还与医院效益密切相关，如果医院不能收回为医院感染患者进行治疗的费用，意味着将由医院承担患者这方面的费用，会使医院领导和临床医务人员普遍感到压力。种种因素给医院感染的预防与控制提出了新的更多的挑战。如何做好医院感染的科学防控、具体操作，保证医疗和病人的安全，已成为提高医院竞争力和生存力的重要因素。新形势下，医院感染的防控在提高医疗质量、降低医院感染的发生方面起着重要的作用。

医院感染还有可能成为传染病扩散的一个节点，促进某种病原体快速在一个甚至多个地区扩散。医院是人员密集且流动频繁的场所，大型医院的患者以及陪护通常来自国内多地。一旦有某种新发病原体出现并导致院内感染事件，很可能会随着人员流动扩散到邻近地区甚至交通枢纽。新冠肺炎流行期间的院内感染事件就充分提示了此类传播方式的危害性。

从科学的角度全面认识医院感染，预防和控制医院感染的发生，完善医院感染管理的制度建设，加强医院感染管理工作，提高医务人员防控医院感染的意识，在医疗实践中通过一系列制度和措施的落实和执行，必将促成对医院感染预防与控制的真正重视，使预防医院感染转为自觉行为。降低医院感染发病率，对于提高医疗质量、减少不必要的医疗护理负担、节约医疗资源、确保医疗安全、促进医学的发展都有着极为重要的作用。总之，医院感染防控是一项系统工程，关键需要领导重视、医务人员认真负责，方可提高医患安全和医疗质量。

二、监测

医院感染监测是指长期、系统地观察一定人群中的医院感染发生及影响感染发生的各种因素，确定其分布动态和变动趋势，并及时采取防治对策和措施，同时对其防治效果和经济效益做出评价，不断改进，以期达到控制和消除医院感染的目的。

（一）意义

近30年来，人们注意到，虽然现代医院加强了隔离、消毒和灭菌措施，但住院病人中医院感染发生率仍没有下降。医院感染不仅可使患者病情加重，发生并发症，延长住院时间，给病人增添额外的痛苦和经济负担，而且严重的医院感染常使病人所患疾病不能达到预期治疗效果，或产生难以治愈的后遗症，甚至导致死亡。由于医院感染延长了住院时间，因而也加重了医疗护理工作的负担，影响了床位的周转，给国家、社会造成巨大经济损失。因此，预防和控制医院感染是医疗机构的一项重要任务。

90%～95%的医院感染病例是以散发的形式出现的。我国绝大部分医院报道的医院感染散发病例基本都来自监测。通过监测收集资料可以了解本单位医院感染的基本情况，掌握这些信息可以深入认识医院感染的规律性，制定有效的医院感染控制措施，减少医院感染管理工作的盲目性，降低医院感染发病率。进行医院感染监测是预防和控制医院感染的最重要对策之一。

医院感染监测是医院感染管理中一个十分重要的部分。随着现代医疗技术的发展，各种先进医疗器械及抗菌药物的广泛应用、新病原菌的出现以及老龄人口的增多等因素使医院感染已成为亟待解决的实际问题，需要通过有效的监测来掌握不断变化的医院感染危险因素，从而提高医疗卫生质量和服务安全性。因此，医院感染防控是以监测为基础，以控制为目标的。无监测依据的防控措施是盲目的，只有监测而不采取行动是无意义的。

（二）方法

医院感染监测的基本方法是充分采集详细的第一手资料，同时对资料进行汇总分析，然后将信息反馈给相关部门，并对效果进行评估等。

1.制订计划、确立目标

开展医院感染监测的基础和前提是制订医院感染监测计划。计划一般先由医院感染管理科拟订，提交医院感染管理委员会讨论后，报医院领导或医疗行政管理部门批准后组织实施。计划内容一般包括确定参与监测的人员，并对其进行相关标准与方法的培训，制定相关表格；明确监测资料收集、统计分析和信息反馈的方法等。

2. 收集资料、汇总分析

实现医院感染监测的根本目的是充分收集真实、准确、详细的医院感染资料，进行汇总后分析并充分利用。医院感染监测资料主要来源于科室各种监测报表、医院感染病例报告、医院临床微生物检测报告，以及进行现场调查获得的相关资料，在收集过程中要求资料详尽具体、统计分析方法科学可行。

3. 效果评估、结果反馈

根据收集的资料对医院感染管理进行评估，并将分析结果反馈给院领导、相关科室或个人。引导科室医务人员严格遵守医院感染管理规章制度和标准规范，及时发现和鉴别医院感染病例。

4. 管理干预、持续改进

针对监测过程中发现的医院感染防控措施存在的薄弱环节或问题，研究制定具有针对性的整改措施，从医院层面进行检查、指导，促进医院感染控制措施不断改进。

2006年6月30日至7月6日，某医院外科一病区先后有12人出现流感样症状，其中住院病人7人、病人陪护1人、医生2人、护士2人。医院及时派出专职人员进行前瞻性监测，并立即报告该省疾病预防控制中心来院现场采样送检，做流行病学调查，同时继续对该病区进行前瞻性、连续性病例监测。调查时除查清病人各种症状和体征之外，还在现场对病人采集鼻咽拭子，使疫情在短期内得到了控制，防止了更大范围的传播。实践证明，前瞻性监测对及时发现医院感染的聚集性发生和暴发流行有重要作用。前瞻性监测时发现暴发迹象，应立即报告，通报各相关科室，上报省疾控中心，及时到现场进行流行病学调查，查找病原体，隔离传染源，指导控制工作，整个过程及时、快速、有效。

通过医院感染监测可以获得医院感染的原始资料，但是原始资料只能直观反映医院感染的现时状态，医院感染控制工作的内涵还包括通过流行病学方法、统计学原理、基础学科和医院感染专业知识来动态分析、比较、综合和归纳医院感染原始资料，从而发现医院感染发生发展的规律及影响医院感染的危险因素，为医院感染控制措施的制定提供依据。

三、呼吸系统传染病在医院感染中的预防与控制

感染在全世界是一个主要的疾病原因，有效地控制感染可以为改善人类生存状况做出巨大贡献。随着新发传染病的不断发现，尤其是近年来的SARS、人感染高致病性禽流感和新冠肺炎在全球范围内的广泛流行，呼吸系统传染性疾病在医院感染防控方面的重要性日趋显现。医疗机构是人群聚集的特殊环境，每天有数以万计的人在医院流动，包括患者（住院患者、门诊患者）、陪护人员、探视者、医护人员及其他工作人员等。有些呼吸道传染病在初发时即具有很强的传染性，但其症状是非特异的，从而为临床诊断带来困难。与此同时，人群对新发传染病又普遍缺乏免疫力。这些都加大了传染性疾病在医院内的预防与控制难度。因此，各级医疗机构必须时刻保持高度警惕，早期识别，早期诊断，早期采取措施，有效控制传染病在医院内的传播。

（一）对人类的挑战

传染病是危害人民生命和健康的主要因素。中华人民共和国成立以来，国家在传染病防控方面取得了巨大成绩，人民大众也一直没有停止与传染病进行顽强的抗争。然而到目前为止，还有一些传染病尚未得到有效控制。尤其一些新发呼吸道传染病的不断涌现，如 SARS、MERS、人感染高致病性禽流感和新冠肺炎等，原来存在的呼吸系统传染病也不断频繁扰民。控制呼吸系统传染病在医院聚集性出现，保证医疗服务安全，是对医院管理者提出的要求和挑战。《国际卫生条例（2005）》中指出，要特别关注一些可引发全球性公共卫生紧急事件的呼吸系统病原体，并要求世界各国必须建立应对突发公共卫生事件的应急体系，不断提高防范突发传染病危害的能力。

（二）对医疗机构的挑战

由于呼吸系统传染病具有传播范围广、传播速度快等特性，如何为医务人员提供良好的工作环境，为患者提供安全的就医环境，有效减少医院感染事件的发生，是医疗机构面临的挑战，也是各级医疗机构管理者的责任和义务。

许多呼吸系统传染病的早期大多数以发热、咳嗽、咽痛等为主要症状，从而为医师临床诊断带来了困难。这些疾病在发病初期就具有很强的传染性，患者就诊时就是重要传染源。但是由于诊断不明确，不能及时隔离患者，因此是导致医院感染聚集性病例出现的高风险因素。医疗机构内就诊患者人数多，使就医环境异常拥挤，同时诊室通风不良，为呼吸道传染病的传播提供了便利条件。此外，在诊疗过程中的某些操作，如气管切开、气管插管以及吸痰、支气管镜检查等，使病原体气雾化，更加有利于病原体的传播。此外，一些新发呼吸系统传染病在初发时没有诊断试剂，或快速诊断试剂非常昂贵，在经济欠发达地区无法广泛使用，为疾病的早发现、早诊断、早隔离带来了阻碍。同时，新发呼吸系统传染病往往没有特效药和疫苗，因此不能在早期进行治疗，不能有效地进行感染控制。

（三）医疗机构应对呼吸道传染病的控制原则

医疗机构要采取呼吸道隔离措施，以防止疫情扩散；对病房加强通风，对空气中的病毒进行稀释消毒；积极治疗病人，控制传染源，主要采取对症治疗和支持疗法；在退热 2 d 后解除隔离。

医疗机构制定的主要控制措施需按照《突发医院感染事件预防控制预案》分级标准，启动执行一级预案，展开控制工作。医院按一级预案执行，协调相关科室，保证人员、物资、药物的供给；制定《医院内空气传播性疾病预防控制措施》，下发到各临床科室并督导执行；加强病室空气、物体表面、环境消毒，增添通风设备，强调开窗通风，空气消毒每日 2 次。隔离传染源，暂停接收新患者，停止手术，关闭空调系统，对所有人员按呼吸道传染病执行隔离措施，重点科室医务人员预防性口服抗病毒药物。

具体控制原则应包括以下几方面：①医疗机构应建立完善的疾病控制和（或）医院感染管理组织，由专人负责医院内传染病的控制和医院感染的管理，并认真履行职责；②医疗机构应建立健全呼吸道传染病的预检筛查、感染控制、感染监测等制度和应对突发传染病在医院内播散的应急预案，逐步形成长效管理机制；③在医务人员和患者中广泛开展疾病和健康教育培训，提高对呼吸系统传染病的认知度，逐步提高对疾病的诊断水平和预防能力，确保各项感染控制措施的落实；④定期进行呼吸道传染病接诊流程的演练，不断提高医务人员的应急能力；⑤加强对患者和工作人员医源性感染的监测，对感染控制措施落实情况进行督导和评估，并及时反馈结果，不断提高感染控制质量。

采取有效的消毒隔离措施至关重要，确定隔离区域。购置通风消毒设备，进行有效的空气消毒等措施，促使疫情在短期内得到控制，防止大范围传播。

第二节　新冠肺炎医院感染防控

新冠肺炎具有传播迅速、传染性极强、人群普遍易感等特点。2020年1月20日，国家卫生健康委员会发布公告，新冠肺炎纳入《中华人民共和国传染病防治法》规定的乙类传染病，并采取甲类传染病的预防、控制措施。2020年2月，国家卫健委办公厅下发《新冠肺炎疫情期间医务人员防护技术指南（试行）》。2020年5月，国务院应对新型冠状病毒感染的肺炎疫情联防联控机制印发《关于做好新冠肺炎疫情常态化防控工作的指导意见》，全面落实"外防输入、内防反弹"的总体防控策略，抓紧抓实抓细常态化疫情防控工作的决策部署，坚持及时发现、快速处置、精准管控、有效救治，有力保障人民群众生命安全和身体健康，有力保障经济社会秩序全面恢复。《关于落实常态化疫情防控要求进一步加强医疗机构感染防控工作的通知》要求进一步强化医疗机构感染防控的各项措施，最大限度降低院内感染发生风险，巩固来之不易的防控成果。2020年9月，为进一步指导各地做好新冠肺炎防控工作，国务院联防联控机制综合组制定《新型冠状病毒肺炎防控方案（第七版）》。

2020年1月20日，新华社报道新冠肺炎疫情，首次证实了有医务人员感染。据报道，新冠肺炎医院感染发生在全国多家医院，涉及预检分诊工作落实不到位、患者转运过程中防护意识缺失、病房陪护管理存在短板、相关的规章制度没有真正落实、感染者与普通病区患者共用CT室、防护消毒不规范等诸多方面的问题，其中任何环节的疏漏都可引发医院聚集感染，可见医疗机构面临的院内感染风险较高，稍有不慎便会出现聚集性疫情，对疫情控制及医务人员的身心健康造成极大影响。

近年来，我国医院感染控制水平得到较大程度的提升，此次面对复杂多变的新冠肺炎疫情形势，医院感染防控工作面临严峻考验和挑战。结合新冠肺炎的特点，我国发布了一系列诊疗及防控指南，医疗机构需根据实际情况建立健全医院感染防控管理制度，采取不同策略与措施严防严控，预防和降低医院感染风险，并在实践应用中不断完善，确保医患安全和医疗质量。

一、常态化防控要求

新冠肺炎常态化，提示疫情防控在短期内完全结束是不可能的，很有可能较长时期处于疫情防控的状态，应该在采取防护措施的情况下基本恢复正常的生活、工作，做好打防控"持久战"的准备。

（一）充分认识医院感染防控面临的严峻形势

医疗机构是人群聚集的特殊环境，进出人员复杂，如患者、陪护人员、探视人员、医疗物资配送人员和医疗废弃物运输人员等。新冠肺炎在初发时就具有很强的传染性，人群对其普遍缺乏免疫力，医疗机构必须时刻保持高度警觉，早期诊断立即隔离，持续强化医院感染管理，把被动医院感染控制转变为主动进行感染控制，树立自身是感染控制实践者的意识，落实落细医疗机构内感染防控的各项工作措施，避免产生聚集性疫情，保证医疗安全。

（二）严格落实发热门诊管理要求

医疗机构要不断强化入口管理，持续做好预检、分诊工作，认真细致开展病例排查，提高对各种类型肺炎的识别和鉴别诊断能力。压实医疗机构发热门诊的"前哨"责任，执行"首诊负责制""首诊责任追究制"，对新冠肺炎疑似或确诊患者，按照有关规定迅速报告和隔离，及时转入定点医院进一步诊断治疗。

（三）加强患者收入院管理

医疗机构严格执行本地人民政府关于"四类人员"（确诊病例、疑似病例、发热症状患者、密切接触者）的相关管理要求，制定疫情期间患者入院筛查流程，有条件的可以设置过渡（缓冲）病房，降低潜在的院内交叉感染风险。

（四）加强陪护、探视的管理

为确保医院正常的医疗秩序，营造安全、舒适、文明的就医环境，避免或最大程度控制患者感染的发生，医疗机构应制定探视以及陪护管理制度，鼓励实施视频探视，对必须陪护或探视的，严格限制人员数量和时间，并做好个人防护及体温检测、健康状况和信息登记等工作。

（五）强化新冠病毒核酸检测

为巩固疫情防控成果，进一步加强医疗机构新冠病毒核酸检测工作，加强各地医疗机构实验室建设，做到应检尽检、及时发现、加速处置。已达到检验实验室标准且能开展新冠病毒核酸检测的三级综合医院，要提升业务能力，加大检测力度，提升日检测最大量；未达到核酸检验实验室标准的三级综合医院，要加快建设进度，尽快达到检验实验室标准并开展新冠病毒核酸检测，及时发现院内感染的风险并实施精准管控。

（六）严格落实标准预防

标准预防是针对医院所有患者和医务人员采取的一组预防感染措施，正确实施标准预防能够有效预防和控制医院感染发生。医务人员应做好个人防护，并根据诊疗操作的风险高低进行额外防护。加强诊疗环境的清洁消毒处置，落实分区管理要求。

（七）开展院内感染风险排查整顿

医疗机构应对前期院内防控工作开展"回头看"，对感染防控重点部门、重点环节，以及感染防控的基础设施、基本流程逐一进行梳理，抓紧排查、补齐短板，强调院内感染风险排查整顿工作要全覆盖，突出发热门诊、急诊、隔离病房（区）、隔离重症监护病房（区）、普通病区、医技科室及室内密闭检查科室等重点科室的排查整顿。各科室应充分认识到排查工作的重要性，强化岗位责任，有效预防和控制医院感染。

二、常态化防控措施

新冠肺炎常态化期间，应做好医院感染的防控工作，降低医疗机构内交叉感染风险，减少医务人员暴露，保障患者及医护人员的健康安全。

（一）开展病例排查，落实医疗机构预检、分诊制度

1. 落实预检分诊制度

严格执行《医疗机构传染病预检分诊管理办法》的规定，完善常态化的传染病排查制度措施，为"早发现"提供有效途径。门（急）诊就诊患者应进行预检分诊，初步排除新冠肺炎后，再到相应的普通科室就诊。预检、分诊处配备体温枪、手卫生设施与用品、个人防护用品和消毒用品供随时取用。

2. 减少人群聚集

对门诊就诊患者全面实行分时段预约诊疗，预约成功后按照预约时段就诊。未预约或未到就诊时段不允许进入门诊，以出示预约挂号界面为准。每位就诊患者无特殊情况应独立完成就诊，老年人、未成年人、行动不便者等特殊人群允许一名人员陪同。

3. 规范佩戴口罩

所有进入医疗机构人员必须全程规范佩戴口罩，未佩戴口罩者严禁进入。从事预检分诊的工作人员接诊患者时，应采取标准的预防措施，佩戴医用外科口罩或医用防护口罩，必要时戴乳胶手套。

4. 查验健康码

患者及陪同人员进入门诊前需配合医疗机构做好健康码查验，黄码或红码严禁进入。做细做实病例排查工作，患者及陪护人员不能仅凭"扫码"即可进入医疗机构，还要接受流行病学史、症状等方面的询问，配合工作人员完成测量体温、个人信息填报、消毒和预检分诊等工作。

5. 遵守就诊要求

一医一患一诊室，就诊人员看诊、候诊、排队时应与医护人员及其他患者、陪同人员保持必要的安全距离，就诊中如实提供个人症状及流行病学史。

6. 及时更新重点关注地区的信息

主动筛查有重点关注地区旅居史、相关接触史的人员，隐瞒、虚报或拒绝提供信息造成不良后果的，按照《中华人民共和国传染病防治法》由当事人承担相应法律责任。

（二）强化发热门诊"哨点"作用

发热和（或）呼吸道症状患者按流程到发热门诊就诊，排除疑似新冠肺炎后方可正常就诊。

1. 加强发热门诊建设

设有发热门诊的医疗机构，应遵循国家卫健委《关于发热门诊和医疗机构感染防控工作的通知》

等相关要求，进一步加强发热门诊建设。医院门口和门诊大厅应设立醒目标识，明确接诊范围、位置、行走路线及注意事项，设置引导患者到达发热门诊的明确指示标识。发热门诊应设置"三区两通道两缓冲"，三区即有独立的出入口的清洁区、潜在污染区和污染区，两通道即分别设立医务人员通道、患者通道，两缓冲即清洁区与潜在污染区、潜在污染区与污染区之间设有缓冲间，实现医患通道不交叉、洁污通道不交叉。设置不规范的立即整改，提高发热门诊收治、排查能力，使其具有从事日常感染性疾病诊疗服务和应对重大疫情的能力。

未设置发热门诊的医疗机构不能接诊发热患者，未完全排除新冠肺炎的患者必须在发热门诊隔离留观。医疗机构不具备传染病救治能力时，应及时将患者转诊到具备救治能力的医疗机构进行诊疗，等候转诊期间对患者采取有效的隔离和救治措施，患者转出后按《医疗机构消毒技术规范》（WS/T 367—2012）进行终末消毒。

2. 成立专家组

成立发热门诊专家组，选派组长、副组长和具有丰富临床经验的感染科、呼吸内科和医务科的医务人员，同时急诊、重症医学、院感监控、内科、儿科、影像、临床检验等相关科室专家协同合作。必要时对可疑传染病患者、疑难病例进行精细化诊疗。

3. 落实首诊负责制

出诊医师应为感染专科、呼吸专科等相关专业人员，掌握呼吸道传染病感染的流行病学特点与临床特征，按照诊疗规范进行患者筛查；严格落实首诊负责制，对疑似或确诊新冠病毒感染者立即采取隔离措施并及时报告。

4. 加强医务人员防护

发热门诊应配备符合要求、数量充足的防护用品，医务人员进行诊疗工作应执行标准预防，正确佩戴医用外科口罩或医用防护口罩，进行洗手或手卫生消毒。进出发热门诊和留观病房，正确穿脱防护用品。

（三）完善隔离病区管理

1. 建立相关工作制度及流程

隔离病区应设置在医院相对独立的区域，用于疑似或确诊患者的隔离与救治。隔离病区分为清洁区、潜在污染区和污染区，并设有隔离标志，清洁区、潜在污染区和污染区各区域之间设立缓冲间。设立医务人员通道和患者通道，医务人员通道与患者通道分开，避免医患交叉。在隔离病区建立相关工作制度及流程，并配备符合要求、数量合适的医务人员防护用品。设置负压病区（房）的医疗机构应按相关要求实施规范管理。

2. 加强医务人员防护

在实施标准预防的基础上，采取接触隔离、飞沫隔离和空气隔离等措施。制定医务人员手卫生和穿脱防护用品的流程，对将进入隔离病房开展诊疗工作的医务工作者事先必须进行培训和考核，考核合格者才能进入隔离区工作。

医务人员应通过员工专用通道进入清洁区，认真洗手，戴医用防护口罩，戴一次性帽子、第一层手套，穿防护服或者隔离衣，加戴一次性帽子和一次性医用外科口罩（共穿戴两层帽子、口罩），戴护目镜或防护面屏、手套，穿鞋套。离开污染区前消毒双手，依次脱摘护目镜或防护面屏、外层一次性医用外科口罩和外层一次性帽子、防护服或者隔离衣、鞋套、手套，分置于专用容器中，再次消毒手。进入潜在污染区，换穿工作服。进入清洁区前洗手并进行手消毒，脱工作服，洗手并进行手消毒。离开清洁区前，洗手并进行手消毒，摘去里层一次性帽子、里层医用防护口罩。

3. 加强被隔离患者管理

被隔离的患者，其活动应限制在隔离病房内，减少患者的移动和转换病房，若确需离开隔离病房或隔离区域时，应当采取相应措施，如佩戴医用外科口罩，防止患者对其他患者和环境造成污染。

4. 规范环境管理

做好医疗器械、污染物品、物体表面、地面和空气等方面的清洁与消毒以及医疗废物的处置与管理。隔离区空气按照《医院空气净化管理规范》（WS/T 368—2012）进行净化管理，设置负压病区的医疗机构按相关要求实施规范管理。安排专人做好随时消毒和终末消毒工作。

（四）完善常态化新冠病毒核酸检测能力

落实国务院应对新型冠状病毒感染的肺炎疫情联防联控机制关于新冠病毒核酸检测应检尽检、愿检尽检的要求，对密切接触者、发热患者、有重点关注地区旅居史患者、住院患者及陪护人员、医疗机构工作人员等重点人群"应检尽检"，并且做到"应检早检、应检快检"。

1. 提升新冠病毒核酸和抗体检测能力

医疗机构应不断提升检测能力，进一步开放预约数量，优化预约流程，加强宣传告知，尽一切可能满足市民复工复产复学复市及出行的需求。对于中小学校学生等重点人群要进一步缩短结果报告时间。

2. 加强核酸检测质量控制

高度重视核酸检测质量控制工作，在保障核酸检测量增加的同时，加强质量控制，保证检测结果准确可靠，为做好常态化疫情防控工作提供有力的技术支撑。

3. 加强核酸检测实验室建设

开展核酸检测的实验室，应加强实验室生物安全管理，符合《病原微生物实验室生物安全管理条例》和《医疗机构临床基因扩增检验实验室管理办法》有关规定，并在相应的卫生健康行政部门进行登记备案。医疗机构应强化相关制度建设、人员培训和经费投入，将新冠病毒核酸检测作为常规检测项目开展，规范采样、标本转运、实验室检测、结果出具、标本处理、收费等各方面流程。

（五）完善常态化医院感染防控体系

按照《关于落实常态化疫情防控要求进一步加强医疗机构感染防控工作的通知》要求，进一步加强医院感染防控的制度建设、人员培训和经费支持，确保医院感染防控制度完善、全体工作人员尽知尽会、医院感染防控相关物资保障充足，满足常态化疫情防控需求。

1. 完善细化工作流程

（1）成立医院感染管理防控工作领导小组，开展感染控制督导、培训、监测工作，并由专人负责医院内感染的管理和控制。

（2）按照相关规定，根据医疗机构实际情况建立健全常态化新冠肺炎感染预防与控制规章制度。

（3）各科室根据实际情况制定感染防控工作流程和新冠废物处置方案。

（4）建立应对新冠病毒在医院内播散的应急预案，形成长效管理机制。

2. 做好标准预防

标准预防是指基于患者血液、体液、分泌物（不包括汗液）、非完整皮肤和黏膜均有可能含有感染性因子的原则，必须采取预防措施。标准预防的主要措施包括：手卫生；穿戴个人防护用品，避免接触患者体液以及伤口；呼吸道卫生；避免针刺伤和其他锐器伤；环境和仪器设备的清洁和消毒；织物的清洁以及医疗废物的正确处理等。

（1）手卫生。手卫生是最简单、最便捷、最经济、最有效地预防医源性感染的关键措施，对于预防新冠病毒感染的传播起着非常重要的作用。手卫生的实施：①接触患者前；②清洁、无菌操作前，包括进行侵入性操作前；③暴露患者体液风险后，包括接触患者黏膜、破损皮肤或伤口、血液、体液、分泌物、排泄物、伤口敷料等之后；④接触患者后；⑤接触患者周围环境后，包括接触患者周围的医疗相关器械、用具等物体表面后，医务人员应洗手和（或）使用手消毒剂进行卫生手消毒；⑥穿戴防护用品前，脱摘防护用品前、中、后；⑦护理操作从污染部位到清洁部位时；⑧咳嗽、打喷嚏时用手遮盖后和便后。

进行手卫生之前应评估手的污染情况，以便选择适宜的手卫生方法。可选用含醇速干手消毒剂或醇类复配速干手消毒剂，或直接用体积分数为75%的乙醇进行擦拭消毒，醇类过敏人群可选用季铵盐类手消毒剂。消毒双手时，应取足量的手消毒剂，双手相互揉搓至干。有肉眼可见污染物时先用流动水洗手，然后使用手消毒剂。采用正确的洗手方法，确保双手的每一个部位去除污染和感染性微生物。应特别注意，戴手套不能代替手卫生，摘手套后应进行手卫生。

（2）呼吸道卫生。呼吸道卫生又称咳嗽礼节，是控制呼吸道疾病传播的重要措施。患者、医务人员和探视者都应注意呼吸道卫生，当咳嗽和打喷嚏时使用纸巾或手绢遮盖口鼻，没有纸巾或手绢时应用衣袖遮盖口鼻。若用双手遮盖口鼻后应立即洗手。患有呼吸道传染病者，外出时须佩戴口罩。

（3）污染物品和仪器设备的清洁和消毒。尽量选用一次性使用的诊疗器械、器具和物品。可重复使用的诊疗器械、器具和物品，在患者使用后常被大量呼吸道分泌物污染，并有可能传播疾病。为减少微生物通过污染物品传播，应根据物品污染程度、物品和仪器的用途以及所需消毒级别，采用适宜的方法进行清洗、消毒或灭菌处理。

（4）医院环境的清洁与消毒。医院环境是住院患者在院内获得病原体的主要来源，新冠病毒主要通过飞沫传播和密切接触传播。因此，做好诊疗环境（空气、物体表面、地面等）、医疗器械、患者用品等方面的清洁消毒具有重要意义。加强诊疗环境的通风，有条件的医疗机构可进行空气消毒，或配备循环风空气消毒设备。维持医院环境表面和设备的干燥，防止微生物在潮湿的物体表面和设备中滋生。接触过患者皮肤或黏膜的物品或医务人员频繁接触的物体表面，需要在清洁后进行消毒。通过减少潜在致病微生物的存在，清除微生物生长的适宜环境，以提供安全和高水平的医疗。

制定保洁的书面政策和操作程序，保洁人员应严格执行操作规程并明确责任，工作时穿戴适宜的个人防护用品，如橡胶手套、隔离衣或防水围裙、防水胶靴等。保洁人员应对病房定期进行保洁，污染后要立即进行清洁，清洁过程中应采用湿式保洁以避免扬尘，始终保持环境通风良好。

3. 关注医务人员健康

医院环境中人群复杂、接触的疾病种类多、病情轻重不一、未知疾病难以判定，使得医务人员极易遭受病毒的侵袭，被感染的医务人员在不知情的情况下，可能会成为一个重要的传染源。医务人员的工作性质具有高风险、高强度、高应激、无规律性的特点。因此，医疗机构应合理调配人力资源和班次安排，避免医务人员过度劳累；针对岗位特点和风险评估结果，开展主动健康监测，包括体温和呼吸系统症状等；适当进行疫苗接种，增强医务人员免疫力；采取多种措施，保障医务人员健康地为患者提供医疗服务。

4. 严格探视和陪护管理

医疗机构关于探视、陪护的相关要求要充分公示、告知，向患者及其陪护人员做好解释说明工作，强化实名制管理和身份识别，严防未经排查人员进入病区。轻症患者不允许家属陪护，重症患者只允许一名人员陪护。陪护人员身份固定，不可随意更换。患者及陪护人员均需做好个人防护，规范佩戴口罩，主动配合医院进行信息登记。

5. 做好新冠肺炎疫情防控宣传引导工作

新冠肺炎常态化期间，门诊或病房等处通过滚动屏、宣传栏或讲座等方式进行宣传。强化感染防控的知识要点，教育引导医护人员、患者和陪护人员等注意呼吸道卫生，养成良好的个人卫生习惯，防止出现交叉感染。

（六）完善常态化快速反应的医疗救治体系

突发公共卫生事件具有成因多样、分布差异、传播广泛、种类多样和危害复杂等特点，建设完善的救治体系极为重要。

1. 完善救治体系

新冠肺炎救治中心在新冠肺炎疫情常态化情况下，应进一步完善救治制度、加强基础建设和人员培养，做好隔离病房、医疗设备、药品器械、防护物资和技术人员的准备，强化重症监护病区的运行管理。加强相关学科建设，提升呼吸系统传染病治疗能力。疑似病例的定点医院要按照"平战结合"的原则，建设可转换病区，准备充足的隔离观察房间，合理划分清洁区、潜在污染区和污染区，区别医务人员通道和患者通道，做好相关预案，随时保证充足的收治能力。

2.加强医务人员技术演练

医疗机构要提高不明原因呼吸道疾病筛查、预警、防控及诊疗水平，根据自身客观条件制定相应的应急预案及工作流程，并定期演练。在新冠肺炎常态化阶段也必须加强防控和救治知识培训及技术演练，围绕新冠肺炎病例发现、报告、隔离、规范化诊疗以及核酸检测、院感防控、医务人员防护、医疗废弃物处理等方面开展全员培训，重点科室还要针对新冠肺炎相关特殊医疗技术组织开展专项培训。

3.暴露风险分级及防护

医务人员应结合工作科室的实际，科学使用防护用品，避免防护不到位，又要防止防护过度。

（1）低风险。间接接触患者，如导诊、问诊、普通门诊和病房查房等。主要防护用品包括工作服或隔离衣、医用外科口罩、工作帽、手卫生用品。

（2）中风险。直接接触患者，如查体、穿刺、注射等，有黏膜或体腔接触的查体，无体液喷溅风险的有创操作。主要防护用品包括工作服、隔离衣、医用外科口罩或医用防护口罩、工作帽、防护面屏或护目镜、手套、手卫生用品。

（3）高风险。有血液、体液、分泌物等喷溅，可能产生气溶胶的操作或手术等，如咽拭子采集、吸痰、口腔护理、气管插管、无创通气、气管切开、心肺复苏、插管前手动通气和内镜检查等。主要防护用品包括医用防护服（一次性）、隔离衣、医用防护口罩、工作帽、防护面屏、护目镜、双层手套、手卫生用品。

4.加强应急救治物资储备工作

储备一定数量的重症患者救治、普通患者监护、方舱医院设备等方面的物资，"平时"满足正常使用，"战时"服从统一调度。

三、应急状态防控措施

按照《新型冠状病毒肺炎防控方案（第七版）》开展新冠肺炎病例的监测、发现和报告工作。发现疑似或确诊新冠肺炎患者时，启动相关应急预案和工作流程，加强对医院感染防控工作的监督与指导，发现隐患及时改进，保障人民群众身体健康和生命安全。

（一）早期预警预报

医疗机构应当提高各科室医务人员对新冠肺炎病例的诊断和报告意识，严格落实医疗机构感染预防与控制的各项规章制度，加强对发热、干咳等呼吸道症状病例的监测，对不明原因肺炎和住院患者中严重急性呼吸道感染病例开展新冠肺炎核酸检测。对接诊发热或感染性疾病的医务人员出现发热、干咳等呼吸道症状者，应当及时检测。

发现疑似或确诊新冠肺炎患者应及时报告，依据相关标准和流程，启动应急预案。对于疑似病例，应立即进行单人单间隔离治疗，院内专家会诊或主诊医师会诊。对于仍考虑为疑似病例，在2 h内进行网络直报。对于确诊病例，发现后2 h内进行网络直报。将确诊或疑似患者的陪同人员，以及已了解的密切接触者信息统计上报相关部门,统一上报上级卫生行政部门,配合做好调查处置工作,最大限度降低感染暴发的风险。

（二）隔离处置中的防控

对疑似或确诊新冠肺炎患者,应当及时采取隔离措施,将疑似患者和确诊患者分开安置,疑似患者进行单间隔离,经病原学确诊的患者可以同室安置,有条件的医疗机构应当将患者安置到负压隔离病房。采取相应的隔离防护措施,保证隔离防护工作有序进行。按照诊疗区的划分,应在不同区域严格执行着装规定、科学穿脱防护用品,医务人员诊疗行为、防控措施和操作流程应符合相应区域管理要求,并建立每日督查跟踪管理记录。

（三）转运过程防控

新冠肺炎患者应转运至定点医疗机构,转科或转院是控制传染源和集中治疗的前提。转运前应评估患者的生命体征、一般情况、心理状态及病情变化的可能性等指标；评估工作人员的防护准备情况；评估负压救护车,以及车载医疗设备、急救仪器的性能；做好急救人员、物品和环境的消毒准备。转运过程中防止传播新冠肺炎,确保患者安全,避免院内外交叉感染。患者转出后对其接触环境进行终末消毒。新冠肺炎疑似或确诊患者死亡后,要尽量减少尸体移动和搬运,由经培训的工作人员在严密防护下及时进行处理。

（四）医疗废物的处置

在诊疗新冠肺炎患者过程中产生的医疗废物,应根据《医疗废物处理条例》和《医疗卫生机构医疗废物管理办法》的有关规定进行处置和管理。发热门诊、留观病区或留观病房的生活垃圾,应当按感染性废物进行处理。

第三节　流感医院感染防控

流感主要是由甲、乙、丙三型流感病毒分别引起的一种急性呼吸道传染病。甲型流感病毒常以流行形式出现,引起世界性流感大流行；乙型流感病毒常常引起流感局部暴发；丙型流感病毒主要以散发形式出现,一般不引起流行。人患流感后能产生获得性免疫,但流感病毒很快会发生抗原性变异从而逃逸宿主免疫。人的一生可能会多次感染相同和（或）不同型别的流感病毒。

流感主要传染源为患者和隐性感染者,病毒通过近距离飞沫传播,如打喷嚏、咳嗽、交谈,也可通过接触污染的餐具、毛巾和玩具等物品传播。由于流感的潜伏期较短（一般 1 ~ 4 d,平均为 2 d）和病程初起阶段呼吸道分泌物中的病毒滴度高,所以流感具有发病率高、波及范围广、易暴发和流行性传播等特点。大量的流感患者将会给医疗机构带来巨大的冲击。

近年来,国内发生了多起严重的医院感染事件。事实上,医院感染的发生与医院感染的防控意识、防控措施密切相关。医院感染往往发生在防控意识和防控措施薄弱的环节。医院感染具有特殊性和复杂性,决定了医院感染预防和控制措施的综合性。在流感的诊疗、防控工作中,流感引起的医院感染事件不容忽视。医疗机构应严格执行医院感染预防与控制工作要求，严格执行消毒隔离措施，做好医患及患者陪同人员的个人防护，防止或减少流感在医疗机构内传播，保障患者和医务人员安全。

一、处置流程

（一）门（急）诊预检分诊制度

医疗机构应当制定、完善门（急）诊预检分诊管理制度与流程，并认真落实，要严格按照《医疗机构传染病预检分诊管理办法》要求，以感染性疾病科、发热门诊、儿科、呼吸科、急诊等科室为依托，依法履行门（急）诊预检分诊、登记、报告等职责。

医院要充分发挥发热门诊的预警作用，规范预检分诊制度、发热门诊工作流程，强化呼吸科、儿科诊疗能力，支持同时开展流感病毒等多种病原的检测，做好鉴别诊断，确保及时采取针对性防控措施。

（二）规范诊疗工作，落实首诊负责制

在流感流行期，医务人员要加强对流感样病例的重视，做到对流感的早期识别和诊断；对有重症流感高危因素的患者及重症患者，应做好流感医疗救治工作，尽早（发病 48 h 内）给予抗流感病毒治疗，不必等待病毒检测结果。

（三）落实分级诊疗制度

加强基层医疗机构流感救治培训，发挥基层医疗机构"守门人"作用，有效实施轻症和重症流感的分级诊疗。

（四）关注住院病人医院感染情况

发现流感样病例暴发疫情时，按照国家卫健委发布的《流感样病例暴发疫情处置指南（2018 版）》《流行性感冒诊疗方案（2020 年版）》的要求，及时报告、规范调查、明确病原、科学研判、迅速处置，防止疫情扩散蔓延。发现疑似、确诊住院患者或聚集发热情况时，及时报告感控部门，并按要求于 24 h 内完成传染病报卡报告（图 15-1）。

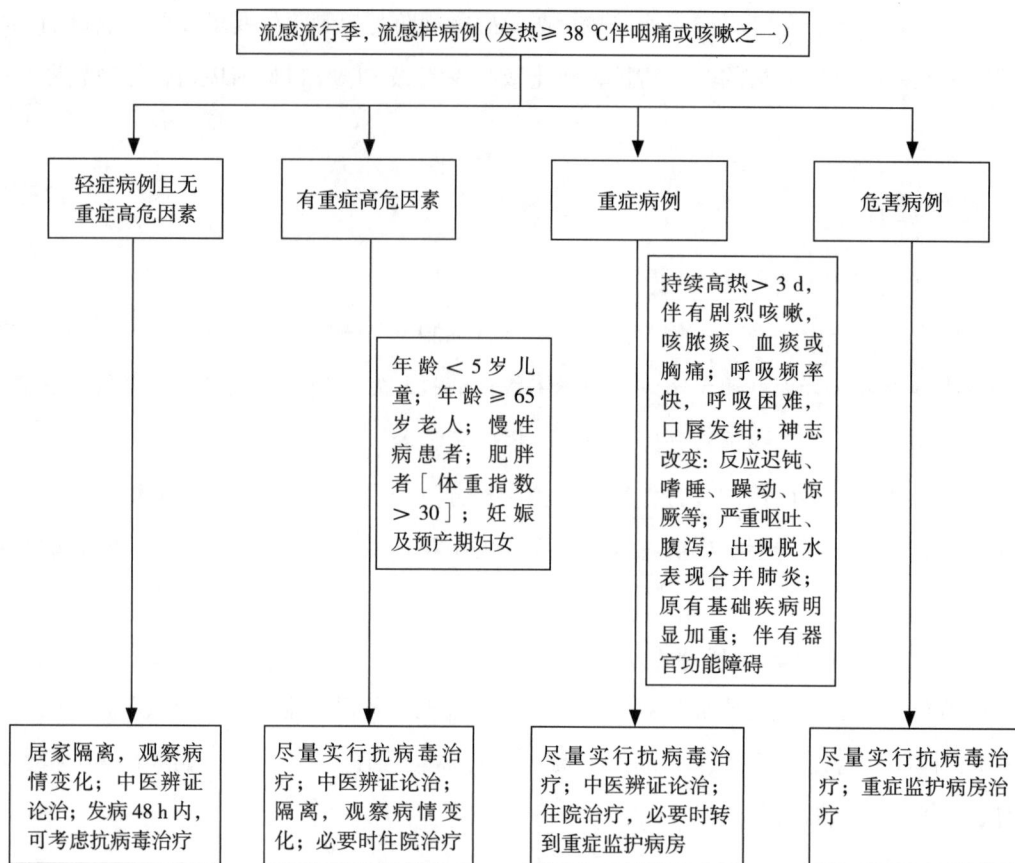

图 15-1　流感患者处置流程

二、防控措施

早期识别流感、及时隔离流感患者是医院感染控制的关键。各级各类医疗机构应严格执行医院感染预防与控制工作要求，严格执行标准预防的各项措施，做好医患及患者陪同人员的个人防护，降低流感院内传播风险。

（一）医务人员管理措施

医务人员是流感病毒暴露的高风险职业人群，医务人员患流感不仅给自身带来损害，而且很可能成为重要的传染源，将病毒传给他们的诊疗对象，甚至造成医院内传播，引起医院内的流感暴发，后果十分严重。

某年北京市海淀区某医院出现流感样病例暴发，共报告流感样病例 11 例，均来自妇科病区，其中医务人员 9 例，罹患率为 13.0%；病房患者 2 例，罹患率为 4.1%，5 例实验室诊断为流感阳性，初步判定为一起甲型流感引起的流感样病例暴发疫情。调查发现，首发病例未进行隔离、医生办公室空气对流不畅和医务人员流感疫苗接种率低是引起此次流感样病例暴发疫情的主要原因。此次流感样病例暴发疫情发病特点为：①发病人群多为医务人员，医务人员休息室四周密闭，空气流动性差，是此次流感流行的重要原因，另外医务人员带病上岗，也是导致疫情扩散的主要因素，病房患者有 2 人出现流感样症状，不能排除医院感染发生的可能；②该病房发病医务人员均未接种流感疫苗，没有建立良好的免疫屏障，致使流感流行；③发病时间较为集中，在对病例进行有效隔离和采取消毒等防控措施后，病例迅速消失，说明早期发现与隔离病人至关重要；④医疗机构及时发现聚集性发热症状病例，及时通过传染病症状监测系统上报，可为早期处置及有效控制疫情赢得宝贵时间。因此医疗机构应加强医院感染监测，医务人员应规范上岗。加强传染病症状监测，早期发现和正确处置疫情；积极开展健康教育，推广流感疫苗接种，有利于及时控制疫情。

接触确诊或疑似流感患者的医务人员，应依据标准预防原则，在对接触患者导致感染的危险性程度进行充分评估的基础上，重视呼吸道防护和黏膜保护，采取适宜的、分级的个人防护措施及使用个人防护装备，并严格执行消毒隔离制度和手卫生制度。

1. 一般措施

在医院的医务人员、医学生、实习医生、进修生、工勤人员、保洁人员和护工等所有存在流感职业暴露风险的人员均适用以下措施：

（1）每日接受体温监测和流感样症状排查。

（2）依据标准预防原则和暴露风险强度，正确进行个人防护。做好个人防护，在工作期间佩戴医用外科口罩，并严格落实手卫生制度。

（3）合理安排医务人员的工作，避免过度劳累，并及时对其健康状况进行监测。

（4）医务人员办公室与病房有一定距离，无交叉。

（5）要求对医务人员办公室、休息值班室进行定期消毒，加强通风，改造休息值班室和办公室环境，降低室内工作人员密度。

（6）建议流感高发期前，医务人员适时进行流感疫苗预防接种，可降低发热性呼吸系统疾病的发病率和医务人员的缺勤率。

（7）在流感流行期间，加强公共场所通风，减少医院聚会活动，必要时可考虑应用预防性抗病毒药物。

（8）出现发热或流感样症状时，要及时报告医院感染管理部门并进行流感筛查。被诊断为流感疑似病例或确诊病例的医务人员，应立即居家或接受住院隔离治疗，避免带病坚持工作。

（9）患流感的人员应回家休息，监测体温 7 h，在体温恢复正常、症状消失 48 h 后方可返回工作岗位。

（10）密切关注病区其他未发病医务人员的身体状况，注意监测医务人员的体温和呼吸系统的症状，如出现发热等症状及时到发热门诊就诊，并回家休息。

2. 加强医务人员的教育培训

加强对医务人员的教育培训，强化预防医院感染的意识。预防医院感染暴发的关键不仅是医院感染的专职人员，各级医护人员，包括医师、护理人员、医技人员、工勤人员等形成了庞大的监控"网络"，其防控作用更大。因此加强对各级医护人员的医院感染专业知识的培训，对于医院感染暴发的预防、识别、控制有着至关重要的作用。

（1）对医师的培训。这不仅有助于早期发现、诊断医院感染，而且有利于通过合理使用抗菌药物，及时进行病原学送检。对医院感染病例合理治疗，出现暴发后及时治疗，感染能够得到控制。

（2）对护理人员的培训。提高护理人员手卫生意识、无菌操作观念、消毒隔离技术，从第一层次阻断医院感染传播，防止医院感染暴发。

（3）对各类医技人员的培训。掌握各类正确的内镜清洗、灭菌技术，树立无菌操作观念，防止医院感染的流行和暴发，预防因辅助检查和治疗操作不当引起的医院感染发生。

（4）对工勤人员的培训。工勤人员专业知识较少，容易因其专业知识和医院感染预防意识不够导致医院感染。加强对工勤人员的医院感染知识培训对于防止医院感染的传播至关重要。

3. 标准预防

医院内所有区域采取标准预防，收治流感患者的病区要在严格执行标准预防的基础上采取飞沫隔离和接触隔离措施，诊疗的医务人员宜相对固定。

（1）内容。①所有患者的血液、体液、分泌物、排泄物均被视为具有传染性，必须进行隔离，接触有明显血液、体液、分泌物、排泄物的物质，或者接触非完整的皮肤与黏膜，必须采取防护措施；②要防止经血传播性疾病的传播，又要防止非经血传播性疾病的传播；③强调双向防护，既要预防疾病从患者传至医务人员，又要防止疾病从医务人员传给患者。

（2）具体措施。①在发热门诊、急诊、病房做常规诊疗操作时戴医用外科口罩；②接触血液、体液、分泌物、排泄物等物质以及被其污染的物品，或接触非完整皮肤黏膜时应当戴一次性医用手套；③手的清洁与消毒是切断接触传播的重要措施，手的清洁与消毒应当符合《医务人员手卫生规范》的要求；④脱去手套后立即洗手；⑤医务人员的工作服、脸部及眼睛有可能被血液、体液、分泌物等物质喷溅污染时，应戴外科口罩、防护镜或者面罩，穿一次性防渗隔离衣或防水围裙；⑥处理所有的锐器时应当特别注意，防止被刺伤；⑦对患者用后的医疗器械、器具应当采取正确的消毒灭菌措施。

（3）常用防护用品。①医务人员使用的防护用品应当符合国家有关标准；②常用防护用品包括口罩（外科口罩和医用防护口罩）、防护眼镜或面屏、手套、隔离衣、防护服、鞋套等；③应当按照《医院隔离技术规范》要求，正确使用防护用品。

4. 医务人员的防护

医务人员应当根据接诊患者的不同，采取不同的防护措施；根据工作时接触流感疑似患者或确诊患者的情况，按照导致感染的危险性程度采取分级防护，防护措施应当适宜。

（1）一般防护，适用于普通门（急）诊、普通病房的医务人员。①严格遵守标准预防的原则；②工作时应穿工作服、戴外科口罩；③认真执行手卫生。

（2）一级防护，适用于发热门（急）诊的医务人员。①严格遵守标准预防的原则；②严格遵守消毒、隔离的各项规章制度；③工作时应穿工作服、隔离衣，戴工作帽和外科口罩，必要时戴乳胶手套；④严格执行手卫生。下班时进行个人卫生处置，并注意对呼吸道与黏膜的防护。

（3）二级防护，适用于进入H1N1流感留观室、H1N1流感隔离病房、隔离病区的医务人员；接触从患者身上采集的标本，处理其分泌物、排泄物、使用过的物品和死亡患者尸体的工作人员，转运患者的医务人员和司机。防护要点：①严格遵守标准预防的原则；②根据H1N1流感的传播途径，采取飞沫隔离与接触隔离；③严格遵守消毒、隔离的各项规章制度；④进入隔离病房、隔离病区的医务人员必须戴医用防护口罩，穿工作服、隔离衣或防护服、鞋套，戴手套、工作帽。严格按照清洁区、潜在污染区和污染区的划分，正确穿戴和脱摘防护用品，并注意呼吸道、口腔、鼻腔黏膜和眼睛的卫生与保护。

（4）三级防护，适用于实施可引发气溶胶操作的医务人员。可引发气溶胶的操作包括气管内插管、雾化治疗、诱发痰液的检查、支气管镜、呼吸道痰液抽吸、气管切口的护理、胸腔物理治疗、鼻咽部抽吸、面罩正压通气（如BiPAP和CPAP）、高频震荡通气、复苏操作、死后肺组织活检等。除二级防护外，应当加戴面罩或全面型呼吸防护器。

（二）患者管理措施

1. 落实门诊预检分诊制度，做好患者分流

医疗机构应当加强门（急）诊患者的就诊引导和分诊工作，尽量降低诊疗空间的人员密度，减少交叉感染概率。

（1）对怀疑有呼吸道传染病症状的患者进行预检筛查和分诊。

（2）呼吸道症状患者，在到达医院的过程中应采取适当的预防措施（如戴口罩、遵循分诊程序，儿童患者应当佩戴不同型号的儿童医用口罩）。

（3）按照分诊流程引导有发热（体温38℃以上、有流感症状的）或呼吸道症状的患者到发热门诊就诊，仔细询问其流行病学史，结合患者的临床症状及时进行排查，并进行流感筛查，具体流程张贴在分诊台。

（4）在疫情活跃期，采取措施减少不必要的就诊（如对轻症呼吸道症状且不伴并发症的患者进行电话咨询）。

（5）在门诊、病区醒目位置宣传流感防控知识，引导有呼吸道症状的患者及陪同人员佩戴一次性外科口罩，提升患者和陪同人员的自我防护意识，正确防护，减少疾病传播风险。

（6）门诊、分诊台应提供一次性外科口罩与快速手消毒服务，方便就诊患者获取。

（7）就诊过程中注意呼吸卫生、咳嗽礼仪和手部卫生。

2. 早隔离、正确隔离

2017年，某精神病院出现70多例流感病例，当地卫生部门经过初步调查发现：病房内病人密集，呼吸道隔离措施没有得到严格执行。早隔离、正确隔离，是预防呼吸道疾病传播的重要措施，疑似和确诊患者应当及时采取隔离措施，必须分开安置，有条件的医院按病原型别或亚型分别隔离。

（1）流感疑似患者和确诊患者应当分开安置，并进行单间隔离。

（2）患者应安置在具备有效通风条件（至少每 5 min 空气交换 1 次）的隔离病房内。有条件的，可安置在负压病房内进行隔离。

（3）隔离患者的活动应尽量限制在隔离病室内，隔离病房的门必须随时保持关闭，隔离病房内设置电话或其他通信设施，尽量减少人员出入隔离病房。

（4）与患者相关的诊疗活动尽量在病区内进行，医疗设备、器械（如听诊器、温度计、血压计等）实行专人专用，用于其他患者前应当进行彻底清洁和消毒。

（5）住院患者若出现流感疑似症状，及时进行流感筛查，必要时会诊，并及时采取有效的隔离措施。

（6）患者外出检查、转科或转院途中给予适当的防护措施，应佩戴一次性外科口罩。

（7）若条件不允许，病原分型/亚型相同的患者可以同时置于多人房间，床间距大于 1 m。

（8）流感患者体温自行恢复正常超过 2 d，或流感抗原或核酸检测呈阴性，方可解除隔离。

3. 对患者进行培训和指导

对患者进行培训和指导的具体内容包括：

（1）病情允许时，患者应当佩戴外科口罩。

（2）在咳嗽或者打喷嚏时用卫生纸遮掩口鼻，然后将卫生纸丢入医疗废物桶。

（3）在接触呼吸道分泌物后应当使用肥皂洗手或者使用速干手消毒剂消毒双手。

（4）与他人的距离保持 1 m 以上。

（三）对其他人员的管理措施

严格探视和陪住管理，原则上不设陪护，避免因探视或陪住人员感染流感或携带流感病毒导致患者感染。陪同人员不应出现在产生气溶胶操作的现场，若需进入患者房间，应先进行呼吸道症状筛查，提供手卫生指导、限制物体表面接触和使用个人防护设备（外科口罩、手套），提醒呼吸卫生和咳嗽礼仪。辅助护理人员应佩戴外科口罩、穿隔离衣等个人防护，严格执行手卫生及消毒隔离制度。为防止院内陪护者向患者传播，有急性呼吸道感染症状的人不应探视、照顾感染高风险患者。

（四）环境物品管理措施

发热门（急）诊和定点医疗机构隔离病房、隔离病区内所有的物体表面、地面都应当进行清洁。受到病原微生物污染时，应当先清洁，再进行消毒。消毒的重点在患者的排泄物、病区空气、物体表面及患者接触过的物品。

1. 清洁的一般要求

（1）进行湿式清洁，动作轻柔。

（2）所有清洁后的物体表面、地面应当保持干燥。

（3）清洁工作应当区分清洁区、潜在污染区、污染区，逐区进行清洁。湿擦各种物体表面，湿拖地面；抹布、拖把要分区使用，及时更换。

（4）工作人员进行清洁工作时，应当分区穿戴防护用品。

（5）工作完毕后，应当及时清洁和消毒工作用具。

2. 物品表面和地面

物品表面和地面的消毒按照常规的消毒方法进行，消毒剂可选用质量分数为 0.2% 的过氧乙酸溶液或有效氯浓度为 200 ～ 400 mg/L 的消毒剂。

3. 防护用品

（1）应当将使用后的防护用品放入双层布袋中封扎，可煮沸 10 min 消毒或使用 250 mg/L 的含氯消毒剂浸泡 15 min 后送洗衣房，清洗消毒。

（2）防护眼镜、防护面罩可以使用有效氯浓度 250 ～ 500 mg/L 的消毒剂、质量分数为 0.2% 的过氧乙酸或者体积分数为 75% 的乙醇浸泡 30 min 后，清洗干燥后备用。

4. 管理措施

（1）注意保暖的同时，加强开窗通风。无通风条件的房间，每日采取其他有效方式进行空气消毒。

（2）加强病房、诊室、办公室、值班室等区域物体表面的清洁，每天对空气进行紫外线消毒。

（3）流感患者诊疗物品专用，环境清洁消毒 4 次 /d，使用后医疗器材单独收集。

（4）流感患者所有废物均按医疗废物处理，双层包装。换洗被服单独包装，减少抖动。

（5）流感患者转出或离院后按流程进行终末消毒，通风换气，重点落实物体表面清洁消毒。

三、暴露后预防措施

与流感患者发生无有效防护措施的密切接触者（包括患者和医务人员），如存在重症流感高危因素，建议尽早使用奥司他韦进行暴露后预防，最好在暴露后 48 h 内进行，同时密切监测其他密切接触者，一旦出现流感样症状，应及时隔离治疗。

参考文献

[1] 王力红, 朱士俊. 医院感染学 [M]. 北京：人民卫生出版社, 2014.

[2] 国家卫生健康委办公厅. 新冠肺炎疫情期间医务人员防护技术指南（试行）[EB/OL].（2020-02-21）[2020-10-31]. http://www.hnwsjsw.gov.cn/upload/files/2020/2/2517559139.pdf.

[3] 国务院联防联控机制. 关于做好新冠肺炎疫情常态化防控工作的指导意见 [EB/OL].（2020-05-08）[2020-10-31]. http://www.gov.cn/xinwen/2020-05/08/content_5509965.htm.

[4] 索继江, 闫中强, 刘运喜, 等. 新型冠状病毒肺炎医院感染现状及预防控制策略与措施探讨 [J]. 中华医院感染学杂志, 2020, 30（06）：811-816.

[5] 国务院应对新型冠状病毒肺炎疫情联防联控机制综合组. 关于落实常态化疫情防控要求进一步

加强医疗机构感染防控工作的通知 [EB/OL]. （2020-04-30）[2020-10-31]. http://www.gov.cn/xinwen/2020-05/01/content_5508135.htm.

[6] 国家卫生健康委办公厅. 医疗机构内新型冠状病毒感染预防与控制技术指南（第一版）[EB/OL]. （2020-01-22）[2020-10-31]. http://www.gov.cn/zhengce/zhengceku/2020/01/23/content_5471857.htm.

[7] 国家卫生健康委办公厅. 国家卫生健康委办公厅关于完善发热门诊和医疗机构感染防控工作的通知 [EB/OL]. （2020-06-30）[2020-10-31]. http://www.nhc.gov.cn/yzygj/s3573d/202006/4e456696ceef482996a5bd2c3fb4c3db.shtml.

[8] 国务院应对新型冠状病毒肺炎疫情联防联控机制综合组. 新型冠状病毒肺炎防控方案（第七版）[EB/OL]. （2020-09-15）[2020-10-31]. http://www.nhc.gov.cn/jkj/s3577/202009/318683cbfaee4191aee29cd774b19d8d/files/f9ea38ce2c2d4352bf61ab0feada439f.pdf.

[9] 中华人民共和国卫生部. 医疗卫生机构医疗废物管理办法 [EB/OL]. （2003-08-14）[2020-10-31]. http://www.nhc.gov.cn/wjw/bmgz/200804/133efb6d99cd47d4ac6765a16874161c.shtml.

[10] 国务院应对新型冠状病毒肺炎疫情联防联控机制综合组. 全国流行性感冒防控工作方案（2020年版）[EB/OL]. （2020-09-14）[2020-10-31]. http://www.gov.cn/xinwen/2020-09/29/5548086/files/ed02896dfe144d9fa30cb4d4060ea8ea.pdf.

[11] 国家卫生健康委办公厅. 流行性感冒诊疗方案（2020年版）[EB/OL]. （2020-11-03）[2020-11-10]. http://www.gov.cn/zhengce/zhengceku/2020-11/05/5557639/files/74899af960ff4f228e280d08b60d2af1.pdf.

[12] 国家卫生健康委医政医管局. 医务人员流感培训手册（2019年版）[EB/OL]. （2019-11-13）[2020-10-31]. http://www.nhc.gov.cn/yzygj/s7653p/201911/a577415af4e5449cb30ecc6511e369c7/files/2863910c9db748c18408fd68e55911ea.pdf.

[13] 华伟玉, 李洋, 迈一冰. 北京市海淀区一起医院妇科流感暴发疫情调查[J]. 首都公共卫生, 2015, 9（01）: 39-42.

[14] 北京市卫生健康委员会. 北京市卫生健康委员会关于做好流感流行期间医院感染预防与控制措施的通知[EB/OL]. （2019-01-10）[2020-10-31]. http://www.gkgzj.com/u/cms/www/201901/17101135s9t5.pdf.

[15] 唐素琴, 曹先伟, 饶思友, 等. 医院内流行性感冒暴发的控制措施[J]. 中国消毒学杂志, 2008（01）: 87-88.

第十六章　社区防控

新冠肺炎是中华人民共和国成立以来发生的传播速度最快、感染范围最广、防控难度最大的一次重大突发公共卫生事件。国家卫健委将新冠肺炎纳入乙类传染病，采取甲类传染病的预防、控制措施。在新冠肺炎疫情的联防联控实践中，社区起着重要的网底作用。习近平总书记强调："社区是疫情联防联控的第一线，也是外防输入、内防扩散最有效的防线。我们要把工作做得再扎实一些、再细致一些，与党员志愿者、居民群众、社会单位一同形成联防联控、群防群控的防控强大合力和人民防线。"因此，只有全面系统梳理社区防控新冠肺炎的意义、基础、策略与措施及特殊场所的管理等内容，充分认识社区在联防联控中的重要性，深入思考如何科学有效地开展社区防控工作，才能有效打赢抗击疫情的人民战争、总体战、阻击战。

第一节　开展社区防控的意义

依据国家相关部门的政策和措施，包括对城乡社区和基层医疗卫生机构加强疫情防控工作的具体要求和部署，城乡社区和基层医疗卫生机构积极开展新冠肺炎的防控工作，对引导居民合理有序就医、遏制疫情发展、维护社会稳定及营造良好的社会氛围将起到重要作用。

一、有利于首诊分流

（一）首诊分流对于疫情防控的重要意义

（1）缓解三级医院患者剧增的压力。疫情严峻期间，在疫区的大型综合医院中，大量患者"蜂拥而至"。其中，有新冠肺炎患者和疑似病例，也有普通流感及其他类似症状患者，也不乏无症状但心生恐慌者。这给医院场地、人员、设备和物资带来了巨大压力，也给其他人造成了焦虑、不安和可能的交叉感染。如果社区组织严格落实基层首诊制度，引导居民首先到基层医疗卫生服务机构就诊，经全科医师分诊后分类就医治疗，就可以有效减轻三级医院患者剧增的压力，使其把主要精力用到患者的诊断、急危重症的治疗以及对基层医疗卫生服务机构的指导上来。

（2）引导居民及时获取合理有效的治疗。通过社区组织与基层医疗机构的周密配合，可以及时发现所有发热患者，第一时间把发热患者转送到上级医院发热门诊，从而避免患者在症状表现出来以后，出现不知道去哪里就医、如何就医甚至讳疾忌医耽误诊疗的情况，首诊分流对新冠肺炎疫情的有效控制发挥了关键性的积极作用。

（二）首诊分流的基本策略

（1）对高风险人群全面排查。城乡社区组织在地方党委、政府的统一领导下，在疾病预防控制组织等专业公共卫生机构的指导下，会同基层医疗卫生机构，按照"追踪到人、登记在册、社区管理、上门观察、规范运转、异常就医"的原则对社区内有流感症状的人员，尤其是2周内在疫区居住、旅游，或接触过来自疫区具有流感症状的疑似（或确诊）病例，或短期内有群体聚集性发病的流动人员进行全面普查和排查。

（2）对居家医学观察者全面管理。实施居家医学观察者，由所负责的全科医师或公卫医师进行指导和管理，包括制定诊疗方案、告知注意事项、防控家庭感染、培训照料人员等。对需要转诊到上级或指定医疗机构就诊的患者，全科医师要帮助患者联系好转诊的医院，帮助患者及家属准备好转诊的病例资料，并告知转诊过程中的注意事项和相关风险，为其转诊就医提供帮助和支持。

二、有利于公共预防

社区组织要建立防控新冠肺炎疫情的工作方案，健全工作组织，分类制定并实施社区疫情防控策略，充分调动各级社区组织、社会团体相互配合，同时也不能忽视群众的能量，要紧密联系群众，真正对疫情监测、信息报送、宣传教育、环境整治、困难帮扶等工作落实抓细，扎实筑起一道联防联控保护网，维护人民健康，降低疫情所带来的各种风险和损失，主要工作包括以下几个方面：

（1）坚决控制传染源。社区组织对实施居家医学观察者，要指定全科医师每天开展心理疏导、感染控制、隔离措施、营养膳食、家庭配合等各方面工作，如有不适，让其尽快到基层医疗卫生服务机构就诊，防止遗漏不典型的隐匿症状者。

（2）有效切断传播途径。社区可开展以环境整治为主、药物消杀为辅的病媒生物综合防治，重点对小区的楼道、活动广场、垃圾站等地点开展卫生清理，消除鼠、蟑螂、蚊、蝇等病媒生物孳生环境；同时，还应采取限制或停止早晚市、小区集体活动等人群聚集活动，关闭公共澡堂、网吧、KTV等公共场所，必要时停工、停业、停课；还应注意做好居民的家庭感染控制工作，如家庭物品消毒、手卫生指导、口罩防护、垃圾处理等。

（3）采取措施保护易感人群。以全科医生为主的社区医疗卫生服务团队，应积极开展慢性阻塞性肺疾病（慢阻肺）、高血压、糖尿病等慢性病患者的健康管理工作；规范指导社区妇幼保健工作；关注居民的心理动态，为有需要的居民提供心理咨询服务；鼓励和支持居民合理饮食、规律睡眠，增强运动提高机体免疫力等。

三、有利于心理危机干预

（一）实施心理干预的意义

由于公众对新冠肺炎基本知识的缺乏，加之个人的心理担忧，易盲目轻信媒体或周围人员的一些不实观点，然后再将这些信息传递给家庭成员或其他人，造成群体信息失真，引起更大的恐慌。在恐慌心理的驱使下，居民抱着尽快确诊，尽早得到最好诊疗的想法，一旦发现或感觉到某些类似症状就急于到大型综合医院就诊，从而导致大医院患者急剧增加。相比疫情，群众的恐慌心理及不理智的行为可能会造成更大的危害和损失。

社区是居民生活的基本单元，是居民在工作之余最重要的活动区域。在新冠肺炎疫情发生以后，社区可以依靠社区的局域性与纽带性等特性加强对社区内居民正确防疫知识的宣传，从而避免社区居民出现恐慌。居（村）委会工作人员也在一定程度上掌握着辖区居民的家庭状况及个人情况，在落实摸排防控等各项工作的同时也随时关注着居家隔离者和周边居民的心理动态，在居民因疫情出现心理危机需要帮助时，社区也可从个体角度出发，更有针对性地对居民进行心理疏导或援助。

（二）心理危机干预措施

（1）积极开展线上宣传。社区组织可以依托社区的信息联系群、自媒体平台、家庭医生签约平台、智慧社区客户端等线上方式，或通过在公示栏粘贴防疫宣传海报、LED显示屏滚动展示健康卫生习惯宣传语、广播喇叭播放防疫热点新闻等线下方式，引导呼吁居民自觉做到出门戴口罩、勤洗手、居家多通风、不扎堆、不聚集。按照当地党委、政府的统一要求，及时发布和动态更新当地疫情防控情况、联防联控的政策措施，避免居民获取错误的疫情消息，造成居民恐慌心理。

（2）调动多方力量积极参与。社区组织应该充分调动当前拥有的卫生资源，积极调动全科医师、公卫医师、心理工作者和社会工作者采取措施指导辖区居民正确认识和预防新冠肺炎疫情防控核心知识，向居民传递正确的诊疗理念，积极实行家庭预防。全科医师要重视社区人群的心理危机，将心理危机干预纳入疫情防控整体部署，组建心理救援医疗队，开通心理援助服务热线，并根据疫情防控工作的推进情况，及时调整心理危机干预工作。在工作方法上，要对不同的人群给予不同的干预方法，注重受助者的隐私保护，避免造成二次心理创伤。

通过这些心理危机干预方案和措施的实行，及时发现受影响人群，精准、科学地给予指导，减缓或杜绝疫情所造成的不良心理影响和人群恐慌，维护社会的安全和稳定。

四、有利于社会动员

创新和完善重大疫情防控举措，要做到上下联动，作为基层社会治理手段之一的社区参与是其中的关键环节。疫情防控中的社区动员，是将疫情防控这一社会目标转化为社区居民广泛参与的社区行动的过程。社区形成防控体系可以使得资源整合、潜能释放，社区应做到广泛与精准、应急与常态、组织与自主动员相结合，不断创新工作方法，动员社会各界积极参与，形成防控合力。

社会动员的重点在于宣传，具体可以围绕以下几个方面开展工作：①及时向辖区居民宣传疫情防控核心知识；②大力倡导讲卫生、除陋习；③利用多种信息平台及时公布日常预防知识；④科学宣传感染防控要点；⑤积极实行家庭预防；⑥医务人员做好自我防护的同时，科学指导居民做好外出戴口罩、避免或减少与病人接触的防护措施。

第二节 社区防控的基础

在新冠肺炎的社区防控工作中，不仅要做好疫情防控，还要兼顾生产生活、学习工作、社会经济等多个方面。在此过程中，要注重发挥社区的作用。社区作用能否发挥，以及发挥程度的大小，主要取决于社区防控的基础，包括社区防控组织管理体系、社区联防联控队伍、社区防控物资保障与管理和社区防控信息化建设等内容。

一、社区防控组织管理体系

（一）社区的概述

"社区"一词源于拉丁语，意为共同的情感和亲密的伙伴关系。20世纪30年代初，有学者在翻译德国经典著作时，便将英语中的"community"译为社区，在此之后被多位中国学者引用并沿用至今。

我国学者认为，社区主要指有共同文化的居住于同一区域的人群，强调社区成员之间具有文化维系力和内部归属感。目前我国的社区管理体系主要指以社区党组织为核心，以社区自治组织为主体，以政府部门派驻社区力量为依托，以物业管理机构和社区社会组织为补充，以社区信息综合管理平台为载体，驻社区单位和社区群团组织密切配合，社区居民广泛参与的一种组织。我国社区自治体系主要包括社区党组织、社区居（村）民自治组织以及社区中介组织（图16-1），其中社区居（村）民自治组织主要指的是城市居民委员会、村民委员会、业主委员会等；社区中介组织主要指的是居民自发组织成立的社区内团体，如社区合唱团、棋牌小组、义工组织等。社区各组织与街道办事处、社区卫生服务中心、基层派出所等政府派出机构共同为社区居民服务。

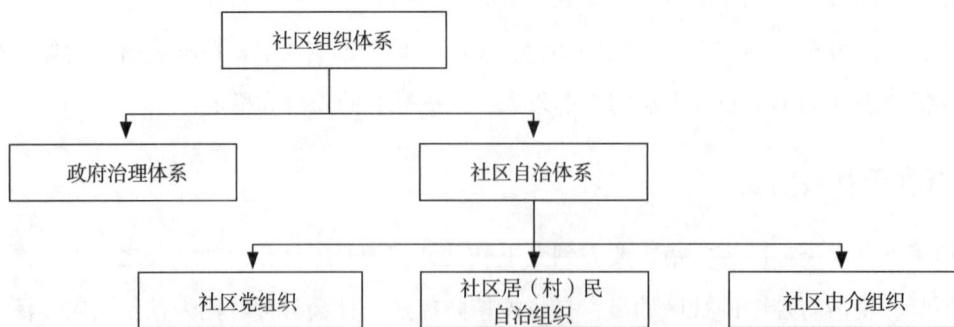

图16-1 社区组织管理体系

（二）社区组织体系在疫情防控中发挥的作用

社区在社会组织体系中如同树木的根茎，是城乡治理中最根本的空间单位。建立完善的社区管理体系可有效提高疫情防控效率、打牢疫情防控基础、弥补防控漏洞，为打赢疫情防控阻击战提供坚实领导力量和组织支撑。

1. 社区党组织强化党建引领，多措并举下沉防控力量

自 2020 年 1 月底新冠肺炎疫情发生至 2020 年 6 月底，全国参与疫情防控的建制村基层党组织为 67.7 万个，城市社区基层党组织为 30.2 万个，覆盖了全国 54.2 万个村和 6.4 万个社区。在农村，有 88.3 万名"第一书记"、驻村工作队员就地参加疫情防控。在社区，有 846.1 万名党员到社区报到参加疫情防控和志愿服务，有 231.6 万名社区专兼职网格员参与疫情防控。抽调到村、社区从事疫情防控、照护服务等工作的党员、干部有 1049.9 万名。

疫情当前，社区党组织冲锋在前，积极承担疫情防控的主体责任。首先，社区党组织成立社区疫情防控领导小组，统一领导社区疫情防控工作，深入贯彻落实国家各项方针政策，把思想和行动统一到党中央的防疫决策部署上来，做到在思想上高度重视、作风上高度严谨、行动上高度落实、措施上高度保障。其次，许多社区党组织建立了党员先锋队、党员突击队，党员同志带头做好人员排查、疫情监测、出入登记等工作，把党员力量编入社区网格，充实到社区防控队伍中，并实行统一管理，切实发扬了党员干部无私无畏、服务人民、吃苦在前、冲锋在前的高尚精神。

2. 社区居（村）民自治组织加强排查，积极发挥"哨兵"作用

村委会、居委会等基层社区组织在新冠肺炎疫情防控中的作用不可小觑，当前信息化、大数据技术在防疫工作中的应用正在稳步推进，但若完全依赖信息技术手段，仍不可避免地出现防控盲区。这时就需要居民委员会工作人员深入社区，以网格为单位，在社区内进行地毯式、拉网式健康情况排查，通过"点对点"核查弥合大数据技术手段和现实情况间的差异，提升数据准确性与真实性。此外，社区网格化管理员使社区防疫管理责任到人，通过日常及时有效的沟通、电话随访、安全排查等形式不断提升网格内社区工作人员与居民的连接，使工作人员能有效掌握并及时应对网格内居民家庭突发状况。

3. 增强社区中介组织在疫情防控中的参与度

社区内的中介组织在日常生活中起到了活跃社区氛围、丰富社区生活的作用，社区中介组织的特征主要包括公益性与公正性、沟通性、自律性、独立性。社区中介组织不依附于任何单位和政府职能机构，是居民自发形成的，同时按照一定的规则和章程运行。这类组织可以在社区居民中形成一种"软联系"，有助于缩短社区居民间的距离感，促进主人翁氛围以及居民"以社区为家"观念的形成。

在疫情防控的关键时期，社区中自发形成的中介组织也发挥了重要的作用。我国可借鉴新加坡社区防疫治理机制，积极发挥第三方力量，推动社区内居民以"自组织"形式开展邻里间的互相帮助，搭建线上社群，从而降低疫情期间居民的心理焦虑感，实现信息扁平化流动。新加坡防控经验显示，

社区内自发组织形成的团体等在基层防疫中发挥着积极支撑作用。

二、社区联防联控队伍

（一）社区联防联控队伍人员构成

自开展疫情防控工作以来，为牢牢守住社区这一基础防线，全国各地城乡社区纷纷组建了社区服务排查队伍，这支队伍主要由街道办工作人员、居（村）委会工作人员、各小区楼长及单元长、物业管理人员、从党政机关抽调的志愿者等人员构成，他们不分昼夜地对城乡社区（村）实行多轮"地毯式"排查，参与普通居民和重点人员排查、住宅小区出入口管控，进行实名制值班，有效保障了辖区居民的身体健康和生命安全。

（二）社区防控人员特征

新冠肺炎疫情发生以来，我国多位学者对参与社区疫情防控的工作人员展开调查研究，通过分析发现，当前参与社区防控的男性多于女性，本科及以上学历的防控人员相对较少，新冠肺炎专业知识知晓率不高。防控人员的工作表现为日均工作时间长、工作内容复杂多样，更易于近距离接触防控对象，增加自身感染风险，使防控人员存在较大的身心压力。

（三）社区防控人员工作状态改善基本策略

各级领导干部应加强对基层社区防控人员的关注与关怀。一是实行弹性倒班制，力争保障每一位工作人员都能获得应有的休息时间。在落实好现有报酬保障政策的基础上，结合实际，统筹考虑对一线城乡社区工作者给予适当工作补助。二是应加强宣传号召，吸收志愿者充实基层防控队伍，缓解社区人手不足的压力。三是注意加强新冠肺炎相关防护知识的培训，定期邀请相关专家进行线上与现场相结合的培训，提升新冠肺炎知识知晓率。

三、社区防控物资保障与管理

紧抓社区防控资源配置是落实社区疫情防控工作的重要一环，要保障社区疫情防控工作有序开展，就要切实做好社区防控物资的合理存储及调配。

（一）经费保障

地方各级人民政府应根据本地区防疫工作的实际情况，对城乡社区的传染病防治经费进行统筹规划，制定相应工作方案，并进行专款专付，真正保障新冠肺炎疫情流行期间社区居民的防疫物资和生活物资得到合理有效的分配与使用。

（二）物资配置与管理

社区要以底线思维为指导，严格执行防控物资管理办法，配备必要的防疫物资，如口罩、防护服、手套、护目镜、消毒液、无接触体温计等，确保物资数量和质量，切实保障社区居民以及工作人员的防疫需求。

（1）社区防疫物资出入库管理。社区应由专人对防疫物资进行登记，做好详细的出入库及使用记录。对使用者做好培训和告知工作，以保证科学规范使用防疫物资，确保消除安全隐患。地方各级政府也应全面掌握辖区内各社区防护用品、消杀用品、药品以及其他设备设施的供需情况，动态掌握物资配置、储存、流通情况并定期检查。

（2）社区防疫物资申领管理。防疫物资申领管理主要包括核查社区申领物资数量、接受捐助物资数量，并查看发放情况表进行仔细校对；核查使用情况，包括申领卡口、申领时间、申领人、申领数量等情况；核查点验社区库存物资，核查库存物资与数据是否相符。

只有多方共同严格执行政策规章，牢固树立大局意识、底线思维，才能真正使防疫物资用在"刀刃"上，避免物资浪费甚至一些违法违纪事件发生。

四、社区防控信息化建设

在抗击疫情过程中，科技抗"疫"成为社会各界关注的热点。作为重点防疫对象的社区，在此次疫情防控工作中，应用信息化技术解决了诸多问题。在党中央、国务院的高度重视下，我国于2020年3月发布了《新冠肺炎疫情社区防控工作信息化建设和应用指引》，该指引提出了社区防控信息化建设要从疫情监测和重点人群管理、出入管理、信息报送、宣传教育、环境整治、困难帮扶和社区服务等七个方面展开。

（一）疫情防控信息化的先进经验

在疫情防控信息化方面，国家及各省（自治区、直辖市）率先推出了疫情防控行程卡、健康码等小程序助力疫情防控。如疫情防控行程卡利用三大电信运营商的大数据基础，为民众提供行程查询服务，该程序支持一键查询自己14 d内到访的国家和国内城市。这些小程序能更加方便快捷地让民众证明自己的行程，也提高了社区、商场、交通运输部门以及其他企事业单位的行程查验效率。

此后，我国多地的社区也陆续采用了智慧社区防疫平台、非接触设备控制技术、出入口门禁管理系统、社区防疫二维码、红外线测温仪等多类型的智慧手段进行防疫，使"人工"与"智能"结合，极大提高了社区治理与疫情防控水平。如南京市一社区利用智慧社区系统，将居民的面部信息、身份证号和手机号录入系统，居民平时进出小区通过面部识别即可刷脸开门，而该智慧社区系统中的大数据信息后台和门禁系统也对疫情防控发挥了极大的作用，社区工作人员能从后台实时掌握来自重点疫区居民的情况，并进行追踪。系统还有访客添加功能，当小区住户家来访客时，后台系统可以立即锁定，社区工作人员会及时致电询问访客是否为来自重点疫区人员，增强排查针对性。小区居民也能利用这个系统监督防疫，如果发现物业在小区内消杀不到位，发现来自疫情中高风险区却隐瞒不报的人员，都可通过该系统上报物业，物业遇到处理不了的问题也可将相关内容从后台推送至社区。此外，街道网格员还可通过该系统中的群组进行防疫知识宣传、重要消息通知等工作，从而减少开展宣传工作时的近距离接触，丰富了基层疫情防控组织体系。部分地区的社区智慧系统还可根据所收集到的相关信息一键生成统计表格和趋势分析图，快速实时了解人员流动情况。

（二）疫情防控信息化存在的问题及展望

尽管社区防疫信息化取得了显著成绩，但从长远发展来看还存在着一些问题：一是各地各社区的智慧平台系统难以做到完全的相互兼容、互联互通，无法实现紧急情况在不同社区平台的及时响应；二是部分社区的智慧系统存在居民个人身份信息泄露、平台智慧水平不高、完备的信息化平台管理标准缺乏等信息安全性问题。因此，国家有关部门应积极推动建立智慧社区信息化服务平台标准，重点完善数据信息安全这一环节，用技术手段保障信息安全与智慧防疫的共同实现。

第三节　社区居民的防控策略及措施

作为社会最小单元的社区，是人们生产生活的基本空间，也是新冠肺炎疫情防控的基础环节，起着重要的"网底"作用。科学的社区防控策略能够有效指导社区规范、有序地开展新冠肺炎疫情防控工作，及早发现病例，有效遏制疫情扩散和蔓延，减少新冠病毒对公众健康造成的危害。为更好贯彻"早发现、早报告、早隔离、早诊断、早治疗"的传染病防治原则，高效、合理开展社区防控工作，各社区应根据疫情制定差异化的社区防控策略和措施。

一、社区总体防控策略及措施

（一）相关定义

1. 社区未发现病例

社区未发现病例是指在社区居民中未发现新冠肺炎确诊病例。

2. 社区出现病例或暴发疫情

社区出现病例是指在社区居民中出现 1 例确诊的新冠肺炎病例，尚未出现续发病例。暴发疫情是指 14 d 内在小范围（如一个家庭、一个工地、一栋楼同一单元等）发现 2 例及以上确诊病例，病例间可能存在因密切接触导致的人际传播或因共同暴露而感染的可能性。

3. 社区传播疫情

社区传播疫情是指在社区居民中，14 d 内出现 2 例及以上感染来源不清楚的散发病例，或基数多且规模较大、呈持续传播态势的暴发疫情。

4. 疫点

如果社区出现病例或暴发疫情，将病例可能污染的范围确定为疫点。原则上，患者发病前 3 d 至隔离治疗前所到过的场所，患者停留时间超过 1 h、空间较小且通风不良的场所，应列为疫点进行管理。疫点一般以一个或若干个住户、一个或若干个办公室、同一病区、同一栋楼等为单位。

5. 疫区

疫区主要指的是传染源数目较多、各疫源地交叉重叠形成的较大的疾病传染地区。如果出现了社区传播疫情，可根据《中华人民共和国传染病防治法》相关规定将该社区确定为疫区。

（二）社区防控策略及措施

1.社区未发现病例

实施"外防输入"的策略，具体措施包括组织动员、健康教育、信息告知、疫区返回人员管理、环境卫生治理、物资准备等。

（1）组织动员。社区的疫情防控首先应该做到的就是全员参与，而全员参与离不开组织与动员，要建立一个完善的新冠肺炎疫情防控工作体系，就必然需要街道和社区的各级干部、社区医疗卫生机构中的家庭医生的参与；此外，还应鼓励社区内的居民投身社区疫情防控工作中，吸纳有意愿参与的志愿者，组成专业人员与群众相结合的工作队伍，实施全覆盖、零遗漏式的社区管理，责任到人，落实防控措施。

（2）健康教育。利用线上与线下相结合的方式，发展多样化手段，具体化地开展新冠肺炎防控知识宣传，倡导积极健康的生活方式和卫生习惯，营造"我的身体我负责""保护自身健康就是保护他人"的良好氛围，使群众都能了解健康知识，掌握防护要点，自觉形成居家多通风，出门戴口罩，勤洗手，不聚集，避免接触动物（尤其是野生动物）、禽类或其粪便等良好的防疫习惯。

（3）信息告知。畅通的真实信息输出通道也是防疫过程中的关键点，要及时向群众发布准确的疫情信息、提示出行风险、告知正确的就诊方式。呼吸道症状无发热者应到社区卫生医疗机构就诊，有发热症状患者到发热门诊就诊，新型冠状病毒感染者到定点医院就诊。

（4）疫区返回人员管理。社区要在公告栏上粘贴告示，对从疫区返回人员应要求其立即进行登记，并在社区卫生服务中心指导下每天体检2次，同时主动自行隔离14 d。所有从疫区返乡出现发热等呼吸道症状者，应及时就近就医排查，根据要求居家隔离或到指定地点或医院隔离；与其密切接触者也应立即居家自我隔离或到当地指定地点隔离，隔离期间应与本地医务人员或疾控中心保持联系，以便跟踪观察。

（5）环境卫生治理。社区应开展以环境整治为主、药物消杀为辅的病媒生物综合防治，重点对小区楼道、休闲活动广场、垃圾站、建筑工地等场所进行卫生清理，消除鼠、蟑螂、蚊、蝇等病媒生物的孳生环境。对病媒生物的防治和消杀必须高度重视，如忽视该部分工作便无法有效降低病媒生物密度，这将对疫情防控产生极为不利的影响。

（6）物资准备。社区与家庭应备置必备的防控物资，如测温仪、防护服、外科口罩及N95口罩、消毒剂等。

2.社区出现病例或暴发疫情

采取"内防扩散、外防输出"的策略，具体包括上述6项措施，以及加强密切接触者管理、加强消毒等2项措施。

（1）密切接触者管理。充分发挥社区预防保健医生、家庭签约医生、社区干部等网格管理员的作用，对新冠肺炎确诊病例的密切接触者开展排查工作并实施居家或集中医学观察，有条件的应明确集中观察场所。每日随访密切接触者的健康状况，指导观察对象更加灵敏地监测自身情况的变化，并随时做好记录。做好病人的隔离控制和转送定点医院等准备工作。

（2）消毒。社区要协助疾控机构做好病例单元、社区内企事业单位办公地点等疫点或人群聚集点的消毒，以及公共场所的清洁消毒工作。

3. 社区传播疫情

采取"内防蔓延、外防输出"的策略，具体包括上述 8 项措施，以及疫区封锁、限制人员聚集等 2 项措施。

（1）疫区封锁。对划为疫区的社区，必要时可采取封锁措施，限制人员进出，临时征用房屋、交通工具等。

（2）限制人员聚集。对社区内限制或停止早、夜市等人群聚集的活动，关闭公共澡堂、电影院、网吧、KTV、商场等公共场所。必要时停工、停业、停课（表 16-1）。

表 16-1　不同社区疫情的防控策略及措施

疫情情形	防控策略	防控措施
社区未发现病例	外防输入	1. 组织动员 2. 健康教育 3. 信息告知 4. 疫区返回人员管理 5. 环境卫生治理 6. 物资准备
社区出现病例或暴发疫情	内防扩散、外防输出	上述 1 ~ 6 项措施 7. 密切接触者管理 8. 消毒
社区传播疫情	内防蔓延、外防输出	上述 1 ~ 8 项措施 9. 疫区封锁 10. 限制人员聚集

二、社区不同人员的防控措施及流程

根据国家《关于加强新冠肺炎疫情社区防控工作的通知》（肺炎机制发〔2020〕51 号）要求，各社区要在疫情防控领导小组的领导下，充分发挥社区动员能力，组建以社区干部、网格员、社区卫生服务中心医务人员、家庭医生、居民志愿者等为主的专兼职工作队伍，实施网格化、地毯式管理，责任落实到每个人，对社区、楼栋、家庭实行全覆盖，确保有效落实综合性防控措施。人员管理方面，坚持因地制宜、分类施策，做到外防输入、内防扩散、外防输出，采取各项措施控制传染源、切断传播途径、保护易感人群。

（一）出行及归来人员

（1）人员的筛查与识别。社区组织要在疾病预防控制机构及医疗卫生专业人员的指导下，按照"追踪到人、登记在册、社区管理、上门观察、规范运转、异常就医"的原则,组织人力对流动人员进行管理,尤其是疫区归来人员的管理。社区应制定出行及归来人员管理制度及工作流程,按要求在社区或小区出入路口设置审核排查点,对外来车辆、人员进行登记、筛查、甄别,来自或经过疫情地区的返回人员要按规定提供核酸等检验报告或正规医疗机构、隔离点出具的允许外出的证明,并做好台账登记工作。另外,对社区范围的学校、企业或其他公共场所也要逐一进行排查,发现可疑症状或有流行病学史的人员,要及时向社区疫情防控领导小组、所在地卫生健康部门进行报告,采取相应隔离、防控措施,严防疫情输入。

(2)人员的管理。①疫区返回人员。在其主动告知或工作人员发现后,应立即登记,告知其社区疫情期间相关管理规定、社区联系人,提供体温计、口罩、消毒液等防护用品,以及居家隔离的注意事项和生活保障等内容。社区要第一时间组织力量进行监督,要求疫区返回人员居家隔离观察 14 d,隔离观察期间不得外出,每天 2 次定时测量体温,并将测量结果告知社区工作人员。社区也要建立顺畅高效的下传、上传机制,即上级部门将所掌握的从疫情高发区返回人员名单下传至所在社区,社区组织力量对其进行规范管理;在居家隔离观察期间出现发热、干咳、乏力等呼吸道症状的患者,社区要及时报告疫情防控领导小组及卫生健康主管部门,帮助患者就诊就医,防止输入性病源的扩散和传播。如病例已确诊,则要求在指定地点或医院进行隔离,其密切接触者也应按要求居家隔离或在指定地点进行隔离。②非疫区返回人员。对于非疫区返回人员也不可麻痹大意,要详细询问本人及本人近期接触人是否有与确诊病例、疑似病例、隔离观察人员的接触史,确有接触史的,要报告本地区疫情防控领导小组及卫生健康主管部门,实行居家隔离观察 14 d。社区内外地返岗人员,全部实行居家隔离 14 d 的规定,由所在单位及社区每日进行排查并做好记录。

(二)疑似病例及密切接触者

社区应组织社区干部、网格员、医疗机构医务人员和家庭医生队伍等对确诊病例和疑似病例的密切接触者进行规范管理,配合疾病预防控制机构规范开展流行病学调查和对密切接触者的追踪管理,落实社区综合防疫管控措施,注重对患者排查、诊断与隔离的及时性,不可滞后拖延。对已划分为疫区的社区,应采取疫区封闭的管理举措,加强对人员进出的管控。对符合且具备居家隔离条件者,应要求其在医务人员指导下进行居家隔离医学观察;对无条件居家隔离或应集中隔离的密切接触者,应要求其在社区指定的隔离点开展隔离医学观察。实行隔离医学观察的密切接触者,每天 2 次定时测量体温,观察期间禁止外出及探视,社区或集中隔离点负责为其提供生活保障。对于出现发热、干咳、乏力等呼吸道感染症状的患者,社区要及时报告本区域疫情防控领导小组及卫生健康主管部门,帮助病例就诊就医,防止输入性病源的扩散和传播。如病例已确诊,则按要求在指定地点或医院进行隔离,其密切接触者也应按要求居家或在指定地点进行隔离。

(三)一般人员

社区应组织社区干部、网格员、医疗机构医务人员和家庭医生队伍等合力完成摸底排查工作,以社区为网络,以家庭为单位,对辖区内所有居民情况进行全面排查,完成人员摸底与排查流程。

通过全面排查，建立辖区居民身体状况、接触人群、亲友往来情况、探亲休假地点的清单，并实行常态化、动态性台账管理。在入户排查方面，要严格贯彻执行"不漏一户、不落一人"和"至少每5天进行一次社区全覆盖排查核查"的要求，在核查过程中要尽量采取当面入户核查的形式，不具备入户核查条件的应进行电话核查。社区工作人员对待排查工作应做到主动、细致，不可被动等待居民到社区登记代替入户排查，避免发生遗漏。在入户排查的同时，也要注重宣传指导工作，让社区居民主动参与到疫情防控工作中。任何人发现确诊或者疑似病例时，都要第一时间向社区或所在地疾病预防控制机构报告。

（四）重点人群

新冠肺炎具有人群普遍易感的特点，但据相关研究及诊疗实践来看，有基础疾病的老年人、抵抗力差的儿童属高风险易感人群。因此，在一般防控措施的基础上，老年人及儿童还要着重做好以下管理举措。

（1）老年人。按社区老年人养老方式划分，老年人主要包括居家养老和养老机构养老两大类。针对居家的老年人，应着重做好以下工作：①尽量避免外出，避免走亲访友，不到人员密集场所，不接触呼吸道感染症状人群，确需外出的要正确佩戴口罩，做好个人防护；②每日定时测量体温，异常时及时上报；③加强室内通风，做好物品、家具、餐具等卫生消毒，注重手卫生；④子女及社区工作人员密切关注老年人情况，尤其是独居老年人的身体状况，嘱其保持通信畅通，非必要情况下减少他人探望；⑤关注老年人的饮食、睡眠、心理、室内运动、身体健康等状况，如有发热、干咳、乏力等症状，及时到定点医院进行诊疗。

针对养老机构的老年人，应着重做好以下工作：①社区养老机构应按照疫情防控相关文件要求，在疾控部门的指导下，制定本机构应对疫情防控工作方案，做好老年发热患者的筛查、发现、登记、信息报告、处理等各项工作；②向老年人普及疫情基本知识和防控注意事项，为其提供必要的防控物资，嘱其保持良好的卫生与健康习惯，避免院内感染的发生；③注重老年人的心理状态变化，对已经或可能产生心理问题的人员进行心理干预，防止意外的发生；④积极配合社区做好联防联控工作，禁止举办聚集性活动，严格进行环境消杀工作，保持环境卫生；⑤疫情严重的地区，应设置隔离观察室，有条件的设置隔离室和消毒室，必要时实施封闭式管理；⑥严格执行疫情期间的"日报告""零报告"制度，紧急情况随时报告；⑦关注老年人的身体健康状况，如出现呼吸道症状，及时送其到定点医院进行诊疗。

（2）儿童。社区在进行疫情防控的过程中，应帮助辖区居民做好儿童相关管理工作，最大限度保护儿童健康和安全。具体内容包括：①家长应增强防护认识，主动学习相关感染防控知识，尽量避免儿童外出，不到人员密集和空间密闭场所，不走亲访友，不与来自高风险地区或有呼吸道感染症状的人员接触，确需外出的要正确佩戴口罩，做好相关防护；②家长要做好室内消毒、加强居室通风，创造整洁、干净的生活环境，外出回家后，要先洗手，更衣后再接触儿童；③家长要教会儿童正确的洗手方法，督促儿童养成勤洗手、不乱摸、适度运动、保证充足睡眠等良好的生活习惯；

④母乳喂养时，要佩戴口罩，勤洗手，保持局部卫生；⑤如家长按规定进行居家隔离，则不应与儿童接触，需分开居住；⑥如儿童出现发热、咳嗽、流涕等呼吸道感染症状时，应到定点儿童医院就诊，在医务人员指导下，做好疾病诊疗及疫情防控工作。

第四节　社区日常防控措施

精心组织、扎实落实宣传教育、环境整治、居民健康监测、病例报告及突发事件处理等工作是做好社区新冠肺炎防控的基础和根本，是落实"早发现、早报告、早诊断、早隔离、早治疗"要求的必要举措，也对控制传染源、切断传播途径及保护易感人群具有重要作用。

一、宣传教育

新冠肺炎疫情防控是一项系统工作，习近平总书记指出："要做好宣传教育和舆论引导工作，统筹网上网下、国内国际、大事小事，更好强信心、暖人心、聚民心。"在新冠肺炎防控阻击战中，社区应抓好宣传教育这一防疫"利器"，主动担责，迅速行动，及时向公众发布权威信息，加强科普宣传，树立典型，管控好舆情工作。

（一）及时精准解关切，多措并举促科普

社区要配合辖区党委和政府部门，第一时间理性、客观、持续发声，回应民众关切内容，体现社区发布信息的引导力、影响力、公信力。条件允许情况下，社区应通过各种媒介及时准确、公开透明发布疫情信息，实事求是反映疫情形势，尤其是本小区内的疫情形势和发展态势。对歪曲事实的谣言，要旗帜鲜明地进行批驳，让主流、权威、可靠的声音占据媒体阵地，为疫情防控营造良好的舆论环境。尤其在疫情初期，针对公众的恐慌情绪，囤积口罩、敏感轻信等行为，社区要及时、充分调研，了解居民关心、关注的事情，及时发布科学、权威信息，第一时间帮助大家正确、理智看待疫情的科学防控。

社区应加大科普宣传力度，大力普及传染病基本知识、新冠病毒核心知识、新冠肺炎防控知识、疫情防控政策信息、家庭消毒、《中华人民共和国传染病防治法》等热点内容，引导市民科学防控。社区应注重通过微信公众号、小区广播、致居民的一封信、打赢社区疫情防控战倡议书等形式，满足居民对防控科普知识的需求，用事实击败讹传，稳定社区居民的情绪。

（二）抓重点广泛传播，抓典型以点带面

社区应积极利用广播、板报、条幅、报纸、官网等宣传媒介，多维度、多视角推送相关信息，促进居民间广泛互动，形成良好工作效果。传播内容方面，应该聚焦重点，及时报道社区防控动态，普及新冠肺炎知识及防控措施，倡导居民自觉养成合理膳食、规律作息、科学锻炼、清洁消毒、注重手卫生、勤通风、少聚集等良好的生活行为习惯，坚定其战胜疫情的信心。同时，为了进一步提升传播效果，在传统宣教形式的基础上，社区应探索运用新媒体"短、平、快"的优势，充分发挥微博、微信、抖音、快手等新兴媒体平台作用，以图解、动漫、H5、微视频、短视频等适合新媒体传播的方式，加强融合宣教。

社区宣教组织要深入一线，细致挖掘典型人物和案例，将他们在疫情面前彰显出的共产党员本色讲好、宣传好，将他们冲锋在前、服从指挥、无悔付出的组织性纪律性讲好、宣传好，将他们用实际行动践行共产党人初心使命的情怀宣传好。社区宣教人员应加强策划能力，将身边有温度、有泪点、有人情味的"暖新闻"及时呈现给大家，让疫情防控一线党员干部决战疫情、白衣天使敬佑生命、志愿者无私奉献的形象更加鲜明，让宣教工作更能感染人、打动人、教育人，为取得社区疫情防控胜利营造良好的舆论氛围。

（三）加强舆情监控，坚定抗"疫"信心

社区组织应按照习近平总书记"主旋律更响，正能量更强"的要求，强化舆论引导工作，切实发挥基层宣传主阵地、主战场和主渠道作用。社区应组建专门人员队伍和设备设施，加大社区网络舆情巡查监控力度，做到 24 h 不间断监控，及时收集、分析、研判相关舆情信息，及时报告社区疫情防控领导小组，责成专人回应网络信息，不可出现居民存在的疑惑无人解答、因疫情产生的心理问题无人疏导、虚假新闻肆意传播等情形。疫情进入常态化防控阶段以后，社区组织应针对居民可能出现的麻痹思想、侥幸心理和松懈意识，制作专门的宣教内容，把握好宣传报道和舆论引导的主阵地，进一步增强社区居民战胜疫情的信心。

二、环境整治

社区要发动社区所属干部、网格员、医疗机构医务人员和家庭医生队伍等大力开展爱国卫生运动，进行以环境整治为主、药物消杀为辅的病媒生物综合防治。同时，动员驻区单位和物业服务企业进行环境卫生整治，确保社区环境干净整洁。具体应做好以下工作：

（1）协助疾病预防控制机构做好疑似或确诊病例家庭、楼栋单元、办公地点等疫点的消毒，对可能产生人群聚集的小区健身房、活动广场、游泳馆等公用设施进行严格清洁、消毒。

（2）对小区楼道、垃圾站、建筑工地等重点场所进行卫生清理，处理垃圾污物，消除鼠、蟑螂、蚊、蝇等病媒生物滋生，并实时组织开展全面的病媒生物防治与消杀，消灭或有效降低病媒生物感染。

（3）对社区医疗卫生机构诊疗环境要每日进行清洁消毒，严格按照有关制度和规定程序处置医疗废物。

（4）疫情解除前，应暂停社区人员聚集性场所服务活动。

（5）社区还应积极配合卫生健康、市场监管等有关部门，加大对集贸市场、农贸市场、水产品市场的环境治理力度，必要时暂停以上场所营业。

三、居民健康监测

（一）做好社区内各级各类人员排查工作

社区各级各类人员排查工作应在社区疫情防控领导组织的指导下，按照"政府主导、部门协作"的原则，以重点人群、密切接触者、疑似病例 3 类人群为排查对象，扎实做好人员排查、登记工作。在社区联防联控机制的领导下，社区应组织足够数量的工作人员开展社区网格化排查。此外，还要加强机场、码头、火车站、客运站等交通枢纽及高速公路、国道等省际交界口岸的管控，在以上重点区域出入口设置排查点，安放体温测量装置，对进出人员（尤其是疫区人员）进行健康问询和体温测量。对发热人员，询问其 14 d 内的旅居史和密切接触史；对有流行病学史且有发热、呼吸道感染症状者，由专用车辆将其妥善转移至当地医学观察站实施医学观察；有发热、无流行病学史者，做好告知，嘱其前往指定发热门诊就诊并将登记信息反馈至当地社区，做好追踪随访；无发热、无流行病学史者，即可放行。

（二）做好社区内各级各类人员日常健康监测

对于排查出来的重点人群、密切接触者、疑似病例，按相应管理措施做好日常健康监测工作。同时，社区网格员应组织自己辖区内居民做好家庭成员日常健康状况报告工作，包括每日至少测量 1 次体温，监测是否具有呼吸道感染症状等。如果居民有发热等呼吸道感染症状，则按工作方案要求其到就近指定发热门诊就诊。社区网格员将自己管辖范围内居民的健康监测状况上报至社区防控领导小组，社区防控领导小组实行"日报告""零报告"制度，按要求内容和时限将社区全体居民的健康状况报上级卫生行政部门。

四、病例报告及突发事件处理

（一）病例报告

按照《中华人民共和国传染病防治法》《突发公共卫生事件应急条例》要求，社区医疗卫生机构的医务人员发现疑似病例、确诊病例、无症状感染者，应在 2 h 内进行网络直报。疾控机构在接到报告后应立即调查核实，于 2 h 内通过网络直报系统完成报告信息的三级确认审核。不具备网络直报条件的医疗卫生机构应立即向当地县（区）级疾控机构报告，疾控机构接到报告后应立即进行网络直报，并做好后续信息的订正工作。

疫情期间，实行"日报告""零报告"制度，紧急情况随时报告。各县（区）级疾病预防控制机构在每天规定时间内对本辖区的确诊病例、疑似病例、可疑病例及当天各疫点和隔离留观点名称、详细地址、隔离户数及处理情况以表格形式上报市级疾病预防控制机构。市级疾病预防控制机构负责收集汇总各辖区的可疑、疑似、确诊病例，并将处理结果情况按规定时间向市卫健委书面报告，由市卫健委向同级政府和上级卫生行政部门报告。

（二）突发事件的处理

根据《国家突发公共卫生事件应急预案》《国家突发公共卫生事件相关信息报告管理工作规范（试行）》要求，各县（区）首例新冠肺炎确诊病例以及符合最新版《新冠肺炎病例监测方案》中聚集性疫情，辖区疾病预防控制机构应通过突发公共卫生事件报告管理信息系统在 2 h 内进行网络直报，事件级别可先选择"未分级"。卫生健康行政部门根据事件调查及后续进展，依据风险评估结果对事件定级后，可对事件级别进行相应调整，并将事件初次、进展和结案报告及时进行网络直报。

第五节　社区特殊场所的防控

为满足社区居民生活和工作需要，社区周边往往设有学校、企业及其他公共场所等组织。这些场所普遍具有人员构成复杂、流动量大、交叉面广、业务事项多等特点，稍有疏忽或麻痹大意，势必对社区整体疫情防控工作带来威胁和隐患。因此，在社区整体疫情防控工作中，必须把这些特殊场所纳进来，并要求各单位或组织时刻紧绷疫情防控这根弦，扎实细致落实各项防控任务，定期或不定期对其进行督导检查，及时发现存在的漏洞和短板，并采取措施给予完善，不断提高社区联防联控能力和水平。

一、学校

新冠肺炎疫情期间，社区内各级各类学校（含幼儿园、中小学、中等职业学校、高等学校、教育培训机构等）要深刻认识疫情的严峻性和复杂性，高度重视疫情防控工作，成立"一把手"负责的专门疫情防控工作领导小组，紧密配合社区做好联防联控工作。各级各类学校要按照上级教育主管部门统一规定时间开学，并将开学时间提前报备所在社区疫情防控领导小组，复课后应落实晨午晚检及疫情报告制度（图 16–2）。

（一）强化宣传教育，加强师生管理

复学前，学校应通过微信群、QQ 群、网络视频等多种形式加强对学生、老师关于新冠肺炎核心知识、防护要点、健康生活方式、清洁消毒措施等方面的培训，确保人人重视、人人掌握、人人践行。学校应要求全体师生尽量居家，做好室内通风、物品清洁、手卫生等防控工作；一旦外出要规范佩戴口罩，避免到人群密集、通风不畅的场所，禁止前往疫情高风险地区。

复学后，学校应通过板报、广播、视频会议、卫生课等多种方式进行新冠肺炎相关知识的宣传教育，加强师生对疫情防控的重视程度，将疫情防控知识作为重要内容纳入开学第一课。同时，学校也应该关心关怀教师、学生，关注大家的心理状态，及时发现心理问题的苗头，心理咨询与辅导中心应为有需要的同学提供心理干预和咨询。

```
┌──────────┐      ┌──────────────┐      ┌──────────────┐
│   晨检   │      │ 师生全日健康监测 │      │   因病缺勤   │
└────┬─────┘      └──────┬───────┘      └──────┬───────┘
     │                   │                     │
     ▼                   ▼                     ▼
┌──────────────┐  ┌──────────────┐   ┌──────────────┐
│教职工及学生家庭晨检│  │ 宿舍区、教学区、 │   │ 学生家长、教职员工 │
│              │  │ 晨检、午检、晚检 │   │ 报告因病缺勤缺课 │
└──────┬───────┘  └──────┬───────┘   └──────────────┘
       │                 │
       ▼                 │
┌──────────────┐         │
│ 校门、校车晨检 ├─────────┤
└──────────────┘         │
                         ▼
                 ┌──────────────┐
                 │ 班主任、部门负责人 │
                 └──────┬───────┘
                        │
                        ▼
                 ┌──────────────┐
           ┌─────┤   疫情报告人   ├─────┐
           │     └──────────────┘     │
           ▼                          ▼
    ┌──────────────┐          ┌──────────────┐
    │   校级领导   │          │ 遵照相关文件， │
    └──────┬───────┘          │ 在规定时限上报 │
           │                  └──────┬───────┘
           ▼                         ▼
    ┌──────────────┐          ┌──────────────┐
    │ 属地教育行政部门 │          │ 属地社区卫生服务中心 │
    └──────┬───────┘          └──────┬───────┘
           │                         │
           ▼                         ▼
    ┌──────────────┐          ┌──────────────┐
    │ 上级教育行政部门 │          │ 上级卫生健康管理部门 │
    └──────────────┘          └──────────────┘
```

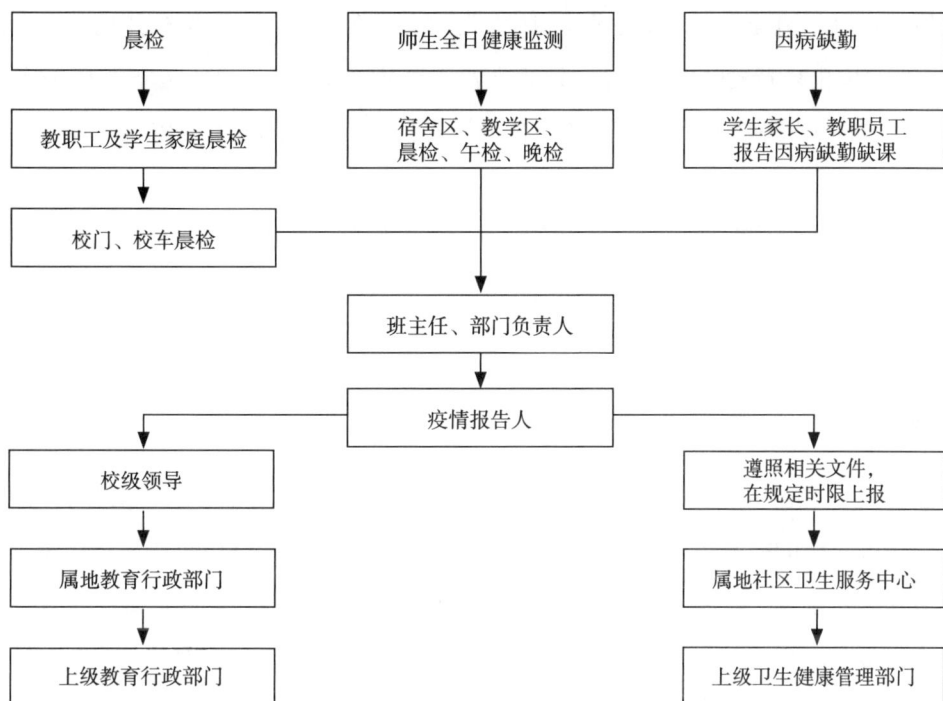

图 16–2　学校疫情防控报告制度

（二）深入排查健康情况，实施分类管理

复学前，学校应借助微信群、QQ 群、网络等媒介全面摸排本校师生员工假期动向，精准掌握返校前 14 d 内是否接触过确诊病例、疑似病例及疫情高风险地区人员的情况，并针对接触过以上人员或来自疫情高风险地区的师生制定周密的返程及隔离方案。

假期期间，学校务必做好假期留校学生的防控安全工作，重点加强宿舍、食堂、自习室的卫生安全管理，禁止外来人员进入校园；关注留校师生员工的健康状况，每日测量体温，对出现发热、干咳、乏力等呼吸道症状的师生，应按规定转至指定医疗机构诊治，并做好清洁消毒工作；为留校师生提供充足、合格的防护物资，要求师生避免与来自疫情高风险地区的人员接触；同时，做好各场所日常通风、消毒、垃圾处理等工作。

复学后，学校要落实入校晨检制度，每天掌握师生员工健康状况，如发现有发热等呼吸道症状者，应按规定转至指定医疗机构诊治，并做好消杀工作。如果医院诊断为疑似或确诊病例，要及时报告所在社区和当地疾控中心、上级教育主管部门，并按社区疑似和确诊病例处置方法进行隔离，隔离期满且复查核酸阴性后，方可返校。

（三）加强教学场所管理，制定工作预案

疫情未结束前，学校严禁组织大型活动，确需举办的，必须按社区联防联控领导小组及上级教育主管部门规定程序报批。复学前，学校要针对可能发生的各种风险制定相应的工作预案，并进行针对性演练，确保任何情况发生时均有相应的应对措施。复学后，学校要加强教室、食堂、宿舍、图书馆等场所的通风、消毒工作，保持环境卫生。尽量避免使用空调，确需使用的，必须按操作规程定期换气。如校内出现新冠肺炎感染者，该感染者活动过的室内区域要按防疫要求进行彻底消杀。在突发公共卫生事件一级响应解除前，高校实行封闭式管理，建立入校人员体温测量和登记制度。

（四）加强值班值守，确保信息畅通

复学前，学校要做好假期期间的值班值守工作，并对值班人员进行专门培训，通过各种平台公布值班人员联系方式，同时报社区联防联控组织及上级教育主管部门备案。此外，学校应加强信息报送工作，做到不迟报、不瞒报、不漏报，严格落实疫情防控"日报告""零报告"制度。

二、企业

社区内企业复工，容易形成人员聚集，造成疫情的输入和传播，威胁社区居民身体健康和生命安全。因此，做好企业的疫情防控工作责任重大。社区内企业也要成立由企业法定代表人为组长的疫情防控领导小组，细化工作制度和人员职责，紧密配合社区做好疫情联防联控工作。各级各类企业也应按所在区域政府规定时间复工复产，并将复工复产时间报行业主管部门及所在社区疫情防控领导小组，企业疫情防控应急流程见图16-3。

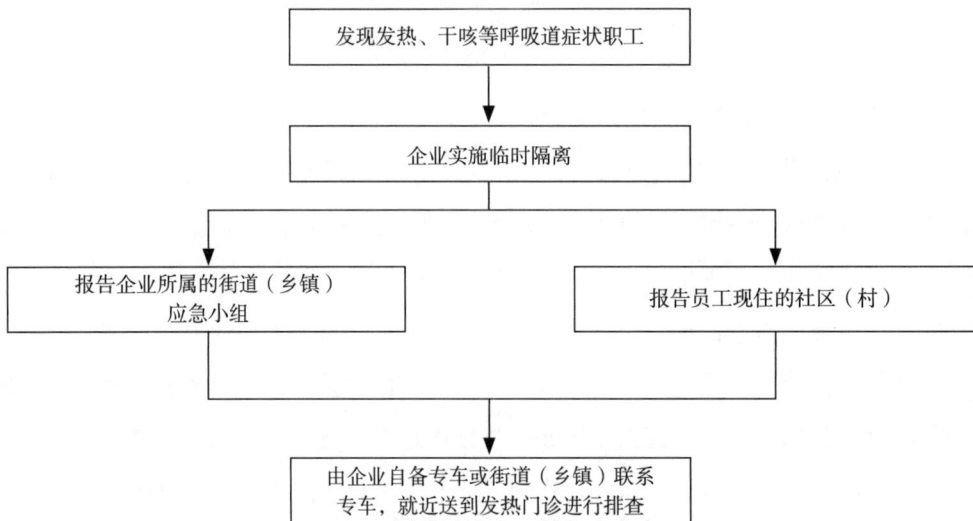

图16-3　企业疫情防控应急流程

（一）做好宣传教育，加强员工管理

企业应把新冠肺炎病毒及卫生防控相关知识培训纳入重要工作日程，针对企业所有员工开展常态化培训，宣传新冠病毒基本知识，教育员工要注意个人、家庭卫生，勤洗手、多通风、少聚集，自觉养成出门戴口罩、保持人际交流距离等良好的习惯。上班前、上班后必须洗手，上班期间尽量着工作服，员工间要保持适当距离，必要时可以实行分时段、分区域工作机制。

企业复工后，要在办公场所、生产车间、休息区等显要位置设置新冠肺炎疫情防控知识宣传专栏，编制宣传小册子，大力普及卫生、防护常识，可以开展专题学习交流会，互相取长补短，使防控知识入脑入心。同时，对员工较多的企业，可以以班、组为单位，进行疫情防控知识宣讲，多种途径调动员工学习的积极性，配合社区做好联防联控工作。

（二）做好员工排查，实施分类管理

企业复工前，要利用微信群、企业员工管理平台等媒介，动态了解员工假期期间，尤其是复工前 14 d 的健康状况、居住地、外出行程、人员接触情况，对去过疫情高风险地区或接触过来自疫情高风险地区人员的员工，要建立重点关注人员台账，由专人动态跟踪管理，并按规定程序上报及采取隔离观察等措施；对滞留高风险地区的员工，要做好安抚疏导工作，劝其暂缓返岗。

企业复工后，要建立员工健康排查工作制度，明确排查程序，由专人负责员工健康状况的管理工作，每日均要进行体温检测，对出现发热、干咳、乏力等呼吸道症状的人员，按预定程序送往指定医院进行诊治，同时做好环境消杀工作、员工健康状况排查工作，并按规定向所属社区疫情防控领导小组报告。

（三）做好日常消毒清洁及人员管控工作

有条件的企业可以实施封闭管理和弹性工作制，严禁无关车辆及人员进入企业。每日按相关制度和流程，对企业办公场所、生产场所、经营场所、生活场所等地点进行卫生清洁和消杀防疫工作。对员工数量较多的企业，倡导错峰上下班，鼓励网上办公、视频会议、分散就餐等形式，降低人员聚集和交叉感染风险。

三、公共场所

为满足居民的生产生活需要，社区会设立超市、饭店、宾馆、影音娱乐场所、公共文化体育场所等各种功能不同、面向不同群体的公共场所。疫情期间，这些场所也存在着人群聚集、交叉感染的可能。社区要高度重视，加强公共场所的管控，要求其按具有管辖权的市场监督管理局规定时间营业，最大限度减少或者取消存在明显交叉感染风险的公众聚集性活动。

（一）公共场所的常规防控内容

（1）所有进出公共场所人员要测量体温，温度超标者建议到医疗机构就诊；同时，扫描疫情期间统一使用的二维码，显示"绿码"后方可通行，"黄码""红码"人员禁止入内。

（2）加强对本单位或部门员工健康状况、出行情况、人员接触情况等方面的调查管理，一旦发现问题，立即启动相应工作预案，快速、有效、规范处理，确保员工身体健康和生命安全。

（3）采取限流措施，避免客流量超标。

（4）定期对公共区域进行空气消毒、物品消毒，加强自然通风，保持环境和物品的清洁卫生。

（5）公共场所产生的垃圾要及时清理，日产日清，禁止堆积；同时要安全、合理、科学使用空调系统，按专业人员建议建立操作规范，定期换气、清洁，避免因空调使用导致新冠肺炎疫情的传播和蔓延。

（6）一旦发现有新冠肺炎确诊病例活动的场所，要立即给予封闭，必要时关闭公共场所，配合社区及疾病预防控制机构的调查、排查工作；同时，将此处视为疫点管理，按规定进行消毒清洁处理。

（二）特殊公共场所的管理

农贸市场、水产品市场、餐饮服务单位等场所除开展常规的通风、清洁消毒等管理工作外，工作人员必须全程、正确佩戴口罩及其他必要防护设施上岗；坚决禁止活禽销售，严厉打击野生动物非法交易；农业、林业、卫健等部门要及时开展野生动物疫病监测，按规定规范处理病死动物。

商场、超市工作人员必须全程、正确佩戴口罩上岗，在经营场所出入口设置检查点，并由专人负责测量体温，检查口罩佩戴及二维码扫码工作，不符合条件者，一律禁止入内。对拒不执行的人员要加强法制教育，对扰乱公共场所秩序的行为要报公安机关依法处理。同时，相关监管部门需加强对这些区域的监督、检查工作，对于空间密闭、通风较差、防疫物资设备缺乏的商场、超市等场所，要求其限期整改，整改期间不得营业，整改不合格者暂停营业。

第六节　社区医疗卫生机构的防控

社区医疗卫生机构在新冠肺炎社区疫情防控的居民排查、病例上报、流行病学调查、诊疗健康指导、规范转诊、疑似及密切接触者管理等各项工作中起着重要作用，是做好社区防控工作的重要支撑和保障。

一、建立疫情防控组织

为切实做好社区新冠肺炎疫情的防控工作，社区医疗卫生机构应该遵守"早发现、早报告、早隔离、早诊断、早治疗"原则并根据国家相关文件要求，在社区组织统一领导以及上级卫生行政部门的指导下，成立社区医疗卫生机构防控新冠肺炎工作领导组织，明确工作职责，确保全方位、全过程、无死角地落实好各项防控工作。为使新冠肺炎的防控工作得到科学、有序、高效的落实，社区医疗卫生机构应按照重大突发公共卫生事件一级响应有关要求，成立以社区医疗卫生机构主要负责人为组长的防控工作领导组织，下设综合协调组、预防控制组、医疗救治组、宣传教育组、督导检查组、后勤保障组等工作小组，同时明确各小组的牵头部门、负责人及工作职责（图16-4）。各小组应当把本机构新冠肺炎疫情防控工作作为第一要务来抓，认真学习相关文件、详细调查研究、周密部署各项措施，保质保量完成各项防控任务。

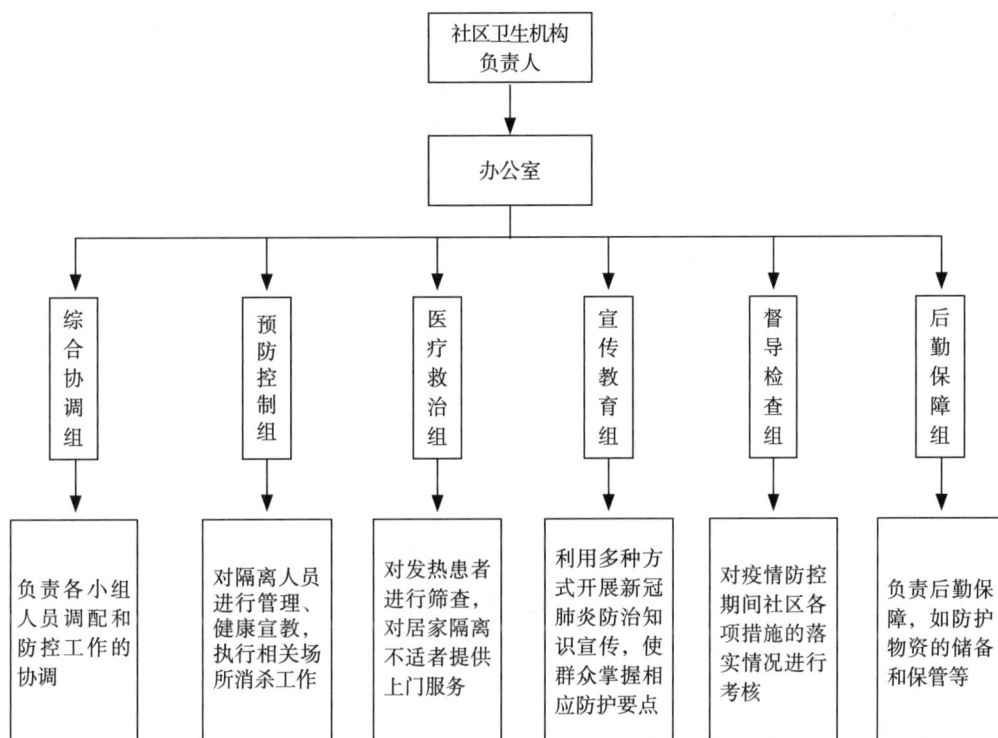

图16-4 社区疫情防控工作小组

二、制定各项感染管理制度

社区医疗卫生机构应按照国家最新版《医疗机构内新型冠状病毒感染预防与控制技术指南》《新型冠状病毒肺炎防控方案》《新冠肺炎疫情期间医务人员防护技术指南（试行）》等文件规定，建立健全本机构新冠肺炎的医院感染管理制度。

（一）建立工作制度

社区医疗卫生机构应组织相关人员建立《医院感染管理制度》《医院感染报告制度》《医院感染防控信息报告制度》《医院感染暴发事件应急预案》《医务人员防护制度》《医院各区域消毒管理制度》《发热患者转诊制度》等各项工作制度，确保每项防控工作都有据可依、有章可循。

（二）细化工作流程

社区医疗卫生机构在相关工作制度的基础上，组织相应人员细化具体工作流程，包括医院感染管理工作流程、防护用品穿脱流程、各区域消毒流程、患者出入院流程、重点科室工作流程、医疗废物处理流程等。各项工作流程以流程图、演示图的形式张贴在相关工作区域，便于工作人员有效执行和落实。

（三）加强培训和监督

针对以上工作制度及流程，社区医疗卫生机构应组织疾病预防、医院感染管理等领域的专家开展机构内全员培训，包括理论培训、现场指导、员工逐一实践等内容，不合格者不允许上岗。在培训形式上，可以通过现场讲课、观看视频、部门自学、交叉演练等多种方式进行，确保全员参与、高度重视、规范有效。同时，社区医疗卫生机构监督检查组要跟进各个部门、每名员工的学习和落实情况，督促不合格的科室、个人尽快完善整改，形成制度—流程—培训—实操—监督—再完善，直至全员合格的闭环管理模式。

三、信息收集与报送

社区医疗卫生机构应积极配合社区防控工作组织及上级卫生行政部门，全力做好应对新冠肺炎防控工作相关信息的登记、收集、整理与报送工作，为疫情整体防控提供全面、完整、可靠的信息数据支持。

（一）医务人员自身健康状况

社区医疗卫生机构应每日统计、汇总本单位医生、护士、技师、药师、管理人员、保安、后勤等所有人员的身体健康状况，按规定时间及要求上报至上级卫生健康主管部门。

（二）住院患者健康状况

社区医疗卫生机构应组织相关人员每日对住院患者及陪护人员进行身体健康状况排查及记录，按规定时间及要求上报至上级卫生健康主管部门。

（三）就诊人员信息

社区医疗卫生机构应组织相关人员每日对门急诊就诊人次、发热等呼吸道症状人次、转诊情况等信息进行统计、汇总，按规定时间及要求上报至上级卫生健康主管部门。

（四）密切接触者管理情况

社区医疗卫生机构应指定专人上门询问密切接触者的身体健康状况，每日进行 2 次体温测量及必要的体格检查，按规定填写密切接触者巡查记录表，每日向分管领导及上级卫生健康主管部门报告。

（五）重点监测对象情况

社区医疗卫生机构人员应入户为"三包一"服务对象及可能发生不良事件的重点人群（包括独居老人、经济困难居民、残疾人、精神心理疾病居民等）进行饮食、睡眠、运动、居家防控、物品消杀、垃圾处理、心理疏导、体温监测等方面的指导，做好相应工作记录，每日向分管领导及上级卫生健康主管部门报告，确保重点监测对象全覆盖。

（六）各卡点外地人员信息

社区医疗卫生机构应安排专人配合街道、公安将在高速公路出口接到的外地入城人员送往居住地，并每日统计辖区内"卡点接送"人员数量及健康状况，每日向分管领导及上级卫生健康主管部门报告。

四、日常诊疗安排

社区医疗卫生机构应根据所在辖区疫情等级、风险情况、上级部门要求等动态调整日常诊疗工作,具体包括以下几个方面。

（一）预检分诊

预检分诊制度是指为有效控制传染病疫情,防止交叉感染,根据《中华人民共和国传染病防治法》的有关规定,对来诊的患者预先进行相关传染病方面的甄别、检查与分流制度。在新冠肺炎疫情期间,社区医疗卫生机构要严格执行预检分诊工作制度,为医院安全把好"入口关"。

（1）设置预检分诊点。社区医疗卫生机构应建立患者单独入出通道及医务人员单独入出通道,在通道入口处独立设置预检分诊点,并完善工作制度,明确工作流程,建立清晰标识,确保通风良好,提供相应的消毒隔离条件和必要的防护用品。

（2）选派医务人员。预检分诊点应当选派数量足、能力强的医务人员,建议由呼吸科、感染科等内科专业医师参与预检分诊工作。社区医疗卫生机构应对被选派到预检分诊的医务人员定期开展《中华人民共和国传染病防治法》,传染病预防、辨别、诊断治疗,以及职业暴露的预防和处理的培训并进行考核,确保预检分诊人员均能扎实掌握相关知识并能应用于工作中。

（3）严格做好各项管控工作。预检分诊点应做好环境、器械、患者物品等的清洁消毒,具体包括空气、物表、地面、办公用品及诊疗用品的清洁和消毒工作。同时,按照《医疗废物管理条例》的规定处理医疗废物。

（4）配备充足的防护用品。从事预检分诊的工作人员应根据不同风险分级认真做好个人防护,佩戴医用外科口罩、工作帽、乳胶手套,着工作服、普通隔离衣;配备含有效杀灭新冠病毒成分的速干手消毒剂,做好手卫生。同时,储备一定数量的体温计、医用外科口罩等用品,以备患者使用。

（5）规范预检分诊行为。预检分诊医务人员应当对来诊的病人进行传染病的预检,注意询问患者有关的流行病学史、主诉、症状、体征、相关检验、检查等。经预检确定为传染病病人或者疑似传染病病人者,应当将其转至感染科或指定发热门诊就诊,安排专车予以护送,同时对接诊处采取必要的消毒措施。

（二）住院患者及陪护管理

设有住院病床的社区医疗卫生机构应当加强住院患者及陪护的管理工作,确保医疗机构的整体安全。

（1）完善入院前筛查。 社区医疗卫生机构应在上级卫生健康主管部门的统一部署下,规范住院患者及陪护人员的入院前筛查工作。如入院前必须常规检测的新冠肺炎病毒、血常规、肺 CT 等,排除后方可办理入院手续。对于不能排除或属于疑似病例,应该做好解释沟通工作,使用卫生健康主管部门规定的车辆转至定点机构诊治。

（2）加强住院期间管理。住院病区实时封闭管理,原则上 1 名患者 1 名陪护,不允许变更陪护;

禁止探视，禁止患者及陪护离开病房，非特殊情况不允许患者及陪护到走廊等公共区域走动；病房医务人员要定期巡视检查患者及陪护人员的口罩佩戴情况，发现未佩戴或佩戴不规范人员，要及时予以纠正。社区医疗卫生机构应该配备一定数量的服务人员，为患者及陪护订餐、取物品、取开水等生活事项提供帮助。

（3）发热患者的管理。住院病房应分区设置，包括缓冲区、普通病区、隔离区等，并保证隔离区至少配备1间单间病床。当发现住院患者出现发热、咳嗽、呼吸困难等呼吸道症状时，及时转至隔离区单人单间进行治疗；经会诊为疑似新冠肺炎感染者时，应上报上级卫生行政部门，按规定转入定点医院诊治。

（4）严抓病房感控管理。社区医疗卫生机构的住院病房应严格按医院感染监控规章制度，做好病房定期通风、物品消杀、空气消毒、终末消毒、手卫生、医疗废物处理等各项工作，严防交叉感染的发生。病房患者的心电、超声、CT、磁共振等相关检查，应在单独区域完成，避免与门诊或急诊患者发生交叉感染，同时做好清洁、消毒工作。

（三）发热患者管理

对于预检分诊、门诊发现的发热患者，应按预定制度及流程转至定点发热门诊就诊。对于急诊发热患者，如为急危重症，医务人员应在做好防护的情况下立即给予救治；如为非急危重症，则按照预定制度及流程转至定点发热门诊就诊。病房患者出现发热症状后，要及时请病房主任、相关科室专家进行会诊，完善相关检查、检验项目，明确排除新冠肺炎感染的可能后，让患者在隔离区接受治疗；如会诊意见可疑为新冠肺炎感染者，应上报上级卫生行政部门，按规定转入定点医院诊治。发现以上发热患者后，所经路线、接触物品、人员均按规定进行清洁、消毒处理，一律用卫生健康主管部门指定车辆进行转运。

（四）转诊

新冠肺炎疫情期间，本着"集中患者、集中专家、集中资源、集中救治"的原则，各市（地）均设有治疗新冠肺炎的定点医院。基于社区医疗卫生机构作为城乡卫生服务的基础性环节的定位，同时也为了最大程度地缩小传播范围，社区医疗卫生机构在疫情防控中的主要职责是早发现、早报告、早隔离、早转诊，防止疫情在社区内传播。

（1）上转。社区医疗卫生机构在发现疑似患者时，应在做好防护的前提下及时将患者通过专车转送至定点医疗机构诊治，并将患者相关病史、临床检查等资料复印件转至相应医疗机构，同时做好终末消毒。

（2）随访。社区医疗卫生机构负责患者转诊的医师应当与定点医院的医生保持联系，对患者转诊治疗情况进行随访，动态了解患者转诊后的检查、治疗、病情转归情况。

（3）下转。根据《新型冠状病毒肺炎诊疗方案（试行第八版）》要求，由于患者出院后的免疫功能低下，有感染其他病原体的风险，建议患者出院后居家隔离14 d。定点医院要做好与患者居住地社区医疗卫生机构间的联系，共享病例资料，及时将出院患者信息推送给对方；同时要求居家隔离期间，社区医疗卫生机构应该加强患者的隔离管理和健康状况监测，佩戴口罩，居住于通风良好的单人房间，减少与家人的近距离密切接触，分餐饮食，做好手卫生，避免外出活动。

五、心理危机干预

在新冠肺炎疫情期间，由于社会大众对新型疾病不了解，人群普遍存在一定的恐慌心理，社区医疗卫生机构应站在医学的角度开展宣传教育，缓解各类人群的心理压力。开设心理门诊的社区医疗卫生机构更要积极发挥其作用，及时发现可能出现的心理危机苗头，对各类人群进行具有针对性的心理危机干预。

（一）隔离人群心理干预

1. 可能出现的心理问题

隔离人群可能出现的心理问题有紧张、恐慌、孤独、压抑、悲观、愤怒等。

2. 心理干预

心理干预措施：①帮助受助者学习了解真实可靠的疫情信息与健康知识，使其相信科学和权威资料，不信谣、不造谣、不传谣；②鼓励其积极配合隔离，倡导健康饮食和规律作息，通过听音乐、读书、室内锻炼等方式进行减压；③鼓励其保持与家人、朋友、亲戚的沟通，获得足够的社会支持；④以上方式仍不能有效缓解压力时，鼓励其通过心理援助热线或线上心理干预方式舒缓心理压力。

（二）非隔离人群心理干预

1. 可能出现的心理问题

非隔离人群可能出现的心理问题有过度担心、高度紧张、过分清洁、盲目消毒，过度关注躯体感受和症状，过度关注疫情，夸大可能结果，过于乐观等。

2. 心理干预

心理干预措施：①加强防控知识宣教，提供科学可靠的疫情信息，指导其科学防护，消除恐惧心理；②合理休息，规律作息，养成良好的生活行为习惯；③可行的情况下，鼓励其与家人、同事、同学等保持交流，给予积极引导，获得足够社会支持；④以上方式仍不能有效缓解压力时，鼓励其通过心理援助热线或线上心理干预方式舒缓心理压力。

（三）社区医务人员心理干预

1. 可能出现的心理问题

社区医务人员可能出现的心理问题有焦虑、失眠、抑郁，过度疲劳和紧张；由于担心感染导致的紧张不安、害怕、失眠，以及因可能给家人带去危险而担忧和自责等。

2. 心理干预措施

（1）医务人员需积极进行自我调节。①合理安排作息时间，规律饮食，加强营养，劳逸结合；②尽可能保持与家人、同事、朋友的联系，寻求社会支持；③发现情绪异常时，要积极寻求专业人员指导与帮助。

（2）社区医疗卫生机构需给予医务人员足够的理解和帮助。①社区医疗卫生机构应为医务人员提供充足合格的防疫物资，保障医疗场所消杀到位，给予医务人员实实在在的安全感；②社区医疗卫生机构应合理为医务人员设置值班、工作持续时间，使其适当轮休。工作之余的休息场所，能够播放一些轻音乐，提供一些休闲零食，让他们能在休息时得到舒缓放松；③社区医疗卫生机构需确保医务人员信息畅通，能够及时获得关于疫情的准确信息，同时鼓励医务人员之间、上下级之间沟通交流。

第七节　流感的社区防控

流感是流行性感冒的简称，是由流感病毒引起的急性呼吸道感染，也是一种传染性强、传播速度快的疾病。在新冠肺炎疫情防控尚未取得完全胜利之际，作为流感高发季节的秋冬季已经来临。为了防止季节性流感与新冠肺炎疫情的交叉感染，减少社区居民感染风险，社区联防联控组织在做好新冠肺炎防控工作的同时，必须高度重视流感的防控工作。做好该项工作，应明确普通感冒、流感和新冠肺炎的区别，在正确防控原则和科学防控措施的指导下，才能取得较好的工作效果。

一、普通感冒、流感和新冠肺炎的区别

普通感冒、流感和新冠肺炎之间的不同点可从致病源、发病时间、主要症状、易感人群等四方面来分析（表16-2）。

表16-2　普通感冒、流感和新冠肺炎的区别

项目	普通感冒	流感	新冠肺炎
致病源	多种普通感冒病毒	流感病毒	新型冠状病毒
主要症状	流鼻涕、鼻塞、咽痛、咳嗽、打喷嚏、发热（低热居多）	高热、头痛、咳嗽，多伴有肌肉关节酸痛、乏力等全身症状	目前已经确诊的病例主要症状包括发热、咳嗽、呼吸不畅、乏力，可伴有呕吐、腹痛、腹泻等症状
发病时间	无明显季节性	高发于冬春季	2019年底—2020年春
易感人群	人群普遍易感，很少见到严重的并发症，几乎无致死病例	人群普遍易感，5岁以下儿童、65岁及以上的老年人、有慢性基础疾病者、肥胖者、妊娠及围产期妇女较易发展为重症病例	各年龄段人群均对新型冠状病毒没有免疫力，普遍易染，老年人、免疫功能缺陷者、医护人员、妊娠期妇女、吸烟人群和肥胖人群是新型冠状病毒感染的高危人群

二、社区防控的基本原则

（一）全民防控原则

全民防控是指在社区防控组织的领导下，以社区全科医师、公卫医师为骨干，以家庭为单位，以提高健康水平、降低感染率为目标，通过街道办事处、社区居民委员会、社区医疗卫生机构与上

级医院的联防联控，通过社区居民积极参与与配合，建立起的社区防控统一战线。流感对所有人群普遍易感，因此流感人群的基数大，社区居民应主动配合社区医疗卫生机构的健康排查，并以家庭为单位，自觉做好个体防护及家庭清洁消毒。出现疑似流感症状时，要及时就医，并在流感确诊以前尽量减少或避免与他人的近距离接触，防止流感传播。

（二）及时上报原则

防控策略和方针的制定与传染病疫情上报的及时性密切相关。按《中华人民共和国传染病防治法》规定，社区医疗卫生机构应按属地管理原则，明确流感诊断的病例应于 24 h 内报告，由首诊医生负责填写报告卡，由预防保健科的专业人员负责网络直报。暴发疫情现场调查的院外传染病病例报告卡由属地疾病预防控制机构的现场调查人员填写，并由疾控机构进行报告。社区医疗卫生机构负责收集和报告本社区内传染病信息。有条件的实行网络直报，没有条件实行网络直报的，应按照规定时限以最快方式将传染病报告卡报告本行政区域内县级疾病预防控制机构。

（三）系统监控原则

社区要从组织管理体系、制度、人员、设备设施等方面加强流感防控的准备工作，密切关注社区流感疫情，疫情防控策略应具有动态性，根据疫情变化及时调整。例如当未发现社区流感病例时，社区的监控原则主要是"外防输入"，应尽量减少社区外来人员的进入；当发现社区出现流感病例时，社区的监控原则主要是"外防输出、内防扩散"，尽量减少社区内人员流动，减少流感确诊病例及其接触者外出；当社区流感由以输入性病例为主转向以本土病例为主时，社区的监控策略应将集中隔离改为居家隔离，以便对流感感染者进行治疗，同时也保护健康人群免受感染。

（四）隐私保护原则

隐私权是公民最基本的权利之一，受国家法律的保障。在社区整体的防控原则和策略中，都要高度重视并切实采取措施尊重居民个人的隐私权。在流感的防控工作中，尤其疫情暴发之后，有时会出现感染者隐私被媒体或社区工作人员曝光的情形，这会使患者产生心理负担及消极情绪。如不妥善处理，这种行为可能会使其他居民出于维护自己隐私的需要，而拒绝提供部分病史或疾病真实情况，不利于防控工作顺利开展。因此，在社区流感防控工作中，有效的隐私保护可使社区防控机构更易获得居民信任，进而促进流感防控工作的顺利开展。

三、社区防控的基本措施

社区流感防控工作是一项系统工程，除了成立防控领导组织、健全规章制度、完善工作流程、保证充足人员、配备必要设备设施及给予有力的财务支持外，还需要着重做好以下工作。

（一）强化医生培训，提高流感防治水平

社区医生是开展社区流感筛查、诊断、报告、治疗、随访、防控、健康教育等工作的主力军，对社区流感防控工作起着极为重要的作用。因此，政府、社区部门应加大资金投入，为社区医生培训、进修学习提供便利条件，提高其综合素质。例如，社区医疗卫生机构可以与大型综合性医院加强合作，将其作为社区医生培养培训的平台、技术设备的支持基地、患者上转的定点医院，并学习其先进知识理念，引进必要设备，改善社区环境，为社区提供足够的医疗保障。社区医生可以通过参加卫生健康主管部门举办的流感培训班、业务讲座等，提高对疾病早期识别、诊断和治疗能力。有条件的社区，要动员中医医生外出学习培训，结合中医治未病理念与技术方法，进一步强化中医药预防流感的重要作用；同时，也应在疾控机构的指导下，按要求做好流感发现、登记、信息报送和疫情处置工作。

（二）全方位开展健康教育工作

系统科学、高效有序地开展健康教育工作，对社区流感防控及居民健康素养的提升起着重要作用。首先，社区应加强健康教育的宣传，引导公众理性看待流感疫情，做到既心存警惕，又不致引起恐慌。在开展健康教育的过程中，社区应以疾病预防控制中心与社区医疗卫生机构为技术支撑，在其指导下，动员社区党员、居民委、志愿者等人员积极参与，及时为居民答疑解惑，及时观察社区流感状况。其次，在社区、学校等地组织人员广泛开展传染病基本知识、流感防控、个人防护、消毒隔离、营养保健等方面的培训，最大限度使居民了解相关知识和技能。最后，通过社区广播、条幅、讲课、微信、微博、书信、视频动画等形式加强流感防控知识宣传，宣传内容包括个人清洁卫生、居家防护要点、流感症状、就诊流程、消毒隔离、个人饮食、心理调节等方面，并对居民存在的疑虑、问题进行耐心、细致解答，必要时请专业人员给予针对性指导。

（三）完善居民健康档案，实施分类管理

健康档案是社区医疗卫生机构统一为辖区居民建立的可按期连续记录居民健康情况的规范化文件。社区流感防控组织可以利用健康档案，开展针对流感的居民健康分类管理，即通过健康档案将居民划分为流感高危人群和普通人群，并采取不同健康管理策略。在流感防控方面，社区儿童、65岁以上的老年人、肥胖人群、孕妇、免疫抑制病人、具有慢性基础疾病者等是流感的高危人群，列入一级预防对象，防控策略要以危险因素的差异性为准来制定。通过健康宣教、家庭医生随访、社区医疗卫生机构检查及居民自我管理等举措，达到预防流感、降低病死率等目的。将其他普通居民列入二级预防对象，在做好健康教育的同时，也要提示他们做好自我防护，使其认识到做好自我管控是一个利己利他的行为。

（四）扩大疫苗接种范围，降低流感感染风险

接种流感疫苗是全球公认的防控流感的有效手段。首先，社区要明确疫苗接种的重点人群，鼓励居民接种疫苗。如医疗机构内流感大肆传播将会影响医疗机构的正常医疗秩序，同时增加社区内流感传播的风险性，如儿童、老年人、慢性病患者等人群感染流感更易发展为重症，因此必须将医务人员、儿童、老年人及慢性病患者等作为流感疫苗接种重点人群。其次，社区应改进预防接种服务质量，使疫苗接种更便利、更实惠。通过增加社区流感疫苗接种点、提早启动疫苗接种、延长疫苗接种周期、增加每日服务时间等措施，为群众提供便利化服务。鼓励在养老机构、教育教学机构等组织开展集中接种，提高老年人与儿童疫苗接种率。最后，社区也应该积极配合上级部门做好流

感疫苗需求评估，及时报送疫苗接种信息，保证社区间接种点疫苗的均衡供应。

（五）加强人群密集场所防控，严防聚集性疫情

有条件的社区，应规范开展流感疫情的实验室标本采集和检测等工作，及时有效处置疫情。对于构成突发公共卫生事件疫情，应立即启动应急响应，实行病例分类管理，减少人员聚集等综合性防控措施，切实遏制疫情蔓延扩散。

社区疫情防控人员应有计划地指导各级各类托幼机构、学校、养老机构、监管场所等重点机构发挥好主体责任，加强人员健康监测及因病缺勤人员的病因追查和登记制度的落实。在流感流行季减少或停止大型室内聚集性集体活动，对于发生流感等聚集性疫情做到早发现、早报告、早处置，有效减少聚集性疫情发生。

社区也要加强车站、机场等人群密集重点场所及密闭交通工具的通风、消毒等防控措施，加强良好卫生习惯的宣传和倡导，切实做好个人防护。在流感流行季尽量避免去人群密集场所，鼓励群众外出时规范佩戴口罩，减少与他人的近距离接触，降低感染或传播风险。

参考文献

[1] 姜洁. 党旗在抗疫一线高高飘扬 [N/OL]. 人民日报，（2020-06-30）[2020-10-31]. http://paper.people.com.cn/rmrb/page/2020-06/30/04/rmrb2020063004.pdf.

[2] 杨贵华. 重塑社区文化，提升社区共同体的文化维系力——城市社区自组织能力建设路径研究 [J]. 上海大学学报（社会科学版），2008（03）：92-98.

[3] 刘春呈. 疫情社区防控中对网格化管理的再审视 [J]. 理论月刊，2020（06）：69-79.

[4] 邱创良，王洪锐，赵雨馨，等. 新型冠状病毒肺炎社区防控人员的结构、知识、态度和工作特征研究 [J]. 中国全科医学，2020, 23（31）：3917-3923.

[5] 李建军. 完善智慧社区治理工具的思考——以疫情防控中的信息化应用为视角 [J]. 现代商贸工业，2020, 41（30）：60-62.

[6] 卢磊. 社区疫情防控：制度引领、行动景象和未来思考 [J]. 社会福利（理论版），2020（03）：14-19.

[7] 新华社. 习近平出席统筹推进新冠肺炎疫情防控和经济社会发展工作部署会议并发表重要讲话 [EB/OL].（2020-02-23）[2020-10-31]. http://www.gov.cn/xinwen/2020-02/23/content_5482453.htm.

[8] 许宝健. 做好打赢疫情防控阻击战的舆论引导工作 [EB/OL].（2020-02-14）[2020-10-31]. http://www.cntheory.com/zydx/2020-02/ccps200214NPCX.html.

[9] 国家卫生健康委办公厅，国家中医药管理局办公室. 新型冠状病毒肺炎诊疗方案（试行第八版）[EB/OL].（2020-08-18）[2020-10-31]. http://www.gov.cn: 8080/zhengce/zhengceku/2020-08/19/5535757/files/da89edf7cc9244fbb34ecf6c61df40bf.pdf.

[10] 胡诚, 张维, 王蕾, 等. 新冠肺炎疫情防控期间医院舆论引导和宣传教育工作的实践和体会 [J]. 中国医院, 2020, 24（10）: 68-70.

[11] 刘洋, 陈祥华, 陈海鸥, 等. 新型冠状病毒肺炎疫情下社区卫生机构风险防控实践 [J]. 解放军医院管理杂志, 2020, 27（07）: 610-612, 620.

[12] 周绿林, 陶红兵. 新冠肺炎突发疫情的社区防控: 组织与管理 [M]. 镇江: 江苏大学出版社, 2020.

[13] 任菁菁. 新型冠状病毒肺炎社区防控 [M]. 北京: 人民卫生出版社, 2020.

[14] 国务院应对新型冠状病毒肺炎疫情联防联控机制综合组. 新型冠状病毒肺炎防控方案（第七版）[EB/OL].（2020-09-15）[2020-10-31]. http://www.nhc.gov.cn/jkj/s3577/202009/318683cbfaee4191aee29cd774b19d8d/files/f9ea38ce2c2d4352bf61ab0feada439f.pdf.

第十七章　心理问题与干预

新冠肺炎疫情自暴发以来，在全国迅速蔓延，其传染性强、病死率高，且人群普遍易感，给人们的生产、生活甚至生命造成了极大的影响和危害。疫情防控一线医护人员，以及参加疫情应对的公安民警、社区工作人员，要面对高强度的工作负荷、活动受限的防护措施、与家人隔绝的状态及对疫情的恐慌；确诊患者在隔离治疗期间不能与家人接触，除了对疾病和家人的担忧，还要经受发热、呼吸困难或者其他躯体症状的折磨；患者家属作为患者的密切接触者需要进行隔离医学观察，隔离期间与亲人分开，会产生无聊、担心自身会感染传染病等情绪；普通公众在疫情初期配合政府"宅家抗疫"，脱离人群。以上这些因素对不同人群的心理均可能造成不同程度的影响，表现出逃避、抑郁、浮躁等不良行为，有的还会形成严重的心理问题，即心理应激障碍。因此，针对新冠肺炎疫情对不同人群的心理影响，要科学、规范地开展干预工作，以期减轻疫情所致的心理伤害。另外，进入冬季流感流行季节，尽管流感的症状相对较轻，病死率低于新冠肺炎，但是其传染性比新冠肺炎强。偶尔有些人对流感也表现出担忧，甚至因为担心流感传染而不出门，出现与新冠肺炎疫情期间类似的心理问题，也需要及时采取针对性心理健康咨询、心理干预等援助措施，其具体干预措施与新冠肺炎的不同人群干预类似。

第一节　确诊患者的心理问题

新冠肺炎对患者身心健康造成了严重的伤害，新冠肺炎患者可能出现以下问题：

一、情绪问题

（一）焦虑

患者一直处于复杂的内心体验中且表现出多疑的特点，担心医护人员隐瞒自己的真实病情、治愈后存在后遗症、家人和朋友被自己传染等问题。特别是对于因呼吸窘迫、气管切开而难以用语言表达自己感受的病情危重患者来说，与医护人员沟通不畅导致焦虑紧张、烦躁不安等问题，致使患者更加注意甚至放大自身的不适感，更有甚者出现恐慌、濒死感等感受，从而使呼吸困难加剧，导致病情恶化。

（二）抑郁

患者确诊新冠肺炎后，只能被动地接受治疗，失去了对生活的掌控，容易产生沮丧、无助和绝望等情绪，担心被亲人和朋友嫌弃；觉得没有人真正关心、理解自己，没有人能够救自己；后悔自己当初没有注意防护，对自己的未来灰心丧气；对治疗没有信心，情绪易激惹，易于哭泣。抑郁情绪严重时患者会产生轻生的想法；身体的痛苦、目睹病友的离去也容易使患者陷入悲观、绝望之中。

（三）愤怒

有些患者变得易怒、爱抱怨，觉得自己被命运捉弄，"为什么偏偏是我"。他们常常推卸责任并指责他人，甚至会把怒气无端地发到医务人员和家人身上，事后又懊悔不已。

二、认知问题

（一）注意力受损

患者容易出现思维混乱、无法集中注意力的症状，有时还会出现与现实分离的感觉，觉得一切都好像是发生在梦中，自己像是一个旁观者。

（二）偏执

患者看待问题狭窄、偏激，平时理智的人变得固执、钻牛角尖、蛮不讲理；也可表现为过分自我关注，注重自身感受、想法、观念等内部世界，而不是外部世界。

（三）灾难化

患者表现为过度夸大应激事件的潜在和消极后果。患者猜疑心加重，对医务人员察言观色，推断病情是否正在加重，是否无法痊愈，治愈出院后是否无法正常生活。

（四）强迫思维

患者脑中不受控制地反复回想与疫情有关的事情，越是想要摆脱这种思绪，则越陷越深，甚至会导致自己无法正常生活。此外，还可能出现绝对化思维（非黑即白）、选择性关注消极信息、敏感多疑、选择性遗忘等现象。

三、行为问题

（一）逃避与回避

患者可能会出现导致新冠肺炎危害扩大的行为，逃避检查与治疗，甚至想要离开医院，脱离隔离环境。

（二）退化与依赖

患者时时处处依赖别人的照顾而放弃自己的努力，希望获得别人的同情、支持和照顾，以减轻心理压力和痛苦。

（三）敌对与攻击行为

患者可能出现愤怒、敌意、谩骂、憎恨或羞辱他人的行为，也可能出现拒绝服药、拒绝治疗，拔输液管、引流管、氧气面罩等情况。

（四）无助与自怜

患者表现为听天由命、被动的行为状态，独自哀叹，缺乏安全感和自尊心。

（五）躯体症状

躯体症状表现为骨骼肌紧张、头痛、食欲差、腹泻、尿频、出汗、失眠等。

第二节　确诊患者的心理干预方法

一、理解患者出现的情绪反应

患者的情绪反应属于应激反应，应做到事先有准备。比如从开始的否认和愤怒，到沮丧和无助，最后求助的心理发展过程，这是可以理解的，符合人性的规律。作为医护人员，不能被患者的攻击行为和悲伤情绪所激怒而失去自身的立场，如放弃治疗、与患者争吵、过度共情等；要帮助患者意识到自己的情绪状态，才能通过合理的渠道表达出来。

呼吸不受限制的患者可以练习腹式呼吸来平复情绪。多吸氧、多呼气对身体更有好处，缓慢的呼吸节奏也能帮助神经更加放松，更好地恢复身心的灵活性。呼吸受限患者也可以想象心中的愤怒、不安、惶恐就像一个气球从前胸飘出来，把它放在离你很远的地方，看着它逐渐填满，最后爆炸，这样不良情绪就可以被释放。听轻松的音乐，做冥想和身体放松练习对呼吸困难的患者也有益。当患者可以更客观、更冷静地调节自己身体和精神状态，就更能够配合医务人员展开有效的治疗。

二、帮助患者获得更多的心理支持

在理解患者的前提下，应及时评估其攻击、自伤、自杀风险，筛选出心理健康较差的患者并给予更多的关心和照顾。除了日常药物的治疗之外，也应该给予积极正面的心理支持，同时避开攻击性的话题，不与患者正面冲突。应协助患者积极地与外界进行联络，寻求更多的社会支持，以缓解自身受到的压力。如通过与同事、领导的联系，可以获取更多工作上的最新信息；与家人、朋友保持良好的联系，能够使患者获得支持与鼓励，感受到更多的温暖和心理上的支撑，同时也能够避免患者过度关注自身疾病。患者倾诉内心感受的过程同时也是一种解压的过程，更重要的是可以通过信息的相互转达调动起对生活的热情与希望。同时，帮助患者了解一些确诊且治愈的病例也可以增强患者战胜疾病的信心。

三、对患者开展科普宣传

强调隔离手段只是为了更好地观察病情，从而提供有效的治疗方案。同时，隔离手段也是保护身边的人的方式之一。向患者说明"目前的治疗是有效的""新冠肺炎的病死率并不高""干预是有效的""预后良好"等，提高患者对疾病的认识。协助患者了解如何辨别真实可靠的信息与知识，同时取信于医学权威资料。根据患者的接受程度，客观如实交代病情和外界疫情，使患者做到心中有数。

四、积极鼓励患者配合治疗的所有行为

积极沟通，以正面、积极的语言鼓励患者，及时对患者的正确行为给予肯定，强化患者的正向行为，如"你不孤单""不能放弃治疗""生存的可能性极大""你能挺过来""明天会更好"等。对患者的治疗和未来给予肯定，增强患者对治疗的信心，使其乐观面对治疗过程，收获更好的治疗效果。

针对呼吸窘迫、极度不安、表达困难的患者，医务人员应利用眼神和肢体动作鼓励患者。如发现存在严重心理问题的新冠肺炎患者，必要时应请精神科会诊。宽容对待患者，可以稳定患者的情绪，提高患者治疗的依从性。支持、安抚患者，使他能尽快安静下来，并注重与医务人员的情感交流（眼神与手势）。

五、解决应激障碍

新冠肺炎患者在与疾病的抗争过程中，当出现创伤后应激障碍，如焦虑等症状时，应及时采取相应措施。首先，应转移注意力，关注个人的需求。此次疫情中，人们每天被大量有关疫情的消息所淹没。此时，不应该只关注疫情，而应该接受多样化的信息，或是将注意力转移到个人的需求上。可以看一本喜欢的书，学习一门外语或是居家进行体育锻炼，规律作息，提高身体素质。其次，患者应将自己置于有安全感的环境中，远离刺激。愈后患者或者家人可以第一时间打造一个有安全感的环境，远离疫情的刺激。最后，患者应寻求专业的心理辅导，及时评估自身的心理健康状况。当内心焦虑、紧张，不知所措，或者症状较为严重时，千万不要让自己"死撑"，可以进行线上或电话心理咨询，也可以打电话到医院询问相关事宜，获取专业的指导建议。

六、愈后支持

治愈出院后建议到社区基层机构进行定期回访，监测愈后的身心健康状态，部分痊愈患者的家人并不能完全接纳他们，歧视心理严重，而消除歧视需要常态化干预。建议愈后患者多跟家人、朋友聊聊天，融入正常社交，获取社会支持。也可以组织安全的团体活动，减轻邻里对患者的歧视与偏见，帮助愈后患者回归生活。开展新冠肺炎的科普宣教，让愈后患者学会放松情绪，消化自己的紧张感。如果有需要，可以找专业的心理医生进行心理治疗和心理疏导，减轻疫情所致的心理问题

和躯体不适。

在疫情常态化的情况下，尽力改善治疗条件和环境，使环境适于患者治疗，不停地反思和总结治疗过程中出现的问题，优化治疗流程。

第三节　患者家属的心理问题与干预

一、患者家属的心理问题

（一）认知扭曲

（1）认知范围变狭窄，容易专注于身体细微变化，病急乱投医，相信各种防病"偏方"甚至迷信，严重者为此难以自拔，虽多次排除诊断仍不肯相信，到处"求治"。

（2）不再关心周围环境中的其他事物，过度关注消极后果或者不好的信息，出现普遍的恐惧心理；神经过敏，不敢与人交谈；走在大街上，放眼望去，看谁都像是"新冠肺炎"患者，唯恐避之不及，想象着空气中充满了病毒；外界发生的任何与其关注点有关的事，都极易令其"对号入座"。

（3）个别人潜意识里否认危险的存在，不遵守隔离制度和管理规定，不注意自我防护而肆意出行。同样，随着自身担心患病等心理的解除，大多数人会逐步恢复到正常思维和认知状态。

（二）恐惧、焦虑和抑郁情绪

恐惧、焦虑和抑郁情绪具体表现为：

（1）反复回忆与患者接触时的细节。

（2）担心自己染病，甚至整日坐立不安。

（3）看着患者对抗疾病，无法替亲人承担痛苦，充满无力感。

（4）懊悔自己的疏忽，没尽到责任及时叮嘱患者注意防护从而感染新冠肺炎。

（5）过分关注自身状况变化，对身体出现的任何变化或不适都感到惊慌失措，甚至继发性地出现心慌、气短、头晕、乏力等躯体症状，严重时可能出现"濒死感"等症状。

（6）可能出现较为持久的"疑心病"观念，认为自己已经患上某种肺炎相关疾病，有的人对正常的呼吸和心跳也感到有些不适，跟平时不一样，怀疑自己已经染上了"新冠肺炎"。情绪更加低落，日常兴致减退，严重者可达到抑郁障碍的程度。

（7）部分家属害怕患者隔离解除后不被大众接受而影响患者的正常生活。

（8）有些人可能表现为急躁易怒。随着自己担心的问题得到排除或者彻底解决，绝大多数人的情绪困扰都会自动消失。极少数人会持续存在焦虑、抑郁等症状。

（三）行为发生变化

（1）在巨大心理压力下早期出现茫然、发呆等行为抑制反应；不服从隔离管理规定，甚至逃离隔离区。他们无法让自己静静地休息，而是到处打听"谁是否已经发病了""是否有出院患者"。

（2）过分清洁、消毒，到处打听疾病相关信息，甚至四处就医寻偏方，给自己和患者胡乱吃药。有的人每天反复洗手多次，每次洗 3 遍以上还是不放心，过量使用消毒剂。觉得自己的健康不可把握，生活不可控制，感到活着太不安全，觉得生活充满了不确定性，对自己、对社会都缺乏信心。

（3）表现为日常活动减少、不愿与人交往、个人生活疏懒等行为抑制。

（4）因愤怒情绪而抱怨和迁怒他人，表现为不配合隔离观察、与医务人员关系紧张，甚至可伴有冲动攻击行为。

（四）侥幸心理

当患者和家属被隔离后，一部分人可能会有侥幸心理，家属认为自己不可能感染上新冠肺炎；认为自己身体好、有抵抗力，即使染上了，也能扛得过去。他们不注意遵守隔离制度和管理规定。

（五）抱怨与猜忌

少数家属会抱怨别人对患者和家属不够关心，要求医护人员给予更多的照顾，一旦不顺心则大发脾气。同时，他们还会担心在隔离区之内的患病亲属的安危。

二、患者家属心理干预方法

（一）进行正确健康宣教，解释劝导

初期指导家属积极应对隔离观察，说服家属服从大局，采取必要的防护。同时了解应激状态下的心理和身体反应，提供理解、简单的沟通与安慰也可以使他们疏解精神压力，接纳不良情绪反应。鼓励家属面对现实，配合居家观察，相信医护人员会全力治疗患者，保证隔离治疗患者的身心健康。

（二）建议家属出现症状时及时就医

只要出现咳嗽、发热等症状，无论是否染上新冠肺炎，都要即刻上报，积极到医院就医。因为目前医院都是经过严格消毒处理的，患者不会因为去医院看病而感染新冠肺炎；相反，如果讳疾忌医，不去看病，就可能失去早期发现、早期治疗的机会，使患者更加自责自己将病毒传染给家属，也更担心家属的健康，对患者和疑似感染家属本身都是不利的。

（三）帮助患者家属掌握正确的防护手段

采取积极有效的防护措施，将对疾病的恐慌转化为认真、科学、适度的个人防护。只要我们认真做好防护，就可以避免感染新冠肺炎。而有的患者家属不敢去超市，不敢去市场买菜，在家吃泡面，既怕自己被传染，又害怕周围人歧视的目光。这样逃避和不适宜的行为，会导致我们身体抵抗力下降，对身体健康和预防新冠肺炎是不利的。消除歧视也要先从自身做起，不歧视患病、疑似患者群。要正视疾病，积极行动；相信科学，反对迷信；不信谣，不传谣；消除恐惧，科学防范。

（四）关心患者家属身心健康

患者家属除了关注照顾新冠肺炎患者，也要注重自己的身心健康。当出现恐惧、紧张、焦虑情绪的时候，我们经常会认为自己是软弱的、意志不坚强的，因而对自己的情绪进行克制和压抑，这样是不利于心身健康的。我们应学会倾听患者家属的心声，给予他们情感宣泄的途径，接纳他们的

恐惧、紧张、焦虑情绪，不做评判，将情绪正常化。当出现这些情绪反应时，要引导患者家属多与他人交流，把这些情绪表达出来，积极寻求心理支持，在这个过程中也会减轻自己的孤独感。同时也要注意避免无防护的面谈，如果要面谈，则一定要戴口罩、不握手，保持距离。我们更鼓励通过手机、互联网等方式进行交流，这样完全可以避免人际传播。

（五）引导患者家属积极地看待生活

引导患者家属发现生活的积极意义，积极行动起来。让其该学习就学习，该工作就工作，并注意放松自己，适当进行休闲和个人娱乐活动，减少不必要的聚会，用积极的行动使其从恐慌中走出来。患者家属不要采取否认、回避退缩、过分依赖他人、指责抱怨、转移情绪等不良应对方式。患者家属要建立良好的生活和卫生习惯，注意摄入良好的饮食，保证睡眠，不要试图通过使用烟酒来缓解紧张情绪，增加适应性的行为；更要注意不要出现发脾气、冲动伤人、自伤自杀等行为。

（六）寻求专业人士帮助

当恐惧、紧张、焦虑等情绪持续存在并难以承受时，建议到精神卫生专科医院找心理治疗师或心理咨询师获取帮助。要保护好自身的健康才能做患者的坚实后盾，给患者提供帮助。

第四节 新冠肺炎丧亲者的心理问题与干预

一、丧亲者过度哀伤的潜在风险

由于新冠肺炎本身具有较高的传染性和危害性，其导致的大量丧亲者往往创伤程度较为严重。丧亲者对于哀伤反应如果不能进行恰当的调适，必然会引发个体生理、心理和社会生活适应上的诸多障碍与社会风险。

（一）个体性风险

（1）在情感层面上，丧亲者普遍表露出愤怒、恐惧、绝望、麻木的情绪。

（2）在认知层面上，他们会认为生活失序且没有受到公正对待，失去对生活的掌控；认为社会成员之间充满歧视与偏见，失去生活的意义及动力，不知如何安置未来生活。

（3）在行为层面上，疫情丧亲者普遍出现诸如惊吓、冲动、暴力宣泄、人际退缩、强迫等行为反应；在社会生活中产生自我封闭行为，影响其工作能力和社会交往能力；甚至产生自虐、自残和自杀等个体毁灭行为。

（4）在生理维度上，作为新冠肺炎确诊病人的密切接触者，丧亲者也普遍被感染，他们持续与病毒抗争，并且伴生睡眠障碍、消化不良、易疲倦等病理反应。

（5）在心理维度上易罹患创伤后应激障碍、双相障碍、精神分裂等心理疾病。

（二）社会性风险

新冠肺炎疫情波及群体广泛，个人际遇的丧亲事件演绎成群体性遭遇，哀伤反应也由个体性哀伤聚积成为群体性哀伤。群体性哀伤情绪也更为强烈和偏激。一旦有丧亲个体做出负面示范,极易引发极端"从众"行为,丧亲者可能会采取激进的集体行动来表达愤怒和反抗情绪,激化社会矛盾。

二、新冠肺炎疫情丧亲者哀伤的动态进程

(一)震惊与逃避阶段

(1)新冠肺炎疫情丧亲者目睹了亲人病情在极短的时间内恶化,预知了家人死亡,却无力回天。丧亲者提前经历了恐惧、绝望、自责、无助、崩溃等"丧失性"反应并且持续到哀伤期的正式到来。

(2)因新冠肺炎的强传染性和严格管制措施,亲友在丧亲场景的出现以及给予实质性支持缺位都使得丧亲者承受了很大的心理压力。丧亲者只能强忍悲恸,保持应激状态来解决生存困境。当现实困难妥善解决后,被丧亲者高度控制的哀伤反应便会破坏性反弹,丧亲者终日沉浸在哀伤中难以自拔,引发创伤后应激障碍和病理性哀伤。

(二)面对与瓦解阶段

新冠肺炎疫情丧亲者在极短的时间内遭遇了"创伤性"失亲经历,部分丧亲家庭甚至出现多名亲属接连死亡的情况。家庭结构瓦解,家庭功能遭到破坏,使幸存的丧亲者可能陷入"多重丧失"危机中,顺利进入"接纳与重组"阶段的难度较大。

1.丧亲者"创伤性"失亲的反应

一般呈现如下反应:

(1)丧亲场景的持续性侵入。丧亲者会反复体验"丧亲"事件,尤其是在领到亲人骨灰并且触及相关场景时悲伤程度会加剧。高强度的哀伤感受会让其魂不守舍,昼夜难眠,身心饱受折磨。

(2)警觉性反应增加。丧亲反应激发后,丧亲者神经处于高度紧绷状态,心理压力极大,容易发怒和冲动。特别是社区居民和其他社群的污名排斥行为会使丧亲者变得更加敏感、易被激惹,甚至出现短暂的偏执观念。

2.丧亲者进入丧失导向型哀伤后的两种后续发展方向

(1)丧亲者继续沉浸在丧失导向型哀伤中,全身心地专注于"丧亲"的消极体验,在回忆中"留住"过世的亲人,甚至认为过度哀伤是爱的表现,极端偏激者可能会用"死亡"寻求与亲人再相聚。丧亲者在生活中还会表现出郁郁寡欢、多疑敏感、容易激惹和情绪失控等系列特征。他们逐渐失去原有的社交群体,偏离正常的社会生活状态。

(2)丧亲者经过一段时间沉淀,可能选择高度压制哀伤情绪,会有如下反应:一是回避哀伤,丧亲者为避免刺激而启动防御机制回避刺激物;二是移情,移情对象可能是人、物品、宠物等。但是长此以往,丧亲者很可能会因为哀伤情绪的积累而引发严重疾病,身心失调崩溃,甚至自杀。

(三)接纳与重组阶段

在这个阶段,新冠肺炎疫情丧亲者进入摆动导向型哀伤阶段,其尝试寻找新的生活中心,在哀悼思念亲人的同时,也关注和处理日常生活中的各种事项。但是需要格外注意的是,有部分丧亲者

也可能在模式切换的时候，既不能良好地控制情绪，也不能正常地应对生活，其对逝者的离去既回避又焦虑，同时又担忧自己，心神不宁，陷入摆动紊乱导向型哀伤。

三、丧亲者哀伤调适的社会工作介入

不同哀伤进程主要分为三个阶段，干预重点如下：

（一）震惊与逃避阶段

（1）在丧亲初期应激状态中，社会工作者可从丧亲者的生活及健康问题入手，帮助解决就医、隔离、生活物资采购等现实困难，并挖掘丧亲家庭的内外部资源，建立起支持系统，指导亲属用合适方式给予陪伴和情感支持。

（2）社会工作者可与其他专业团队协同开展哀伤评估和危机干预，运用陪伴、倾听、认同等专业行动为丧亲者提供哀伤表达的空间，并且要紧急处理丧亲初期的极端愤怒、恐惧、悲伤等情绪，避免丧亲者的自伤、自杀等极端行为。

（3）社会工作者如果发现丧亲者罹患急性精神障碍，要及时与精神康复中心对接转介及隔离工作。

（4）社会工作者应重点关注因丧亲而产生的特殊弱势群体，如孤儿、失独父母、失依老人等，整合社会资源为其提供兜底福利支撑。

（二）面对与瓦解阶段

随着城市解封，从接到亲人骨灰盒的一刻起，丧亲者极易陷入丧失导向型哀伤中。在此阶段可做如下支持：

（1）社会工作者协助丧亲者处理逝者丧葬的未尽事宜。例如在特殊时期协助处理遗物，组织集体或个体的哀悼仪式，为死者的遗产分配提供法务支持等。

（2）社会工作者陪伴丧亲者回忆与亲人的过往，重新建构与过世亲人合理的联结对话空间。

（3）社会工作者可帮助丧亲者认识有共同经历的"同命人"，减少孤独感并收获社会支持。

（4）社会工作者发现丧亲者出现病理性哀伤反应或自杀倾向时要及时转介给其他专业团队。而在哀伤的后续发展阶段，社会工作者可根据丧亲者不同的哀伤控制导向选择适合的介入策略。

（三）接纳与重组阶段

（1）社会工作者要协助丧亲者重新厘清身份与角色，顺利迈入"整合性哀伤"阶段。丧亲者需要适当调整哀伤情绪，把精力重新投入到其他事项中，对生命重新定锚，重燃对生活的希望。

（2）当丧亲者遇到新的生活变故时，社会工作者要给予陪伴、支持和资源链接并培养丧亲者的抗逆力，避免其陷入失亲后的"次生创伤"。

（3）社会工作者可鼓励恢复良好的丧亲者为"同命人"提供志愿服务，在"助人自助"的氛围中巩固恢复成效。

（4）社会工作者提供持续性专业支持，巩固前期工作成效，促进丧亲者内化"哀伤后的成长"，

巩固新的生活平衡状态，能够在丧失导向和恢复导向间灵活摆动。

第五节 弱势群体的心理问题与支持

一、弱势群体可能遇到的问题

低保对象、特困人员、特殊困难老年人、困境儿童、流浪乞讨人员、残疾人等弱势群体缺乏改善自身生活的能力，拥有的社会资源比较贫乏，抵御风险能力较差，疫情常态化使其更容易陷入困境。他们可能遇到的问题如下：

（一）焦虑紧张

弱势群体缺乏安全感，缺乏相应的社会经济资源，包括金钱和在市场上获取商品的能力（疫情可能会形成部分商品的暂时短缺）而无法获得必要的防治设备（药品和设施），缺乏获取防治知识和信息的相应渠道，对新冠肺炎了解不全面，更可能暴露于病毒感染的威胁感使弱势群体更加不安焦虑。同时疫情会使他们的经济能力下降，让本来就不富足的资源更加紧缺。

（二）愤怒情绪

在自己的需求达不到满足时，可能充满不公平感。其他人可以获得更多的资源和保护，有更多获取信息的渠道，拥有多种保护自身的方式，而自己却很脆弱，推卸自身的问题，变得冲动、不理智，容易指责他人或对身边的人发脾气，做出轻率的决定或冲动的行为。

（三）抑郁情绪

感到悲观，精神振作不起来，心情不愉快，食欲不振或暴食，有些出现体重下降。

（四）敏感多疑

弱势群体容易对正常事物的理解存在认知歪曲，经常揣摩他人心思；疫情期间，与家人共处时间较长，社交活动减少，对家人的言行表现出异常敏感，对疫情也经常出现过度反应。

（五）盲目乐观

由于对疫情的认识有限，听信谣言，有些人会认为只做好预防措施就不会被感染，从而放松警惕；在后续疫情盛行的势头得到有效控制时，容易以为危机已过，不再严格做好防护措施。

二、弱势群体的支持措施

（一）满足弱势群体的基本物质需求

物质保障是最底层、最基本的保障。社会组织应充分发挥能动性，了解弱势群体的基本需求，解决温饱问题，保障其生命安全。在物资紧缺的情况下，可以通过居委会、单位定量配给的方式来救急。满足物质需求能使弱势群体产生认同感。

（二）建立关爱他人的长效机制

必须由政府、社会和民众三方面共同出力，把制度和人文关怀有机结合起来，制度上的人文关怀是最重要的关怀。制度关怀具有稳定性，更有利于全面、长远地解决问题，更能使人文关怀变成经常性、制度化的行为，也更能产生积极的社会效应。面向全社会树立关注、关心弱势群体的理念，通过政策引导、文化互动、社会舆论等，让人与人之间多一点鼓励和帮助、多一点换位思考、多一点相互信任。利用人们身边的点滴情意进行感性诉求，这种情感补偿式关怀更能拨动受众的心弦，拉近关怀双方的心理距离。

（三）建立宣泄不良情绪的渠道

弱势群体容易情绪化，当心理失衡时，不要让他们一个人独自面对，而要让他们找到可以倾诉和帮助自己的人，这样可以缓解心理压力。疫情使个人的利益受损，容易让人产生不满。因此，应结合其特殊的心理特点进行有针对性的疏导。譬如，建立健全弱势群体的诉求表达机制，使他们的愿望能够通过正常渠道及时表达出来；建立心理咨询网络，把人文关怀和心理疏导贯穿、渗透于家庭教育、学校教育、社区文化等各个方面；定期进行心态的监测、评估，适时进行社会心态疏导，在潜移默化中达到心理和谐。

（四）帮助弱势群体树立信心

解决社会弱势群体的心理问题，最好的办法就是解决他们的贫困。而真正消除他们的贫困和由此滋生的种种不满和怨恨情绪并非一味地给予物质帮助，更多的是需要鼓励和帮助他们树立对自己的信心。引导弱势群体重新适应社会生活，对试图靠自己的勤奋与努力改变贫困的人应当给更多的尊重和鼓励，使社会弱势群体感受到他们并没有被社会所抛弃。在全民抗"疫"的环境中，他们也是其中一员，各司其职地努力创造美好未来。

（五）运用尊重增强关怀效果

尊重弱势群体是一个社会最低限度的道德。弱势群体对幸福怀着强烈的渴望，也有着与生俱来的权利和尊严。弱势群体往往敏感、自尊心强，他们非常希望得到别人的重视，看重别人对自己的评价，渴望得到理解与尊重。自尊的人往往有着积极向上的情绪，对世界的看法也比较乐观。从一个和谐社会的角度来看，其社会成员必定要有积极的自尊体验。疫情期间在对弱势群体进行人文关怀时，我们应该理解他们的处境、尊重他们的人格尊严，以理性平和、积极向上、自信健康的心态来应对疫情带来的影响。

（六）恢复和重构弱势群体的自我价值感

协助弱势群体找到自我价值感，找到自信，增加抗挫折能力，真正找到自己在社会上的位置，不再怨天尤人，而是脚踏实地。因此，应通过理解、支持、鼓励、引导等方式加强与弱势群体的交流，对他们进行精神慰藉，使他们对生活充满希望。同时，应特别关注弱势群体的就业问题，创造让弱势群体自由、有信心地进入某个领域发挥才智的良好的政策环境、工作环境和生活环境，使他们都有充分发挥其能力的平等机会，以此来激发弱势群体的自主意识，让他们拥有凭借自身能力改变处境的发展机会。

第六节　医务工作者的心理问题与干预

一、医务工作者常见的心理问题

新型冠状病毒感染疫情的不可预见性，致使医护及相关工作人员在心理上受到不同程度的冲击，特别身在疫情一线直接参与救治患者的医务人员，他们面对残酷的疫情，面对可能被感染的危险，身心疲惫地坚持战斗，承受的心理压力巨大，产生的心理问题是复杂而严重的。常见的心理问题如下：

（一）紧张焦虑

在抗击新冠肺炎疫情的过程中，呼吸科、感染科医生缺乏，很多内科甚至外科医生也到一线支援抗击疫情。由于不太熟悉隔离病房环境及某些仪器设备的使用，加之新型冠状病毒肺炎尚未找到特效药物和其他有效治疗方法，在病房或门诊遇到难治患者或危重患者时，他们会产生紧张感、焦虑感，甚至手足无措。

（二）恐惧

无论是在门诊还是住院病房工作的医务人员，都存在被感染的风险，特别是发热门诊，更容易让医务人员产生担心和恐惧情绪。头脑里会反复出现各种担忧、回避的念头，伴随心慌、出汗、发抖等躯体症状，会出现畏惧的行为。

（三）委屈无助

由于疫情发展迅猛，发热患者太多，病床不能满足需求，只能安排居家隔离观察，当接待症状比较严重而无法住院的患者，或者患者对医院发泄不满时，医务人员容易产生委屈和无助的情绪。

（四）挫败自责

由于病毒感染患者基础疾病多、身体条件差，当治疗无效，患者病情迅速发展至死亡时，或者由于隔离操作不当而感染病毒，甚至传染给他人时，医务人员会产生严重的自责心理。

（五）过劳枯竭

疫情骤然暴发，医务人员及防护物资均不充足，很多医务人员不停地工作，甚至为了节约使用隔离服而不敢吃饭喝水、不敢上厕所。由于严重休息不足、饮食条件差，医务人员容易产生过劳枯竭，感到精疲力竭、情绪低落或情感淡漠，产生无力和无助感等。

（六）激动亢奋

当外地援助医务人员到达疫区接替轮岗医务人员时，或首次进入发热门诊或隔离病房时，由于看到大量患者需要救治，医务人员容易产生应激：激动亢奋，不能正常休息。

（七）抑郁悲伤

当患者治疗无效，病情不断加重时；当看到患者去世，家属悲痛时；当听说亲友感染而自己不能帮助时；当疫情发展迅猛，大量新的患者不断涌现时，医务人员会感到无助和悲伤，甚至产生抑郁情绪。

二、医务人员心理干预方法

（一）建立健全压力监管体系

在对医务人员的培训中加入压力情绪管理的相关内容，让医务人员学习了解情绪和压力背后的心理机制，学会调节身心疲惫的方法，能够更妥善地处理自身存在的负面情绪。此外，单位还可定期开展情绪水平测评活动，从而实现压力预警管理长效机制的构建，有效减少身心疲惫对医务人员个人和组织造成的消极影响。

（二）开展心理危机干预培训

允许负面情绪的存在，并表达和宣泄出来，可以定期进行集体性晤谈，分享自己的情绪。筛选心理健康水平较低的医务人员，通过理性情绪疗法协助其正视情绪，积极面对工作。可以运用"空椅子"技术，让医务人员把委屈、焦虑、恐慌、痛苦、压抑表达出来。帮助医务人员合理认识自己的工作，积极肯定自己的工作，肯定自己所做的每一个医疗活动、每一次救援、每一个动作，它们都有价值。鼓励每天多抽一些时间与家人和朋友通过手机进行沟通，可以缓解对家人在隔离区外健康情况的担忧，也能相互鼓励，沟通感情，加强心理上的相互支持。另外，每天多听一听父母的关心、朋友的问候，获得情感支持也是维持心理健康的重要措施。

（三）保证医务人员的休息时间

实行轮换制度，让工作人员轮流承担不同应激水平的工作，如从低至中再到高应激水平，然后反过来；限制承担高应激水平工作时间，如直接接触危重患者。实行轮休制度，为避免认知功能受损，建议工作人员在最危险的现场工作 6 ~ 8 h 后有较长时间休息；所有人包括带队领导也必须有休息时间；将工作人员分为两组，轮流休息，保证研究和救援工作不间断进行；可以让医护人员两人一组，注意彼此的疲劳程度和压力程度，对方提出休息建议的时候，情况允许时适当休息；对不愿意休息的工作人员，应采取强制措施，不提倡"轻伤不下火线"。在压力环境下失眠是正常的反应，保持平和的心态，尽量不要将自己紧张的状态带入睡眠中去，进而影响睡眠质量。可以在睡觉之前听一首舒缓的音乐，音乐具有明显的调节情绪的功能，悠扬的旋律能够让人心情愉悦，暂时卸下身上的重担。

（四）提供健康饮食

在这种高压环境下工作，人的基础代谢率上升，消耗的能量增大，蛋白质分解增加，所以在饮食中要适量食用肉、蛋、奶、坚果等食物；要多吃新鲜的蔬菜和水果，补充维生素、膳食纤维、微量元素等，压力状态下维生素以及微量元素的消耗也会增加，如果不及时补充，会加剧紧张的情绪；多喝水，避免摄入过多的咖啡因。

（五）为医务人员创造一个安全、放心、有保障的工作环境

加强安全教育宣传，包括医院常见感染源、常见危险药品、常用应急防护措施等。规范工作行为，提高防护意识，争取在有限的资源和资金条件下尽可能多地购置防护设备和医疗设备，让医务人员在工作中做好防护，避免出现医务人员感染。加强风险管理，如完善医院监控手段、对暴力事件进行风险评估、对高风险工作人员提供个人防护装备等，以保障医务人员的人身安全。为医务人员提供安静的休息场所，应包括带自来水的洗手间、健康食品和饮料，并提供干爽洁净的衣物及与家人通信的电话。

（六）推行人性化管理，营造支持性的管理氛围，加强管理者的支持力度

医院管理部门领导要贯彻"以人为本"的精神，对医务人员多一些理解和关怀，关心医务人员的身心健康，尊重医务人员的工作价值；确保医务人员的付出与其薪资水平、福利待遇相吻合。明确医务人员工作范围，依据工作强度的轻重等对医务人员的工作进行合理的安排；明确每个人的工作内容及分工，以减少工作过程中不必要的精神损耗。建立健全后勤支持系统，让后勤直接服务到一线科室。为医务人员提供学习相关专业知识的时间和机会，提升专业技术水平。管理者要创建和谐的工作气氛，促进良好的人际关系，使医务人员在积极向上、团结协作的工作环境中工作。

第七节　公安干警的心理问题与干预

一、公安干警常见心理问题

（一）恐惧

疫情突发，公安干警每天排查的人员来源复杂，接触的每个人都可能是病毒的携带者，这份不确定让他们心生恐惧、缺乏安全感。有部分公安干警对此次疫情没有客观合理的认识，把病毒视为无形的洪水猛兽，病毒仿佛处处都在，恐惧感也随之加深。

（二）焦虑

由于工作性质的关系，紧张、焦虑是公安干警最常见的情绪反应，尤其在疫情期间，公安干警更容易担心工作出现差错导致自身和他人的安全受到威胁，加重精神负担。

（三）过劳

疫情期间公安干警工作条件艰苦、劳动强度大，大多数公安干警担负着超负荷的工作量。长期极度的疲劳、紧张工作，生活无规律，他们会产生不同程度的乏力、情绪不佳、兴趣减退，工作能力和控制能力减弱，行为准确性下降，思维判断错误增多，身心健康受到负面影响。

（四）愤怒

疫情期间，无论是工作人员还是普通群众，都或多或少地有一些不良情绪。公安干警在这个特殊时期，任务繁重、压力大，当自己的工作遇到人为的责难，计划被多次打乱，或面对恶性事件或

态度恶劣的人员时，很容易在执法过程中产生愤怒情绪，导致自身判断能力下降，最终影响工作状态。

（五）沮丧

公安干警工作繁重、压力大，同事都在忙自己的工作，没有更多的情感交流；在处理案件的过程中获取不到工作的快乐；回到家中害怕与家人接触，增加家人病毒感染的风险。他们沟通和获取社会支持的诉求不断被压制，内心的期望落空，沮丧的情绪便随之而来。

二、公安干警心理干预方法

（一）做好公安干警的心理咨询工作

由于职业的特殊性，公安干警成为与各种阴暗面打交道最多的群体。社会的阴暗面催生出各种各样的心理问题，缺乏一个良好的防御机制或疏通渠道，各种心理问题就容易随之而生。各级公安组织应当对在职公安干警进行心理健康普查，建立公安干警心理健康档案，同时提高广大公安干警的心理健康水平，增强适应职业和岗位要求的心理素质，为公安干警提供及时的心理咨询。

（二）开展公安干警心理健康训练

定期开展公安干警心理健康训练，激发人的潜能，清晰自己工作的价值，找到自己存在的强大力量，在压力中促进内心成长。这场防疫战中公安干警压力骤增，容易产生应激反应，激动亢奋，难以休息。工作繁忙，休息时间有限，保证有效的睡眠是保护身心健康的有效手段。公安干警可以在零碎的时间进行腹式呼吸放松，从鼻子慢慢吸气，最大限度地向外扩张腹部，使腹部鼓起，再徐徐呼出，腹部向内朝脊柱方向自然凹收。这个放松方法不受场地和姿势的限制，有利于公安干警舒缓压力。晚上如果迟迟不能入睡，可以尝试 60 s 快速入睡方法：利用鼻子吸气 4 s，憋气 7 s，最后再呼气 8 s，做 3 次循环后就能感受到睡意。一开始做可能不熟练，没睡意，但只要坚持每天做 2 次，在形成习惯之后，就能迅速地在 60 s 内安稳入睡。实在睡不着的情况下，不要强迫自己入睡，不要刻意去想事情，可以选一首自己喜欢的音乐，闭上眼睛反复专注地听，让旋律带动意识，使大脑放松，就可以顺利地进入睡眠。

（三）建立良好的支持系统

面对压力，出现不良情绪是正常现象，情绪出现波动时可以保持与家人、朋友的沟通，积极与外界展开交流，相互支持，纾解不良情绪。公安干警的家庭成员应该积极主动地了解公安干警在保卫经济建设、保护人民生命财产、打击违法犯罪等方面不可替代的作用，为他们的贡献感到自豪，对他们的付出表示慰问，让他们少一分心理压力、多一分工作动力。走好群众路线，通过群众的配合、理解来获取社会支持也是减轻工作难度、降低工作压力的好办法。同事之间理解彼此的难处，感同身受，同质互助群体中的"过来人"能在表达不良情绪时提供社会支持。

（四）切实落实好公安干警休假等福利制度

骤然增加的工作量导致警力不足，基层一线公安干警的负担过重，工作压力也容易使其产生情绪衰竭的感觉，他们需要适度休息以保证身心健康。要对公安干警的工作积极给予肯定，帮助公安干警从疫情期间的工作、生活中寻找乐趣，发现意义，感受正能量。适当调整公安干警福利待遇，在公安干警加班加点、担忧家人的时候，各系统可以相互协作，帮助解决家属的生活困难，缓解公安干警的后顾之忧。

第八节　社区工作者的心理问题与干预

一、社区工作者常见心理问题

（一）抑郁焦虑情绪

对疫情的担忧、每日工作的疲惫、执勤时寒冷的天气等，各种消极因素让社区工作者情绪低沉。有时工作时会碰到一些无理取闹的人，这给工作带来了不便，也同时影响着工作情绪。疫情迟迟没有缓解，工作中又感到身心俱疲，每天生活和工作的双重压力让社区工作者心生抑郁。

（二）逃避心理

疫情期间工作具有一定的危险性，社区工作者心中难免有畏难情绪，担心自己被传染上肺炎。每日工作内容也紧随疫情的变化而调整，工作难度增加，再加上心中的负面情绪，他们在工作中就会产生不愿交流、抵触工作、躲避冲突的逃避心理。

（三）强迫行为

强迫行为表现为总觉得自己可能发热，甚至每天多次测量体温；每天不断刷手机看新冠肺炎相关信息；过度消毒、过度洗手等。

（四）耗竭

疫情期间社区工作者的工作量骤增，工作紧张度、危险性大大提高，导致他们一段时间内无法疏解工作压力，会引发耗竭的身心症状，具体有：

（1）感觉能量消耗殆尽或精疲力竭，有持续的疲劳感，休息后不易恢复。

（2）对工作产生抽离感，或负面抗拒，愤世嫉俗。

（3）工作效率降低。

二、社区工作者心理干预方法

（一）提升社区工作督导水平

对于社会工作机构，应保证机构督导具有较高的理论水平和实务经验，确保督导工作具备系统化和可操作性，及时跟进社区工作者的服务状况，了解社区工作者的需求和问题，为社区工作者提供必不可少的心理支持。在社区工作者面临内心困扰时，督导要及时了解原因，开展个体心理辅导和团体培训；在社区工作者面临实务困境时，要及时为其提供实务经验和技巧，给予一些实务性的建议，如在遇到事件时不要先入为主，可实行尊重、倾听、共情策略，善思而后行，强化自我疏导，适时保持中立，尊重理解别人又要注意保护自己。如此，社区工作者面临日常工作中的困扰才能有处可诉，有人可解，才能提高服务质量和工作效率。

（二）合理认知，获取社会支持

工作中，不可能让所有人都满意，所以只能朝前看，不要过于在意别人的看法，否则就没有办法开展工作了。工作量过大，人手不够是无法改变的事实，应避免不必要的焦虑，积极开展多样的工作方式，勇于创新，适应现实。同事间也要相互理解，有的同事不能回家又接到大量工作，有时候就会情绪低落，互相鼓励，互相帮助，熬过疫情，也许会收获新的友情。

（三）健全机构管理和运作机制

机构要改善日常工作环境，增加社区工作者与机构的情感联系，增强社区工作者群体的归属感。自由活泼的工作环境有利于社区工作者消除不良的心理因素，以一种向心力投身机构工作中。机构管理者应该主动了解机构社区工作者的工作需求和机构发展建议，保障社区工作者基本的权益，定时组织机构内部学习分享和生活聚会，维系机构员工之间的凝聚力。

第九节　特殊人群的心理问题和管理服务

一、定义

特殊人群心理问题是指公安监所被监管人员、服刑人员、社区矫正对象、刑满释放人员、强制隔离戒毒人员、强制隔离戒毒解戒人员、社区戒毒社区康复人员、参加戒毒药物维持治疗人员和自愿戒毒人员、易肇事肇祸严重精神障碍患者等特殊人群的心理问题。

二、特殊人群的心理问题

（一）认知偏差，思维不合理

（1）消极关注。看待问题更偏向于用消极眼光，对社会、民警的执法行为看不到积极的一面。在众多疫情相关信息中，只关注负面消息，看不到社会大众的团结一心，不相信能迎来美好未来。

（2）以偏概全，一叶蔽目。在生活中遇到几次挫折后，便会丧失信心，不再去积极解决问题，认为只能就此止步。疫情期间不注意防护，放任自己置于危险之中，也是将身边的人置于危险之中，加大了疾病传播的风险。

（3）归因偏差。面对挫折，总是将责任推给外界的人和物，而不去从自身寻找解决问题的办法。对于疫情对自身产生的影响，也只认为是看护人员和社会的问题，不去努力解决困境。

（二）意志薄弱

（1）自暴自弃，缺乏信心。特别是年纪偏长、经济条件差的人，奋斗多年的经历使他们感觉屡战屡败，这更坚定了他们当一天和尚撞一天钟的消极态度。

（2）意志消沉，逃避现实。他们既想痛改前非重新做人，又害怕无法融入正常生活，不为家庭和社会所接纳。长期处于抑制与抵抗的矛盾中，面对社会等外界压力，只好选择短暂的逃避，做出危害自身和社会的行为。

（3）情感变异，理智感的减退。不少特殊人群求知欲明显减弱，情感中缺乏热情，对不良事件的抵抗力降到最低点。

（4）道德感丧失。绝大多数特殊人群往往违背普遍的社会伦理道德，而将自我需求置于国家、集体、他人的利益之上，变得眼光狭隘和自私。

三、特殊人群的管理服务

（一）建立通畅的诉求表达渠道，开展特殊人群心理健康检测和心理危机识别

疫情突发给特殊群体带来了生活上的波动，重大生活事件会诱发特殊群体采取负面行为，如果不能理性控制，会做出让自己后悔的事情。故应与特殊人群进行一对一的沟通，明确其需求，定期开展心理健康检测，加强重点人群的筛查，建立长期稳定的沟通和关注，对心理严重失衡的个体申请专业的心理援助。

（二）进行健康宣导

实施排查后，开展新冠肺炎科普宣讲，进行心理防疫教育，发放自学读本等。宣讲可以配合音乐放松治疗，引导特殊人群形成理性认知、积极参与防控。

（三）积极开展心理干预活动

特殊人群情绪容易出现波动，却不爱主动寻求帮助。应主动与其沟通，不仅将其看作需要监管的特殊人群，而且是需要帮助的朋友，建立彼此信任的互助关系。帮助他们转换思维模式，遇到事情可以积极地进行解读。加强挫折教育，相信自己有能力改变生活中的挫折，努力寻找应对策略。

（四）学会合理调节情绪

可以运用放松和冥想的方式，帮助特殊人群去放松自我，释放压力。通过适当宣泄、倾听轻音乐、静坐冥想等方式使他们的生理反应和情绪压力得到释放。也可以通过团体辅导，加强沟通交流，进行情绪的安抚和舒解。

（五）推行家庭治疗

帮助特殊人群彻底摆脱以前的生活，开始新的篇章，光是社会和他们自身的努力是远远不够的。家人的接纳、信任以及良好的人际关系才是他们开始新生活的支持和动力。因此，可以运用家庭治疗模式的一些方法，把家庭力量动员起来，促进家庭成员之间的感情交流，原谅他们以前犯过的错误，促进家人主动关心，互相尊重，巩固特殊人群的心理健康，防止他们做出极端行为。

（六）全社会联合出力，创造就业机会

国家出台相应的政策，鼓励企业伸出援手，吸纳这些人员重新再就业。还可以建立一些过渡性机构和社会支持网络，制订职业训练计划，扶植劳动就业，保持和提高特殊人群的社会功能，使之变成有用的公民。也可以建立就业指导中心，在落实就业指标时，可由家庭、个人、单位三方面签订责任保证书，为减少不良事件创造条件。

第十节　普通群众的心理问题与疏导

一、常见心理问题

从春节隔离在家，到逐渐回归正常生活，疫情进入常态化，民众会产生各种各样的应激反应，常见心理问题有：

（一）躯体障碍和疑病

目前，普通群众已经认识到新冠肺炎的严重性，由于无法分辨谁是病原携带者，所以安全感急剧下降。有些人偶有咳嗽，就开始怀疑自己感染了病毒；反复去医院检查，甚至怀疑医务人员的检查有误，认为自己是无症状感染者。随之而来的是头痛、头晕、腹痛、胸闷、呼吸困难等各种躯体不适表现。

（二）焦虑

过分关注新冠肺炎疫情的进展消息，反复查看相关内容；出现了明显的紧张焦虑情绪，过度敏感多疑，没有安全感，抢购囤积口罩、药物和食品等。上述这些情况，又会加重大家的紧张、焦虑、害怕等情绪，导致莫名其妙的心慌、出汗、口干、多梦、坐卧不安；有些人还会出现预期焦虑，担心家人外出被感染。还有人出现惊恐发作，感到末日降临，心慌出汗，大汗淋漓，呼吸困难，甚至有一种濒死的感觉。

（三）恐惧和愤怒

在社交媒体上会看到一些充满了"戾气"的文字，有些是针对那些吃"野味儿"的，有些是针对管理者的，有些是针对武汉人的，有些是对感染患者的歧视与偏见，评论里有不由分说的埋怨、谴责、谩骂，人人自危，油然而生的恐惧和愤怒情绪就出来了。出现社交恐惧、场所恐惧，不敢与人接触，不敢到人多的地方去。

（四）适应障碍和抑郁

因为生活环境、心理状态发生变化，有些人出现了适应不良，如焦虑心烦、睡眠质量差、退缩、不愿与人交往。甚至有的人情绪低落，茫然无措、悲伤、绝望，对一切都失去了兴趣，感到十分疲劳、精神不振，很难集中注意力，忍不住想哭。长此以往会导致生理紊乱，影响正常的睡眠和饮食，还会造成机体免疫力下降。

（五）强迫

一部分人反反复复地查看手机信息，反复询问疫情何时才能结束；或者总怀疑自己没有消毒干净，过量使用消毒剂，反复对自己的用品和接触过的物品进行消毒，反复洗手，反复测体温，如果不这样做，自己总是不放心，甚至强迫怀疑自己也得了新冠肺炎。

（六）盲目乐观

一部分人认为自己不会遇到感染者或者二次接触，抱有"我不可能被感染"的侥幸心理，产生盲目乐观，不仅会放松警惕，而且会增加自己和别人感染的风险。现在疫情蔓延的势头得到有效遏制，这些人更是放松预防措施，不注意个人防护。

二、民众心理问题疏导

（一）合理认知

传染病暴发会给我们带来巨大的压力，甚至造成心理上的创伤。产生一定的消极情绪是十分正常的，没有必要有过多的心理负担，接纳这些情绪，有助于我们及时调整心态、积极应对疫情。对疫情做到"心中有数"，正确认识疫情，认真阅读官方媒体关于新型冠状病毒的报道，多关注积极的正面的信息，了解病毒性质，掌握流行情况，不轻信传言。要对政府的防疫工作保持足够的信心，把消极的恐慌转化为积极的科学防护。只要认真做好防护，就没有必要过分地担心，从而可有效减少负面认知带来的不良情绪。

（二）经常与他人沟通

疫情期间可以通过手机多与亲戚朋友交流，见面时要采取适宜的防护措施。亲友之间的互相倾听、相互鼓励、相互支持，甚至宣泄都可以减轻焦虑，同时也给他人以支持和帮助，共同构建抗击疫情的同盟。

（三）保持健康的生活方式

我们的生活方式虽然因疫情发生了一些改变，但仍要积极地看待生活，尽可能保持原有的作息规律，按时吃饭睡觉，让自己回到正常的生活轨道上来，同时还要建立良好的卫生习惯，不要试图通过使用烟酒来缓解紧张情绪。

（四）掌握抗压的操作方法

焦虑发作时，向心理咨询师询问如何自我放松，如何转移注意力，如何宣泄，同时进行行为疗法，增强良性认知。如果感觉自己的情绪确实有问题，可尝试用下列方法进行调整：

1. 情绪宣泄法

压抑不良情绪会损害健康，因此，可以采用正确的途径和方式宣泄情绪。可以写日记，将近期的事件和自己的感受通过文字记录下来，或者可以通过其他兴趣爱好表达自己的情绪；当然，也可以痛痛快快地哭一场。可以尝试问自己："还能想到其他结果吗？如果是比较好的结果，自己的感受又如何？如果不是最坏的结果，那么能够反驳的证据有哪些？如果是别人，会这么想吗？"对这些问题进行自问自答。

2. 积极联想法

去联想一些积极的、放松的场景，有利于改善心态，提高免疫力。每天花 10 min 进行 1 ～ 2

次的积极联想，或回忆自己生活中欢乐美好的时光，或想象宁静的森林、想象溪流洗刷自己的身心，驱散内心的阴影。

3. 身体力行法

对抗焦虑最好的方法是去做有意义的事情。如在家打扫卫生、看书、学习、帮助他人、关心他人等。

4. 积极的心态

相信政府一定能够领导大家战胜疫情。用自己的微笑感染大家，给别人以支持。当然，在自我调整的同时，不要忘了帮助别人。同时还要配合政府，不信谣，不传谣，切断传播途径，不聚集，不扎堆，戴口罩，勤洗手，多通风。

参考文献

[1] 国务院应对新型冠状病毒肺炎疫情联防联控机制. 新冠肺炎疫情心理疏导工作方案 [EB/OL].

（2020-03-19）[2020-10-31]. http://www.gov.cn/xinwen/2020-03/19/content_5493051.htm.

[2] 杨艳杰. 危机事件心理干预策略 [M]. 北京：人民卫生出版社, 2012.

[3] 杨艳杰. 新冠肺炎疫情下公众心理行为防护指南 [M]. 哈尔滨：哈尔滨工业大学出版社, 2020.

第十八章 突发公共卫生事件

第一节 概述

突发公共卫生事件是突发事件的一种。突发事件是指突然发生，造成或者可能造成严重社会危害，需要采取应急处置措施予以应对的自然灾害、事故灾难、公共卫生事件和社会安全事件。

一、概念

突发公共卫生事件，是指突然发生造成或者可能造成社会公众健康严重损害的重大传染病疫情、群体性不明原因疾病、重大食物和职业中毒以及其他严重影响公众健康的事件。

二、分类

（一）以事件的表现形式分类

（1）在一定的时间、范围、人群中，当病例数累计达到规定预警值时所形成的事件，包括传染病、不明原因疾病、中毒（食物中毒、职业中毒）、预防接种反应以及县级以上卫生行政部门认定的其他突发公共卫生事件。

（2）在一定的时间、范围内，当环境危害因素达到规定预警值时形成的事件。病例往往出现在环境事件发生后或者无病例产生，包括传染病菌种、毒株丢失，病媒、生物、宿主相关事件，化学物泄露事件、放射源丢失受照、核污染辐射及其他严重影响公众健康事件。

（二）以事件的成因和性质分类

通常可分为重大传染病疫情，群体不明原因疾病，重大食物中毒和职业中毒，新发传染性疾病，群体性预防接种反应和群体性药物反应，重大环境污染事故，核事故和放射事故，生物、化学、核辐射恐怖事件，自然灾害导致的人员伤亡和疾病流行，以及其他影响公众健康的事件。

（1）重大传染病疫情：即某种传染病在短时间内发生，波及范围广泛，出现大量的病人或死亡病例，其发病率远远超过常年发病率水平的情况。主要是指各类传染病暴发。

（2）群体性不明原因疾病：即在短时间内，某个相对集中的区域内同时或者相继出现具有相同临床症状的病人，且病例不断增加，范围不断扩大，又暂时不能明确诊断的疾病。如传染性非典型肺炎和新型冠状病毒肺炎疫情等发生之初，由于对病原方面认识不清，虽然知道这是一组同一症状的疾病，但对其发病机制、诊断标准、传播途径等认识尚不清晰，此时为群体不明原因疾病，但随着研究的深入，才逐步认识到该病是由其病原体发生了冠状病毒的变种而引发的新发传染病。

（3）重大食物和职业中毒：即由于食品污染和职业危害的原因而造成的人数众多或者伤亡较重的中毒事件。如2020年10月5日黑龙江鸡东县发生一起因家庭聚餐食用酸汤子引发的食物中毒事件，9人食用后全部死亡。该事件初步定为由椰毒假单胞菌污染产生米酵菌酸所引起的食物中毒事件。

（4）其他一些影响公众健康的事件：包括自然灾害、事故灾难等引发的健康问题，可能会因认识水平、时间和重视程度等的不同，而未能将其列为突发公共卫生事件，使事件未能得到及时处置，从而使事件对公众健康的影响进一步扩大；也包括群体性预防接种反应和群体性药物反应，在实施疾病预防控制措施时，出现免疫接种人群或预防性服药人群的异常反应，这类反应原因较为复杂，可以是心因性的，也可以是其他异常反应；还包括引起健康问题的恐怖事件和菌种、毒种丢失等。

三、分级

根据突发公共卫生事件性质、危害程度、涉及范围，可将突发公共卫生事件划分为特别重大（Ⅰ级）、重大（Ⅱ级）、较大（Ⅲ级）和一般（Ⅳ级）四级。

（一）有下列情形之一的为特别重大突发公共卫生事件（Ⅰ级）

（1）肺鼠疫、肺炭疽在大、中城市发生并有扩散趋势，或肺鼠疫、肺炭疽疫情波及2个以上的省份，并有进一步扩散的趋势。

（2）发生传染性非典型肺炎、人感染高致病性禽流感病例，并有扩散趋势。

（3）波及多个省份的群体性不明原因疾病，并有扩散趋势。

（4）出现新发传染病，或我国尚未发现的传染病发生或传入，并有扩散趋势，或发现我国已消灭的传染病重新流行。

（5）发生烈性病菌株、毒株、致病因子等丢失事件。

（6）对2个以上省份造成威胁，并有进一步扩散趋势的特别重大食品安全事故。

（7）周边以及与我国通航的国家和地区发生特大传染病疫情，并出现输入性病例，严重危及我国公共卫生安全的事件。

（8）发生跨地区（我国的香港特别行政区、澳门特别行政区及台湾省）、跨国现象且造成特别严重社会影响的食品安全事故。

（9）国务院卫生行政部门认定的其他特别重大突发公共卫生事件。

（二）有下列情形之一的为重大突发公共卫生事件（Ⅱ级）

（1）在一个县（县级市）行政区域内，一个平均潜伏期内（6 d）发生 5 例以上肺鼠疫、肺炭疽病例，或者相关联的疫情流行范围波及 2 个以上县（县级市）。

（2）发生传染性非典型肺炎、人感染高致病性禽流感疑似病例。

（3）腺鼠疫发生流行，在一个市（地）行政区域内，一个平均潜伏期内多点连续发病 20 例以上，或流行范围波及 2 个以上市（地）。

（4）霍乱在一个市（地）行政区域内流行，1 周内发病 30 例以上，或流行范围波及 2 个以上市（地），有扩散趋势。

（5）乙类、丙类传染病疫情波及 2 个以上县（县级市），1 周内发病水平超过前 5 年同期平均发病水平 2 倍以上。

（6）我国尚未发现的传染病发生或传入，尚未造成扩散。

（7）发生群体性不明原因疾病，扩散到县（县级市）以外的地区。

（8）发生重大医源性感染事件。

（9）预防接种或群体性预防性服药出现人员死亡。

（10）一次食物中毒人数超过 100 人并出现死亡病例，或出现 10 例以上死亡病例。

（11）一次急性职业中毒人数 50 人以上，或死亡 5 人以上。

（12）境内外隐匿运输、邮寄烈性生物病原体、生物毒素造成我国境内人员感染或死亡。

（13）省级以上人民政府卫生行政部门认定的其他重大突发公共卫生事件。

为及时有效预警，应对突发公共卫生事件，各省（自治区、直辖市）人民政府卫生行政部门可结合本行政区突发公共卫生事件实际情况、应对能力等，对较大和一般突发公共卫生事件的分级标准进行补充和调整，各地区修改后的分级标准要报省（自治区、直辖市）人民政府和国务院卫生行政部门备案。

四、信息报告与时限

及时、准确、完整地进行突发公共卫生事件的信息报告，对防止事件的扩散、降低突发事件的危害具有重要意义。通常突发公共卫生事件信息报告的主要内容包括事件名称、事件类别、发生时间、人数、地点、涉及的地域范围、主要症状与体征、可能的原因、已采取的措施、事件的发展趋势、下一步工作计划等。具体内容见《突发公共卫生事件相关信息报告卡》。

获得突发公共卫生事件相关信息的责任报告单位和责任报告人，应当在 2 h 内以电话或传真等方式向属地卫生行政部门指定的专业机构报告，若具备网络直报条件的应同时进行网络直报，直报的信息由指定的专业机构审核后进入国家数据库。不具备网络直报条件的责任报告单位和责任报告人，应采用最快的通信方式将《突发公共卫生事件相关信息报告卡》报送属地卫生行政部门指定的专业机构，接到《突发公共卫生事件相关信息报告卡》的专业机构，应对信息进行审核，确定其真实性，2 h 内进行网络直报，同时以电话或传真等方式报告同级卫生行政部门。

接到突发公共卫生事件相关信息报告的卫生行政部门应当尽快组织有关专家进行现场调查，如确认为实际发生了突发公共卫生事件，应根据事件的不同级别及时采取相应的措施，并在 2 h 内向本级人民政府报告，同时向上一级人民政府卫生行政部门报告。

如发生事件尚未达到突发公共卫生事件的标准，应由专业防治机构密切跟踪事件进展，随时报告事态变化情况。

第二节　突发公共卫生事件的应急体系

在 2003 年取得抗击非典型肺炎全面胜利之后，我国全面加强了卫生应急体系建设，其核心内容就是应急预案和应急管理体制、应急管理机制及应急管理法制（简称"一案三制"）建设。

一、应急预案

预案体系建设作为我国突发公共卫生事件应急机制建设的重要组成部分，是提高突发事件应对能力的重要保障。

应急预案是应急管理体系建设的基础工作，是应急管理的基石。2003 年末，国务院启动应急预案的制定工作。2004 年印发了《国务院有关部门和单位制定和修订突发公共事件应急预案框架指南》和《省（自治区、直辖市）人民政府突发公共事件总体应急预案框架指南》。2005 年 4 月，国务院印发了《国家突发公共卫生事件总体应急预案》。各地各部门也全面制定了突发公共卫生事件应急预案。

我国的应急预案体系按照不同的责任主体分为国家总体预案、专项预案、部门预案、地方预案、企事业单位预案以及大型集会活动预案等六个层次。其中，国家总体预案是全国应急预案体系的总纲，负责跨省级行政区域，或超出事发地省级人民政府处置能力的，或者需要由国务院负责处置的特别重大突发公共事件的应对工作；专项预案主要是国务院及其有关部门为应对某一类型或某几类型突发公共事件而制定的应急预案，由主管部门牵头同相关部门组织实施；部门预案由制定部门负责实施；地方预案指的是省、市（地）、县及其基层政权组织的应急预案，明确各地政府是处置发生在当地突发公共事件的责任主体；企事业单位预案则明确了企事业单位是处置内部发生的突发事件的责任主体。除此之外，举办大型会展和文化体育活动等重大活动，主办单位也需制定应急预案并报同级人民政府相关部门备案。目前，全国应急预案编制工作基本完成，覆盖了我国经常发生的突发事件的主要方面。

二、应急管理体制

自 2003 年以来，我国逐渐建立健全了以统一领导、综合协调、分类管理、分级负责、属地管理为主的应急管理体制。国务院是全国应急管理工作的最高行政领导机关，国务院各有关部门依据有关法律、行政法规各司其职，负责相关类别突发公共事件的应急管理工作。地方各级人民政府是本行政区域应急管理工作的行政领导机关，负责明确应急管理的指挥机构、办事机构及其职责等。医疗机构、疾病预防控制机构、监督及出入境检验检疫机构是突发公共卫生事件处置的专业技术机构，当发生突发公共卫生事件时，在卫生健康行政部门的指挥下开展卫生应急处置工作。

卫生应急日常管理工作由各级卫生行政部门、卫生应急日常管理部门负责。在突发公共卫生事件应急响应时，应按照相应级别决定由哪一级政府部门负责指挥响应，在具体工作中政府应急管理部门领导本级卫生及其他行政部门开展卫生应急工作，卫生行政部门领导卫生应急专业技术机构开展工作；同级政府的各个行政部门以协调合作的方式共同开展卫生应急相关工作；上级的卫生应急专业机构对下级卫生应急专业机构进行业务指导。在突发公共卫生事件应急处置工作中还要积极发挥卫生应急专家委员会的技术指导作用，要积极动员和组织企业、非政府组织和公民参与到卫生应急管理工作中，这样可以显著提升工作效率和处理效果。

三、应急管理机制

2006年《国务院关于全面加强应急管理工作的意见》强调构建"统一指挥、反应灵敏、协调有序、运转高效"的应急管理机制。各专项应急指挥机构要进一步强化职责，充分发挥在相关领域应对突发公共卫生事件的作用，加强各地区、各部门以及各类应急管理机构的协调联动，积极推进资源整合和信息共享。

应急管理机制是指突发事件全过程中各种制度化、程序化的应急管理方法与措施，包括预防准备、监测预警、决策指挥、信息报告、公共沟通、社会动员、恢复重建、调查评估、应急保障等内容。应急管理机制就是将现有法律、法规、规范、标准及文件要求等进行卫生应急工作的标准化、程序化、制度化和实用化。我国的应急管理体制不断完善，切实提高了卫生应急处置的实际效果和工作效率，在突发公共卫生事件应急处理工作中发挥了巨大作用。

应急管理机制建设具体包括组织构建（包括相关单位、部门要明确职责定位，落实岗位责任制，构建不同层级间、不同部门间的联防联控机制等）、工作保障（包括处置工作中人、财、物的保障，信息保障和技术保障等）、应急处置过程（包括预案、培训、演练、物资储备等应急前期准备工作，建立标准化应急响应机制，明确响应流程及事件处置中开展监测、评估、沟通等内容，以及开展后期工作总结、改进、奖惩等事后评估内容等）。应急管理机制贯穿于突发公共卫生事件处理的每个环节，应急管理机制建设完善程度及贯彻执行的效果，将直接影响突发事件的处理结果。

四、应急管理法制

在2003年非典型肺炎疫情防控以后，我国的突发公共卫生事件应急法制建设逐渐完善。《突发公共卫生事件应急条例》的出台，标志着中国卫生应急处理工作纳入法制化轨道。《突发公共卫生事件应急条例》是我国从根本上建立突发公共卫生事件应急机制的重大举措，在我国同非典型肺炎做斗争的关键时刻，开展了有效的防治工作，具有十分重大的意义。《突发公共卫生事件应急条例》明确规定：突发事件发生后，国务院设立全国突发事件应急处理指挥部，由国务院主管领导人担任总指挥，负责对全国突发事件应急处理的统一领导、统一指挥。该条例明确规定了在应对突发公共卫生事件时各级政府、有关部门、医疗卫生机构、社会公众的权利和义务等。

2004年修订的《中华人民共和国传染病防治法》，规定了在传染病防控过程中的责任和义务，明确了法定传染病疫情的报告、通报和公布及疫情控制、监督等内容。

2004年公布的《病原微生物实验室生物安全管理条例》，明确了医疗机构或者兽医医疗机构及其执行职务的医务人员发现由于实验室感染而引起的与高致病性病原微生物相关的传染病病人、疑似传染病病人或者患有疫病、疑似患有疫病的动物时，诊治的医疗机构或者兽医医疗机构应当在2 h内报告所在地的县级人民政府卫生主管部门或者兽医主管部门；接到报告的卫生主管部门或者兽医主管部门应当在2 h内通报实验室所在地的县级人民政府卫生主管部门或者兽医主管部门。接到通报的卫生主管部门或者兽医主管部门应当采取预防、控制措施。

2007年颁布的《中华人民共和国突发事件应对法》，明确了国家建立统一领导、综合协调、分类管理、分级负责、属地管理为主的应急管理体制，是新中国第一部应对各类突发事件的综合性法律。它的施行标志着我国规范应对各类突发事件共同行为的基本法律制度已经确立，为有效实施应急管理提供了法律依据和法制保障。

2007年修订的《中华人民共和国国境卫生检疫法》，涉及传染病的检疫、监测、监督等内容。

2009年颁布的《中华人民共和国食品安全法》，明确了医疗机构发现其接收的病人属于食源性疾病病人或者疑似病人，应当按照规定及时将相关信息向所在地县级人民政府卫生行政部门报告；明确了县级以上人民政府卫生行政部门在调查处理传染病或者其他突发公共卫生事件中发现与食品安全相关的信息，应当及时通报同级食品药品监督管理部门；县级以上人民政府食品药品监督管理部门接到食品安全事故的报告后，应当立即会同同级卫生行政、质量监督、农业行政等部门进行调查处理。

2019年修订的《中华人民共和国执业医师法》，规定了遇有自然灾害、传染病流行、突发重大伤亡事故及其他严重威胁人民生命健康的紧急情况时，医师应当服从县级以上人民政府卫生行政部门的调遣；医师发生医疗事故或者发现传染病疫情时，应当按照有关规定及时向所在机构或者卫生行政部门报告。

除了法律、法规外，还有大量的相关政策、规范等，如《国务院关于全面加强应急管理工作的意见》（国发〔2006〕24号）、《关于加快突发公共事件卫生应急体系建设和发展的指导意见》（卫应急发〔2010〕57号）、《国家突发公共事件总体应急预案》、《国家突发公共卫生事件应急预案》、《突发公共卫生事件与传染病疫情监测信息报告管理办法》（卫生部令37号）、《国家突发公共卫生事件相关信息报告管理工作规范（试行）》（卫办应急发〔2005〕288号）等一系列文件。

目前我国已基本建立了以宪法为依据、以《中华人民共和国突发事件应对法》《突发公共卫生事件应急条例》为核心，以其他相关单项法律法规规范标准为配套的应急管理法制体系，应急管理工作已经进入了制度化、规范化、法制化的轨道。

第三节　突发公共卫生事件的应急准备和响应

突发公共卫生事件的应急准备和响应一般应当包括应急工作准备、信息监测预警与报告、专业人员卫生防护、风险评估、现场流行病学调查处理、信息发布与通报等内容。

一、应急准备工作

应急准备工作一般包括疫情相关信息的准备、人员的准备及物资的准备。疫情相关信息的准备应该涵盖病原学知识，国际、国内及地区的疫情状况，患者信息等内容。人员准备包括组建专业卫生应急队伍，包括传染病、中毒、核和放射等应急队伍，应急队员应包括传染病、流行病学调查、消毒、健康教育、中毒、卫生应急及环境卫生、心理咨询等方面的人员和专家等。物资准备包括卫生应急防护物资、设备、药品、疫苗、快速检验检测试剂及处置现场用物品等的准备。

二、信息监测预警与报告

信息监测包括卫生系统内各种监测网络的报告、相关部门通报及媒体报道、社会举报等。各种信息经过核实、确认后应当按照要求进行报告，并及时进行处理。

三、专业人员卫生防护

现场卫生应急人员的防护依据突发公共卫生事件现场存在的危害因素不同，主要有病原微生物、化学毒物及放射性尘埃等，应采取不同的防护策略。处置重大传染病突发公共卫生事件时，应急人员应当按照要求做好标准预防。

四、风险评估

突发公共卫生事件发生后，要及时组织流行病学、临床医学等专业人员进行风险评估。风险评估即为了决策需求，以科学方法对不确定性事件或结果进行逻辑判断的过程。科学地进行突发公共卫生事件的风险评估，对高效应对突发公共卫生事件至关重要。风险评估的内容主要包括以下几个方面。

（一）明确事件的类型和性质

明确事件是重大传染病暴发流行，还是群体不明原因疾病，或是食物和职业中毒事件。如果是传染病，还应明确是由细菌、病毒、衣原体、支原体、寄生虫所引发的感染，还是其他原因所引起的。

（二）分析和预测事件的发展趋势

在趋势分析时，一要充分利用当地的基线资料和监测资料，二要考虑当地的监测系统、报告系统的运行质量和数据质量，三要考虑当地的卫生资源配置和专业人员素质与数量，四要充分认识事件的性质。

（三）分析事件的影响范围及严重程度

从生理、心理和社会等方面综合分析事件可能对正常生活、工作、学习以及社会稳定等产生的直接或间接影响以及潜在危害。

（四）评价事件防制措施的效果

在事件处置过程中，评价措施的社会效益、经济效益和具体措施的实施效果等。

（五）事件分级和启动应急响应

对事件进行分级，以决定是否启动相应的应急响应。启动应急响应时必须考虑反应适度的问题。如果不启动应急响应，也要建议有关部门进行处理。

五、现场流行病学调查处理

发生突发公共卫生事件时，只有规范地应用流行病学方法，才能明确病因或寻找病因线索及危险因素，才能有针对性地及时、有效地采取处置措施，控制和预防疾病的进一步蔓延。突发公共卫生事件常以疾病暴发或聚集性疫情的形式出现，因此可采用暴发调查的方法进行研究。

（一）准备和组织

周密的准备和组织将使现场调查工作事半功倍。首先，要明确调查的范围，将调查范围划分为几个区，确定重点调查区域；其次，要选择流行病学、临床医学、消毒杀虫等相关专业人员组成现场调查队；最后，要有技术支持、实验室支持以及充足的物资和后勤供应。

（二）核实诊断

到达现场后，首先要了解病人的基本情况，收集并记录病人的临床症状、体征和实验室资料，然后结合流行病学资料进行综合分析和判断。

（三）确定暴发的存在

首先要尽快从多个渠道收集信息并进行筛查比较，然后及时了解发病单位的情况，并派遣经验丰富的公共卫生医师进行快速现场调查访问，综合判断暴发信息的真实性。经确认，若暴发信息不真实，应立即向公众澄清事实；一旦暴发属实，则应根据对形势的初步推断，紧急做好暴发控制准备和组织工作。

（四）病例定义

确定病例的统一标准，使发现的病例具有可比性并符合突发公共卫生事件调查的要求。病例定义一般分为疑似病例、临床诊断病例（可能病例）和实验室确诊病例。现场调查中的病例定义包括流行病学信息、临床信息和实验室检查信息。

（五）病例发现和核实

可以利用多种途径发现病例，如询问医师、查阅病历、走访调查等，还可以利用现有的疾病检测系统搜索病例或建立主动检测系统，提高发现病例的能力。

（六）描述疾病的三间分布

许多疾病都具有独特的流行病学特征，不同类型的疾病表现出不同的流行病学分布特点。通过描述疾病的人群、时间和地区分布，确定高危人群及防控重点；通过描述某些因素与疾病之间的关联，建立病因假设，并为疾病防控提供依据。

（七）建立假设及验证假设

根据调查获得的数据和信息提出假设。假设必须在分析性流行病学研究之前形成，通常假设的内容包括传染来源、传播方式、危险因素、高危人群、剂量反应关系等。建立假设后，需要用病例对照研究和队列研究等方法来验证上述假设。

（八）完善现场调查

用多种方法调查高危人群，尽可能发现更多的病例，并力求发现真实、准确的受累人群。对于不明原因疾病或新发疾病，要进一步了解疾病自然史、病原学来源和传播模式等，对于已知疾病，要掌握更多的特征。

（九）实施控制措施

在现场调查中一定要提出可行的、可操作的、有效的防治措施，以排除暴露源，减少人群暴露机会，及时保护高危人群。需要特别注意的是，实施控制措施应与现场调查同步进行。

（十）总结报告

调查过程中和调查结束后，调查者应尽快将调查过程整理成书面材料，记录内容为疫情的经过、调查步骤、所采取的控制措施及控制效果。一般包括初次报告、进程报告和结案报告。

1.初次报告

报告内容包括事件名称、初步判定的事件类别和性质、发生时间、发生地点、发病人数、死亡人数、主要的临床症状、可能原因、已采取的措施、报告单位、报告人员及通信方式等。

2.进程报告

报告包括事件的诊断和原因或可能因素、发展与变化、处置进程、势态评估、控制措施等内容。同时，对初次报告的《突发公共卫生事件相关信息报告卡》中的内容进行补充和修正。重大及特别重大突发公共卫生事件至少以日为单位进行进程报告。

3.结案报告

事件结束后，应进行结案信息报告。达到《国家突发公共卫生事件应急预案》分级标准的突发公共卫生事件结束后，由相应级别卫生行政部门组织评估，在确认事件终止后2周内，对事件的发生和处理情况进行总结，分析其原因和影响因素，并提出今后对发生类似事件的防范和处置建议。

六、信息发布与通报

工作人员积极稳妥地处置突发公共卫生事件的同时，要高度重视突发公共卫生事件相关信息的及时发布，满足公民知情权，并开展舆论引导和舆情分析工作。

（一）信息发布的内容

突发公共卫生事件信息的发布应当及时、准确且全面。内容包括：突发公共卫生事件和传染病疫情的性质、原因，发生地区及范围；发病情况、伤亡情况及所涉人员范围，处理措施和控制情况以及发生地的解除等。

（二）信息通报的方法

对于及时发布的甲类传染病、按照甲类传染病预防控制措施管理的传染病以及群体性不明原因疾病等突发公共卫生事件的个案信息，各地在发布本辖区上述信息前，应事先报告国家卫健委，以便国家卫健委及时向有关省（自治区、直辖市）卫生行政部门通报，并告知港澳台地区，以及有关国际组织。对于其他法定传染病暴发、流行的突发公共卫生事件的个案信息，国家卫健委和事发地卫生行政部门在对外发布信息前，也要通过便捷有效的方式及时互通情况，并将相关情况通报给相关部门和相邻的省份，共同做好疾病的预防和控制工作。此外，县级以上地方人民政府有关部门若发现可能引起或已经发生的突发事件时，应当及时向同级人民政府卫生行政主管部门通报。

接到通报的省（自治区、直辖市）人民政府卫生行政主管部门，应及时通知本行政区域内的医疗卫生机构；接到报告的地方人民政府、卫生行政主管部门应立即对报告事项调查核实、确证，采取必要的控制措施，并及时报告调查情况。与我国港澳台地区及有关国家和世界卫生组织之间的交流与通报办法另行规定。

（三）信息发布的制度

相关机构除了及时发布和通报相关信息外，还建立了法定传染病和突发公共卫生事件总体信息的定期发布制度。国家卫健委以月报、年报方式在卫健委网站和《中华人民共和国卫生部公报》上公布我国法定传染病疫情和突发公共卫生事件的总体信息，必要时授权主要新闻媒体及时发布或召开新闻发布会通报相关情况。此外，国家卫健委还应定期公布上个月及上一年度法定报告传染病和突发公共卫生事件的总体情况。根据疫情网络直报系统监测结果，如果发现冬春季的呼吸道传染病、夏秋季的消化道传染病疫情达到重大突发公共卫生事件（Ⅱ级）以上标准，应增加公布相关传染病疫情信息的频次，必要时实行疫情每周发布制度或每日发布制度。

与此同时，各省（自治区、直辖市）的卫生行政部门应按照月报、年报的要求定期发布本辖区内法定报告传染病疫情和突发公共卫生事件总体信息，并可自行确定具体发布时间、方式和程序。必要时，可实行相关传染病疫情周发布和日发布制度。

第四节　突发公共卫生事件的应急反应、终止和善后处理

一、应急反应原则

发生突发公共卫生事件时，事发地各级人民政府及其有关部门，应按照分级响应的原则，做出相应级别应急反应；结合实际情况和预防控制工作的需要，及时调整预警和反应级别，有效控制事件的进一步发展，减少危害和影响，维护社会稳定。

突发公共卫生事件应急处理应调查与控制同步进行，利用边调查、边处理、边抢救、边核实的方式，采取有效措施及时控制事态发展。

事发地之外的地方各级人民政府卫生行政部门在接到突发公共卫生事件情况通报后，要及时通知相应的医疗卫生和疾病控制机构，切实做好应急处理所需的人员选择、技术支持、物资准备和后勤保障等工作，采取必要的防控措施，防止突发公共卫生事件在本行政区内发生，并在上一级人民政府卫生行政部门的统一指挥和调度下，积极配合突发公共卫生事件发生地区的应急处理工作。

二、应急反应措施

突发公共卫生事件的处理涉及面广，需在政府统一领导、协调下，多部门密切配合才能切实做好相应的工作。

（一）各级人民政府的作用

（1）组织协调有关部门参与突发公共卫生事件的处理。

（2）准备和组织工作。为应对突发公共卫生事件处理需要，调集辖区内的专业人员、物资、交通工具和相关设施设备参加应急处理工作。涉及危险化学品管理和运输安全时，有关部门要严格执行相关规定，防患于未然。

（3）划定防控区域。当甲类、乙类传染病暴发流行时，县级以上地方人民政府经上一级地方人民政府决定，可以划定疫区范围；经省（自治区、直辖市）人民政府决定，可以对本行政区域内甲类传染病以及按照甲类管理的乙类传染病疫区实施封锁；经国务院批准，可对大、中城市的疫区或者跨省（自治区、直辖市）的疫区进行封锁，对交通干线和国境进行封锁。对重大食物和职业中毒事故，控制区域的划分要根据污染食品扩散和职业有害因素波及的范围而定。

（4）疫情控制的应急处理措施。当地人民政府可以在本行政区域内采取以下措施：限制或者停止集会、集市、影剧院演出或其他人群聚集的活动；停工、停业、停课；封闭或者封存被传染病病原体污染的公共饮用水源、食品以及相关物品等；临时征用房屋、交通工具以及相关设施和设备；控制或扑杀染疫家禽家畜、野生动物；封闭可能造成传染病扩散的场所。

（5）流动人口管理。切实做好流动人口的疾病预防工作，落实相应控制措施，对传染病病人、疑似病人和病原携带者采取就地隔离、观察和治疗的措施，对密切接触者以及密接的密接根据实际情况采取集中或居家医学观察。

（6）交通卫生检疫。组织铁路、交通、民航、海关、质检等部门在交通站点和出入境口岸设置临时卫生检疫站，对进出疫区、出入境和运行中的交通工具及其乘运人员和物资、宿主动物进行检疫查验，对病人、疑似病人、病原携带者及其密切接触者实施留验、医学观察，必要时应及时将其移交至地方卫生行政部门指定的机构。

（7）疫情信息发布。突发公共卫生事件发生后，有关部门要按照相关规定做好信息发布工作，信息发布的原则是及时、主动、准确、客观和真实，正确引导舆论，及时解答群众的疑虑，注重社会效果，避免造成混乱和恐慌。

（8）开展群防群治。街道、乡（镇）以及居委会、村委会应协助卫生行政部门和其他部门、医疗及疾控机构，做好疫情信息的收集、整理、报告、人员分散隔离及公共卫生措施的实施工作。

（9）维护社会稳定。组织有关部门保障商品供应，平抑物价，防止哄抢；严厉打击造谣传谣、哄抬物价、囤积居奇、制假售假等违法犯罪和扰乱社会治安的行为。

（二）卫生行政部门的作用

（1）组织医疗机构、疾病预防控制机构和卫生监督机构开展突发公共卫生事件的调查与处理。

（2）组建突发公共卫生事件专家咨询委员会，对突发公共卫生事件进行风险评估，并对其进行分级，以决定是否启动相应的应急响应。

（3）应急控制措施。根据需要组织开展应急预防接种、药物预防等工作。

（4）督导检查。国务院卫生行政部门组织对全国或重点地区的突发公共卫生事件应急处理工作进行督导和检查。省、市（地）级以及县级卫生行政部门负责对本行政区域内的应急处理工作进行督查和指导。

（5）信息的发布与通报。国务院卫生行政部门或经授权的省（自治区、直辖市）人民政府卫生行政部门应当及时向社会发布突发公共卫生事件的信息或公告。国务院卫生行政部门及时向国务院各有关部门和各省（自治区、直辖市）卫生行政部门以及军队有关部门通报突发公共卫生事件情况。对涉及跨境的疫情线索，由国务院卫生行政部门向有关国家和地区通报情况。

（6）制定技术标准和规范。国务院卫生行政部门对新发现的突发传染病、群体不明原因疾病、重大食物和职业中毒及其他严重影响公众健康的事件，应组织力量制定技术标准和规范并及时组织培训。地方各级卫生行政部门也要开展相应的培训工作。

（7）普及卫生知识。根据实际需要，有针对性地开展卫生知识宣教，提高公众健康意识和自我防护能力，同时组织专业人员开展心理危机干预工作，及时消除民众的心理障碍。

（8）进行事件评估。组织专业人员对突发公共卫生事件的处理情况进行综合评估，包括事件类型和性质、发展趋势及波及范围评估、现场调查处理概况、防控措施效果评价等。

（三）医疗机构的作用

（1）开展病人接诊、收治和转运工作，重症和普通病人分开管理措施，对于疑似病人应及时排除或确诊。

（2）协助疾控机构人员开展标本的采集、检测和流行病学调查工作。

（3）做好医院内感染控制、消毒隔离、个人防护、医疗垃圾和污水处理工作，防止院内发生交叉感染。

（4）做好传染病和中毒病人的报告。任何医疗机构不得拒绝因突发公共卫生事件而引起身体损害的病人的接诊工作。

（5）做好群体性不明原因疾病和新发传染病的病例分析与总结工作，积累诊断治疗的经验。重大突发公共卫生事件，要按照现场救援、病人转运、后续治疗相结合的原则进行处置。

（6）开展科研与国际交流。开展与突发公共卫生事件相关的诊断试剂、药品、防护用品等方面的研究。大力开展国际合作，加快病源追溯和病因诊断。

（四）疾病预防控制机构的作用

（1）突发公共卫生事件信息报告。各级疾控机构做好突发公共卫生事件的信息收集、整理、报告与分析工作。

（2）开展流行病学调查。疾控机构人员到达现场后，尽快制订流行病学调查计划和方案，地方专业技术人员按照计划和方案，对突发公共卫生事件累及人群的发病情况和病例的分布特点进行调查分析，提出并实施有效的预防控制措施；对传染病病人、疑似病人、病原携带者及其密切接触者进行追踪调查，查明传播链，并向相关地方疾病预防控制机构汇报情况。

（3）实验室检测。中国疾病预防控制中心和省级疾病预防控制机构指定的专业技术机构在地方专业机构的配合下，按有关技术规范采集足量的标本，分别送至省级和国家应急处理功能网络实验室检测，明确致病原因。

（4）开展科研与国际交流。开展与突发公共卫生事件相关的诊断试剂、疫苗、消毒方法、医疗卫生防护用品等方面的研究。积极开展广泛的国际交流与合作，加快病源追溯和病因诊断进程。

（5）制定技术标准和规范。中国疾病预防控制中心协助卫生行政部门制定全国新发现的突发传染病、群体不明原因疾病、重大食物和职业中毒以及其他严重影响公众健康事件的技术标准和规范。

（6）开展技术培训。全国省级疾病预防控制中心突发公共卫生事件应急处理专业技术人员的应急培训工作由中国疾病预防控制中心具体负责。县级以上疾病预防控制机构专业技术人员的培训工作由各省级疾病预防控制中心具体负责。

（五）卫生监督机构的作用

（1）在卫生行政部门的领导下，开展对医疗机构、疾病预防控制机构突发公共卫生事件应急处理各项防控措施落实情况的督导和检查工作。

（2）围绕突发公共卫生事件应急处理工作，开展食品卫生、环境卫生、职业卫生等的卫生监督和执法稽查的工作。

（3）协助卫生行政部门依据《突发公共卫生事件应急条例》和有关法律法规，调查处理突发公共卫生事件应急工作中的违法行为。

（六）出入境检验检疫机构的作用

（1）突发公共卫生事件发生时，应调动出入境检验检疫机构人员和技术力量，配合当地卫生行政部门做好口岸的应急处理工作。目前我国已经成功控制新冠肺炎疫情，而国外疫情依然形势严峻且会持续较长一段时间，因此我国今后防控新冠肺炎疫情的重中之重是防止疫情的境外输入。

（2）及时上报口岸突发公共卫生事件信息和情况变化。

（七）非事件发生地区的应急反应措施

未发生突发公共卫生事件的地区应根据其他地区发生事件的性质、特点、影响范围、严重程度和发展趋势，对本地区受波及的可能性和程度进行评估，重点做好以下工作：

（1）与事件发生地区保持密切联系，及时获取相关信息。

（2）组织做好本行政区域应急处理所需的人员、技术支持、物资准备和后勤保障工作。

（3）做好相关疾病的监测和报告工作，必要时建立专门报告制度。

（4）开展重点人群、重点场所和重点环节的监测和预防控制工作，防患于未然。

（5）开展疫情防治知识宣传和健康教育，提高公众自我保护意识和能力。

（6）根据上级人民政府及其有关部门的决定，开展交通卫生检疫工作等。

三、分级反应

（一）Ⅰ级（特别重大突发公共卫生事件）的应急反应

Ⅰ级事件发生后，国务院卫生行政部门应立即组织流行病学、临床医学、微生物学、心理学等领域的专家对疫情进行调查和确认，同时对疫情进行综合评估，根据实际情况可以向国务院提出成立全国突发公共卫生事件应急指挥部的建议；并负责组织和协调专业技术机构开展现场调查和处置工作，指导和协调落实医疗救治和预防控制工作，做好突发公共卫生事件信息的发布和通报等工作。

地方各级人民政府卫生行政部门在本级人民政府的统一领导下，按照上级卫生行政部门的统一部署做好本行政区域内的突发公共卫生事件应急处理工作。

（二）Ⅱ级（重大突发公共卫生事件）的应急反应

Ⅱ级事件发生后，省级人民政府卫生行政部门应立即组织专家调查确认，同时对疫情进行综合评估，根据实际情况可以向省级人民政府提出成立应急指挥部的建议，并迅速组织应急卫生救治队伍和有关技术人员到达突发公共卫生事件现场，进行流行病学调查与分析、采样与检测、医疗救治、病例隔离、人员疏散、环境卫生处理、心理援助等疫情防控工作；通过准确研判分析突发公共卫生事件的发展趋势，有针对性地提出应急处理工作建议，并及时报告有关情况；及时向其他有关部门、可能波及的省（自治区、直辖市）人民政府卫生行政部门报告有关情况；向社会公众发布本行政区域内突发公共卫生事件的信息。

国务院卫生行政部门应加强对省级人民政府卫生行政部门突发公共卫生事件应急处理工作的督导，并根据需要组织国家应急卫生救治队伍和有关专家迅速赶赴现场，协助疫情控制并开展救治工作，及时向有关省份通报情况。

（三）Ⅲ级（较大突发公共卫生事件）的应急反应

Ⅲ级事件发生后，市（地）级人民政府卫生行政部门应立即组织专家确认，并对疫情进行综合评估，迅速与事件发生地县级卫生行政部门共同组织开展现场流行病学调查、环境生物样品采集、病例的隔离救治、密切接触者的隔离及消毒处理等紧急控制措施，按照规定向当地人民政府、省级人民政府卫生行政部门和国务院卫生行政部门报告调查处理情况。

省级人民政府卫生行政部门接到较大突发公共卫生事件报告后，要加强对事件发生地区突发公共卫生事件应急处理的督导，及时组织专家对地方卫生行政部门突发公共卫生事件应急处理工作提供技术指导和支持，并适时向本省有关地区发出通报，及时采取预防控制措施，防止事件进一步发展。

国务院卫生行政部门根据工作需要及时提供技术指导和支持。

（四）Ⅳ级（一般突发公共卫生事件）的应急反应

Ⅳ级事件发生后，县级卫生行政部门应立即组织专家进行调查确认，开展疫情综合评估，迅速组织医疗、疾病预防控制和卫生监督机构开展突发公共卫生事件的现场处置工作，并按照规定向属地人民政府和上一级卫生行政部门报告。

省、市（地）级人民政府卫生行政部门应当快速组织专家对突发公共卫生事件应急处理进行技术指导。

四、反应的终止

突发公共卫生事件应急反应的终止需符合以下条件：突发公共卫生事件隐患或相关危险因素消除后，或末例传染病病例发生后经过最长潜伏期无新的病例出现。

特别重大突发公共卫生事件由国务院卫生行政部门组织有关专家进行分析论证，提出终止应急反应的建议，报经国务院或全国突发公共卫生事件应急指挥部批准后实施。

特别重大以下突发公共卫生事件由地方各级人民政府卫生行政部门组织专家进行分析论证，提出终止应急反应的建议，报经本级人民政府批准后实施，并向上一级人民政府卫生行政部门报告。

上级人民政府卫生行政部门要根据下级人民政府卫生行政部门的请求，及时组织专家对突发公共卫生事件应急反应的终止的分析论证提供技术指导和支持。

五、应急反应的善后处理

突发公共卫生事件应急反应宣布结束后，应及时在本级人民政府的领导下，对突发公共卫生事件的处理情况进行评估，对在突发公共卫生事件中存在的问题及奖励、抚恤、补助、征用物资、劳务等进行梳理，及时做好总结及善后处理工作。

参考文献

[1] 王陇德. 卫生应急工作手册 [M]. 北京：人民卫生出版社, 2005.

[2] 全国人民代表大会常务委员会. 中华人民共和国突发事件应对法 [EB/OL].（2007-10-09）[2020-10-31]. http://www.npc.gov.cn/wxzl/gongbao/2007-10/09/content_5374666.htm.

[3] 中华人民共和国国务院. 突发公共卫生事件应急条例（2011 年修订版）[EB/OL].（2011-01-08）[2020-10-31]. http://www.gov.cn/gongbao/content/2011/content_1860801.htm.

[4] 国务院应对新型冠状病毒肺炎疫情联防联控机制综合组. 新型冠状病毒肺炎防控方案（第七版）[EB/OL].（2020-09-15）[2020-10-31]. http://www.nhc.gov.cn/jkj/s3577/202009/318683cbfaee4191aee29cd774b19d8d/files/f9ea38ce2c2d4352bf61ab0feada439f.pdf.

[5] 中华人民共和国国务院新闻办公室. 抗击新冠肺炎疫情的中国行动 [EB/OL].（2020-06-07）[2020-10-31]. http://www.scio.gov.cn/ztk/dtzt/42313/43142/index.htm.

附　录

新冠肺炎与流感的主要区别

项目	新冠肺炎	流感
病原学特征	RNA 病毒 单正链 RNA 不分段 有包膜、表面抗原糖基化 3 种表面抗原（S、E、M） 中和抗原是刺突蛋白（S） 对热和消毒剂敏感 感染人和哺乳动物	RNA 病毒 单负链 RNA，7～8 个节段 有包膜、表面抗原糖基化 2 种表面抗原（HA、NA） 中和抗原是血凝素（HA） 对热和消毒剂敏感 感染人、哺乳动物和鸟类
主要流行状况	目前首次出现世界大流行，截至 2020 年 11 月 7 日，全球感染新冠肺炎确诊病例累计接近 5000 万人，死亡达 124 万人，美国确诊已达 1000 万人，死亡 24 万人。我国疫情得到控制，我国已经进入常态化防控阶段	20 世纪以来共有 5 次全球流感大流行：1918 年"西班牙流感"、1957 年"亚洲流感"、1968 年"香港流感"、1977 年"俄罗斯流感"和 2009 年新甲型 H1N1 流感。目前，新甲型 H1N1 流感与甲型 H3N2 亚型流感和乙型流感病毒在人群中呈季节性流行
潜伏期	一般为 1～14 d，多为 3～7 d	一般为 1～4 d，平均为 2 d
传染源	病人、无症状感染者	病人、隐性感染者、动物传染源
传播途径	呼吸道飞沫、气溶胶、间接接触传播	空气传播、接触传播
易感人群	人群普遍易感	人群普遍易感
预防策略	围堵策略（中国、韩国等） 延缓策略（美国、英国等）	延缓策略
传染病分类	乙类传染病，并按甲类传染病采取预防、控制措施	流行性感冒为丙类传染病，人感染高致病性禽流感和人感染 H7N9 禽流感为乙类传染病

续表

项目	新冠肺炎	流感
监测对象	新冠肺炎疑似病例、确诊病例、无症状感染者、聚集性疫情	流感样病例、流感样病例暴发疫情
公众预防措施	戴口罩、通风、保持社交距离、勤洗手、使用公用餐具等	与新冠肺炎一致
消毒	按照甲类传染病疫源地消毒原则进行	按照乙、丙类传染病疫源地消毒原则进行
疫苗	正在研究，有些正在开展Ⅲ期临床试验研究，评价预防效果	对与疫苗所含的病毒株抗原性类似病毒引起的流感有效，即流感疫苗组分与当年流行的优势毒株相匹配，疫苗保护效果好
诊断标准	流行病学史是新冠肺炎诊断的重要标准，另外需结合临床表现、影像学检查及病原学检测以明确诊断	符合流感临床表现，且至少一种流感病原学检测阳性
主要临床症状	以发热、乏力、干咳为主要表现，嗅觉及味觉障碍并不少见；重症病例可有呼吸困难	以发热、乏力、头痛、肌痛为主要表现，重症病例可有呼吸困难
主要治疗方法	需到定点医院进行隔离治疗；目前尚无特效药物，一些抗病毒药物可能具有一定疗效，也可应用中医中药；需警惕新冠肺炎患者出现 VTE 并采取相应的预防措施；应做好营养支持治疗及心理评估；患者核酸检测阴性 2 次以上才可出院；出院后需隔离 14 d	无须隔离治疗；有特效的抗病毒药物，可应用中医中药；辅以对症支持治疗；出院后无须隔离
社区主要防控措施	从疫区返回人员需在社区进行登记；对新冠肺炎确诊病例的密切接触者需开展排查工作并严格管理；对确诊患者需立即转移至定点医院治疗；对划为疫区的社区，必要时可采取封锁措施，限制人员进出	完善居民健康档案，实施分类管理；提高老年人与儿童疫苗接种率，扩大接种范围；在流感流行季减少或停止室内大型聚集性集体活动；确诊患者可在社区医疗卫生机构进行治疗；季节性流感发生时无须对密切接触者进行隔离观察